합격선언

간호
관리

합격선언 간호관리

초판 발행	2021년 01월 15일
개정판 발행	2026년 03월 11일

편 저 자 | 공무원시험연구소

발 행 처 | ㈜서원각

등록번호 | 1999-1A-107호

주　　소 | 경기도 고양시 일산서구 덕산로 88-45(가좌동)

교재주문 | 031-923-2051

팩　　스 | 031-923-3815

교재문의 | 카카오톡 플러스 친구[서원각]

홈페이지 | goseowon.com

Preface

2017년, 우리나라는 65세 이상 고령인구가 총인구의 14% 이상을 차지하는 고령사회에 진입하였습니다. '100세 시대', '인생은 60부터' 등 고령화를 방증하는 용어들이 낯설지 않은 가운데, 이에 발맞춰 의료에 대한 국민의 관심도 날로 증가하고 있습니다.

최근 조사에 따르면 지난 10년간 우리나라의 의료비 지출 증가율은 OECD 국가 평균보다 약 3배가 높습니다. 이와 같은 결과로 미루어 보자면 점차 의술이 발달하고 의료의 질이 좋아지고 있지만, 그만큼 의료비에 대한 부담도 커지고 있다는 것을 알 수 있습니다.

이러한 추세에서 간호직 공무원의 대규모 채용은 당연한 결과라고 할 수 있습니다. 8급 간호직 공무원은 국가나 지방자치단체에서 설립·운영하는 시·도·구립 병원 및 의료원, 보건소, 보건복지센터 등에서 근무하며 국민의 1차적인 건강을 책임집니다.

본서는 간호직 공무원 임용시험에 도전하려는 수험생들의 옆에서 함께 걸으며 지지하고 싶은 바람에서 다음과 같이 기획되었습니다.
• 방대한 내용의 이론 중 시험에 나오는 내용만을 쏙쏙 골라 학습의 효율성을 높여주고!
• 실제 출제된 기출문제를 단원별로 정리·수록하여 출제경향 파악이 가능하며!
• 기본을 다지는 탄탄한 문제들로 학습의 완성을 꾀합니다!

신념을 가지고 도전하는 사람은 반드시 그 꿈을 이룰 수 있습니다. 나이팅게일의 마음으로 간호직 공무원 시험에 도전하는 수험생 여러분의 숭고한 꿈을 서원각이 응원합니다.

Structure

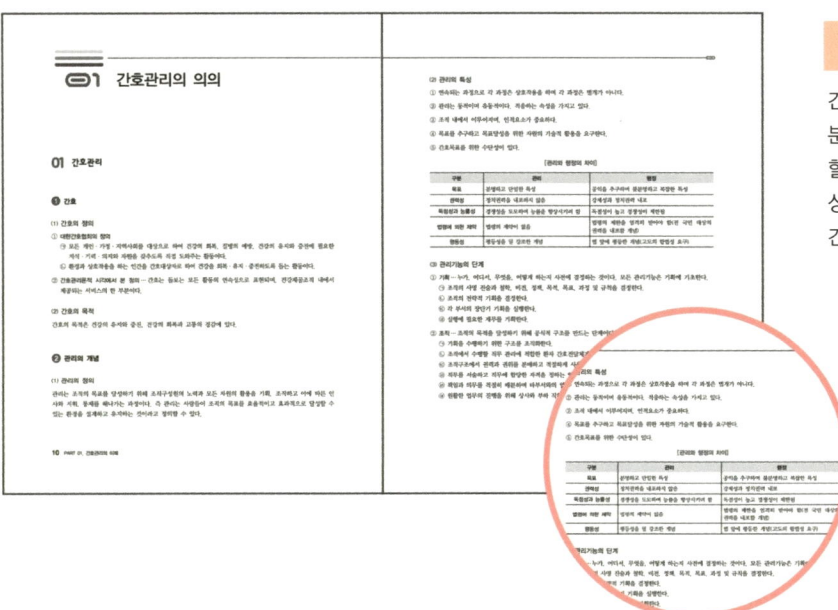
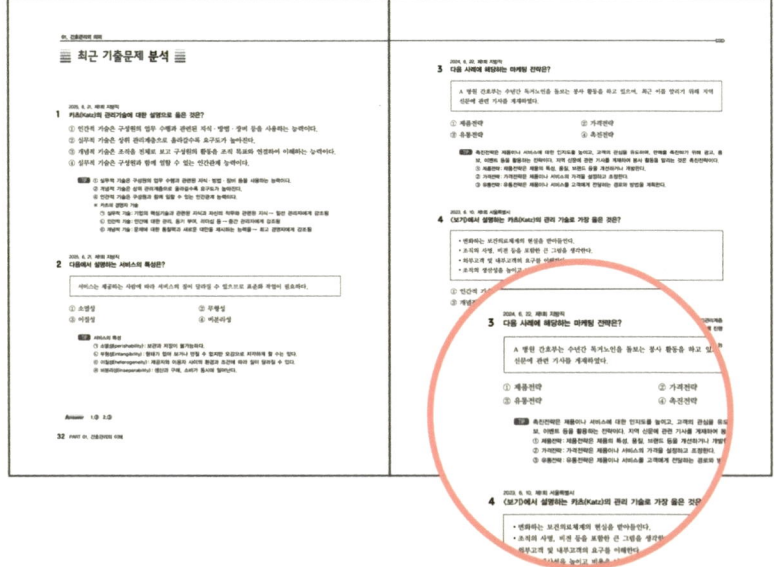

출제예상문제

그동안 치러진 시험의 기출문제를 분석하여 출제가 예상되는 문제만을 엄선하여 수록하였습니다. 다양한 난도와 유형의 문제들로 연습하여 확실하게 대비할 수 있습니다.

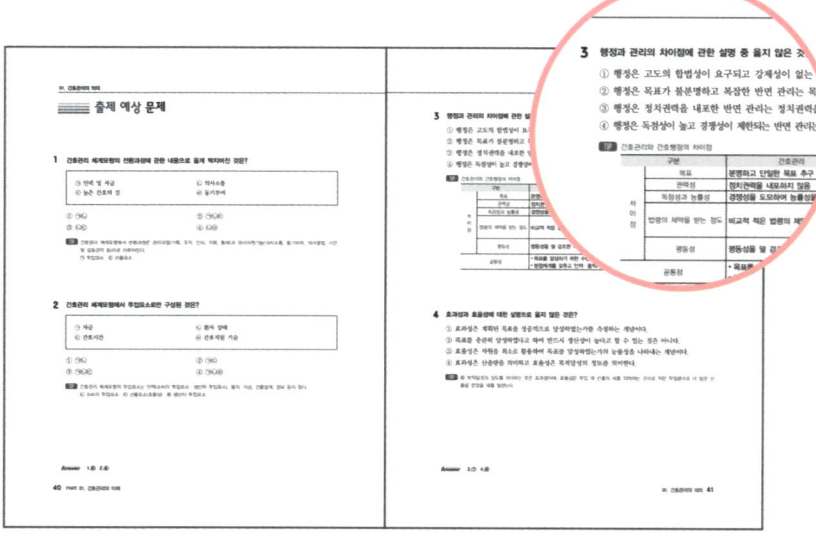

이론 연계 기출문제

출제되었던 기출문제를 이론과 연계하여 수록하였습니다. 문제풀이와 함께 시험에 자주 나오는 핵심적인 이론을 파악할 수 있도록 하였습니다.

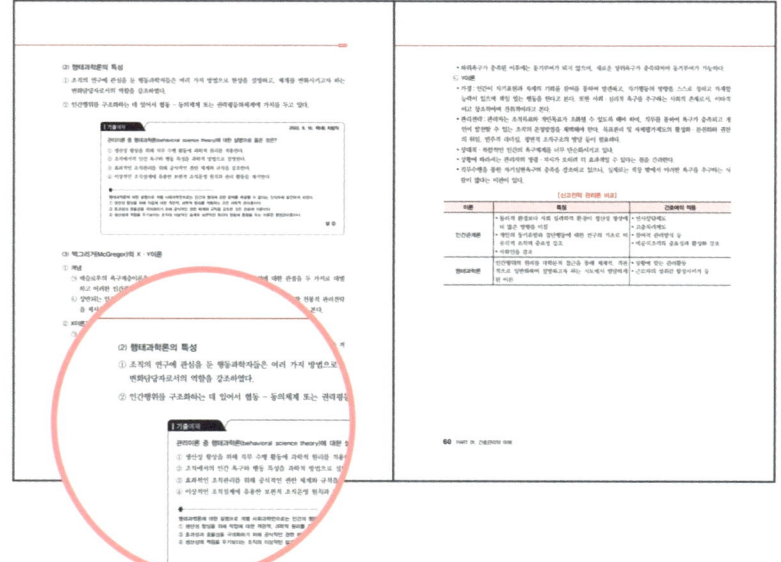

Contents

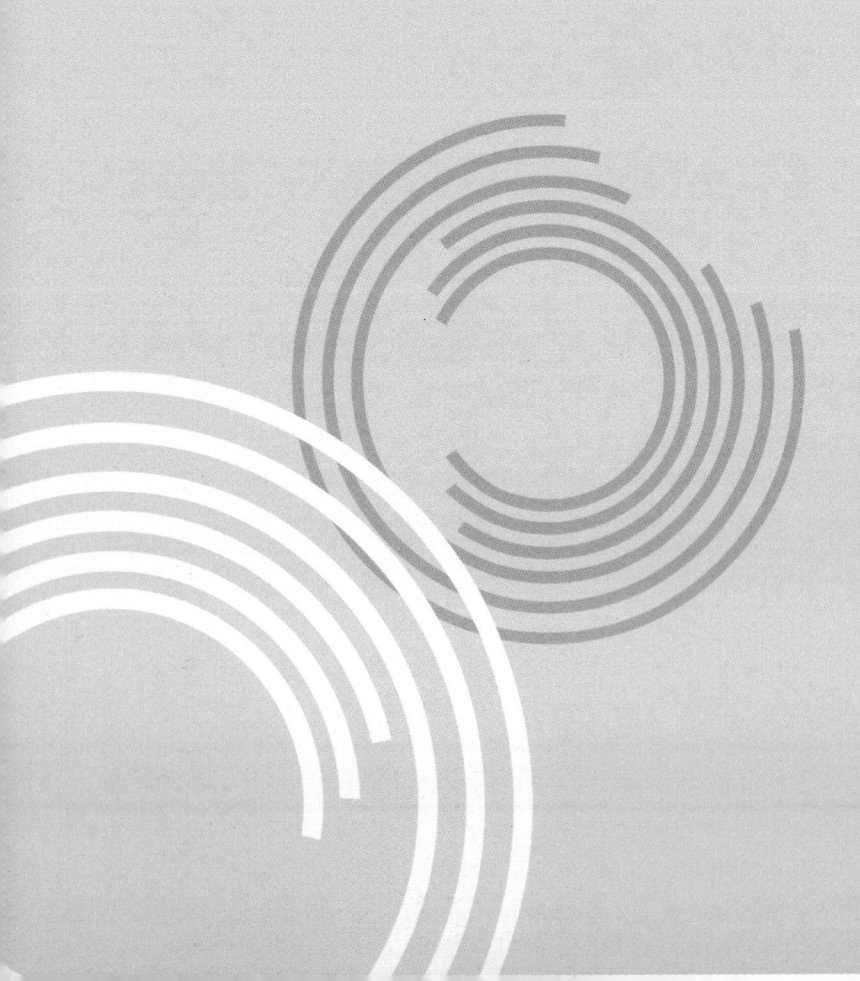

PART

01

간호관리의 이해

01 간호관리의 의의

01 간호관리

❶ 간호

(1) 간호의 정의

① 대한간호협회의 정의
   ㉠ 모든 개인·가정·지역사회를 대상으로 하여 건강의 회복, 질병의 예방, 건강의 유지와 증진에 필요한 지식·기력·의지와 자원을 갖추도록 직접 도와주는 활동이다.
   ㉡ 환경과 상호작용을 하는 인간을 간호대상자로 하여 건강을 회복·유지·증진하도록 돕는 활동이다.

② 간호관리론적 시각에서 본 정의 … 간호는 돌보는 모든 활동의 연속성으로 표현되며, 건강제공조직 내에서 제공되는 서비스의 한 부분이다.

(2) 간호의 목적

간호의 목적은 건강의 유지와 증진, 건강의 회복과 고통의·경감에 있다.

❷ 관리의 개념

(1) 관리의 정의

관리는 조직의 목표를 달성하기 위해 조직구성원의 노력과 모든 자원의 활용을 기획, 조직하고 이에 따른 인사와 지휘, 통제를 해나가는 과정이다. 즉 관리는 사람들이 조직의 목표를 효율적이고 효과적으로 달성할 수 있는 환경을 설계하고 유지하는 것이라고 정의할 수 있다.

(2) 관리의 특성

① 연속되는 과정으로 각 과정은 상호작용을 하며 각 과정은 별개가 아니다.

② 관리는 동적이며 유동적이다. 적응하는 속성을 가지고 있다.

③ 조직 내에서 이루어지며, 인적요소가 중요하다.

④ 목표를 추구하고 목표달성을 위한 자원의 기술적 활용을 요구한다.

⑤ 간호목표를 위한 수단성이 있다.

[관리와 행정의 차이]

구분	관리	행정
목표	분명하고 단일한 특성	공익을 추구하며 불분명하고 복잡한 특성
권력성	정치권력을 내포하지 않음	강제성과 정치권력 내포
독점성과 능률성	경쟁성을 도모하여 능률을 향상시키려 함	독점성이 높고 경쟁성이 제한됨
법령에 의한 제약	법령의 제약이 없음	법령의 제한을 엄격히 받아야 함(전 국민 대상의 권력을 내포함 개념)
평등성	평등성을 덜 강조한 개념	법 앞에 평등한 개념(고도의 합법성 요구)

(3) 관리기능의 단계

① **기획** … 누가, 어디서, 무엇을, 어떻게 하는지 사전에 결정하는 것이다. 모든 관리기능은 기획에 기초한다.
　㉠ 조직의 사명 진술과 철학, 비전, 정책, 목적, 목표, 과정 및 규칙을 결정한다.
　㉡ 조직의 전략적 기획을 결정한다.
　㉢ 각 부서의 장단기 기획을 실행한다.
　㉣ 실행에 필요한 재무를 기획한다.

② **조직** … 조직의 목적을 달성하기 위해 공식적 구조를 만드는 단계이다.
　㉠ 기획을 수행하기 위한 구조를 조직화한다.
　㉡ 조직에서 수행할 직무 관리에 적합한 환자 간호전달체계유형을 결정한다.
　㉢ 조직구조에서 권력과 권위를 분배하고 적절하게 사용한다.
　㉣ 직무를 서술하고 직무에 합당한 자격을 정하는 일이다.
　㉤ 책임과 의무를 적절히 배분하며 타부서와의 업무활동을 조정한다.
　㉥ 원활한 업무의 진행을 위해 상사와 부하 직원과의 의사소통을 효과적으로 한다.

③ **인사** … 조직의 목표가 달성되도록 인적자원을 관리한다.

    ㉠ 인력의 모집, 선발, 채용, 오리엔테이션, 인력개발, 업무 분담, 스케줄 등을 포함한다.

    ㉡ 인적자원의 개발, 사회화, 경력 개발하기 등도 포함된다.

④ **지휘** … 관리자가 무엇을 할 것인지 계획하고 그 일을 어떻게 할지 조직하여 조직구성원에게 업무를 할당한 후 조직의 목표를 달성하기 위해 업무를 지시하는 것이다.

    ㉠ 권한을 위임하고 의사소통을 한다.

    ㉡ 동기를 유발할 수 있는 조직분위기와 팀 정신을 구축한다.

    ㉢ 시간을 효율적으로 관리한다.

    ㉣ 갈등을 관리하고 협력을 강화시킨다.

⑤ **통제** … 업무 질을 높게 유지하면서 조직의 목표를 달성하는 것이다.

    ㉠ 업무 성과나 결과의 표준을 설정한다.

    ㉡ 업무 성과나 결과를 설정된 목표와 비교한다.

    ㉢ 재무감사 및 질 관리를 한다.

    ㉣ 법과 윤리적 통제를 한다.

    ㉤ 전문직 및 단체의 통제업무를 포함한다.

[간호관리과정]

기획	• 조직의 철학과 목표, 절차, 규칙 등을 규정 • 장기, 중기, 단기 기획을 하며 예산편성을 함께 고려
조직	• 간호사의 업무와 적절한 간호전달방법 결정 • 업무를 조정하는 과정 • 조직구조 내에서 직위와 권한을 적절히 배분하는 과정 포함
인사	필요한 인력산정, 필요인력을 모집·선발·채용·배치·조직구성원의 인력개발과 보상 포함
지휘	• 조직의 목표를 달성하기 위해 업무를 지시·감독·조정하는 단계 • 효과적인 리더십 발휘, 동기부여, 갈등관리, 의사소통 등 포함
통제	성과평가, 재무감사, 질 관리, 법과 윤리적 통제, 전문직 및 단체의 통제 업무 등 포함

(4) 관리의 목표

① **관리의 개요** … 조직이 사용 가능한 자원 중에서 최소의 투입으로 최대의 목표를 달성할 수 있도록 생산성을 향상시킬 수 있어야 한다.

② **효율성의 측면**

　㉠ 투입과 산출에 대한 관계를 의미하며 조직의 목적 달성을 위해 자원을 잘 사용했는지의 경제적 개념이다.

　㉡ 일정한 투입으로 더 많은 산출이 발생했다면 효율성이 높은 것이다.

　㉢ 관리자는 희소자원이나 자본, 노동력, 장비 등을 이용하기 때문에 조직의 자원에 대한 효율성을 극대화시켜야 한다.

③ **효과성의 측면**

　㉠ 관리는 그 활동의 수행이 끝나는 시점까지 효과성을 추구해야 한다.

　㉡ 특정한 일에 대한 수행가치 여부를 결정한 것과 관련된 것이다.

　㉢ 조직의 목표 달성과 관련이 있고 주요 결과영역에서 목표 달성의 정도를 나타낸다.

　㉣ 관리자에게는 효율적이고 효과적인 달성이 모두 요구되지만 효과성이 더 강조된다.

④ **간호생산성의 측면** … 간호생산성은 간호의 질 및 적절성과 관련된 간호의 효과성과 효율성을 고려한 것을 말한다.

　㉠ **간호생산성의 투입요소**

　　• 생산량을 산출하기 위해 투입되는 모든 요소

　　• 간호인력, 간호소비자의 특성, 간접비, 간호관리, 리더십, 환자 간호전달체계 등

ⓛ 간호생산성의 산출요소
- 질적 측면의 중요성 : 단순히 양적 요소로만 측정할 수 없다.
- 재원일수, 직·간접 간호시간, 환자의 만족도, 투약과오 건수, 간호직원의 업무만족 등

[간호관리의 목표 : 생산성 향상]

효과성	효율성
조직의 목적에 적합한지, 조직의 목적을 어느 정도 달성하였는지를 측정하는 가치추구의 개념	조직의 목적달성을 위해 자원을 잘 사용했는지에 대한 투입과 산출의 관계를 의미하는 경제성의 개념
목적과 관련된 개념	수단과 관련된 개념
결과를 의미하는 개념	과정을 의미하는 개념
대상을 의미하는 개념	방법을 의미하는 개념
대외 지향적	대내 지향적
장기적인 측정치	단기적인 측정치
옳은 일을 하는 것	일을 올바르게 처리하는 것

(5) 간호관리의 정의

① 스완스버그
  ㉠ 스완스버그의 간호관리 : 간호관리자들이 간호활동을 기획, 조직, 인사, 지휘, 평가하는 과정으로 간호조직을 관리하는 간호관리자 집단을 일컫는다.
  ㉡ 스완스버그의 간호관리원칙
  - 간호관리는 의사결정이며 기획이다.
  - 간호관리는 조직이다.
  - 간호관리는 시간을 효과적으로 이용하는 것이다.
  - 간호관리는 기능, 사회적 위치, 원칙, 학문을 뜻한다.
  - 간호관리는 지휘 또는 이끄는 것이다.
  - 간호관리는 효율성 있는 의사소통이며 통제 또는 평가이다.

② 설리번과 데커
  ㉠ 설리번과 데커의 간호관리 : 설리번과 데커는 간호관리를 위해서는 다양한 기술이 필요하다고 설명한다.
  ㉡ 설리번과 데커의 간호관리기술
  - 의사소통과 정보체계
  - 스트레스와 시간관리
  - 비판적 사고
  - 동기부여
  - 의사결정
  - 그룹관리

③ 길리스

　　㉠ 길리스는 투입, 과정, 산출에 이르는 간호관리체계이론으로 간호관리를 기술하였다.

　　㉡ 길리스의 간호관리체계이론

투입	자료, 인적자원, 기구, 물품
과정	기획, 조직, 인사, 지휘, 통제
산출	간호의 질, 환자만족도, 이직률, 직원만족도

(6) 간호관리의 필요성

① 간호사의 간호관리

　　㉠ 신규간호사가 되면 리더십과 관리의 요구가 많은 상황에 직면한다.

　　㉡ 보건의료조직이 과거에 비해 간호사에게 리더십과 관리기술을 기대하기 때문이다.

② 간호사에게 기대하는 업무

　　㉠ 조직의 목표달성을 위한 다학제팀의 조정과 통제

　　㉡ 간호의 질, 법 및 윤리적인 측면에서의 균형

　　㉢ 다학제적 팀에서 환자를 간호하기 위한 활동의 조정

❸ 관리자의 개념

(1) 관리자의 역할

관리자의 역할은 관리행동의 구체적 범주를 의미하는 것으로 관리자는 여러 개의 역할을 동시에 수행한다. 민츠버그는 관리자가 수행하는 열 가지의 특정적인 역할을 대인관계 역할, 정보적 역할, 의사결정자 역할로 범주화했다.

① 대인관계 역할 … 다른 사람과의 관계를 의미하며 관리자의 지위와 권한에서 기인한다.

　　㉠ 대표자

　　　• 가장 기본적이고 간단한 관리자 역할로서 관리자는 조직의 얼굴이며 상징적인 기능에서 조직을 대표한다.

　　　• 조직의 외형적인 대표자로서 의식이나 사회적, 법적 의무를 수행하는 역할이다.

　　　• 방문객 접견, 법적 서류의 서명 등 상징적 대표자로서 법률적, 사교적, 정형적인 임무를 수행한다.

　　　• 간호단위의 장으로서 관리자는 의식적인 임무를 수행한다.

　　㉡ 지도자

　　　• 조직의 목표달성을 위해 부하의 활동을 지휘하고 조정하는 역할이다.

　　　• 조직의 목표를 달성하도록 부하를 동기부여시키는 것과 관계되고 다른 측면은 조직구성원이 확신할 수 있는 비전설계와 관련된다.

- 지도자로서 관리자는 환경을 조성하고 조직구성원의 생산성을 높이고 갈등을 감소시키도록 업무를 수행하며, 피드백을 제공하고 개인의 성장을 돕도록 격려한다.
- 종업원 채용, 배치 훈련, 동기부여 등의 활동을 한다.

ⓒ 섭외자/연결자
- 섭외자 또는 연결자의 역할로 경쟁자 및 조직 외부의 사람들을 다루는 일을 말한다.
- 조직의 성공에 영향을 미칠 수 있는 사람들로부터 자원을 모색하며 관리자는 상사, 부하 직원과 함께 일하는 것 이외에도 다른 사람들과 상호작용을 한다.

② **정보적 역할** … 성공적인 경영자는 어떠한 정보가 얼마만큼 유용한 것인가를 결정하는 중요한 정보적 역할을 한다. 경영자는 어떠한 정보가 유용한 것인가를 결정하는 중요한 일을 하고 다른 사람에게, 특히 조직 외부의 사람들에게 그 회사의 공식 입장에 관한 정보를 전해준다.

ⓐ 감독자/모니터
- 관리자는 어떠한 일들이 일어나는지 알기 위해 계속적으로 주변환경을 모니터한다.
- 모니터를 하면서 직접적으로 또는 간접적으로 정보를 수집한다.

ⓑ 전달자/정보 보급자
- 외부 정보를 조직 내부에 전달하고 부하직원들과 의사소통한다.
- 회의 결과를 전달한다.

ⓒ 대변자
- 외부인에게 부서를 대변해 주고 상사에게 알리거나 조직 외부의 사람들과 의사소통을 하게 해준다.
- 대변자 역할의 중요성이 점차 중요해지고 있는데 그 주된 이유는 언론과 일반대중이 보다 많은 정보를 요구하고 있기 때문이다.

③ **의사결정자 역할** … 관리자는 단독으로 또는 다른 사람과 함께 의사결정을 하거나 다른 사람들이 의사결정을 할 때 영향을 미치는 의사결정과 역할을 한다. 또한 조직에 새로운 목표와 활동을 전개할 시기와 방법을 결정하기 위해 획득한 정보를 사용한다.

ⓐ **기업가** : 조직의 변화에 대한 정보를 바탕으로 사업을 진행한다.
ⓑ **고충처리자** : 관리자는 스케줄 문제, 장비 문제, 파업, 실패한 협상 및 생산성을 감소시키는 작업환경과 관련된 문제들을 다룬다.
ⓒ **자원분배자** : 관리자는 누구에게 어떠한 자원(돈, 설비, 장비, 관리자와의 접근성)을 배분할 것인지를 결정한다.
ⓓ **협상자** : 인간과 집단을 대상으로 중재하는 역할로, 관리자는 업무를 수행하는 경우 정보와 권한을 가졌기 때문에 많은 시간을 협상에 할애해야 한다.

2022. 4. 30 제1회 지방직 8급

민츠버그(Mintzberg)가 제시한 관리자의 역할 중 '정보적 역할'에 해당하는 것은?

① 중요한 결정을 하기 위해 조직의 모든 자원을 할당한다.

② 법적이나 사회적으로 요구되는 상징적이고 일상적인 의무를 수행한다.

③ 외부인에게 조직의 계획, 정책, 활동, 성과 등을 알린다.

④ 조직이 예상치 못한 어려움에 당면했을 때 올바른 행동을 수행한다.

＊
①④ 의사결정 역할
② 대인관계 역할
※ 민츠버그(Mintzberg) 관리자의 역할
   ㉠ 대인관계 역할 : 대표자, 지도자, 연결자
   ㉡ 정보관리 역할 : 감독자, 전달자, 대변자
   ㉢ 의사결정 역할 : 기업가, 문제해결자, 자원분배자, 협상자

답 ③

(2) 관리자의 기능

① 관리자의 기능 수행 … 관리자의 직위와 유형에 관계없이 모든 관리자들은 조직의 목적을 달성하기 위해 기획, 조직, 인사, 지휘, 통제기능을 효과적으로 수행한다.

② 관리자가 수행하는 기능의 특성

   ㉠ 최고관리자로 올라갈수록 기획기능을 더 많이 수행하고 반대로 일선관리자로 내려갈수록 지휘기능을 더 많이 수행한다.

   ㉡ 통제기능은 관리계층에 상관없이 거의 같은 비율로 적용된다.

   ㉢ 조직기능과 인사기능은 관리계층에 거의 비슷한 비율로 적용된다.

(3) 카츠의 관리기술(기술 배합)

① 기술적(전문적) 기술 … 기술적 기술은 관리자가 특정 분야를 감독하는 경우에 필요한 지식, 방법, 테크닉 및 장비 등을 사용하는 능력을 말한다.

   ㉠ 기술적(전문적) 기술의 특성

- 부하직원을 지휘하고 업무를 조직하고 문제를 해결하며 직원들과 의사소통하기 위해 충분한 지식과 기술을 먼저 경험하여 지니고 있어야 한다.
- 교육훈련 및 경험 등을 통해 습득하는 것으로 주로 일선관리자에게 요구되는 부분이다.
- 기술적 기술은 낮은 계층으로 갈수록 더 요구되고 높은 계층으로 갈수록 덜 요구된다.
- 낮은 계층의 관리자들은 직원이나 기능공을 훈련·개발시켜야 하므로 더 많이 요구된다.

    ⑥ 기술적(전문적) 기술을 가진 관리자가 해야 할 일
- 각 직원의 임상수행능력과 기술을 알고 적절히 업무를 위임하고 감독한다.
- 직원들을 적절히 훈련시키고 직원이 맡은 업무를 잘 수행하도록 하며 배우고 가르치는 일을 계속한다.
- 조직의 정책과 절차를 잘 알고 직원이 잘 따르도록 항상 확실하게 한다.
- 임상적인 문제에 있어서 상담가로서 행동하고 필요하면 환자에게 사정하고 조언한다.

② 인간적 기술 … 인간적 기술은 다른 사람들과 성공적으로 상호작용 및 의사소통할 수 있는 능력을 말한다.
    ③ 인간적 기술의 특성
- 어느 계층이나 비슷한 비중을 차지하며 세 가지 기술 중에서 가장 많은 비중을 차지한다.
- 모든 계층의 관리자에게 공통적으로 요구되는 기술이다.
- 동기유발에 관한 이해와 지도성을 효과적으로 적용하는 것을 포함한다.
- 관리자가 직원의 일원으로서 효과적으로 업무를 수행하고 협조적인 팀을 구축하는 능력을 기른다.
    ⑥ 인간적 기술을 가진 관리자가 해야 할 일
- 업무와 인간관계에서 정직과 성실을 유지해야 하는데 신뢰는 지도자와 관리자에게 가장 중요한 요소이다.
- 가르치는 분위기를 조성하고 훈련과 멘토링을 위해 명성을 얻어야 한다.
- 보건의료팀에 있는 모든 사람들을 인력개발활동에 포함시킨다.
- 개방적이고 위협적이지 않은 환경을 조성해 주면서 제안을 한다.
- 문제해결을 할 수 있도록 직원들과 정보를 나누고 직원을 격려한다.
- 스스로 주인의식과 책임감을 갖는다.
- 직원들에게 효과적인 지도성을 발휘하고 동기부여를 시킨다.
- 팀을 위한 환경을 조성하기 위해 개인이나 조직을 제대로 이해하고 함께 업무를 수행하는 능력을 지녀야 한다.

③ 개념적 기술 … 개념적 기술은 전체적으로 조직의 복합성을 이해하는 능력을 말한다.
    ③ 개념적 기술의 특성
- 개념적 기술은 높은 계층으로 갈수록 더 요구되고 낮은 계층으로 갈수록 덜 요구된다.
- 관리자가 조직을 전체로서 보고 각 부서가 어떻게 연결되어 있고 어떻게 의존되는지를 이해하는 능력이다.
- 조직 전체를 이해하고 직원들의 활동을 조직하여 전체 상황에 맞도록 진행시키는 분석적인 사고를 하는 능력이다.
- 비정형적인 의사결정이 중심적 역할인 최고관리자에게 가장 필요한 부분이다.
    ⑥ 개념적 기술을 가진 관리자가 해야 할 일
- 문제를 규명하고 대안점을 모색하여 해결점을 찾아내어 수행할 수 있다.
- 최고관리자는 조직 전체에 영향을 줄 수 있는 중대한 의사결정에 참여해야 한다.

┃ 기출예제

2025. 6. 21 제1회 지방직

카츠(Katz)의 관리기술에 대한 설명으로 옳은 것은?

① 인간적 기술은 구성원의 업무 수행과 관련된 지식·방법·장비 등을 사용하는 능력이다.

② 실무적 기술은 상위 관리계층으로 올라갈수록 요구도가 높아진다.

③ 개념적 기술은 조직을 전체로 보고 구성원의 활동을 조직 목표와 연결하여 이해하는 능력이다.

④ 실무적 기술은 구성원과 함께 일할 수 있는 인간관계 능력이다.

＊
① 실무적 기술은 구성원의 업무 수행과 관련된 지식·방법·장비 등을 사용하는 능력이다.

② 개념적 기술은 상위 관리계층으로 올라갈수록 요구도가 높아진다.

④ 인간적 기술은 구성원과 함께 일할 수 있는 인간관계 능력이다.

※ 카츠의 경영자 기술
  ㉠ 실무적 기술 : 기업의 핵심기술과 관련된 지식과 자신의 직무와 관련된 지식 → 일선 관리자에게 강조됨
  ㉡ 인간적 기술 : 인간에 대한 관리, 동기 부여, 리더십 등 → 중간 관리자에게 강조됨
  ㉢ 개념적 기술 : 문제에 대한 통찰력과 새로운 대안을 제시하는 능력을 → 최고 경영자에게 강조됨

답 ③

④ 간호관리자의 유형

  ㉠ 일선관리자

   • 피라미드 구조상 가장 아래층에 위치하고 있으며 제품을 생산하기 위해 필요한 특정업무를 수행하는 조직구성원을 직접적으로 매일 감독하고 지휘한다. 조직의 모든 부분에서 현장업무를 수행하는 조직구성원을 감독한다.

   • 일선간호관리자 : 수간호사, 책임간호사, 팀리더, 사례관리자

  ㉡ 중간관리자

   • 일선관리자를 감독하는 역할과 조직의 목적을 달성하기 위해 자원을 조직하기에 가장 좋은 방법을 찾는 책임이 있다.

   • 효과성을 높이기 위해 조직 목적의 적합성을 평가하고 최고관리자에게 조언을 한다.

   • 효율성을 높이기 위해 일선관리자를 직접 도와 생산비를 줄인다.

   • 중간간호관리자 : 간호팀장, 간호감독, 간호과장

  ㉢ 최고관리자

   • 조직의 성공과 실패를 좌우하며 전략적이며 비구조적인 역할을 한다.

   • 조직의 목적을 정하고 중간관리자의 업무성과를 감독한다.

   • 최고관리자 : 간호부장, 간호이사, 간호본부장

⑤ 기능별 중요도 비중

  ㉠ 인사·기획 기능 : 최고관리자 > 중간관리자 > 일선관리자

  ㉡ 조직·지휘 기능 : 일선관리자 > 중간관리자 > 최고관리자

  ㉢ 통제 기능 : 최고관리자 = 중간관리자 = 일선관리자

[간호관리자의 유형]

최고관리자	• 조직의 장기목표와 전략 및 정책결정, 중간관리의 업무성과 모니터 • 조직 전체에 장기적이고 전반적으로 영향을 미치는 의사결정 • 간호부장, 간호본부장, 간호이사 등
중간관리자	• 최고관리자가 설정한 조직의 목표와 정책을 집행하기 위한 활동수행, 일선관리자를 지휘· 감독, 조직구성원에게 직접 명령이나 지시 • 최고관리자와 일선관리자 간의 상호관계 조정 • 간호팀장, 간호과장, 간호차장, 수간호사(책임간호사 등 하위관리자가 있는 경우), 간호감독
일선관리자	• 더 이상 하위관리자가 없는 최일선의 관리자 • 임상실무와 환자간호관리 주로 담당 • 구성원들과 함께 팀을 형성하고 지휘, 감독 • 수간호사(하위관리자가 없는 경우), 책임간호사, 팀리더, 사례관리자

④ 간호관리

(1) 간호관리의 정의

① 투입을 산출로 변환하는 과정이며, 간호조직의 목표를 달성하기 위한 집단활동이다.

② 간호조직이 추구하는 목적을 효과적이고 효율적으로 달성하기 위한 수단이다.

③ 대상자에게 양질의 간호서비스를 제공하기 위해서 간호사들이 알아야 하는 지식과 실천해야 하는 기술이다.

④ 대상자에게 양질의 간호서비스를 제공하기 위해서 필요한 모든 자원의 활용을 기획·조직·인사·지휘·통제하는 과정 및 기능이다.

(2) 간호관리의 특성

① 대상자
  ㉠ 장소와는 무관하게 간호를 제공받는 자
  ㉡ 간호제공자
  ㉢ 간호인력의 지휘·통제를 담당하는 관리자
  ㉣ 사회적 사회작용단위로서의 간호체계틀

② 학문적 성격
  ㉠ **통합적 성격** : 간호관리는 그 연구대상으로 개인·집단·조직 전체를 포괄하기 때문에 인간의 행위를 여러 학문으로부터 통합하는 종합과학적 관점의 연구분야이다.

ⓒ **성과지향성** : 간호관리는 간호조직에서 간호사를 이해하는 데 그치지 않고, 이를 응용하여 조직성과를 높이려는 성과지향적 특성을 가진다.

ⓒ **상황적합성** : 외국에서 유입된 이론을 기초로 한 학문이므로, 우리 실정에 맞는 객관적이고 보편적인 원리 제시가 필요하다.

ⓔ **인간중심성** : 간호사들의 자기개발, 개인적 성장, 자아실현의 욕구 충족에 의한 인간중심적 성향을 띠고 연구하는 학문분야이다.

ⓜ **과학적 방법론** : 이론구성이나 문제해결에 있어서 엄격한 과학적 방법론을 채택한다. 체계적 관찰, 귀납, 연역, 검증방법을 통한 과학적 방법과 절차를 따라야 한다.

- 조사연구절차 : 문제의 제기 → 가설의 설정 → 연구의 설계 → 변수의 측정 → 관계의 분석 → 연구의 결론
- 자료수집방법 : 설문지법, 면접법, 체계적 관찰법
- 연구결과의 평가기준 : 신뢰도, 타당도, 일반화 가능성

(3) 간호관리의 중요성

① 간호관리의 필요성이 강조된 배경

ⓐ 1977년 의료보험이 실시된 이후 1980년대에 국민의 건강권 문제가 대두되었고, 보건관리의 수요와 공급 및 효과성 등에 관한 국가와 국민의 관심이 고조되었다.

ⓑ 국민의 건강을 기본권으로 보장하려는 노력으로서 국가가 보건의료체제를 통제하기 시작하여 간호의 유용성에 대한 관심이 고조되었다.

- 병원표준화 심사의 일환으로 구조적 측면의 간호평가 성립(대한병원협회)
- 건강보험제도의 확대, 의료수가의 통제
- 제1차, 제2차, 제3차 의료전달체제 도입(사회보장형의 보건의료 전달체제)

ⓒ 1980년대 이후의 사회적 변화는 전통적인 간호교육을 통해 습득한 환자간호에 대한 지식, 기술만으로는 간호실무에서 양질의 간호를 제공하는 것을 점차 어렵게 하였다.

- 현실과 교육 사이의 격차로 인한 좌절과 갈등의 관리가 필요
- 조직의 목적과 간호사 개인의 목적을 부합시키는 지식 및 기술의 습득이 요구

② 간호관리의 중요성

ⓐ 간호관리가 보건의료 관료체계 내에서 간호전문직의 책임을 완수하는 데 매우 중요한 부분이 되었다.

ⓑ 보건의료체제 중 대부분을 차지하는 병원의 전체 운영비 중 많은 부분이 인력에 소모되는데, 병원인력의 상당부분을 간호인력이 차지하고 있으므로 병원 전체 조직의 효율성을 높이는 데 간호조직관리가 매우 중요하게 되었다.

ⓒ 간호관리는 건강전달체계에서 차지하는 비중이 크며, 그의 성패가 건강사업의 성패를 좌우하게 되었다.

02 간호관리기능의 과정

❶ 간호관리의 체계 모형

(1) 개념

간호관리의 체계모형은 간호조직을 하나의 개방체계로 보았을 때 간호관리는 상위체계 내에 존재하는 하위조직의 관리활동이며 투입을 산출로 바꾸는 전환과정이다.

(2) 간호관리 체계

① 투입요소
  ㉠ 투입요소는 조직이 기대하는 목표와 산출물에 따라서 그 질과 양 및 종류가 다르다.
  ㉡ 간호는 인간을 대상으로 하는 서비스이므로 그 투입요소는 모두 중요하다.
  ㉢ 일반적으로 환자중증도와 간호요구를 포함하는 소비자 투입요소와 인력, 물자, 시설, 자금, 정보 등을 포함하는 생산자 투입요소가 있다.

② 전환과정
  ㉠ 전환과정은 투입을 산출로 바꾸는 과정이다.
  ㉡ 외적 환경과 상호작용하면서 인력, 물자, 자금, 시설, 정보 등의 투입요소들을 의사결정, 리더십, 동기부여 등의 관리기능의 지원하에 기획·조직·인사·지휘·통제라는 전환과정을 통해 산출요소로 변환시킨다.

③ 산출요소
  ㉠ 투입요소가 전환과정을 통해 얻어진 결과로 간호조직의 목표와 특성에 따라 달라진다.
  ㉡ 산출을 평가하기 위하여 생산성·만족·활성화의 세 가지 기준을 사용한다.

[간호관리 체계]

투입	전환					산출
• 인력 • 물자 • 자금 • 건물설계 • 정보 • 시간 • 생산자 투입요소 • 소비자 투입요소	**기획** • 의사결정 • 재무관리 • 시관관리	**조직** • 조직구조 • 조직문화 • 조직변화 • 직무관리 • 간호전달체계	**인사** • 확보관리 • 개발관리 • 보상관리 • 유지관리 • 경력개발 • 노사협상	**지휘** • 리더십 • 동기부여 • 주장행동 • 의사소통 • 갈등관리 • 스트레스 관리	**통제** • 의료의 질 관리 • 간호의 질 관리	• 간호의 질 • 환자 만족도 • 직원 만족도 • 이직률 • 재원일수 • 간호제공시간

❷ 간호관리과정

(1) 간호기획기능

① 미래에 무엇이 요구되는가를 예측하여 바람직한 결과를 얻기 위한 목표를 설정하고, 우선순위를 정하며, 목표를 달성하는 방법이나 전략을 개발한다.

② 기획은 시간관리의 기초가 되며 수행을 촉진시킨다.

(2) 간호조직기능

① 조직구성원들이 조직목표를 달성하기 위하여 가장 효과적으로 협력할 수 있도록 직무내용을 편성하고, 직무수행에 관한 권한과 책임을 명확히 하며, 수직적·수평적으로 권한관계를 조정하여 상호관계를 설정하는 과정이다.

② 조직구조가 설정되고 조직기구표가 만들어진다.

(3) 간호인적자원 관리기능

① 조직 내의 인적자원을 관리하는 하부과정이다.

② 인적자원의 계획에 따른 필요인력의 모집·선발·배치하는 확보관리, 간호사의 능력개발을 위한 교육훈련·경력개발·인사고과 등의 개발관리, 임금관리와 복리후생을 포함한 보상관리, 인간관계·노사관계 및 협상과 같은 유지관리기능이 포함된다.

(4) 간호지휘기능

① 미래에 대한 비전을 제시하고 행동모델이 된다.

② 업적을 격려하고 권한을 부여한다. 직원에게 동기를 부여하고 갈등을 해결한다.

(5) 간호통제기능

기획과 목표에 따라 표준을 설정하고, 업무수행에 대해 표준에 근거하여 성과를 측정하며, 표준과 성과 간의 차이를 파악하고 교정활동을 시행하여 기획과 목표의 달성을 보장하려는 과정이다.

03 마케팅 개념의 간호관리에의 적용

① 개요

(1) 기본 개념
① 소비자의 필요와 욕구를 충족시키기 위해 시장에서 교환이 일어나도록 하는 일련의 활동들을 의미한다.
② 마케팅은 영리를 목적으로 하는 일반 기업이나 조직뿐만 아니라 정부, 지방자치단체, 병원, 학교 등의 비영리 조직에서도 적용이 가능하다.
③ 마케팅의 대상에는 유형과 무형의 모든 제품이나 서비스가 해당된다.
④ 경쟁이 심화되고 소비자들의 권리가 강화된 오늘날 보건의료시장에서도 마케팅의 필요성이 급증하고 있다.

(2) 핵심 개념
① 소비자의 필요와 욕구
  ㉠ 마케팅은 인간의 필요와 욕구에서 시작한다. 인간은 생존하기 위해 음식, 옷, 주택 등이 필요하다. 인간의 필요는 기본적인 만족의 결핍을 느끼고 있는 상태이다.
  ㉡ 소비자가 갖고 있는 필요들을 만족시킬 수 있는 구체적인 제품이나 서비스에 대한 바람을 욕구라고 한다.
② 소비자의 만족과 가치
  ㉠ 소비자들은 제품이나 서비스를 가지고 그들의 필요나 욕구를 충족시킨다.
  ㉡ 어떤 대안을 얻기 위해 지불해야 하는 대가를 동시에 생각한다.
  ㉢ 소비자들이 제품을 선택하는 경우에 지침이 되는 개념을 '가치'라고 한다.
③ 교환
  ㉠ 가치 있는 제품이나 서비스의 대가를 제공하고 획득하는 행위로 가치를 창출하는 과정이라고 할 수 있다.
  ㉡ 교환이 일어나기 위해서는 교환의 조건이 교환의 당사자들로 하여금 교환 이전의 상태보다 나은 상태로 만들어 줄 수 있어야 한다.
④ 만족 … 소비자가 갖고 있는 기대와 실제로 지각되는 제품이나 서비스에 좌우된다.

(3) 마케팅 관리철학의 변천과정

① 생산 개념

  ㉠ 소비자들이 기본적으로 제품이용 가능성과 낮은 가격에 관심을 갖는다는 가정을 한다.

  ㉡ 제품에 대한 수요가 공급을 초과한 상태에서 제품은 만들어지기만 하면 팔리던 시대의 개념이다.

  ㉢ 소비자들은 제품의 특성이나 장점보다는 획득 자체에 관심을 가졌기 때문에 공급자는 생산을 증가시키
     는 방법에 집중하게 되었다.

  ㉣ 좀 더 많은 소비자들로 하여금 제품을 획득하게 하기 위해서 현재의 제품원가를 낮추는 대량생산을 통
     해 시장 확장을 꾀하려고 했다.

② 제품 개념

  ㉠ 생산 개념 다음에 나타난 개념으로, 무조건 양질의 상품을 생산하면 소비자가 구입할 것이라는 가정을
     기반으로 한다.

  ㉡ 소비자들은 손쉽게 제품을 획득할 수 있게 되었기 때문에 획득 자체에는 더 이상 관심을 보이지 않고,
     제품 가운데 더 좋은 제품만을 선택하게 되었다.

③ 판매 개념

  ㉠ 소비자를 그냥 내버려 두면 절대로 제품을 구입하지 않는다는 가정을 기반으로 한다.

  ㉡ 판매자는 소비자의 욕구를 고려하지 않고 판매와 판촉에만 집중한다는 한계를 가진다.

  ㉢ 판매자는 소비자를 끊임없이 설득하며, 일반적으로 기업들은 과잉생산시대가 시작되었다고 판단될 때
     도입한다.

④ 마케팅 개념

  ㉠ 표적시장, 고객욕구, 통합적 마케팅, 수익성이라는 네 가지 축을 근거로 하고 있다.

  ㉡ 중심적인 개념

  • 시장 욕구를 유익하게 충족시켜야 하며 이익을 창출하기 위해서는 소비자를 고객을 동반자로 생각해야 한다.

  • 소비자를 우선으로 생각하여 장기적인 이윤을 목표로 한다.

(4) 사회지향적 마케팅 개념

① 개념

  ㉠ 환경오염, 자원 부족, 폭발적인 인구 증가, 세계적인 기아와 빈곤, 그리고 사회적인 서비스가 무시되는
     시대에서 마케팅 개념이 과연 적절한 기업의 관리철학인지에 대해 의문을 제기한다.

  ㉡ 소비자 개인을 만족시키는 것에 탁월한 기업이 과연 소비자집단 전체나 사회의 장기적인 관심사를 위해
     제대로 활동할 수 있는가에 대해 의문을 제기한다.

  ㉢ 기존의 마케팅 개념에 소비자 복지 및 사회복지를 접목한다.

② 정의 … 표적시장의 욕구와 관심에 집중하여 소비자의 복지와 사회복지를 보존 또는 향상시키기 위해 다른
   조직보다 효율적이고 효과적으로 충족시키려는 기업의 관리철학이다.

③ 특성
　　㉠ 사회적, 윤리적 고려를 통해 마케팅 활동을 실천한다. 또한 조직의 이익, 소비자의 욕구 충족, 대중의 이익과 복지가 균형을 이룰 수 있도록 노력한다.
　　㉡ 많은 기업에서 환경캠페인의 개최, 문화행사의 후원 등 다양한 활동을 통해 기업의 이미지를 제고하고 고객기반을 넓히려고 노력한다.

❷ 간호서비스 마케팅

(1) 서비스 마케팅의 특성

① 무형성
　　㉠ 무형성의 개념 : 서비스의 기본 특성은 형태가 없는 무형성이며 무형성은 객관적으로 누구에게나 보이는 형태로 제시할 수 없고 물체처럼 만지거나 볼 수도 없으며 가치를 파악하거나 평가하는 것도 어렵다.
　　㉡ 무형성의 특성
　　　　• 의사소통이 곤란하다.
　　　　• 저장이 불가능하여 소비자가 소유할 수 없다.
　　　　• 진열하거나 설명하기 어렵다.
　　　　• 자격의 설정기준이 모호하다.

② 비분리성(동시성)
　　㉠ 비분리성의 개념 : 서비스가 생산과 동시에 소비되는 것을 의미한다.
　　㉡ 비분리성의 특성
　　　　• 서비스 제공자에 의해 제공되는 것과 동시에 고객에 의해 소비된다.
　　　　• 서비스와 달리 제품의 경우는 생산과 소비가 분리되어 일단 생산한 후에 판매되고 나중에 소비된다.

③ 이질성(가변성)
　　㉠ 이질성의 개념 : 동일한 서비스라고 하더라고 그 서비스를 누가, 언제, 어디서 제공하느냐에 따라 제공된 서비스의 질이나 성과가 다르다는 것을 의미한다.
　　㉡ 이질성의 특성
　　　　• 이질성은 서비스의 표준화나 품질관리의 어려움을 나타내기 때문에 노동집약적인 서비스의 경우는 특히 중요한 문제가 된다.
　　　　• 서비스의 이질성은 서비스 표준화와 품질관리를 어렵게 만들기 때문에 소비자 만족을 유도하고, 일관성 있게 서비스를 제공하기 위해서는 서비스의 질 관리에 대한 중요성을 강조하는 것과 함께 소비자의 다양한 요구에 대응할 수 있는 서비스 개별화를 만들기도 한다.

④ 소멸성

　㉠ 소멸성의 개념 : 소멸성은 생산과 소비의 비분리성이라는 서비스 고유의 특성에 기인하는 것이며 서비스는 저장될 수 없다는 것을 의미한다.

　㉡ 소멸성의 특성

　　• 판매되지 않은 서비스는 사라지고 그 서비스는 재고로 보관할 수도 없다.

　　• 서비스의 생산은 재고와 저장이 불가능하므로 재고 조절이 어렵다.

　　• 서비스를 생산하고 제공할 수 있는 능력이 있다고 하더라도 서비스에 대한 수요가 낮으면 서비스의 생산능력은 이용되지 못한다.

| 기출예제   2022. 2. 26 제1회 서울시

의료서비스는 일반제품과 달리 형태가 없기 때문에 적절한 마케팅 전략이 필요하다. 의료서비스의 소멸성을 고려한 마케팅 전략으로 가장 옳은 것은?

① 서비스의 표준 설정 및 수행　　② 강한 조직 이미지 창출

③ 진료 예약 제도 실시　　④ 친절하고 세심한 고객관리

✱ 간호서비스 마케팅의 특성 중 소멸성은 저장이 불가능하고, 수요 및 공급의 균형이 어려운 문제점이 있으며 이를 위해 의료 마케팅 전략으로 서비스 이용시간에 대한 정보를 제공하고 진료 예약 제도를 운영하도록 한다.

답 ③

---

(2) 의료서비스

① 개념 … 의료의 본질적인 행위인 진단, 치료, 처방, 투약뿐만 아니라 의료행위로 인해 부가적으로 생성되는 의료 외적인 행위들을 개념화한 것으로 사람을 수혜 대상으로 하는 유형적인 행위로서의 지적 전문업을 의미한다.

② 특성

　㉠ 제3자에 대한 책임

　　• 전문직업 의료인은 일반고객에게만 만족을 제공할 수는 없다.

　　• 의료인은 특정한 유형의 환자에게 봉사할 때는 지역사회, 이사회, 보험회사와 같은 제3자에게도 봉사할 책임이 있다.

　　• 의료서비스는 고도의 노동집약적, 전문적, 개별화된 서비스다.

　㉡ 엄격한 윤리적 제약 및 법적 제약

　　• 의료인은 사람의 고귀한 생명과 건강을 보전하는 일을 다루는 만큼 이윤 동기보다 서비스 동기가 우선되어야 한다.

　　• 의료인의 의료행위에 대해서는 행정기구, 보건 관계기관, 노동조합, 금융기관, 의학협회 등 여러 기관들이 다양한 측면에서 견제, 보호, 감시를 수행하고 있다.

　　• 병원은 이원화된 구조(관리 및 의료)로 분리되어 있어, 운영상에 갈등이 잠재해 있다.

ⓒ 고객이 느끼는 불확실성
- 고객은 유형상품, 무형상품을 구매할 때 불확실성에 직면하게 되는데 이러한 불확실성은 전문 의료서비스를 구매할 때 특히 심하게 나타난다.
- 의료서비스는 구매와 사용 전에 서비스 상품의 평가가 어려울 뿐만 아니라 구매와 사용 후에도 평가하기 어렵다.

ⓔ 경험의 중요성
- 의료서비스 구매자들은 경우에 따라 선정하는 기준에 대해 불확실하지만 두드러지게 사용하는 기준 중의 하나는 과거와 유사한 상황의 경험이다.
- 의료서비스 구매자들은 자신들이 오랫동안 거래해 온 의료인 또는 특정 분야의 수술로 유명한 의료인을 선호하게 된다.

ⓜ 차별화의 제한
- 유형상품과는 달리 의료서비스의 차별화는 상당한 제한이 따른다.
- 의료서비스의 전달성 방법도 제한되어 있을 뿐만 아니라 구매에 따른 불확실성 때문에 고객들에게 의료서비스의 진정한 차이를 인식시키고 지각시키기가 매우 곤란하다.

ⓗ 서비스의 품질관리문제
- 유형상품은 고객의 구매 요청에 따라 정당한 절차에 의해 전달되기 전에 품질기준을 적용하여 평가할 수 있지만 의료서비스는 실제상황하에 서비스의 최종적인 조립이 고객에게 전달된다.
- 고객 전달의 결과, 실수와 미비한 점을 숨기기가 어렵게 된다.
- 의료서비스 종사자는 면전에서 가변성이 일어나게 된다.
- 의료서비스는 환자를 대상으로 하지만, 그에 따른 보상은 제3자가 지불한다.

ⓢ 의료서비스 종사자의 시간관리
- 의료서비스는 실시간으로 제공되기 때문에 의료서비스를 제공받기 위해서는 기다려야 한다.
- 고객들이 의료서비스를 제공받기 위해 얼마나 기다려야 하는가는 한계가 있다.
- 의료서비스가 고객들에게 합리적인 것으로 보이도록 하기보다는 의료서비스를 제공받는 경우에 많은 시간을 소비하지 않도록 해야 한다.

ⓞ 광고 효과의 불확실성
- 의료서비스의 광고는 최근에 도입된 것으로 그동안 의료서비스의 광고는 제한적으로 이루어졌고 효과도 불확실하였다.
- 의료서비스를 촉진하기 위해 사용할 효과적인 도구 및 매체 등을 아직 개발하지 못하고 있는 실정이다.

(3) 간호서비스 마케팅

① 개념 … 간호대상자에게 양질의 간호서비스를 제공함으로써 환자의 만족을 도모함과 동시에 병원의 목적에 부합하도록 이루어지는 관리활동을 말한다.

② 필요성
  ㉠ 경제적 압박이 가중되는 의료환경으로 인해 보건의료조직들은 안녕이나 건강 관련 활동으로의 전환을 모색함과 동시에 비용 절감도 강조하고 있다.
  ㉡ 소비자들의 보건의료 의사결정에 대한 참여 욕구가 증가하고 있다.
  ㉢ 병원과 같은 비영리조직에도 적용의 필요성이 증대되고 있다.
  ㉣ 병원의 존재 및 지속을 보장하는 경우에 도움을 준다.

③ 마케팅 과정 … 서비스 마케팅에서는 마케팅 활동을 내부 마케팅과 관계 마케팅에도 관심을 둔다. 의료기관 내 간호부서는 간호마케팅의 과정을 이용하여 의료소비자의 만족은 물론 간호조직의 효과성과 효율성을 증대시킨다. 마케팅 전략 수립은 '시장기회분석(SWOT) → 시장 세분화 → 표적시장분석 → 포지셔닝 → 마케팅 믹스(4P) → 통제' 순이다.
  ㉠ 시장기회의 분석

거시환경의 분석	인구사회학적 환경, 경쟁적 환경, 기술적 환경, 정치적 · 법적 환경, 문화적 환경 등
경쟁환경의 분석	소비자, 경쟁병원, 공급자 등

  ㉡ 시장 세분화
    • 하나의 시장을 구매자 특성에 따라 구분하는 것이다.
    • 정확한 표적실정 설정에 필요하다.
    • 효과적인 시장 세분화 요건 : 측정가능성, 접근가능성, 실질적 규모, 실행가능성, 일관성 및 지속성
  ㉢ 표적시장의 선정
    • 마케팅 집중시킬 고객들의 집단이다.
    • 의료기관이 제공하는 의료서비스를 세분화하여 외래 의료서비스, 단기입원 의료서비스, 장기요양 서비스로 구분할 수 있다.
  ㉣ 포지셔닝 : 표적시장 내에서 해당 의료기관이나 서비스를 고객의 마음속에 어떤 위치로 할 것인가를 결정하는 것을 말한다.

[표적 시장 마케팅의 네 가지 전략]

비차별화 마케팅	• 잠재고객들이 동질적인 선호패턴을 나타낸다고 생각한다. • 전체시장에 대해 한 가지의 마케팅 믹스 전략을 적용하기 때문에 대량생산, 대량유통, 대량광고 등이 이용된다. • 비차별화 마케팅의 가장 큰 장점은 비용절감을 할 수 있다는 것이다. • 조직은 가장 큰 세분시장을 표적시장으로 선정하여 상품이나 서비스를 개발한다.
차별화 마케팅	• 차별화 마케팅은 잠재고객들이 군집화된 선호패턴을 나타낸다고 생각하고 전체시장을 몇 개의 세분시장으로 나누고 그 세분시장을 표적시장으로 선정하여 그 표적시장에 적합한 제품이나 서비스를 제공하는 것이다. • 비차별화 마케팅보다 총매출은 더 많이 달성할 수 있지만 차별화에 따른 경비가 함께 증대된다.
집중화 마케팅	• 집중화 마케팅은 차별화 마케팅과 같은 개념이다. • 1개 혹은 몇 개의 세분시장만을 표적시장으로 선정하여 표적시장 내에서의 시장 점유율을 확대하려는 전략이다. • 집중화 마케팅은 조직의 자원이 제한적일 때 구사할 수 있는 전략이다. • 조직이 세분시장을 잘 설정하면 높은 수익률을 올릴 수 있지만 정상적인 경우보다 위험부담률이 높다. **예** 갑작스러운 표적시장의 붕괴
일대일 마케팅	• 일대일 마케팅은 잠재고객들이 확산된 선호패턴을 나타낸다고 생각하고 고객은 누구나 개별적으로 독특하여 1개의 시장을 구성한다는 전제 하에 개별고객을 별도의 세분시장으로 간주하여 표적시장을 정밀하게 조정한 것이다. • 일대일 마케팅은 고객만족을 극대화시킬 수 있지만 이에 따른 경비가 증대된다. • 요즘은 정보, 생산, 유통기술의 발달로 주문생산에 드는 비용이 감소하여 일대일 마케팅이 가능하다.

ⓜ 마케팅 믹스(4P)

- 마케팅 관리자가 표적시장에서 마케팅 믹스를 달성하기 위해 사용하는 통제 가능한 마케팅 수단들의 집합을 말한다.
- 구성요소 : 제품 전략, 가격 전략, 유통경로 전략, 촉진 전략

[마케팅 믹스의 간호서비스 구성요소 및 전략]

제품	가격	유통 경로	촉진
• 새로운 종류와 유형의 간호서비스 개발 • 간호서비스의 질 보장 및 관리 • 전문적인 고급 간호서비스의 개발 • 암센터, 재활센터, 당일수술센터, 전문화된 상급 간호서비스	• 기존 가격의 조정 : 가치비용의 분석 • 가격의 차별화 • 새로운 가격의 개발 : 개별화된 간호서비스 • 보험수가의 책정 : 경제적, 합리적인 적정가격	• 물리적 접근성 : 장소의 다양화, 원격진료 등 • 정보적 접근성 : 상담, 설명, 조언 등 • 시간적 접근성 : 대기시간, 예약, 야간진료 • 의료전달체계의 개선 • 편의성의 강조	• 이미지 제고 및 향상 : 친절함, 책임감, 전문적인 인상 • 소비자 만족 : 고객접점 • 브로셔 및 소책자의 발간 • 홍보 및 광고 : 표적시장, 매체선정 • 보호자 없는 병동의 운영 • 퇴원환자의 대한 전화방문

▌기출예제

2024. 6. 22 제1회 지방직

다음 사례에 해당하는 마케팅 전략은?

> A 병원 간호부는 수년간 독거노인을 돌보는 봉사 활동을 하고 있으며, 최근 이를 알리기 위해 지역 신문에 관련 기사를 게재하였다.

① 제품전략   ② 가격전략

③ 유통전략   ④ 촉진전략

✱ ·······················

촉진전략은 제품이나 서비스에 대한 인지도를 높이고, 고객의 관심을 유도하며, 판매를 촉진하기 위해 광고, 홍보, 이벤트 등을 활용하는 전략이다. 지역 신문에 관련 기사를 게재하여 봉사 활동을 알리는 것은 촉진전략이다.

① 제품전략 : 제품전략은 제품의 특성, 품질, 브랜드 등을 개선하거나 개발한다.

② 가격전략 : 가격전략은 제품이나 서비스의 가격을 설정하고 조정한다.

③ 유통전략 : 유통전략은 제품이나 서비스를 고객에게 전달하는 경로와 방법을 계획한다.

답 ④

최근 기출문제 분석

2025. 6. 21. 제1회 지방직

1 카츠(Katz)의 관리기술에 대한 설명으로 옳은 것은?

① 인간적 기술은 구성원의 업무 수행과 관련된 지식·방법·장비 등을 사용하는 능력이다.

② 실무직 기술은 상위 관리계층으로 올라갈수록 요구도가 높아진나.

③ 개념적 기술은 조직을 전체로 보고 구성원의 활동을 조직 목표와 연결하여 이해하는 능력이다.

④ 실무적 기술은 구성원과 함께 일할 수 있는 인간관계 능력이다.

> **TIP** ① 실무적 기술은 구성원의 업무 수행과 관련된 지식·방법·장비 등을 사용하는 능력이다.
> ② 개념적 기술은 상위 관리계층으로 올라갈수록 요구도가 높아진다.
> ④ 인간적 기술은 구성원과 함께 일할 수 있는 인간관계 능력이다.
> ※ 카츠의 경영자 기술
> ㉠ 실무적 기술 : 기업의 핵심기술과 관련된 지식과 자신의 직무와 관련된 지식 → 일선 관리자에게 강조됨
> ㉡ 인간적 기술 : 인간에 대한 관리, 동기 부여, 리더십 등 → 중간 관리자에게 강조됨
> ㉢ 개념적 기술 : 문제에 대한 통찰력과 새로운 대안을 제시하는 능력을 → 최고 경영자에게 강조됨

2025. 6. 21. 제1회 지방직

2 다음에서 설명하는 서비스의 특성은?

> 서비스는 제공하는 사람에 따라 서비스의 질이 달라질 수 있으므로 표준화 작업이 필요하다.

① 소멸성   ② 무형성

③ 이질성   ④ 비분리성

> **TIP** 서비스의 특성
> ㉠ 소멸성(perishability) : 보관과 저장이 불가능하다.
> ㉡ 무형성(intangibility) : 형태가 없어 보거나 만질 수 없지만 오감으로 지각하게 할 수는 있다.
> ㉢ 이질성(heterogeneity) : 제공자와 이용자 사이의 환경과 조건에 따라 질이 달라질 수 있다.
> ㉣ 비분리성(inseparability) : 생산과 구매, 소비가 동시에 일어난다.

Answer 1.③ 2.③

3 다음 사례에 해당하는 마케팅 전략은?

> A 병원 간호부는 수년간 독거노인을 돌보는 봉사 활동을 하고 있으며, 최근 이를 알리기 위해 지역 신문에 관련 기사를 게재하였다.

① 제품전략　　　　　　　　　　② 가격전략

③ 유통전략　　　　　　　　　　④ 촉진전략

> **TIP** 촉진전략은 제품이나 서비스에 대한 인지도를 높이고, 고객의 관심을 유도하며, 판매를 촉진하기 위해 광고, 홍보, 이벤트 등을 활용하는 전략이다. 지역 신문에 관련 기사를 게재하여 봉사 활동을 알리는 것은 촉진전략이다.
> ① 제품전략 : 제품전략은 제품의 특성, 품질, 브랜드 등을 개선하거나 개발한다.
> ② 가격전략 : 가격전략은 제품이나 서비스의 가격을 설정하고 조정한다.
> ③ 유통전략 : 유통전략은 제품이나 서비스를 고객에게 전달하는 경로와 방법을 계획한다.

4 〈보기〉에서 설명하는 카츠(Katz)의 관리 기술로 가장 옳은 것은?

> • 변화하는 보건의료체계의 현실을 받아들인다.
> • 조직의 사명, 비전 등을 포함한 큰 그림을 생각한다.
> • 외부고객 및 내부고객의 요구를 이해한다.
> • 조직의 생산성을 높이고 비용을 낮추기 위한 전략을 세운다.

① 인간적 기술　　　　　　　　　② 실무적 기술

③ 개념적 기술　　　　　　　　　④ 윤리적 기술

> **TIP** 〈보기〉의 관리 기술은 조직 전체에 대한 이해가 필요하므로 개념적 기술에 해당한다. 개념적 기술은 주로 최고관리계층에게 요구되는 기술로 조직 전체에 대한 이해를 바탕으로 조직 내에서 개인의 행동을 조직 전체 상황에 적합하도록 진행해 나가는 능력이다.
> ① 인간적 기술은 효과적인 지도성의 발휘와 동기부여에 대한 이해를 통해 다른 사람들과 함께 일할 수 있는 능력을 말한다.
> ② 실무적 기술은 전문화된 분야에 대한 고유한 도구, 절차, 기법을 사용할 수 있는 능력을 말한다.
> ④ 카츠는 관리 기술을 인간적 기술, 실무적 기술, 개념적 기술로 분류하였다.

Answer　3.④　4.③

5 〈보기〉에서 설명하고 있는 마케팅 관리철학은?

> 〈보기〉
>
> 최근에 대두되고 있는 마케팅 관리철학으로, 소비자가 생활하는 생활환경 속에서 삶의 질을 추구하는 데에 관심이 있다. 또한 조직의 이익, 소비자의 욕구충족, 대중의 이익과 복지가 균형을 이루도록 노력한다.

① 생산지향적 마케팅
② 판매지향적 마케팅
③ 고객지향적 마케팅
④ 사회지향적 마케팅

> **TIP** 사회적, 윤리적 고려를 통해 마케팅 활동을 실천하며, 조직의 이익, 소비자의 욕구 충족, 대중의 이익과 복지가 균형을 이룰 수 있도록 노력한다.
> ① 생산기능을 중요시하며 생산과 유통 효율 증진에 초점을 맞춘 방법이다.
> ② 판매기능을 중요시하며 제품보다는 광고 같은 홍보를 통한 판매를 위한 노력에 초점을 맞춘 방법이다.
> ③ 고객 만족에 초점을 두고 고객의 필요를 충족시키는 데에 목적을 둔 방법이다.

6 관리이론 중 행태과학론(behavioral science theory)에 대한 설명으로 옳은 것은?

① 생산성 향상을 위해 직무 수행 활동에 과학적 원리를 적용한다.
② 조직에서의 인간 욕구와 행동 특성을 과학적 방법으로 설명한다.
③ 효과적인 조직관리를 위해 공식적인 권한 체계와 규칙을 강조한다.
④ 이상적인 조직설계에 유용한 보편적 조직운영 원칙과 관리 활동을 제시한다.

> **TIP** 행태과학론에 대한 설명으로 개별 사회과학만으로는 인간의 행위에 관한 문제를 해결할 수 없다는 인식하에 발전하게 되었다.
> ① 생산성 향상을 위해 작업에 대한 객관적, 과학적 원리를 적용하는 것은 과학적 관리론이다.
> ③ 효과성과 효율성을 극대화하기 위해 공식적인 권한 체계와 규칙을 강조한 것은 관료제 이론이다.
> ④ 생산성에 역점을 두기보다는 조직의 이상적인 설계와 보편적인 원리의 정립에 중점을 두는 이론은 행정관리론이다.

Answer 5.④ 6.②

2022. 6. 18. 제2회 서울특별시

7 간호서비스 마케팅에서 서비스의 특성에 따른 마케팅 전략에 대한 설명으로 가장 옳은 것은?

① 무형성의 마케팅 전략은 무형적 단서를 강조하고 구매 전 의사소통에 관여한다.

② 비분리성의 마케팅 전략은 서비스 제공 시 고객이 개입하고 고객의 선발과 훈련을 강조한다.

③ 소멸성의 마케팅 전략은 수요와 공급 간의 균형과 조화를 유지하고, 비수기의 수요에 대비하는 것이 중요하다.

④ 이질성의 마케팅 전략은 서비스 제공 과정을 포괄적이고 다양화하는 것이 중요하다.

> **TIP** ① 무형성의 마케팅 전략은 뚜렷한 실체가 없어 서비스를 제공받기 전에는 실체를 파악하기 어렵다. 가격 설정 기준이 모호하다. 고객과의 접촉 빈도를 높이며 브랜드 이미지 구축을 강화해야 한다.
> ② 비분리성의 마케팅 전략은 생산과 소비가 동시에 발생하는 것으로 서비스 생산 과정에 소비자가 참여한다. 서비스 접점에 대한 관리를 강화해야 한다.
> ④ 이질성의 마케팅 전략은 서비스의 질과 내용, 과정이 일정하지 않고 통제가 어렵다. 서비스의 표준화 및 개별화가 필요하다.

2022. 4. 30. 지방직 8급 간호직

8 다음에서 설명하는 간호서비스의 특성은?

> • 생산과 동시에 소비가 이루어진다.
> • 소비자는 서비스 제공자와 상호작용한다.
> • 소비자가 실질적으로 생산과정에 참여할 수도 있다.

① 무형성   ② 이질성

③ 소멸성   ④ 비분리성

> **TIP** 비분리성은 생산과 소비가 동시에 일어나며 제공자와 소비자의 분리가 어렵다. 서비스 생산에 소비자가 참여하여 직접 판매만 가능하며 대규모 생산에는 어려움이 있다.
> ① 무형성: 물리적인 재화와 다르게 형태가 없이 서비스로 이루어진다.
> ③ 이질성: 일정 수준 이상의 표준화가 필요하며 서비스 생성과 인도 과정에서의 가변적인 요소로 인해 발생한다.
> ④ 소멸성: 저장 및 재판매가 불가능하며 수요에 따른 적절한 공급이 필요하다. 따라서 수요 변동이 심할 경우를 대비해야 한다.

Answer   7.③   8.④

2022. 4. 30. 지방직 8급 간호직

9 간호관리과정 중 기획의 특성으로 옳은 것은?

① 정적인 개념이다.

② 조직목표와 관련되어 있다.

③ 하층관리자에게 더욱 중요한 기능이다.

④ 미래지향이 아닌 현실위주의 관리를 제시한다.

> **TIP** 기획은 조직의 목적과 목표 달성을 용이하게 한다.
> ① 동적인 개념이다. 계획이 정적인 개념에 속한다.
> ③ 최고관리자에서부터 하층관리자까지 참여할 수 있는 과정이다. 전략적 기획은 최고관리자에 의해 수행되며 전술적 기획은 중간 관리자, 운영적 기획은 하층관리자가 주관한다.
> ④ 미래에 수행하고자 하는 것을 목표로 하기 때문에 미래지향적이다.

2022. 4. 30. 지방직 8급 간호직

10 민츠버그(Mintzberg)가 제시한 관리자의 역할 중 '정보적 역할'에 해당하는 것은?

① 중요한 결정을 하기 위해 조직의 모든 자원을 할당한다.

② 법적이나 사회적으로 요구되는 상징적이고 일상적인 의무를 수행한다.

③ 외부인에게 조직의 계획, 정책, 활동, 성과 등을 알린다.

④ 조직이 예상치 못한 어려움에 당면했을 때 올바른 행동을 수행한다.

> **TIP** ①④ 의사결정 역할
> ② 대인관계 역할
> ※ 민츠버그(Mintzberg) 관리자의 역할
> ㉠ 대인관계 역할 : 대표자, 지도자, 연결자
> ㉡ 정보관리 역할 : 감독자, 전달자, 대변자
> ㉢ 의사결정 역할 : 기업가, 문제해결자, 자원분배자, 협상자

Answer 9.② 10.③

2022. 2. 26. 제1회 서울특별시

11 의료서비스는 일반제품과 달리 형태가 없기 때문에 적절한 마케팅 전략이 필요하다. 의료서비스의 소멸성을 고려한 마케팅 전략으로 가장 옳은 것은?

① 서비스의 표준 설정 및 수행

② 강한 조직 이미지 창출

③ 진료 예약 제도 실시

④ 친절하고 세심한 고객관리

> **TIP** 간호서비스 마케팅의 특성 중 소멸성은 저장이 불가능하고, 수요 및 공급의 균형이 어려운 문제점이 있으며 이를 위해 의료 마케팅 전략으로 서비스 이용시간에 대한 정보를 제공하고 진료 예약 제도를 운영하도록 한다.

2020. 6. 13. 지방직

12 간호관리체계 모형에서 다음 내용을 포함하는 것은?

> • 간호사 만족도
> • 응급실 재방문율
> • 환자의 욕창발생률

① 조정   ② 투입

③ 변환과정   ④ 산출

> **TIP** 간호관리 체계모형
> ㉠ 투입 : 인력, 물자, 자금, 시설, 설비, 정보 등의 자원을 포함한다.
> ㉡ 전환과정 : 투입을 산출로 전환시키기 위해 필요한 관리과정(기획, 조직, 인사, 지휘, 통제)과 관리지원기능(동기부여, 권력과 갈등, 의사소통, 의사결정, 지도성, 시간관리, 갈등관리 등)을 의미한다.
> ㉢ 산출요소 : 간호서비스의 질과 양, 간호시간, 재원일수, 환자만족도, 조직활성화 등이 있다.

Answer 11.③ 12.④

2020. 6. 13. 지방직

13 간호관리과정에 대한 설명으로 옳은 것은?

① 기획은 실제 업무성과가 계획된 목표나 기준에 일치하는지를 확인하는 것이다.

② 조직은 공식 구조를 만들고, 적합한 간호전달체계를 결정하며 업무활동을 배치하는 것이다.

③ 지휘는 유능한 간호사를 확보하고 지속적으로 개발·유지하기 위해 적절히 보상하는 것이다.

④ 통제는 간호조직의 신념과 목표를 설정하고 목표달성을 위한 행동지침들을 결정하는 것이다.

> **TIP** 기획-조직의 목표를 설정하고 이를 효율적으로 달성하기 위한 구체적인 행동방안을 선택하는 과정이다.
> 지휘-조직 목표 달성을 위해 리더십을 발휘하고 직원들에게 동기를 부여하는 과정이다.
> 통제-조직 목표 달성을 위한 활동이 계획대로 진행되고 있는지 확인하고 피드백을 통해 교정하는 과정이다.

2020. 6. 13. 서울특별시

14 〈보기〉에서 설명하는 간호관리과정의 기능으로 가장 옳은 것은?

━━━━━━━ 보기 ━━━━━━━

미래에 대한 비전을 제시하고 직원에게 동기를 부여하며 갈등을 해결한다. 이 과정에 의사소통, 조정, 협력 등의 집단관리 기술이 요구될 수 있다.

① 조직   ② 지휘

③ 기획   ④ 통제

> **TIP** ① 조직은 공식 구조를 만들고, 적합한 간호전달체계를 결정하며 업무활동을 배치하는 것이다.
> ③ 기획은 조직의 목표를 설정하고 이를 효율적으로 달성하기 위한 구체적인 행동방안을 선택하는 과정이다.
> ④ 통제는 조직 목표 달성을 위한 활동이 계획대로 진행되고 있는지 확인하고 피드백을 통해 교정하는 과정이다.

Answer 13.② 14.②

15 카츠(Katz)가 제시한 관리자의 위계에 따라 요구되는 관리 기술(managerial skills)에 대한 설명으로 가장 옳은 것은?

① 일선관리자는 중간관리자에 비해 실무적 기술(technical skill)이 더 요구된다.

② 일선관리자, 중간관리자, 최고관리자는 모두 같은 정도의 개념적 기술(conceptual skill)이 필요하다.

③ 중간관리자는 최고관리자와 일선관리자 사이에서 교량적 역할을 하므로 개념적 기술(conceptual skill)이 가장 많이 요구된다.

④ 최고관리자는 구성원에 대한 효과적인 지도성 발휘와 동기부여를 위해 인간적 기술(interpersonal or human skill)이 다른 관리자보다 더 요구된다.

> **TIP** 간호관리자에게 요구되는 기술(Katz)
> ㉠ 개념적 기술
> • 조직의 복합성을 이해하는 능력
> • 관리자가 조직을 전체로 파악하고 각각의 부서가 어떻게 연결되고 의존되는지를 이해하는 능력
> • 최고 관리 계층에 가장 많이 필요한 기술
> ㉡ 인간적 기술
> • 성공적으로 상호작용하고 의사소통 할 수 있는 능력으로 다른 사람들과 함께 일할 수 있는 능력
> • 모든 계층으로 관리자에게 비슷한 비중 차지
> ㉢ 실무적 기술
> • 관리자가 특정 분야를 감독하는 데 필요한 지식, 방법, 테크닉 및 장비를 사용하는 능력
> • 관리자에게 반드시 필요한 능력은 아니나 부하직원을 지휘하고, 업무를 조직, 문제를 해결, 직원들과 의사소통 하기 위해 필요
> • 일선관리자에게 가장 많이 강조되는 기술로 경험이나 교육 훈련 등을 통해 습득

Answer 15.①

출제 예상 문제

1 간호관리 체계모형의 전환과정에 관한 내용으로 옳게 짝지어진 것은?

㉠ 인력 및 자금	㉡ 의사소통
㉢ 높은 간호의 질	㉣ 동기부여

① ㉠㉡

② ㉠㉡㉢

③ ㉡㉢

④ ㉡㉣

TIP 간호관리 체계모형에서 변환과정은 관리과정(기획, 조직, 인사, 지휘, 통제)과 관리지원기능(의사소통, 동기부여, 의사결정, 시간 및 갈등관리 등)으로 이루어진다.
㉠ 투입요소 ㉢ 산출요소

2 간호관리 체계모형에서 투입요소로만 구성된 것은?

㉠ 자금	㉡ 환자 상태
㉢ 간호시간	㉣ 간호직원 기술

① ㉠㉡

② ㉠㉢

③ ㉠㉡㉢

④ ㉠㉡㉣

TIP 간호관리 체계모형의 투입요소는 인력(소비자 투입요소 · 생산자 투입요소), 물자, 자금, 건물설계, 정보 등이 있다.
㉡ 소비자 투입요소 ㉢ 산출요소(효율성) ㉣ 생산자 투입요소

Answer 1.④ 2.④

3 행정과 관리의 차이점에 관한 설명 중 옳지 않은 것은?

① 행정은 고도의 합법성이 요구되고 강제성이 없는 반면 관리는 고도의 강제성을 띤다.

② 행정은 목표가 불분명하고 복잡한 반면 관리는 목표가 분명하고 단일하다.

③ 행정은 정치권력을 내포한 반면 관리는 정치권력을 내포하지 않는다.

④ 행정은 독점성이 높고 경쟁성이 제한되는 반면 관리는 경쟁성을 도모한 능률성을 향상시킨다.

TIP 간호관리와 간호행정의 차이점

구분		간호관리	간호행정
차이점	목표	분명하고 단일한 목표 추구	불분명하고 복잡한 목표와 공익 추구
	권력성	정치권력을 내포하지 않음	정치권력을 내포하고 강제성을 지님
	독점성과 능률성	경쟁성을 도모하여 능률성을 향상시킴	독점성이 높고 경쟁성이 제한
	법령의 제약을 받는 정도	비교적 적은 법령의 제약	• 엄격한 법령의 제약 • 전국민 대상 • 권력 내포
	평등성	평등성을 덜 강조한 개념	• 법 앞의 평등한 개념 • 고도의 합법성 요청
공통점		• 목표를 달성하기 위한 수단 • 분업체계를 갖추고 인적 · 물적자원을 배분	

4 효과성과 효율성에 대한 설명으로 옳지 않은 것은?

① 효과성은 계획된 목표를 성공적으로 달성하였는가를 측정하는 개념이다.

② 목표를 충분히 달성하였다고 하여 반드시 생산성이 높다고 할 수 있는 것은 아니다.

③ 효율성은 자원을 최소로 활용하여 목표를 달성하였는가의 능률성을 나타내는 개념이다.

④ 효과성은 산출량을 의미하고 효율성은 목적달성의 정도를 의미한다.

TIP ④ 목적달성의 정도를 의미하는 것은 효과성이며, 효율성은 투입 대 산출의 비를 의미하는 것으로 적은 투입량으로 더 많은 산출을 얻었을 때를 일컫는다.

5 다음 중 효율에 대한 설명으로 옳은 것만 짝지은 것은?

> ㉠ 효율은 수단　　　　　　　　　㉡ 장기적 측정치
> ㉢ 투입에 대한 산출　　　　　　　㉣ 성과측정

① ㉠㉡㉢　　　　　　　　　　② ㉠㉢
③ ㉡㉣　　　　　　　　　　　④ ㉣

TIP 효율은 수단의 한 종류로서 투입에 대한 산출로 나타낼 수 있다.

6 다음 중 조직구성원들로 하여금 목표달성을 위한 책임을 받아들이고 필요한 활동을 수행하도록 동기를 부여하고 지도하는 간호관리기능은?

① 기획기능　　　　　　　　　　② 조직기능
③ 지휘기능　　　　　　　　　　④ 인적자원 관리기능

TIP 간호지휘기능
　　㉠ 미래에 대한 비전을 제시하고 행동모델이 된다.
　　㉡ 업적을 격려하고 권한을 부여한다.
　　㉢ 직원에게 동기를 부여하고 갈등을 해결한다.

7 병원의 간호부에서는 간호부의 목표를 위하여 간호 단위별로 계획과 수행 간의 격차를 확인한 후 교정 활동을 통하여 차이를 처리해가고 있다. 이러한 일련의 활동은 무엇인가?

① 조직관리　　　　　　　　　　② 기획관리
③ 지휘관리　　　　　　　　　　④ 통제관리

TIP 간호통제기능 … 기획과 목표에 따라 표준을 설정하고, 업무수행에 대해 표준에 근거하여 성과를 측정하며, 표준과 성과 간의 차이를 파악하여 교정활동을 시행함으로써 기획과 목표의 달성을 보장하려는 과정이다.

Answer 5.② 6.③ 7.④

8 생산성, 만족감, 능력개발의 3가지 효과를 동시에 추구하는 경영관리기능은?

① 조직기능   ② 인사기능

③ 지휘기능   ④ 기획기능

> **TIP** 인사기능은 조직 내의 인적자원을 관리하는 하부과정으로서 조직의 목표가 달성되도록 하기 위해 직무관리, 인력확보 · 배치관리, 능력개발정리 등의 유지관리기능을 포함한다.
> ※ 간호인적자원 관리기능
>   ㉠ 전문적 기술 : 전문화된 분야에 고유한 도구 · 절차 · 기법을 사용할 수 있는 능력으로 자신이 책임지고 있는 업무의 매커니즘을 정확히 파악할 수 있는 능력이다.
>   ㉡ 인간적 기술 : 개인으로서든 집단으로서든 다른 사람들과 같이 일하고, 그들을 이해하며, 그들에게 동기를 부여할 수 있는 능력을 말한다.
>   ㉢ 개념적 기술 : 조직을 전체로서 보고 각 부분이 서로 어떻게 존재관계를 유지하고 있는가를 통찰할 수 있는 능력을 말한다.

9 간호업무의 성과에 대한 효율성과 효과성의 차이에 대한 설명 중 옳은 것은?

① 간호업무의 성과는 효율성 측면에서 평가되어야 한다.

② 효율성과 효과성은 같은 개념이다.

③ 효과성은 투입에 대한 산출의 비율이다.

④ 적은 인력과 물자를 투입해서 더 많은 산출을 얻었을 때 더 효과적이다.

> **TIP** 효율성과 효과성
>   ㉠ 효율성 : 최소의 자원을 투입하여 목표를 달성하는 능률성과 관련된 개념이다. 적은 투입량으로 더 많은 산출을 얻었을 때 효율적이라 한다.
>   ㉡ 효과성 : 계획된 목표를 성공적으로 달성하였는가를 측정하는 것이다.
>   비용을 고려한 적은 투입에 대한 많은 산출은 효과와 효율이 높은 것이다.

10 병원 간호부장은 OCS체계를 도입하기 위해 타 병원에 문의하거나 자료를 조사하여 장·단점 등에 관해 정보를 수집하고 간호단위의 간호사들에게 OCS에 대하여 교육을 하기 위해 교육시간을 배분하고, 이를 병원장에게 보고하였다. 다음 중 간호부장의 역할에 해당하는 것은?

① 정보자 역할　　　　　　　　　② 지도자 역할

③ 대표자 역할　　　　　　　　　④ 의사결정자 역할

> **TIP** 관리자의 정보관리 역할
> ㉠ 모니터 역할 : 정보의 탐지, 수집 및 선별을 포함하며 조직에 영향을 미치게 될 정보를 위한 환경을 탐지하고 수신한다.
> ㉡ 정보보급지의 역할 : 부하와 다른 조직구성원과 함께 정보를 공유하고 어떤 정부가 얼마만큼 유용한 것인가를 결정하는 중요한 일을 한다.
> ㉢ 대변자 역할 : 조직 외부의 사람들에게 그 조직의 공식입장에 관하여 정보를 전해준다.

11 다음 중 최고관리자에게 가장 요구되는 관리기술은?

① 인간적 기술　　　　　　　　　② 경험적 기술

③ 개념적 기술　　　　　　　　　④ 전문적 기술

> **TIP** 개념적 기술 … 조직을 전체로서 보고 각 부분이 서로 어떻게 존재관계를 유지하고 있는가를 통찰할 수 있는 능력을 말하며, 최고관리자일수록 조직 전체에 영향을 미치게 되는 포괄적이고 장기적인 의사결정에 임할 가능성이 높기 때문에 상위수준일수록 중요시되는 개념적 기술이 요구된다.

12 다음 중 관리와 관련되는 내용이 아닌 것은?

① 관리는 목표가 불분명하고 복잡한 특성을 갖는다.

② 목표를 위한 수단이 된다.

③ 기본적 구성요소로는 기획, 조직, 지휘, 통제의 과정으로 이루어진다.

④ 관료제적 성격을 갖는다.

> **TIP** ① 관리는 행정과 달리 목표가 분명하고 단일한 목표를 추구하며 관료제의 성격을 지니고 있다.

Answer 10.① 11.③ 12.①

13 관리자가 갖추어야 할 관리자의 3대 기술은?

① 실무적 기술 - 인간적 기술 - 개념적 기술
② 행정적 기술 - 실무적 기술 - 물리적 기술
③ 행정적 기술 - 인간적 기술 - 물리적 기술
④ 환경적 기술 - 실무적 기술 - 물리적 기술

> **TIP** 카츠(R.L. Katz)는 어떠한 관리자든 기술·인간·개념의 세 분야에 관한 기술을 갖고 있어야 한다고 주장했다.
> ⊙ 실무적 기술(= 전문적 기술) : 업무를 수행하는데 필요한 지식, 방법, 기법 및 기구, 설비를 사용할 수 있는 능력으로 하급관리
> 계층에 많이 요구된다.
> ⓒ 인간적 기술 : 효과적인 지도성의 발휘와 동기부여에 대한 이해를 통해 다른 사람들과 함께 일할 수 있는 능력으로 중간관리
> 층에 많이 요구된다.
> ⓒ 개념적 기술 : 조직 전체를 이해하고 조직내에서 개인의 활동을 조직 전체 상황에 적합하도록 진행해 나가는 능력으로 최고관
> 리계층에 많이 요구된다.

14 다음 중 간호관리에 대한 설명으로 옳지 않은 것은?

① 간호관리는 인간의 행위를 다양한 학문으로부터 통합하는 종합과학적 관점의 연구분야이다.
② 간호관리의 학문 연구는 미시적 간호관리와 거시적 간호관리로 나뉘어진다.
③ 간호관리는 아직 학문으로 인정받지 못하고 있다.
④ 간호관리는 그 연구대상을 개인, 집단, 조직 전체를 포괄한다.

> **TIP** ③ 간호관리학은 간호학 내의 여러 전문분야 중의 하나이며, 간호학적 관점에 관리학적인 방법을 결합한 독특한 학문이다. 간호관리의 지
> 식체는 간호학과 관리학의 지식을 통합시킨 것이며, 또한 간호조직의 목표를 달성하기 위하여 다양한 지식과 기법을 사용하는 학문이다.

15 다음 중 간호관리의 특성과 거리가 먼 것은?

① 과학적 방법론   ② 인간중심성

③ 과정지향성   ④ 통합적 성격

TIP 간호관리의 학문적 성격
- ㉠ 통합적 성격 : 간호대상자와 조직의 행위를 이해하고 설명하기 위해 여러 학문으로부터 이론과 연구방법을 통합한 종합과학적 관념을 지니는 연구분야
- ㉡ 인간중심성 : 간호관리 구성원인 간호사들의 자기개발과 개인적 성장, 자아실현의 욕구의 충족을 목표로 추구하는 인간중심적 성향을 띠는 연구분야
- ㉢ 성과지향성 : 조직성과를 높이려 하는 연구분야
- ㉣ 상황적합성 : 외국에서 유입된 이론을 우리 실정에 맞게 객관적이고 보편적인 원리로 제시하는 연구분야
- ㉤ 과학적 방법론 : 이론을 규정하고 문제를 해결함에 있어 객관성과 실증성을 중요시하는 연구분야

16 다음 중 간호관리의 목표가 아닌 것은?

① 건강의 유지 · 증진   ② 사기의 앙양

③ 환경에의 적응과 변화의 유도   ④ 간호업무의 실질적 합리화

TIP 간호관리의 목표
- ㉠ 간호업무의 합리화
- ㉡ 환경에의 적응과 변화의 유도
- ㉢ 사기의 앙양

17 우리나라에 간호관리의 중요성과 필요성이 대두될 때의 사회적 요청과 학문적 발전의 배경요인에 속하지 않는 것은?

① 의료수요의 증가   ② 의료보험의 저수가정책

③ 간호의 국제화와 이론적 체계 구축   ④ 병원에서 간호관리의 비중이 큰 특성

TIP 우리나라에서 간호관리의 중요성이 대두된 것은 의료보험의 실시로 인한 의료수요 증가와 병원에 대한 저수가정책이 계기가 되었으며, 이외에도 소득 증가에 따른 양질의 의료에 대한 욕구 증가, 국민의 건강권에 대한 인식 증가도 영향을 미치고 있다. 아울러 병원인력에 대한 의존도가 높은 산업으로 간호관리가 전체 생산성과 효율성에 미치는 영향이 매우 크다.

18 다음 중 간호관리의 효과라고 할 수 없는 것은?

① 간호의 질 향상
② 건강보험제도의 확대
③ 환자만족도 증진
④ 병원 전체 조직의 효율성 증대

> **TIP** 간호관리를 잘함으로써 간호사들이 제공하는 간호의 질을 높이고 효율성이 향상될 수 있으며, 그 효과는 병원 전체 조직의 효율성에 영향을 미치게 된다.

19 간호관리 체계모형에서 투입요소로만 구성된 것은?

① 인력, 물자, 자금, 의사소통, 동기부여
② 인력, 물자, 자금, 간호의 질, 기획
③ 인력, 물자, 자금, 시설, 설비, 정보
④ 기획, 조직, 인사, 지휘, 통제

> **TIP** 간호관리 체계모형
> ㉠ 투입 : 인력, 물자, 자금, 시설, 설비, 정보 등의 자원을 포함한다.
> ㉡ 전환과정 : 투입을 산출로 전환시키기 위해 필요한 관리과정(기획, 조직, 인사, 지휘, 통제)과 관리지원기능(동기부여, 권력과 갈등, 의사소통, 의사결정, 지도성, 시간관리, 갈등관리 등)을 의미한다. 또한 전환과정은 관리과정의 각 단계로 진행되며 각 단계에서 관리기능이 요구된다.
> ㉢ 산출요소 : 간호서비스의 질과 양, 간호시간, 재원일수, 환자만족, 간호사만족, 조직활성화 등이 있다.

20 길리스(Gillis)의 투입, 과정, 산출에 이르는 간호관리 체계이론을 설명한 것으로 옳은 것은?

① 투입에는 자료, 인력, 환자간호, 자료수집이 속한다.
② 과정에는 기획, 조직, 인사, 지휘, 통제가 속한다.
③ 투입에는 자료, 인력, 공급품, 연구가 속한다.
④ 산출에는 환자간호, 자료수집, 연구, 인력이 속한다.

> **TIP** 간호관리 체계모형
> ㉠ 투입 : 자료, 인력, 기구, 공급품 등이 속한다.
> ㉡ 과정 : 기획, 조직, 인사, 지휘, 통제가 속한다.
> ㉢ 산출 : 환자간호, 인력개발, 연구가 속한다.

Answer 18.② 19.③ 20.②

21 간호서비스의 특징으로만 옳게 짝지어진 것은?

| ㉠ 무형성 | ㉡ 동시성 |
| ㉢ 소멸성 | ㉣ 동질성 |

① ㉠㉡
② ㉠㉡㉢
③ ㉡㉢
④ ㉡㉢㉣

TIP 간호서비스의 특징 … 무형성, 비분리성, 이질성, 소멸성
ㄱ 비분리성 : 간호서비스는 서비스 제공자에 의해 제공되는 것과 동시에 고객에 의해 소비되는 성격을 지닌다.
ㄴ 이질성 : 서비스 제품의 양은 일정하지 않고 가변적인 요소가 많기 때문에 고객에 대한 서비스가 다르다.

22 간호서비스의 마케팅 믹스를 구성하는 요소 중 촉진의 구체적인 전략에 해당하는 것은?

① 간호수가의 개발
② 간호의 이미지 증진
③ 간호직원의 전문성
④ 간호서비스의 질관리

TIP ① 가격 ③ 유통 ④ 제품

23 다음 중 간호서비스 마케팅의 특징에 해당되지 않는 것은?

① 대인관계　　　　　　　　　　② 소멸성

③ 동시성　　　　　　　　　　　④ 가변성

TIP 간호서비스 마케팅의 특징
　　ⓐ 무형성 : 기본 특성의 형태가 없다.
　　ⓑ 비분리성 : 생산과 소비가 동시에 일어난다.
　　ⓒ 이질성 : 가변적 요소가 많기 때문에 고객에 대한 서비스가 다르다.
　　ⓓ 소멸성 : 판매되지 않는 서비스는 사라진다.

02 간호관리의 발달과정

01 고전적 관리론

이론	특징	간호에의 적용
과학적 관리론	• 시간-동작 연구를 근거로 한 업무의 단순화, 표준화 • 조직을 업무중심으로 업무의 분업화, 전문화 • 적합한 근로자의 선발과 훈련 • 업무성과에 따른 성과급 지급	• 기능적 간호분담 방법 • 성과급제 • 간호인력 산정에 사용되는 간호업무량 분석
행정관리론	• 효율적인 행정원리를 발견하는 데 관심을 둠 • 권한과 책임을 합리적으로 배열하고 이행하도록 통제장치를 마련함 • 조직 전체를 중시하여 경영의 전체적인 관리라는 관점을 가짐	비용 효율적이고 질 높은 간호서비스 제공이라는 간호조직의 목적을 달성하기 위해 기획, 조직, 인사, 지휘, 통제 등의 과정을 간호관리과정으로서 활용
관료제 이론	• 엄격한 책임과 권한, 공사의 엄격한 구분 • 전문지식과 전문기술, 고용관계의 자유계약 • 법규에 의한 행정, 전문직업화 • 계층제, 문서주의 • 직급이 명시된 공식적인 조직표 작성	• 직급에 따른 엄격한 책임과 권한을 강조 • 모든 업무를 문서화 • 전문지식과 기술에 입각한 인사정책

❶ 과학적 관리론

(1) 개념

종업원의 생산성을 향상시키기 위해 작업에 대한 객관적이고도 과학적인 연구를 강조하는 고전적 경영관리기법의 하나이다.

(2) 테일러(1856 ~ 1915)

① 일반적으로 과학적 관리론의 아버지로 여겨지고 있는 테일러는 근로자의 작업시간을 측정하고, 그들의 활동을 분석하였으며, 작업표준을 만들기 위해서 '시간과 동작연구'를 실시하였다.

② 업무수행을 위한 기준을 만들고, 분업을 장려하였으며, 특수한 업무를 수행할 수 있도록 개발되어질 수 있는 자격 있는 직원을 선택하는 데 역점을 두었다.

③ 산업의 계속적인 성장을 직업에 대한 고용주와 종업원의 정신적 자세에 달려 있다는 이념 아래 차별성과급제를 도입하였다.

④ 공장조직을 종래의 계선조직에서 철저한 직능식 조직으로 바꾸어서 직능별 직장제도를 도입하였다.

(3) 과학적 관리론의 특성

① 기본원칙은 '시간관리, 물자관리, 작업의 분업 · 전문화'이다.

② 기본정신은 '노동자에게는 높은 임금, 자본가에게는 높은 이윤'을 주는 것이다.

③ 조직경영에 관한 체계적인 연구에 가장 선도적인 역할을 한다.

④ 주로 공장을 중심으로 공장 전반에 걸쳐 효율적인 경영관리를 연구하였다.

⑤ 근로자의 업무효율성과 생산성을 향상시키는 방법에 과학적 원칙을 적용하였다.

⑥ 근로자가 업무를 더 쉽게 수행할 수 있는 방법 및 가장 적은 시간으로 가장 많은 업무를 수행할 수 있는 방법에 관심을 가졌다.

(4) 과학적 관리론의 주요 내용

① **합리적인 과업관리와 직무설계** … 관리자와 근로자의 직책이 분업화되어야 한다는 과업관리의 원리이다.

② **과학적 선발과 훈련** … 직무연구에 의해 설계된 직무내용을 기준으로 주어진 직무를 만족스럽게 수행할 수 있는 자격조건을 명시하고 이에 따라 근로자들을 선발하며 나아가서는 직무조건에 맞추어 훈련시켜야 한다는 것이 과학적 선발과 훈련의 원리이다.

③ **차등성과급제** … 근로자의 보상에 대한 지급의 기준으로 생산량에 비례하여 임금을 지불하는 성과급제를 처음 적용하였다.

④ **기능적 감독자 제도**
 ㉠ 일선감독자의 직무구조에 분업의 원리를 적용하여 일선감독자는 부하 근로자들의 생산을 감독하는 일에만 치중하도록 하고 기타 생산계획이나 품질점검, 근로자들의 훈련 등 다른 관리업무는 이를 전문적으로 취급할 수 있는 감독자를 따로 채용하여 그들에게 이들 관리업무를 맡겨야 한다는 기능적 감독자제도를 제안하였다.
 ㉡ 공장의 생산성을 높이기 위한 테일러의 과학적 관리론은 공장의 조직구조에까지 적용되었다.

⑤ **과학적 관리론이 간호관리에 미친 영향**
 ㉠ 간호관리 실무나 연구분야에서 경험에 의존하기보다는 과학적이고도 실증적인 자료에 근거하여 보다 체계적인 관리를 할 수 있게 하였다.

ⓛ 간호전달체계 중 기능적 분담방법에 의한 간호는 과학적 관리론에서 발달된 분업의 원리를 적용한 것이다.

ⓒ 의료계에서 사용하고 있는 주임상경로는 의료실무에서 표준화를 적용한 예이다.

ⓔ 시간과 동작 연구는 주로 간호활동 분석, 간호시간, 간호업무 분석 등의 환자 대 간호사의 비율이나 인력, 수요를 예측하기 위한 간호활동 분석에 활용되고 있다.

(5) 과학적 관리론의 문제점

① 조직마다 처한 상황이 다르다는 것을 간과하였다.

② 노사 간의 이해가 일치되어 조직의 생산성을 향상시킬 수 있다는 테일러의 이론은 비판을 받게 되있다.

③ 연구대상으로 삼았던 조직이 산업생산조직에만 국한되어 연구결과의 일반화가 어렵다.

④ 인간을 기계화하고 근로자의 인간성과 복지는 경시하며 생산성만 강조하였다.

❷ 행정관리론

(1) 개념

행정관리는 1930년대에 전개된 이론으로 내용은 주로 조직을 편성·관리하는 보편적인 원리를 발견하고 정립하려는 것이다. 생산성에 역점을 두기보다는 하나의 전체로 조직을 보는 견해였다.

(2) 행정관리론의 특성

① 연역적인 방법론을 사용한다.

② 조직을 하나의 전체로 본다.

③ 생산성에 큰 역점을 두지 않는다.

④ 관리활동을 계획, 조직, 통제로 본다.

⑤ 계층적 개념, 조정의 원리, 명령통일의 원리, 통솔범위의 원리 등이 있다.

(3) 행정관리론의 주요내용

① 기획, 조직, 명령, 조정, 통제의 과정을 강조하여 오늘날의 조직 관리활동의 골격을 이루었다.

② 생산성에 역점을 두기보다는 주로 조직을 관리하는 보편적인 원리의 정립에 중점을 두는 이론이다.

③ 전체로서의 조직에 초점을 맞춤으로써 생산이나 운영 등의 개별과정보다는 조직의 이상적인 설계에 더 관심을 둔다.

④ 계층의 정도나 권한 계층을 통한 중앙집권, 공평한 대우와 업무의 안정성을 통한 집단화합 등을 강조한다.

⑤ 길리스는 관리의 기본 요소를 기획, 조직, 인사, 지휘, 통제로 구분했고, 페이욜은 기획, 조직, 지휘, 조정, 통제로 구분하였다.

[과학적 관리론(테일러)과 행정관리론(페이욜)의 비교]

과학적 관리론	행정관리론
생산과 공장의 경영에 관심	모든 경영자의 활동에 관심
주로 작업자계층에 집중	주로 조직의 상위계층에 집중
생산의 기술적 측면에 대해 경영의 기술적인 면을 강조	경영문제에 대해 건전한 경영원칙을 적용하는 것을 강조

(4) 행정관리론의 14개 관리원칙(페이욜)

분업	전문화는 산출량을 증가시키며 한 명이 같은 노력으로 더 많은 일을 할 수 있고 더 잘할 수 있다.
규율	직접적, 간접적으로 여러 가지 협약에 의해 형성된다.
권한	명령할 수 있는 권리와 복종하게 만드는 파워이다.
명령통일	어떠한 행위에서든 조직구성원은 오직 한 명의 상관으로부터만 명령을 받아야 한다.
방향의 일관성	동일한 목표를 갖는 일련의 업무활동은 한 명의 관리자가 1가지 계획으로만 지휘해야 한다.
공동목적 우선	조직체의 이익은 한 명 또는 일선의 조직구성원의 이익에 우선해야 한다.
합당한 보상	조직체가 조직구성원에게 급부로 제공하는 보상은 공정하고 타당하며 그들의 노력에 합당한 것이어야 한다.
계층연쇄	최고경영자로부터 가장 낮은 층의 조직구성원에 이르기까지의 모든 계층에는 명령과 보고가 이루어지도록 연결되어 있어야 하며 모든 사람들은 이 연결고리를 통해 의사소통을 해야 한다.
집권화	권한이 중앙에 집중되어야 한다.
질서	사물, 사람이 있어야 할 장소와 자리에 있어야 한다(적재적소의 원칙).
공평	경영자들은 조직구성원들을 친절하고 공평하게 대해야 한다.
고용안전	종업원의 이직을 감소시키는 것은 효율적이고 비용절감이 되며 조직구성원의 신분이 안정되어야 한다.
창의성	모든 수준에서 조직구성원들이 계획하고 수행하는 것을 허용해야 한다.
사기	팀의 사기를 높이는 것은 조직 내의 조화와 통일을 강화시킨다.

(5) 행정관리론이 간호관리에 미친 영향

① 합당한 보상, 공평성의 원칙은 현대의 간호조직 관리에서도 활용된다.

② 간호관리의 개념과 과정을 이론적으로 확립하는 경우에 많은 영향을 주어 간호관리학의 이론적 발전에 기초가 되고 있다.

(6) 행정관리론의 문제점

① 관리를 정태적이고 비인간적 과정으로 파악하여 비공식집단의 생성이나 조직 내의 갈등, 조직목표의 형성 등 동적인 조직형성은 설명하기 어렵다.

② 행정관리론이 제시하는 원리들은 경험적으로 검증되지 않은 것이 대부분이기 때문에 구체적인 상황에 따라 수정이 불가피하다.

③ 조직과 조직구성원을 합리적 존재로만 간주함으로써 조직과 조직구성원을 기계장치처럼 여겼다.

❸ 관료제 이론

(1) 관료제 이론의 개요

베버는 유럽의 정부조직을 연구하여 조직이론의 시조가 되었으며 관료제 이론을 주장하였다.

(2) 관료제 이론의 특성

① 이상적인 관료제에서의 조직계층은 업무의 전문화에 따라 묶이며 특정한 직위가 할당됨으로써 성립된다.

② 관료제에서의 규칙은 조직의 능률적인 기반을 제공하고 규칙, 규제, 절차의 일관된 체계에 의해 의사결정이 이루어진다.

③ 대규모 조직을 합리적이고 능률적으로 운영할 수 있는 조직형태는 관료조직이라고 제시했다.

(3) 관료제 이론의 주요내용

① 효율성과 효과성을 극대화하기 위해 조직의 공식적인 시스템을 강조하였다.

② 관리자는 조직 안에서 공적인 권한을 가지며 이러한 권한은 지위에서 나온다.

③ 각각의 지위에 대한 공적권한, 업무책임 등이 명확하게 규정되어야 한다.

④ 조직구성원들은 누구나 지위를 갖는다. 지위는 사회적인 위치나 개인적인 집착이 아니라 직무성과에 의한 것이다.

⑤ 지위는 계층화되어야 하며 이를 통해 조직구성원들은 누가 누구에게 보고해야 하는지 알 수 있다.

⑥ 관리자는 규칙, 표준절차, 규범을 명확하게 규정해야 한다.

(4) 관료제 이론의 5개 관리원칙(베버)

과업의 분업화	직무를 명확히 규정하고 업무의 능률을 극대화한다.
권한의 계층화	조직의 위계에 따라 책임과 권한을 구체적으로 규정한다.
규칙과 절차의 정형화	행동과 의사결정에 대한 규칙과 절차를 문서화하고 공식화한다.
비개인성	규칙과 절차는 누구에게나 공평하게 적용된다.
능력에 기초한 경력개발	근로자는 능력과 업무성과에 기초하여 선발되고 승진되어야 한다.

■ 기출예제

2022. 4. 30 제1회 지방직 8급

막스 베버(Max Weber)가 제시한 관료제 이론의 특성이 아닌 것은?

① 분업화   ② 권한의 계층화

③ 비공식적 조직 강조   ④ 공식적 규칙

＊ ---

조직 목표 수행을 위해 권위적인 구조를 강조한다.

※ 관료제(Max Weber)

   ㄱ 조직 권한 구조를 카리스마적, 전통적, 합법적 권한으로 분류한다.

   ㄴ 인간적 요인보다 규칙과 능력 중요시한다.

   ㄷ 계층에 따른 분업화, 전문화로 나뉜다.

   ㄹ 계급제도 형태와 그에 따른 권리 및 의무, 공식적인 시스템을 강조한다.

답 ③

---

(5) 관료제 이론이 간호관리에 미친 영향

① 간호조직에서 규칙과 절차는 누구에게나 공평하게 적용되고 공식화한다.

② 간호사 개인의 능력에 기초한 경력 개발을 조직에 적용하고 있다.

[고전적 관리론 비교]

구분	과학적 관리론	행정관리론	관료제 이론
대표적인 주장자	테일러	페이욜, 길리스	베버
연구의 강조점	근로자의 업무효율성	관리자의 조직관리원칙	합법적 권한에 의한 관료적 관리
비판점	근로자에 대한 인간적인 면의 경시	원칙 간의 충돌과 타당성 검증 제한	지나친 관료제가 지닐 수 있는 경직성

02 신고전적 관리론

❶ 인간관계론

(1) 도입배경

조직구조와 관리의 원칙을 강조하던 고전적 관리이론의 약점이 나타나면서 조직의 가장 중요한 구성요소인 인간에 초점을 맞춘 관리이론이 발전하게 되었다.

(2) 메이요의 호손 연구 개요

① 호손 연구는 1927년부터 시작하여 1932년까지 약 6년 동안 실시된 연구실험이다.
② 작업환경의 표준화, 합리적인 직무내용과 직무수행방법의 설계 등의 과학적 관리론의 기본원리가 실제로 유효한지를 연구하려는 것이 원래 목적이었다.

(3) 기본 목적

과학적 관리론에서 기본전제로 삼고 있는 작업장의 물리적 환경과 생산성과의 상호연관관계를 검증하는 것이다.

(4) 실험과정

① **조명실험** … 실험군과 대조군으로 근로자를 분류하여 실험군에는 밝은 조명과 어두운 조명 등 여러 가지 종류의 조명을 적용하고 대조군에는 정상 조명을 적용하는 실험이다.
    ㉠ 목적 : 작업장의 조명을 더 밝게 조절할 경우에 작업자의 생산성이 언제부터 증가하기 시각하는가 확인하기 위한 것이다.
    ㉡ 결과 : 조명과는 관계없이 두 집단 모두 생산량이 증가했다는 결과를 얻었다.
② **릴레이 조립실험**
    ㉠ 6명의 여성 공장노동자들을 대상으로 예전부터 작업능률의 향상에 도움이 된다고 생각했었던 조건들(휴식, 짧은 작업시간, 장려금, 작업환경의 개선 등)에 대한 실험이다.
    ㉡ 결과 : 조건과 생산성 향상에는 관계가 없다는 결과를 얻었다.
③ **면접실험**
    ㉠ 조직구성원들의 불만에 대한 면접조사를 실시하는 실험이다.
    ㉡ 결과 : 사회적 조건과 근로자의 심리적 조건이 근로자의 태도와 생산성에 영향을 미친다는 결과를 얻었다.

④ 배선작업 관찰실험

  ㉠ 비공식적인 집단행동에 관한 실험이다.

  ㉡ 결과 : 비공식적인 집단이 생산성을 감소시키고 제한한다는 결과를 얻었다.

(5) 호손 연구의 결과

① 물리적 환경은 생산성에 크게 영향을 미치지 못하며 인간의 사회적·심리적인 욕구충족이 생산성 향상에 크게 기여한다는 결과를 얻었다.

② 생산성은 작업집단의 조직구성원들 사이에서 형성되는 상호관계와 그들 사이의 상호작용에 의해 크게 영향을 받고 있다는 사실을 발견하였다.

③ 공식적인 직무구조와 권한체계보다는 자연발생적인 비공식 조직과 비공식 역할이 더 중요한 것으로 나타났다.

④ 작업집단의 조직구성원들이 자신의 직무와 관리자 그리고 다른 조직구성원들에 대해 어떻게 생각하고 있는지가 생산성에 크게 작용하는 것으로 나타났다.

(6) 인간관계론이 조직관리에 미친 영향

① **조직의 사회적인 성격** ··· 조직체는 공식적인 구조 외에 개인들로 구성된 사회적 집합체 또는 유기체이다. 조직의 목적을 달성하고 생산성을 높이려면 비공식적인 구조도 매우 중요하다.

② **개인의 행동동기** ··· 조직구성원들은 자신들의 비공식 조직과 규범을 통해 자신의 행동을 통제하면서 상호 간의 귀속감과 안정성을 증대시키려고 노력한다.

③ **집단의 중요성** ··· 집단의 성과는 집단의 직무구조와 작업조건보다는 집단 구성원들 간의 상호관계와 상호작용으로부터 더 많은 영향을 받는다.

④ **직무만족과 생산성** ··· 조직의 생산성은 조직구성원이 자기 직무에 얼마나 만족하고 있는지와 자기 자신이 관리자로부터 얼마나 인정을 받고 있는지에 달려 있다.

(7) 인간관계론이 간호관리에 미친 영향

① 동기부여와 비공식 조직의 중요성을 강조하고, 조직관리의 민주화와 인간화에 많은 공헌을 하였다.

② 인사행정에서 인사상담제도, 고충처리제도, 제안제도 등의 도입에 크게 기여하였다.

③ 간호관리학에서 지도성, 동기부여, 갈등의 개념이 인간관계론에 기초하여 확장되고 발전하였다.

(8) 인간관계론의 장·단점

① 장점

  ㉠ 인간중심적 관리의 토대가 마련되어 그 기본이념과 원리들은 조직행위론의 성립에도 크게 기여하였다.

  ㉡ 인간의 심리적·사회적 측면을 밝힘으로써 사회인으로서의 인간관계적 존재인 인간을 이해하는 데 크게 공헌하였다.

② 단점

  ㉠ 지나치게 인간적 요소만을 강조함으로써 상대적으로 조직의 논리가 무시되었다.

  ㉡ 인간에 대한 이해의 폭은 넓혔으나, 인간의 복잡한 모습에 대한 전체적 파악으로는 미진한 점이 있다.

  ㉢ 공식적 집단보다는 비공식적 집단이 강조되고 인간을 둘러싼 경영의 다른 측면이 소홀히 되었다.

  ㉣ 인간에 대한 체계적이고 과학적인 지식의 바탕이 없어 경영성과에 연결시키지 못했다.

기출예제

2025. 6. 21 제1회 지방직

관리이론 중 인간관계론에 대한 내용으로 옳은 것은?

① 행동과 의사결정에 대한 규칙과 절차를 문서화한다.

② 구성원의 생산성에 비례하여 보수를 지급한다.

③ 자원은 변환과정을 통해 제품 및 서비스로 산출된다.

④ 구성원에 대한 관리자의 관심이 생산성을 높인다.

✻

인간관계론 … 인간을 기계적으로만 취급할 것이 아니라 조직구성원들의 사회적·심리적 욕구와 조직 내 비공식집단 등을 중시하며, 조직의 목표와 조직구성원들의 목표 간의 균형 유지를 지향하는 민주적·참여적 관리 방식을 처방하는 조직이론을 말한다.

① 관료제이론

② 과학적 관리론

답 ④

---

❷ 행태과학론

(1) 행태과학론의 발전

① 개별 사회과학만으로는 인간의 행위에 관한 문제를 해결할 수 없다는 인식하에 제2차 세계대전 후 1950년대부터 행태과학이 발전하게 되었다.

② 행태과학론은 인간행위를 다루는 데 과학적인 접근법을 적용하는 학문으로서, 인류학·경제학·역사학·정치학·심리학·사회학 등을 포함한다(복잡하고 다차원적 문제 해결을 위한 종합과학적 접근법).

③ 행태과학론은 조직에서의 인간행위에 관한 과제를 해결하는 데 기여하는 학문분야이다.

(2) 행태과학론의 특성

① 조직의 연구에 관심을 둔 행동과학자들은 여러 가지 방법으로 현상을 설명하고, 체계를 변화시키고자 하는 변화담당자로서의 역할을 강조하였다.

② 인간행위를 구조화하는 데 있어서 협동 – 동의체계 또는 권력평등화체계에 가치를 두고 있다.

│ 기출예제　　　　　　　　　　　　　　　　　　　　　　　　　　2023. 6. 10. 제1회 지방직

관리이론 중 행태과학론(behavioral science theory)에 대한 설명으로 옳은 것은?

① 생산성 향상을 위해 직무 수행 활동에 과학적 원리를 적용한다.

② 조직에서의 인간 욕구와 행동 특성을 과학적 방법으로 설명한다.

③ 효과적인 조직관리를 위해 공식적인 권한 체계와 규칙을 강조한다.

④ 이상적인 조직설계에 유용한 보편적 조직운영 원칙과 관리 활동을 제시한다.

＊──

행태과학론에 대한 설명으로 개별 사회과학만으로는 인간의 행위에 관한 문제를 해결할 수 없다는 인식하에 발전하게 되었다.

① 생산성 향상을 위해 작업에 대한 객관적, 과학적 원리를 적용하는 것은 과학적 관리론이다.

③ 효과성과 효율성을 극대화하기 위해 공식적인 권한 체계와 규칙을 강조한 것은 관료제 이론이다.

④ 생산성에 역점을 두기보다는 조직의 이상적인 설계와 보편적인 원리의 정립에 중점을 두는 이론은 행정관리론이다.

답 ②

---

(3) 맥그리거(McGregor)의 X · Y이론

① 개념

㉠ 매슬로우의 욕구계층이론을 바탕으로 하여 경영관리자에게 인간의 본성에 대한 관점을 두 가지로 대별하고 이러한 인간관에 따른 인간관리전략을 제시하였다.

㉡ 상반되는 인간본질에 대한 가정을 중심으로 하는 이론으로 X이론은 조직구성원에 대한 전통적 관리전략을 제시하는 이론이고, Y이론은 개인목표와 조직목표의 통합을 추구하는 새로운 이론으로 본다.

② X이론과 Y이론

㉠ X이론

- 가정 : 인간의 본질은 게으르고 일하기를 싫어하며 생리적 욕구와 안전의 욕구를 추구하고 새로운 도전을 꺼리고, 수동적이고 피동적이기 때문에 외부의 제재와 통제를 통해 조종될 수 있다고 본다.
- 관리전략 : 조직구성원들의 경제적 욕구 추구에 적응한 경제적 보상체계가 확립되어야 하고, 조직구성원들에 대한 엄격한 감독과 구체적인 통제체제와 처벌체제도 필요해지며, 권위주의적 관리체계가 확립되어야 하고, 계층제적 조직구조가 발달해야 한다.
- 인간의 계속적인 성장 · 발전의 가능성을 과소평가하고 있다.
- 인간의 하위욕구의 충족에만 중점을 두고 상위욕구는 경시하는 관리전략을 제시하고 있으며, 이러한 관리전략은 자발적 근무의욕의 고취에는 부적절하다.

- 하위욕구가 충족된 이후에는 동기부여가 되지 않으며, 새로운 상위욕구가 충족되어야 동기부여가 가능하다.
ⓛ Y이론
- 가정 : 인간이 자기표현과 자제의 기회를 참여를 통하여 발견하고, 자기행동의 방향을 스스로 정하고 자제할 능력이 있으며 책임 있는 행동을 한다고 본다. 또한 사회·심리적 욕구를 추구하는 사회적 존재로서, 이타적이고 창조적이며 진취적이라고 본다.
- 관리전략 : 관리자는 조직목표와 개인목표가 조화될 수 있도록 해야 하며, 직무를 통하여 욕구가 충족되고 개인이 발전할 수 있는 조직의 운영방침을 채택해야 한다. 목표관리 및 자체평가제도의 활성화·분권화와 권한의 위임, 민주적 리더십, 평면적 조직구조의 발달 등이 필요하다.
- 상대적·복합적인 인간의 욕구체계를 너무 단순화시키고 있다.
- 상황에 따라서는 관리자의 명령·지시가 오히려 더 효과적일 수 있다는 점을 간과한다.
- 직무수행을 통한 자기실현욕구의 충족을 강조하고 있으나, 실제로는 직장 밖에서 이러한 욕구를 추구하는 사람이 많다는 비판이 있다.

[신고전적 관리론 비교]

이론	특징	간호에의 적용
인간관계론	• 물리적 환경보다 사회 심리학적 환경이 생산성 향상에 더 많은 영향을 미침 • 개인의 동기유발과 집단행동에 대한 연구의 기초로 비공식적 조직의 중요성 강조 • 사회인을 강조	• 인사상담제도 • 고충처리제도 • 참여적 관리방식 등 • 비공식조직의 중요성과 활성화 강조
행태과학론	인간행위의 원리를 다학문적 접근을 통해 체계적, 객관적으로 일반화하여 설명하고자 하는 시도에서 발달하게 된 이론	• 상황에 맞는 관리활동 • 근로자의 성취감 향상시키기 등

03 현대적 관리론

① 체계이론

(1) 체계

① 체계의 정의 ··· 특정 목적을 달성하기 위하여 여러 개의 독립된 구성인자가 상호 간 의존적이고 영향을 미치는 유기적인 관계를 유지하는 하나의 집합체이다.

② 체계의 구성요소

    ㉠ 투입물 : 재화와 서비스를 생산하는 데 필요한 인력, 자재, 자본, 정보, 토지, 시설 등과 같은 자원을 말한다.

    ㉡ 변환과정 : 투입물을 산출물로 변형시키는 기업의 관리적·기술적 능력을 말한다.

    ㉢ 산출물 : 유형의 재화, 무형의 서비스, 시스템의 고객 또는 사용자가 원하는 정보, 만족 등을 포함한다.

    ㉣ 피드백 : 원하는 제품이나 서비스를 생산하기 위하여 전환공정의 결과인 산출물에 대해서 측정이 이루어지고, 이 산출물을 사용하는 고객과 시장에 대한 조사가 이루어지는데 이러한 정보는 투입물의 선정과 전환공정에 반영하여야 한다.

    ㉤ 환경 : 기업의 결정에 영향을 미치는 정치적·사회적·경제적·기술적 요인을 말한다.

(2) 체계이론(비틀란피)

① 체계이론의 정의

    ㉠ 조직이 상호 관련된 부분으로 구성되었고 그의 특정한 목적을 가진 통합된 시스템으로 보려는 것이다.

    ㉡ 조직의 여러 가지 하위시스템을 분리해서 취급하려는 것이 아니고 조직을 하나의 전체로서, 보다 큰 외부환경의 한 부분으로 보려는 것이다.

    ㉢ 조직의 어떤 분야의 활동이 다른 모든 분야의 활동에 영향을 미친다고 주장한다.

② 체계이론의 과정

1단계 투입	물질, 정보와 함께 존재하는 에너지가 체계(시스템)에 유입되는 과정
2단계 변환	체계(시스템)가 에너지, 물질, 정보를 사용하는 과정
3단계 산출	체계(시스템) 내에서 보유되지 않고 나가는 에너지, 물질, 정보
4단계 회환(피드백)	체계(시스템)가 완전한 기능을 발휘하기 위한 과정

③ 체계이론의 특성
 ㉠ 버틀란피가 전반적인 체계에 적용할 수 있는 원칙을 발견하기 위해 개발한 이론이다.
 ㉡ 아무리 복잡한 현상이라도 전체 구조에 초점을 두기 때문에 간호관리 구조의 전체성을 연구하는 경우에 잘 이해할 수 있다.
 ㉢ 체계이론을 관리에 적용하면 전체 조직과 각 부서가 환경과 맺고 있는 관련성이 파악되어 외부의 환경 변화에 탄력적으로 적응할 수 있게 된다.

[체계이론의 5가지 요소]

투입물	재화와 서비스를 생산할 때 필요한 자원 예 사람, 자재, 자본, 정보, 토지, 시설 등
변환과정	기업의 관리적, 기술적 능력
산출물	• 유형의 재화, 무형의 서비스, 시스템의 고객 • 사용자가 원하는 정보, 만족 등
피드백	• 시스템을 통제하는 역할을 하는 것 • 측정결과를 사전에 결정한 표준과 비교하여 차이가 발견되면 시정조치를 취함
환경	기업의 결정에 영향을 미치는 경제적, 사회적, 정치적, 기술적 요인

④ 체계이론이 간호관리에 미친 영향
 ㉠ 복잡한 조직현상을 통합적으로 접근할 수 있는 틀을 제공한다.
 ㉡ 수많은 행동과학의 지혜를 통합하는 것에 기여한다.
 ㉢ 간호관리자의 의사결정과 문제해결에 유용한 정보를 제공한다.
 ㉣ 간호관리를 기획하거나 조정할 경우에 효율성을 높여준다.
 ㉤ 간호관리자가 분화된 업무의 통합책임을 향상시켜준다.

⑤ 체계이론의 평가
 ㉠ 복잡한 조직현상을 통합적으로 접근할 수 있는 틀을 제공하였다.
 ㉡ 행태과학의 지혜를 통합하는 데 기여하였다.

⑥ 체계이론의 문제점
 ㉠ 연구의 범위에 포함시켜야 하는 변수의 수가 너무 많고 다차원적 인과관계가 너무 많아 실제 연구에 필요한 상세하고 구체적인 지식을 제공하지는 못하였다.
 ㉡ 제시하는 개념들이 명확하지 않아 개념들을 측정하는 방법이 발달되지 못하였다.

❷ 상황이론

(1) 상황이론의 정의

① 조직 외부의 환경이 조직과 그 하위시스템에 영향을 미치며, 조직 전체 시스템과 하위시스템이 어떤 관계에 있을 때 조직의 유효성이 높아질 수 있는지를 설명하려는 이론이다.

② 상황이론의 학문성은 중범위이론으로서 범위가 넓고 일반적이긴 하지만, 검증 가능한 명제와 그것을 통합하는 개념적 구조로서 구성된다.

③ 상황이론은 조직에 대한 실증적 연구를 통해서 검증가능한 명제를 축적하고, 그 중에서 보다 통합적인 이론을 만들어 내려는 이론이다.

(2) 상황이론의 고유변수

① **상황변수** … 조직의 상황을 나타내는 일반적인 환경, 기술, 규모 등이다.

② **조직특성변수** … 조직의 내부특성을 나타내는 조직구조, 관리체계 등이다.

③ **조직유효성변수** … 조직의 성과 또는 능률이다.

최근 기출문제 분석

2025. 6. 21. 제1회 지방직

1 관리이론 중 인간관계론에 대한 내용으로 옳은 것은?

① 행동과 의사결정에 대한 규칙과 절차를 문서화한다.

② 구성원의 생산성에 비례하여 보수를 지급한다.

③ 자원은 변환과정을 통해 제품 및 서비스로 산출된다.

④ 구성원에 대한 관리자의 관심이 생산성을 높인다.

> **TIP** 인간관계론 … 인간을 기계적으로만 취급할 것이 아니라 조직구성원들의 사회적 · 심리적 욕구와 조직 내 비공식집단 등을 중시하며, 조직의 목표와 조직구성원들의 목표 간의 균형 유지를 지향하는 민주적 · 참여적 관리 방식을 처방하는 조직이론을 말한다.
> ① 관료제이론
> ② 과학적 관리론

2024. 6. 22. 제1회 지방직

2 고전적 관리이론만을 모두 고르면?

㉠ 테일러(Taylor)의 과학적 관리론	㉡ 베버(Weber)의 관료제론
㉢ 페이욜(Fayol)의 일반관리론	㉣ 버틀란피(Bertalanffy)의 시스템 이론

① ㉠, ㉡   ② ㉡, ㉣

③ ㉠, ㉡, ㉢   ④ ㉠, ㉢, ㉣

> **TIP** ㉣ 버틀란피의 시스템 이론 : 조직을 상호 의존적인 시스템으로 보는 이론으로 현대적 관리이론이다.
> ㉠ 테일러의 과학적 관리론 : 작업의 효율성을 높이기 위해 과학적인 방법을 적용하는 관리 이론으로 고전적 관리이론이다.
> ㉡ 베버의 관료제론 : 조직을 관리하기 위한 체계적인 구조와 절차를 강조하는 이론으로 고전적 관리이론이다.
> ㉢ 페이욜의 일반관리론 : 경영의 보편적인 원칙을 제시한 이론으로 고전적 관리이론이다.

Answer 1.④ 2.③

3 페이욜(Fayol)의 행정관리론에서 제시한 14가지 관리원칙 중 〈보기〉에 해당하는 것은?

〈보기〉

최고 관리자에서부터 일선 조직구성원에 이르기까지 권한과 의사소통, 명령 체계가 연계되어야 한다.

---

① 규율의 원칙   ② 질서의 원칙

③ 계층화의 원칙   ④ 집권화와 분권화의 원칙

> **TIP** 최고 경영자로부터 가장 낮은 층의 조직 구성원에 이르기까지 모든 계층에는 명령과 보고가 이루어지도록 연결되어 있어야 한다.
> ① 직접적, 간접적으로 여러 가지 협약에 의해 형성된다.
> ② 사물, 사람이 있어야 할 장소와 자리에 있어야 한다. (적재적소의 원칙)
> ④ 권한은 상황에 따라 집권화와 분권화가 적정 수준으로 유지되어야 한다.
> ※ 페이욜(Fayol)의 행정관리론의 14가지 관리원칙 … 분업, 규율, 권한, 명령 통일, 방향의 일관성, 공동의 목적 우선, 합당한 보상, 계층 연쇄, 집권화와 분권화, 질서, 공평, 공용 안전, 창의성, 사기

4 〈보기〉의 A병원 간호부에서 적용한 관리이론에 대한 설명으로 가장 옳은 것은?

〈보기〉

• 간호부의 생산성 즉, 효율성과 효과성을 극대화하기 위해 간호부 조직의 공식적인 시스템을 강조한다.
• 각 간호단위별 업무표준절차 및 규범을 명확히 설정하여 문서화한다.
• 각 개인의 전문적 능력(직무성과, 승진 시험 등)에 입각하여 간호부 인사제도를 마련한다.
• 간호부의 각 직급별 업무 책임범위, 결재 등의 의사 결정권한 등을 명확하게 규정화한다.

---

① 행정관리론   ② 과학적관리론

③ 관료제이론   ④ 인간관계론

> **TIP** ① 행정관리론 : 페이욜에 의한 고전적 관리이론으로 광범위하며 관리자의 기능을 기획 · 조직 · 조정(통제) · 지휘로 구분한다. 조직을 관리하는 관리자의 역할에 중점을 둔다.
> ② 과학적관리론 : 테일러에 의한 고전적 관리이론으로 상의하달형 의사전달체계를 구축하였으며 전문화 · 분업화 원리에 따른 기계적 능률성을 강조한다. 인센티브제와 같은 성과에 합당한 보상 제시하며 효율성과 생산성 증대를 목표로 한다.
> ④ 인간관계론 : 메이요 – 호손 연구에 의한 신고전적 관리이론으로 인간의 사회 · 심리적 욕구가 충족되어 동기화되면 생산성이 높아진다는 이론이다. 원활한 의사소통, 근로자의 의사결정 참여 증대에 민주적 리더십의 중요성을 부각한다.

Answer 3.③ 4.③

2022. 4. 30. 지방직 8급 간호직
5 막스 베버(Max Weber)가 제시한 관료제 이론의 특성이 아닌 것은?

① 분업화   ② 권한의 계층화
③ 비공식적 조직 강조   ④ 공식적 규칙

> **TIP** 조직 목표 수행을 위해 권위적인 구조를 강조한다.
> ※ 관료제(Max Weber)
>   ㉠ 조직 권한 구조를 카리스마적, 전통적, 합법적 권한으로 분류한다.
>   ㉡ 인간적 요인보다 규칙과 능력 중요시한다.
>   ㉢ 계층에 따른 분업화, 전문화로 나뉜다.
>   ㉣ 계급제도 형태와 그에 따른 권리 및 의무, 공식적인 시스템을 강조한다.

2022. 2. 26. 제1회 서울특별시
6 관리이론을 시대에 따라 구분했을 때 현대적 조직관리이론에 해당하는 것은?

① 상황이론   ② 인간관계론
③ 행태과학론   ④ 과학적 관리론

> **TIP** 관리이론을 시대에 따라 구분하면 다음과 같다.

고전기(구조론적)	신고전기(인간론적)	현대기(통합론적)
• 과학적 관리론 • 관리과정론(행정관리론) • 관료제이론	• 인간관계론(동기부여이론) • 행동과학론(행태과학론) − 리더십이론 − 동기이론	• 관리과학론(계량적관리론) • 체계이론 • 상황이론

2017. 12. 16. 지방직 추가선발
7 조직관리 이론의 특성에 대한 설명으로 옳지 않은 것은?

① 인간관계론 − 인간의 심리적, 사회적 욕구가 충족될 때 생산성이 향상된다.
② 관료제 이론 − 권한이나 규칙을 포함한 공식적인 시스템이 조직의 능률적 기반을 제공한다.
③ 과학적 관리론 − 분업과 직무 표준화를 통하여 효율적으로 직무를 설계한다.
④ 행정관리 이론 − 전문 능력에 따라 인력을 선발하고 권한을 위임함으로써 관리의 효율성을 높인다.

> **TIP** ④ 행정관리론은 권한의 위임보다는 통제를 통해 조직관리의 효율성을 높일 수 있다는 입장이다.

Answer 5.③ 6.① 7.④

8 테일러(Taylor)의 과학적 관리론에 대한 설명으로 옳은 것은?

① 사람의 적성과 능력은 누구나 동일하다.

② 한 번에 여러 가지 일을 동시에 하는 것이 능률적이다.

③ 직무의 기술적인 측면을 과학적으로 밝히는 것이 필수적이다.

④ 인간의 사회적, 심리적 욕구가 충족되면 생산성이 높아진다.

> **TIP** 과학적 관리론 … 인간의 합리성을 바탕으로 최소의 투입으로 최대의 산출을 올릴 최선의 방법을 탐구하여 최적의 조건에서 근로자가 할 수 있는 최대의 작업량을 확보하는 것으로 근로자의 효율성과 생산성을 향상시키는 방법에 과학적 원칙을 적용한다. 근로자의 표준과업량(생산량)을 설정한 후 그에 따른 최고의 방법을 규정함으로 과업 내용 설계 및 수행방법 결정의 과학화를 이룰 수 있다. 폐쇄적 조직이론으로 X이론적 인간관에 따르며 생산율에 따라 보수를 지급하는 성과급제도를 채택하고, 상의하달식 의사 전달이 특징이다.

9 관리이론의 패러다임 변화를 일으키는 데 결정적 역할을 한 이론으로 짝지어진 것은?

① 행정관리론, 상황이론

② 인간관계론, 체계이론

③ 관료제이론, 행태과학론

④ 과학적 관리론, 체계이론

> **TIP** ② 인간관계론은 인간에 대한 관점을 비인간적 합리성과 기계적 도구관에서 사회적이고 자연적인 인간관으로 변화를 일으켰고, 체계이론은 조직에 대한 관점을 폐쇄적 조직에서 체계 간의 관계를 고려하는 개방적 조직으로 변화시켰다.

10 다음 중 과학적 관리론에 대한 설명으로 옳지 않은 것은?

① 근로자는 재정적 유인을 통하여 개인의 성과에 따라 보상을 받는다.

② 경영 전반에 과학적 관리방법을 제시하고 근로자 업무방법의 효율성을 최대화한다.

③ 근로자의 능력을 확인하여 각 근로자에게 적합한 업무를 수행할 수 있도록 배치한다.

④ 업무계획과 통제는 관리자의 역할로, 업무수행은 근로자의 역할로 이분된다.

⑤ 근로자의 인간적인 면은 경시되고 관리자의 일방적인 통제가 강조된다.

> **TIP** ② 근로자의 업무방법이 아닌 생산성과 생산성의 결과에 대한 효율성을 높이는 걸 중요시한다.

Answer 8.③ 9.② 10.②

출제 예상 문제

1 다음 중 폐쇄적 조직구조에서 환경을 고려하는 개방적 조직구조로 바뀌는 계기가 된 조직이론은?

① XY이론
② 체계이론
③ 관료제이론
④ 인간관계론

TIP ①④ 폐쇄 – 사회적 조직이론 ③ 폐쇄 – 합리적 조직이론
※ 조직이론의 특징 비교

조직이론	장점	단점
폐쇄 – 합리적 조직이론	• 조직의 효율성 강조 • 정확성 · 안정성 · 책임성 요구	• 인간적 가치의 간과 • 환경의 중요성 간과 • 조직의 비공식적 요인 고찰의 실패
폐쇄 – 자연적 조직이론	• 인간의 사회적 욕구 강조 • 조직의 비공식적 요인 개척 • 환경과의 상호작용 확인	• 조직의 비공식적 측면만 강조 • 인간의 심리적 · 사회적 측면만 강조
개방 – 합리적 조직이론	• 환경을 이론에 반영 • 조직을 유기체로 강조	• 조직의 전략적 선택의 중요성 무시 • 조직과 환경을 지나치게 실물적으로 파악
개방 – 자연적 조직이론	• 조직의 비합리적인 동기적 측면 강조 • 조직의 자기조직화 및 학습 중시 • 조직의 효과적 생존 강조	• 처방적인 면 부족

2 테일러가 주장한 직무관리의 원칙과 이념으로 옳지 않은 것은?

① 관리원칙
② 직능별 직장제도
③ 직무재설계
④ 차별성과급제

TIP 테일러는 직무관리를 강조한 대표적 학자로서 과학적 관리의 시조로 불리며 직무의 재설계, 과학적 관리방법, 차별성과급제, 직능별 직장제도와 같은 관리법의 원칙과 이념을 제시하였다.

Answer 1.② 2.①

3 다음 중 관리과정이론에 속하는 것만 짝지은 것은?

⊙ 관리는 사람, 돈, 자원을 얻고 적절하게 이용하는 것
ⓒ 귤릭의 6단계
ⓒ 조직원들에게 특별한 관심을 갖고 영향을 주는 과정
ⓔ 매리너토미의 4단계

① ⊙ⓒⓒ
② ⊙ⓒ
③ ⓒⓔ
④ ⓔ

TIP ⓒ 귤릭은 관리과정을 기획, 조직, 인사, 지휘, 조정, 보고 및 예산의 7단계로 구분한다.
　　ⓔ 매리너토미는 관리를 5단계(기획, 조직, 인사, 지휘, 통제)로 구분한다.
　※ 관리과정이론
　　⊙ 고전적 관리론 : 과학적 관리론, 행정관리론, 관료제이론
　　ⓒ 신고전적 관리론 : 인간관계론, 맥그리거의 X·Y 이론, 행태과학론
　　ⓒ 현대적 관리론 : 체계이론, 상황이론

4 다음 중 관료제의 순기능은 어느 것인가?

① 행정의 신축성 확보
② 인간적 관계의 강조
③ 수단의 목표화
④ 행정의 객관성 확보

TIP 관료제에서 업무는 일반적인 조직규칙에 의해 수행된다. 즉, 특수주의에서 벗어나 탈인격적 보편주의에 입각한 객관적인 업무수행이 이루어진다. 조직행위는 여러 상이한 업무로 분화되어 있고 각 직책의 권한과 업무는 명백하게 세분화 되어 있다.
　※ 관료제의 순기능
　　⊙ 조직 내의 부여된 권리와 의무를 명확히 한다.
　　ⓒ 위계질서에 맞는 구성원의 행동지침·규칙·규정의 중요성에 대한 관심을 갖게 한다.
　　ⓒ 조직에서 모든 과업을 분업화해 업무능률을 극대화한다.

Answer 3.② 4.④

5 다음 중 시간동작연구와 관련된 학자는?

① Taylor
② Weber
③ Fayol
④ Mayor

TIP 간호관리이론
ㄱ Taylor : 근로자의 생산성, 효율성 향상을 위한 시간동작 연구
ㄴ Weber : 관료제를 이용하여 인간보다는 규칙을, 호의보다는 능력을 중시하는 연구
ㄷ Fayol : 행정조직을 관리하기 위한 보편적인 원리 정립
ㄹ Katz : 관리이론이 전통적 조직이론에서 현대적 조직이론으로의 방향 연구

6 다음 중 조직의 직위로부터 주어지는 권력은?

ㄱ 준거적 권력
ㄴ 보상적 권력
ㄷ 강압적 권력
ㄹ 합법적 권력
ㅁ 전문적 권력

① ㄱㄴㄷ
② ㄱㄷㄹ
③ ㄱㄷㅁ
④ ㄴㄷㄹ

TIP 권력의 개념
ㄱ 준거적 권력 : 특별한 자질에 의하거나 권력행사를 닮으려 할 때 나타나는 권력이다.
　→ 준거적 권력은 개인적인 특성 때문에 갖게 되는 권력이다.
ㄴ 보상적 권력 : 권력 행사자가 보상할 수 있는 권력이다.
ㄷ 강압적 권력 : 해고, 징계 등을 내릴 수 있는 권력이다.
ㄹ 합법적 권력 : 권력 수용자가 권력에 대해 추종해야 할 의무를 바탕으로 하는 권력이다.
ㅁ 전문적 권력 : 특정 상황과 분야에서 전문지식을 갖을 때 생기는 권력이다.

7 과학적 관리론이 추구하는 목적은 무엇인가?

① 공익   ② 행정책임

③ 효율성   ④ 민주성

> **TIP** 과학적 관리론은 근로자의 효율성과 생산율을 높이기 위한 방법으로 분업화를 세분화하는 데 중점을 두고 기술적 관리관점에서 접근하였다.

8 다음 중 인간관계론의 이론가인 Marriner와 Tomey가 주장한 관리의 과정은?

① 기획 – 조직 – 인사 – 지휘 – 조정 – 보고 – 예산

② 기획 – 조직 – 지휘 – 통제

③ 기획 – 조직 – 인사 – 지휘 – 통제

④ 기획 – 조직 – 지휘 – 조정 – 통제

> **TIP** 인간관계론의 관리과정 … 기획 – 조직 – 인사 – 지휘 – 통제
> ① 규릭(Gulick)
> ② 더글라스(Douglass)
> ④ 파욜(Fayol)

9 인간관계론에 대한 설명으로 옳지 않은 것은?

① '인간 없는 조직'이란 비판을 받는다.

② '조직 없는 인간'이란 비판을 받는다.

③ 호손연구의 결과로 인해 작업자들의 비공식집단과 집단역할을 이해하게 되었고, 인간관계론이라는 이론으로 의미가 확대 · 발전되었다.

④ 인간의 심리적 · 사회적 측면을 밝힘으로써 사회인으로서의 인간관계적 존재인 인간을 이해하는 데 크게 공헌하였다.

> **TIP** ① 과학적 관리론에 관한 설명이다.

Answer   7.③   8.③   9.①

10 다음 중 파욜(Fayol)에 대한 설명으로 옳지 않은 것은?

① 관리적 측면을 체계화시켰다.

② 분업의 원칙, 명령일원화의 원칙 등 여러 가지 관리원칙을 발표하였다.

③ '과학적 관리의 아버지'로 알려졌다.

④ 조직의 활동을 크게 관리활동과 직업활동으로 나누었다.

TIP ③ '과학적 관리의 아버지'로 불리는 사람은 테일러이다.

11 다음 중 고전적 관리론의 한계가 아닌 것은?

① 과학적 방법을 이용하고 이론적 근거제시가 어렵다.

② 연구와 검토를 실행하지 않는다.

③ 경영자가 규범적으로 해야 되는 것에 중요성을 두었다.

④ 조직의 논리가 무시되었다.

TIP ④ 인간관계론의 한계이다.

12 인간관계론 발전의 원인이 된 것은?

① 상황이론의 등장

② 시간과 동작에 대한 표준

③ 제2차 세계대전

④ 호손연구

TIP 1920년대의 과학적 관리론은 사회와 인간을 능률이라는 기계적 작업의 틀로 묶으려 하는 데서 많은 문제점을 노출하게 되자 필연적으로 새로운 사조의 도전을 받게 되었다. 과학적 관리론은 경영관리에 있어 인간문제에 대한 인식이 결여되어 있는 데 반해 인간관계론은 인간을 중시하는 이론이었다. 이러한 인간관계론 발전의 직접적인 계기를 마련한 것이 호손연구이다.

Answer 10.③ 11.④ 12.④

13 심리적 · 사회적 요구충족으로 인한 생산성 상승효과에서 심리적 · 사회적 요구충족을 바탕으로 하는 것은?

① 비공식효과 　　　　　　　　　　② 호손효과
③ 동기화효과 　　　　　　　　　　④ 관리효과

> **TIP** 호손효과 … 호손실험의 결과로 인간은 단순히 돈만을 위해서 일하는 경제인이 아니라 심리적 · 사회적 욕구, 이러한 욕구의 충족을 통해서만 동기화되고 성과가 높아지는 효과를 말한다.

14 다음 중 인간관계론과 관련된 내용으로 옳은 것은?

① 공식집단의 강조 　　　　　　　　② 조직의 논리성 강조
③ 인간에 대한 체계적인 지식 연구 　④ 사회인으로서의 인간 이해

> **TIP** 인간관계론 … 지나치게 인간적 요소만을 강조함으로써 조직의 논리가 무시되었고, 공식집단보다 비공식집단이 강조되고 인간에 대한 체계적 지식의 바탕이 없어 경영성과에 효율적이지 못했다.

15 간호조직은 간호사들이 모인 집합장소이기 때문에 사회적 요소가 중요하며 간호사들의 비공식집단, 집단역할을 이해하는 것이 간호관리의 초점이 된다는 관점은 무엇인가?

① 행태과학론 　　　　　　　　　　② 인간관계론
③ 상황론 　　　　　　　　　　　　④ 과학적 관리론

> **TIP** 조직 내 작업자들의 비공식집단, 집단역할, 사회적 요소를 강조하는 이론은 인간관계론이다.

Answer　13.②　14.④　15.②

16 인간관계론이 관리에 미친 영향과 관계가 먼 것은?

① 인간주의적 조직관리의 발전

② X이론적 인간관의 확립

③ 비공식조직에 대한 관심의 확대

④ 행태과학의 기초 확립

> **TIP** Douglas, McGregor가 주장한 X이론은 관리자가 강조하는 것을 조직의 목표로 삼으며, 이 이론에서 사람은 일하기 싫어하고 피하려 하며 그 결과 근로자는 지시받고, 통제받으며 강요받고, 위협받아야 한다고 했다. 그렇게 함으로써 조직의 목표가 달성될 수 있다고 했다.

17 각 계층과 집단의 상호관계의 과정에서 다차원적인 문제를 해결하는 데 있어 종합과학적 접근법의 필요에 의해 제2차 세계대전 후부터 나타난 연구분야는?

① 과학적 관리론   ② 관리과정론

③ 행태과학   ④ 인간관계론

> **TIP** 행태과학의 목적은 객관적 방법으로 일반화를 시도하는 것이다.

18 행태과학자들이 조직의 연구에서 강조하는 내용이 아닌 것은?

① 변화담당자로서의 역할   ② 협동 - 동의체계

③ 권력평등화 개념   ④ 강압 - 타협체계

> **TIP** 조직의 연구에 관심을 둔 행태과학자들은 여러 가지 방법으로 현상을 설명할 뿐 아니라 체계를 변화시키고자 하는 변화담당자로서의 역할을 강조하고, 전통적 경영이론이 인간행위를 구조화하는 데 시도했던 강압 - 타협체계보다는 더 민주적이고 덜 전제적인 협동 - 동의체계에 가치를 두었다.

19 다음 중 행태과학론의 특징을 설명한 항목은?

> ㉠ 종합과학적 다양한 접근 ㉡ 다학문적 특성
> ㉢ 인간행위에 대한 객관화, 일반화 ㉣ 개별 사회과학이론의 적용

① ㉠ ② ㉠㉡
③ ㉠㉡㉢ ④ ㉠㉡㉢㉣

> **TIP** ㉣ 행태과학은 인간행위를 객관화, 일반화하기에는 개별 사회과학만으로는 부족하므로 여러 과학분야의 이론체계를 종합과학적으로 접근하는 방식을 시도한다.

20 조직 외부의 환경이 조직과 그 하위시스템에 영향을 미치며 조직 전체 시스템과 하위시스템이 어떤 관계에 있을 때 조직의 유효성이 높아질 수 있는가를 관련짓는 이론은?

① 인간관계론 ② 조직행정론
③ 상황이론 ④ 체제론

> **TIP** 상황이론 … 1960년대 후반에 대두된 이론으로 조직의 유효성을 높이기 위해서는 하위시스템 간의 적합관계, 조직과 환경의 적합관계가 해결되어야 한다는 것이다.

21 다음 상황이론에서 사용되는 변수 중 상황변수에 포함되지 않는 것은?

① 환경 ② 조직구조
③ 기술 ④ 조직규모

> **TIP** 상황이론의 고유변수
> ㉠ 상황변수 : 조직의 상황을 나타내는 일반적인 환경, 기술, 규모 등
> ㉡ 조직특성변수 : 조직의 내부특성을 나타내는 조직구조, 관리체계 등
> ㉢ 조직유효성변수 : 조직의 성과 또는 능률

Answer 19.③ 20.③ 21.②

22 다음 중 불확실한 상황에 대처할 수 있는 방안이 아닌 것은?

① 공식화, 표준화

② 환경에 대한 대응성

③ 가외성 원리

④ 비정형적 결정

> **TIP** 상황이론은 어떤 상황에서나 이상적인 관리유형은 정해지지 않았다. 주어진 상황과 환경적 요인, 조직구성원 개개인의 특성을 고려해 조직관리를 해야 함을 역설한 이론으로, 불확실한 상황에 대처하기 위해서는 가외성 원리에 입각한 비정형적 의사결정, 환경과 조직구조의 적합도 조사, 집단과 개인의 특성 파악 등이 중요하다.

23 다음 중 행정관리론의 특성으로 옳지 않은 것은?

① 연역적인 방법론을 사용한다.

② 조직을 부분으로 본다.

③ 생산성에 큰 역점을 두지 않는다.

④ 주요 원리로 계층제 개념, 조정의 원리, 명령통일의 원리, 통솔범위의 원리 등이 있다.

> **TIP** ② 조직을 하나의 전체로 본다.
> ※ 행정관리론 … 1930년대에 행정조직의 목적을 합목적적·효과적으로 달성하기 위해 조직활동이 보다 합리적으로 수행되도록 조직을 편성·관리하는 데 관여하는 보편적인 원리를 정립하고자 전개된 이론으로 연역적인 방법론으로 구성되어졌다.

Answer 22.① 23.②

24 다음 중 고전적 조직이론의 한계에 대한 설명으로 옳지 않은 것은?

① 과학적 관리론은 근로자의 직무만족을 고려하지 않고 노동자를 다만 노동력으로만 취급하였다.

② 행정관리론은 과학적 방법으로 그 이론적 근거를 제시하는 데 불충분하였다.

③ 과학적 관리론은 분업화와 직무표준화를 통해 인간관계를 향상시키는 데 실패하였다.

④ 관료제이론은 비공식조직의 중요성을 간과하였다.

> **TIP** ①③ 과학적 관리론은 근로자의 생산성과 효율성을 향상시키는 방법으로 과학적 원칙을 적용하는 관리이론으로 분업화와 직무 표준화를 통해 작업능률을 향상시키는 데 큰 기여를 하였으나 근로자의 복리에는 관심을 갖지 못하였다.
> ② 행정관리론은 과학적 방법으로 그 이론적 근거를 제시하는 데 불충분하며 그 요소 및 원칙이 서로 중복되어 있다.
> ④ 관료제이론은 관료적 원리와 전문화 원리를 구분하지 않았고 비공식조직의 중요성을 간과하였다.

25 Gorden의 관리이론 중 구조론적 관점에 포함되는 것이 아닌 것은?

① 인간관계론

② 과학적 관리론

③ 관료제이론

④ 고전적 관리론

> **TIP** Gorden(1990)에 의한 관리이론의 분류
> ㉠ 구조적 관점 : 과학적 관리론, 관료제이론, 고전적 관리론, 의사결정론
> ㉡ 인간론적 관점 : 인간관계론, 집단역동
> ㉢ 통합적 관점 : 사회기술이론, 상황이론, 체계이론

PART

02

기획기능의 이해

01 기획의 이해

01 기획의 의의

❶ 기획의 정의와 필요성

(1) 기획의 정의

① 과거와 현재의 관련 정보를 수집·분석하고, 가능한 미래사건을 예측하여 조직의 설정된 목표를 달성할 수 있도록 구체적인 계획들을 결정하는 것이다.

② 조직의 신념과 목표의 설정뿐만 아니라 이를 효과적으로 달성하기 위한 수단으로서의 행동과정도 포함된다.

③ 방침과 표준·절차가 개발되며, 자원을 분배하기 위한 기획 및 통제의 장치로 예산이 이용된다.

④ 기획(Planning)은 계획을 수립하고 진행하는 과정이며, 계획(Plan)은 기획을 통해 산출되는 결과다.

(2) 기획의 필요성

① 조직의 구체적인 목표와 행동방안의 실현을 위해 필요하며 사회 변화에 부응할 수 있는 변화관리의 수단이다.

② 통일된 목적하에서 조직원의 분담업무가 이루어져야 하므로 합리적인 협동행위를 위해 필요하다.

③ 인적·물적자원을 효과적으로 사용하고 효과적인 통제를 위해 필요하다.

❷ 기획의 특성

(1) 기획의 특징

① 일련의 결정을 준비하는 과정이며 행동지향적·미래지향적·변화지향적·목표지향적이다.

② 최대 효율성을 생산할 수 있는 바람직한 방법을 제시한다.

(2) 기획의 역할 및 기능

① **목표설정 및 통합화** … 모든 구성원의 활동을 공동목표를 향하여 통합하는 수단과 직원배치 · 건물 · 장비 및 재정에 관한 합리적인 결정을 수단으로 제공한다.

② **역할의 명료화** … 미래의 활동을 위한 목표의 결정과 행동계획에 따라 책임영역이 할당될 수 있기 때문에 조직 내에서 역할의 모호성을 감소시킨다.

③ **문제해결의 기능** … 계획수립과정에서 문제점을 사전에 발견하고 그 문제의 해결책을 검토하고 준비해 두어야 하며, 동시에 문제해결을 위한 대책을 포함시켜야 한다.

④ **변동관리의 수단** … 격변하는 환경 속에서 장래 간호조직의 외부 및 내부환경을 예측하고 이에 대응하는 계획안 중에서 최적의 행동계획을 선택함으로써 간호조직에 대한 변화에 잘 대응할 수 있도록 한다.

⑤ **사전조정** … 각 업무활동이 효과적으로 수행되기 위해서는 각 부서 간의 협동과 조화가 유지되어야 하는데, 그러기 위해서는 각 부분 간의 계획이 사전에 잘 조정되어 유기적으로 수행되는 것이 중요하다.

⑥ **의사결정의 질 향상** … 기획은 전제를 세우고, 대안을 체계적인 방법으로 예측 · 평가함으로써 바람직한 의사결정을 이끌어낸다.

⑦ **지휘통제의 수단** … 기획은 성과측정의 근거를 마련해주고 지휘통제의 수단이 되며, 부족한 자원을 효율적으로 이용할 수 있도록 해줌으로써 낭비를 최소화할 수 있게 해준다.

02 기획의 원칙과 계층화

❶ 기획의 원칙

(1) 원칙의 필요성

조직이 원하는 목적을 달성하고 그 목적을 달성하기 위한 효율적인 방향을 찾기 위해서는 원칙을 따라야 한다. 이러한 원칙들은 조직이 원하는 방향으로 가고자 하는 안내 역할을 한다.

(2) 원칙의 종류

① **목적부합의 원칙** … 기획은 목표성취를 위한 노력의 과정이므로 반드시 목적의식이 있어야 한다.

② **간결성의 원칙** … 기획과정을 통해 세워진 계획은 간결하고 명료하게 표현되어야 한다. 복잡한 전문용어를 피하여 평이하게 작성되어야 한다.

③ **탄력성의 원칙** … 기획은 수립할 당시의 상황이나 장래예측에 기초를 두지만, 변동상황이 발생하였을 때 기획을 수정해야 하므로 기획수립 시초부터 융통성 있게 수립되어야 한다. 또한 기획은 변동되는 상황에 대응할 수 있고, 하부집행기관이 창의력을 충분히 발휘할 수 있도록 탄력성을 지녀야 한다.

④ **안정성의 원칙** … 안정된 기획일수록 효과적이고 경제적이다. 이것은 수집된 정보의 질과 양 및 예측기술의 정확성 여하에 달려 있다.

⑤ **장래예측의 원칙** … 예측 시 기획입안자의 선입견이나 주관성이 개입되기 쉬우므로 정확한 예측이 이루어질 수 있도록 정확한 정보를 통해 수립해야 한다.

⑥ **포괄성의 원칙** … 계획안을 수행하는 과정에서 인원, 물자, 설비, 예산의 부족 등으로 차질이 생기지 않도록 충분한 사전검사가 이루어져야 한다.

⑦ **균형성의 원칙** … 어떤 계획이든 다른 계획과 업무 사이에서 적절한 균형과 조화가 이루어져야 하며 동일한 계획 내에서도 목표, 소요자원, 제반 중요 요소들 간에 상호 균형과 조화가 이루어져야 한다.

⑧ **경제성의 원칙** … 소요되는 자원·인원·비용 등을 최소 비용으로 최대 효과를 달성할 수 있어야 한다.

⑨ **필요성의 원칙** … 기획 수립 자체뿐만 아니라 기획과정에 이르기까지 불필요한 기획이나, 필요하더라도 비용이 너무 많이 요구되는 기획은 수립하지 말아야 한다.

⑩ **계층화의 원칙** … 기획은 구체화과정을 통해 가장 큰 것에서부터 시작하여 연차적으로 계획을 파생시킨다. 이와 같이 하나의 기본계획으로부터 여러 개의 계획이 파생되는 현상을 계획의 계층화(hierachy of plans)라고 한다. 기본계획의 실효성은 그것을 지원하는 파생계획의 건실성에 의해서 좌우된다.

▎기출예제

2020. 6. 13 서울특별시

기획의 원칙에 대한 설명으로 가장 옳은 것은?

① 계층화의 원칙 : 구체성이 높은 계획부터 시작하여 추상성이 높은 계획까지 점진적으로 수립한다.

② 균형성의 원칙 : 목표와 계획은 이해하기 쉬운 용어를 사용하여 간결하고 명료하게 표현한다.

③ 탄력성의 원칙 : 환경의 변화에 따라서 수정할 수 있도록 목표와 계획을 융통성 있게 수립한다.

④ 간결성의 원칙 : 목표와 계획이 조화롭게 균형을 유지하도록 수립한다.

＊
① 계층화의 원칙 : 기획은 구체화과정을 통해 가장 큰 것에서부터 시작하여 연차적으로 계획을 파생시킨다. 이와 같이 하나의 기본계획으로부터 여러 개의 계획이 파생되는 현상을 계획의 계층화(hierachy of plans)라고 한다. 기본계획의 실효성은 그것을 지원하는 파생계획의 건실성에 의해서 좌우된다.
② 균형성의 원칙 : 어떤 계획이든 다른 계획과 업무 사이에서 적절한 균형과 조화가 이루어져야 하며 동일한 계획 내에서도 목표, 소요자원, 제반 중요 요소들 간에도 상호균형과 조화가 이루어져야 한다.
④ 간결성의 원칙 : 기획과정을 통해 세워진 계획은 간결하고 명료하게 표현되어야 한다. 목적이 명료하지 못하면 기획은 복잡하게 되고 낭비의 원인이 되므로 복잡한 전문용어를 피하여 평이하게 작성되어야 한다.

답 ③

❷ 간호기획과정

(1) 목표의 설정

① **의의** … 목표의 설정은 목표를 구체화하는 것인데 기획과정의 가장 기본적인 활동이다.

② **고려사항**

　　㉠ 인력, 시설, 설비, 기술, 조직 등 능력의 범위 내에서 목표를 설정해야 한다.

　　㉡ 가용예산을 감안하고 또 시간적으로 가능한지, 윤리나 사회규범에 적합한지 검토해야 하고 계량 가능해야 한다.

　　㉢ 목표를 설정할 때 지속성 있고 합리적이며 명확한 목표가 수립되어야 한다.

③ **특징** … 조직 전체의 목표를 달성하기 위해 간호부는 세부목표와 부서별 정책을 수립하게 되고, 한편 하부조직인 간호단위도 간호단위목표와 정책이 구체화된다.

(2) 현황분석 및 문제 확인

① **의의** … 일단 목표가 설정되면 사업 수행이 이루어지는데, 사업 수행이 이루어지기 전에 어떻게 접근하는 것이 가장 효과적인지 알지 못하면 목표를 달성할 수 없고 달성한다 해도 비효율적인 방법이 될 것이다. 따라서 목표를 만족시킬 수 있는 상황을 정확히 분석하고 문제가 무엇인지 파악하여 확인해야 한다.

② **고려사항** … 현재의 상황과 목표로 하는 미래의 상황 사이의 차이점으로 발생할 수 있는 장애요인을 규명하고 문제해결을 위한 한계점을 인지하여 계획 수립 시 중요 요소로 고려하여야 한다.

③ **효과** … 현황분석을 통해 문제점이 도출되면 미래에 발생될지도 모르는 상황에 대비할 수 있다.

(3) 대안의 탐색과 선택

① **의의** … 각각의 대안에 관하여 시행 가능 여부, 기대효과, 효율성, 현실성, 합리성 등을 충분히 검토한 후 대안을 선택한다.

② **대안의 선택** … 되도록 적은 자원을 투입하고 되도록 좋은 결과를 유도할 수 있는 대안이 이상적일 것이다.

③ **사용기법** … 비용 – 편익분석과 비용 – 효과분석, 시뮬레이션 등이 있고 질적인 방법에는 전문가의 의견을 수렴하기 위한 델파이기법(delphi technique) 등이 활용되고 있다.

(4) 우선순위의 결정

① **의의** … 업무수행을 하는 데 있어 가용자원이 한정되어 있기 때문에 그중에서 우선순위를 어떻게 결정하느냐 하는 것이 매우 중요하다.

② 우선순위의 선택기준
  ㉠ 의사결정자의 활동에 대한 가치부여 정도, 활동의 목표달성 기여 정도에 달려 있다. 즉, 기술적 관점에 서 현실성이 있고 효과가 확실하며 경제적으로도 효율적이고 행정관리상 어려움이 적으며 사회적으로 관심이 큰 문제를 해결할 수 있는 활동일수록 우선적으로 추진해야 한다.
  ㉡ 객관화뿐 아니라 과학적으로 합리적 수준에서 이루어져야 현실적으로 타당성 있는 기획이 입안될 수 있다.

(5) 수행

① 의의 … 변화나 개발을 촉진하기 위해 제안된 활동과 계획추진을 위해 승인된 안을 시행하는 것이다. 즉, 목 표에 적합한 최종안에 따라 간호활동을 수행하는 것이다.

② 내용
  ㉠ 간호활동을 성공적으로 완수하려면 착수하기 전에 업무수행을 위한 전략을 마련하고, 이 전략에 따라 업무수행을 기획하고 평가하는 과정이 반복된다.
  ㉡ 효과적인 업무수행을 위해서는 업무수행계획이 수립되고 이에 따라 필요한 기술 및 인력에 대한 교육을 시행하고 실제 업무집행을 관리하기 위한 기획, 조직, 감독, 지휘, 조정 및 예산 집행 등을 한다.

(6) 평가와 회환

① 의의 … 간호업무에 대한 평가는 현 업무가 과연 효율적이었는지를 객관적 방법을 통해 분석함으로써 앞으 로의 업무방향 설정과 업무내용 개선에 크게 도움을 준다.

② 간호업무의 기준
  ㉠ 업무량의 분석 : 프로그램에 투입된 업무의 양을 조사하는 것으로 프로그램의 효율성을 결정하는 데 유용 하다.
  ㉡ 과정 분석 : 간호업무의 진행과정을 규명하는 것으로 새로운 접근방법을 제시하는 데 유용하다. 일반적으 로 평가란 결과에 대한 성패만을 검토하는 것으로 끝나는 경우가 허다한데, 이는 외관상의 표현일 뿐 성패의 원인규명이 불가능해지므로 업무의 새로운 방향설정이나 업무내용의 수정을 할 수 없게 된다.
  ㉢ 영향력 분석 : 간호업무의 효과 및 효율성이 적절하였는지를 측정하려는 노력이며 목적이나 목표의 달성 여부를 결정하는 데 유용하다.
  ㉣ 적합도 분석 : 간호목표에 대해 실제로 제공된 서비스 양의 비로 나타낸다. 이것은 간호요구도에 대한 간 호활동의 기여도나 이용도를 결정하는 데 유용한 기준으로 사용할 수 있다.

[간호의 기획과정]

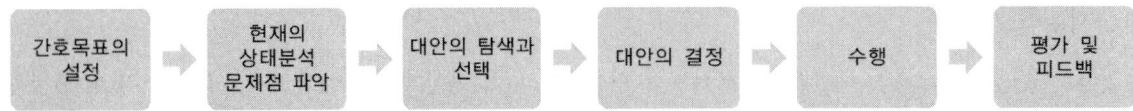

간호목표의 설정 → 현재의 상태분석 문제점 파악 → 대안의 탐색과 선택 → 대안의 결정 → 수행 → 평가 및 피드백

03 기획의 방법

❶ 기획예산제도(PPBS)

(1) 개념

장기적인 계획수립과 단기적인 예산편성을 유기적으로 연관시킴으로써 자원배분에 대한 의사결정을 합리적으로 일관성 있게 하려는 제도이다.

(2) 기획예산제도의 절차

① 계획의 수립(Planning) … 목표를 구체화하고, 이러한 목표달성을 위한 대안을 탐색하고 평가한다.

② 사업안의 작성(Programming) … 각 대안에 소요되는 자원(인력, 제도, 재정, 시설)의 윤곽을 세운다.

③ 예산의 편성(Budgeting) … 사업안에 소요되는 자원의 비용을 할당하는 데 있어 비용은 최소화하고 편익을 최대화하도록 예산을 편성한다.

④ 관리 · 통제 … 계획과 그에 따른 예산을 계속적으로 관리 · 통제한다.

(3) 간호조직의 기획예산제도

① 목표의 구체화 … 양질의 간호, 연구사업, 전문적 교육훈련을 위해서이다.

② 사업안을 작성하고 예산에 각 사업안에 드는 비용을 반영한다.

③ 비용과 편익 측면에서 각 사업단을 평가한다.

④ 병원조직 전체 가용자원의 제약조건 내에서 예산을 할당한다.

❷ PERT(Performance Evaluation Review Technique ; 작업망 체계모형)

(1) 특징

① 하나의 프로젝트를 완성하기 위해서 필요한 각 하위 작업들이 진행되는 순서대로 번호가 붙여지고 화살표로서 연결된다.

② 각 작업에 대하여 소요되는 시간을 추정한다(낙관적 소요시간, 비관적 소요시간, 확률적 완성기대시간).

③ 프로젝트 전체를 완성하는 데 필요한 기대소요량(낙관적, 비관적, 확률적)을 알 수 있으며 어떤 작업이 시작되기 전에 완성되어야 할 작업을 알 수 있다.

(2) 기대되는 소요시간을 계산하기 위한 공식

기대되는 소요시간$(t_e) = \dfrac{t_o + 4(t_m) + t_p}{6}$

$(t_0 = $ 낙관적 소요시간, $t_m = $ 가능성이 많은 소요시간, $t_p = $ 비관적 소요시간$)$

예 낙관적 소요시간이 2주이고, 가능성이 많은 소요시간이 4주, 비관적인 소요시간이 6주라 할 때, 기대되는 소요시간(t_e)은 4주가 된다.

$$t_e = \frac{2 + 4(4) + 6}{6} = \frac{24}{6} = 4(주)$$

04 전략적 기획

❶ 전략의 기획

(1) 전략의 개념

조직의 목표를 설정하고 이를 달성하기 위해 강점과 약점을 기회와 위협에 부응하여 활용하는 것을 말한다.

(2) 전략적 기획의 과정

① 조직의 내·외부 환경의 사정…SWOT 분석을 통해 관리자는 조직의 약점과 환경의 위협을 최소화하고 조직의 강점과 기회를 극대화할 수 있는 전략을 수립한다.

② 전략의 확인…설정된 목적을 달성하기 위한 여러 가지 전략들을 개발하는 과정으로 전략은 특정 목표와 연관된 결과를 성취하기 위한 광범위한 활동계획이다.

③ 전략의 수행…전략적 기획의 과정 중에서 가장 중요하고 어려운 과정이다. 우선순위에 따라 구체적인 활동계획을 수행하고 모든 활동을 모니터하는 관리자의 노력이 절실히 요구된다.

④ 전략의 평가…전략의 평가는 수행된 계획의 내용이 조직에 어떠한 반응을 주는지 확인하는 과정으로 결과가 생산적으로 성취되었는지, 결과가 어떠한 수준으로 성취되고 있는지를 현재의 상태와 기대되는 결과를 서로 비교하는 것이다.

[SWOT 분석]

내부요인 외부요인	강점(S)	약점(W)
기회(O)	강점-기회(SO)전략 시장의 기회를 활용하기 위해 강점을 사용하는 전략	약점-기회(WO)전략 약점을 극복함으로써 시장의 기회를 활용하는 전략
위협(T)	강점-위협(ST)전략 시장의 위협을 회피하기 위해 강점을 사용하는 전략	약점-위협(WT)전략 시장의 위협을 회피하고 약점을 최소화하는 전략

❷ 기획의 유형

(1) 전략적 기획

① 전략적 기획의 일반적 정의

　㉠ 목적과 목표를 달성하기 위하여 기본적인 목적·목표·정책·전략 등을 정하고, 정책과 전략을 수행하기 위한 상세한 계획을 전개시키는 체계적인 노력을 말한다.

　㉡ 구체적인 조직목표 달성을 위해 전략을 공식화하고 이행하는 것이다.

　㉢ 구체적인 방향을 추구하는 데 필요한 현실적인 목표·자원·제재(constraints) 등을 결정하기 위해 그 조직의 내적·외적 환경에 대한 광범위한 분석을 통합한다.

　㉣ 조직의 위험을 최소화시키고, 환경분석을 통해 확인된 여러 기획들을 이용할 수 있도록 해준다.

② 간호에서의 전략적 기획 … 간호부의 목표와 방향을 결정하고 자원분배, 책임지정, 간호수행을 위한 틀을 결정해주는 과정이다.

③ 전략적 기획의 특성

　㉠ 장기계획이다.

　㉡ 최고관리자에 의해 수행된다.

　㉢ 급변하는 환경에 대해 미래의 문제와 기회를 예측할 수 있는 방법이다.

　㉣ 조직구성원들에게 조직이 지향하는 미래와 분명한 목표와 방향을 제공한다.

　㉤ 조직의 내·외적 환경에 대한 기회와 위기를 조직의 자원과 기능에 맞추는 데 초점을 둔다.

(2) 전술적 기획

① 전술적 기획의 정의

    ㉠ 전술적 기획이란 단기적 목표와 조직으로 하여금 목표달성을 돕도록 하는 행동과정에 관한 의사결정으로 전략적 목적의 달성을 돕는다.

    ㉡ 전술적 기획은 최고관리자의 전략적 계획을 수행하기 위해 설계된 계획이다.

    ㉢ 1∼5년 이하의 중기기획으로 전략적 기획을 수행하는 데 필요한 세분화되고 구체적인 전술적 기획이다.

    ㉣ 이미 설정된 목표를 달성하기 위해 어떠한 종류의 자원을 어디에 배정해야 할 것인지 그 수단과 방법에 더욱 관심을 갖는다.

② 전술적 기획의 특성

    ㉠ 전략적 기획을 위한 수단이 전술적 기획으로, 사업수준이나 부서별 계획이다.

    ㉡ 전략적 기획보다 단기적인 계획을 다루며 중간관리층에서 주로 개발되고 수행된다.

    ㉢ 결과는 빠른 시간 내에 분명해지고 구체적인 행동으로 되기 쉽다.

┃기출예제

2022. 4. 30 지방직 8급

기획의 유형 중 전술적 기획에 대한 설명으로 옳은 것은?

① 전략적 기획을 구체화하는 것이다.

② 조직의 사명과 목적을 결정하는 장기 기획이다.

③ 조직의 나아갈 방향에 대하여 의견을 통합한다.

④ 모든 기획의 기본 틀을 제공하기 위하여 가장 우선적으로 수립된다.

✱
① 최고관리자의 전략적 기획을 세분화하고 구체화하는 것이다.
②③④ 전략적 기획에 대한 설명이다.

답 ①

---

(3) 실행기획(운영기획)

① 실행기획의 정의

    ㉠ 1년을 단위로 하는 단기계획으로서 예산결정, 직원배당, 생산성 기준 확정 등을 말한다.

    ㉡ 주로 하위관리자와 조직구성원 각자가 담당한 업무를 계획하는 것이다.

② 실행기획의 특징

    ㉠ 간호관리자들이 행하는 가장 흔한 기획유형이다. 직접적인 환자관리와 관련된 매일의 계획, 주 계획, 스케줄, 간호사 시간 등이 포함된다.

    ㉡ 대개 그 기관의 회계연도 시작 몇 달 전에 발생하며, 예산작성과 함께 이루어진다.

③ 실행기획의 목적

    ㉠ 유지목적 : 한 해에서 그 다음 해까지 유지되는 구체적인 조직의 기준이다.

        예 미리 정해진 생산성 기준의 준수, 환자관리계획 준수, 수입과 지출의 지침 준수, 미리 정해 놓은 이직률에 대한 목표 준수, 미리 정해 놓은 환자만족 조사 · 목표결과 준수, 미리 정해 놓은 치료실수율 준수

    ㉡ 개선목적 : 생산성 · 효율성 · 서비스를 증가시키는 기본설비 구매, 새로운 서비스, 절차 및 프로그램 등

④ 실행기획의 유형

    ㉠ 단용계획 : 비교적 짧은 기간 내에 특정의 목표를 달성하기 위한 계획으로, 특정 목표가 성취되면 계획으로서의 효용성이 소멸되어 더 이상은 필요 없는 계획이다.

프로그램	프로젝트
• 한 번으로 끝나기는 하나 중요한 조직목적을 달성하기 위한 대형활동계획으로 범위가 넓어 몇 개의 파생 프로젝트로 연관될 수 있다. • 효과적으로 개발되기 위해서는 업무의 흐름, 행동순서의 결정, 업무에 따른 담당부서와 분담역할, 이용될 자원의 결정 및 배분 등 행동방침을 실행할 지침이 언급되어야 한다.	• 프로그램과 매우 유사하나 일반적으로 프로그램보다 범위가 좁고 덜 복잡하다. • 특정 목표에 따른 특정 문제별 계획이므로 관리의 계층이나 기간에 한정되지 않는다.

    ㉡ 상용계획

        • 일정 기간이 지나면 규칙적으로 일어나는 활동에 사용되는 계획이다.

        • 조직 내에서 반복적으로 수행되는 업무를 위한 지침을 제공하기 위해 사용되는 지속적인 계획이다.

        • 한번 수립되면 동일한 상황이 존속하는 한 그 효용성이 소멸되지 않으며, 최근 자료를 보완하여 수정해서 사용한다.

        • 정책(방침), 절차, 규칙 등이 이에 속한다.

(4) 기간에 따른 기획

① 단기기획

    ㉠ 1년 미만의 기획으로, 구체적이고 실현가능성이 높다.

    ㉡ 중 · 장기기획 집행을 위한 운영 기획이다.

② 중기기획

    ㉠ 1 ~ 5년의 기획으로, 장기기획을 위한 실제적인 목표를 설정한다.

    ㉡ 정치적 변수 또는 기획 대상의 성격과 관련하여 많이 이용된다.

③ 장기기획

    ㉠ 5년 이상의 기획으로, 중 · 단기기획의 포괄적인 지침이다.

    ㉡ 향후의 비전을 제시한다.

    ㉢ 장기적인 발전 전망하에 구조적인 변화와 개발을 추진할 수 있으나 구체성이 결여되고 실현가능성이 떨어진다.

[기획의 세 가지 유형 비교]

전략적 기획	전술적 기획	실행기획(운영기획)
조직 전체의 활동계획을 포괄한다.	전략적 기획에 준하여 하위부서의 기획기준을 제공한다.	하위 조직단위의 활동을 기획한다.
위험하고 불확실한 환경에서의 기획이다.	위험성과 불확실성이 낮은 환경에서의 기획이다.	확실성이 높은 환경에서의 기획이다.
전략적인 목적달성을 위한 기획이다.	전술적인 목적달성을 위한 기획이다.	운영적인 목적달성을 위한 기획이다.
최고관리층이 주관한다.	중간관리층이 주관한다.	일선관리층 또는 일반 조직구성원이 주관한다.
장기기획과 관련되어 있다.	중기기획과 관련되어 있다.	단기기획과 관련되어 있다.

┃기출예제

2023. 6. 10 제1회 서울특별시

기획의 유형에 대한 설명으로 가장 옳은 것은?

① 전술적 기획은 일시적 기획과 상시적 기획으로 분류 된다.
② 전술적 기획은 1년 미만의 단기 기획으로 구체적인 업무 계획이다.
③ 전략적 기획은 최고 관리자가 수립하는 장기적, 종합적 기획이다.
④ 운영적 기획은 급변하는 환경에 대해 미래의 문제와 기회를 예측할 수 있는 방법이다.

✱

전략적 기획은 조직 전체의 활동 계획을 포괄하는 기획이므로 최고 관리자가 수립하는 장기적, 종합적 기획이다.
① 일시적 기획과 상시적 기획으로 분류되는 것은 운영기획이다.
② 전술적 기획은 1년에서 5년 이하의 중기 기획이다.
④ 급변하는 환경에 대해 미래의 문제와 기회를 예측할 수 있는 방법은 전략적 기획의 특성이다.
※ 기획의 유형
　㉠ 전략적 기획 : 조직 전체의 활동 계획을 포괄하는 장기 기획이며, 최고 관리층이 주관한다. 위험하고 불확실한 환경에서의 기획으로 급변하는 환경에 대해 미래의 문제와 기회를 예측할 수 있는 방법이다.
　㉡ 전술적 기획 : 전략적 기획을 위한 수단이며 1년에서 5년 이하의 계획으로 사업 수준이나 부서별 계획이다. 주로 중간관리층에서 개발 및 수행된다.
　㉢ 운영적 기획 : 1년 단위의 단기 계획으로 예산 결정, 직원 배당, 생산성 기준 확정 등을 말하며 하위관리자와 조직 구성원 각자의 계획을 말한다. 일시적 기획과 상시적 기획으로 분류되며 간호관리자들이 행하는 가장 흔한 기획 유형이다.

답 ③

❸ 간호사를 위한 전략기획방법

(1) 전략적 관리 정의

① 간호에서의 전략적 관리는 미래의 목표를 성취하기 위한 계획을 실현하는 것이다.

② 간호서비스에 대한 소비자, 간호환경에 대한 압력, 이익이 될 수 있는 간호 고유의 경쟁력에 관한 최적의 정보에 기초한다. 전략적 계획은 서비스 제공에서의 혁신, 간호의 질 향상, 직업생활의 질 향상, 명성의 강화 같은 변화를 가져올 수 있다.

(2) 전략기획의 단계

① 제1단계(계획의 전단계)
  ㉠ 조직의 신념, 목표, 목적을 점검한다.
  ㉡ 간호부서의 신념, 목표, 목적을 점검한다.

② 제2단계(준비단계)
  ㉠ 계획사이클의 개요를 설명한다.
  ㉡ 전략적 계획의 조직적 구조를 설계하고 과정을 서술한다.

③ 제3단계(정보의 분석단계)
  ㉠ 상황적 변수, 조직목표와 간호목표와의 차이점을 사정한다.
  ㉡ 간호부서의 강점과 약점, 그리고 소비자의 기대와 가치를 사정한다. 간호부서의 성공사례를 확인한다.

④ 제4단계(목적 수립)
  ㉠ 간호부서의 신념에 대한 서술을 개발하고 수정한다.
  ㉡ 목적과 목표를 개발하고 바람직한 미래에 대한 이상적 설계를 한다.

⑤ 제5단계(전략적 계획의 수단)
  ㉠ 전략적 계획을 위한 조직구조를 개발한다.
  ㉡ 전략적 계획의 활동을 개발한다.

⑥ 제6단계(통제를 위한 계획단계)
  ㉠ 결과의 측정 가능한 평가기준을 개발한다.
  ㉡ 통제기준을 고안한다.

❹ 기획의 계층화

(1) 비전

① 조직의 사업 영역 및 성장 목표가 명시된 조직의 바람직한 미래상이다.

② 간결해야 하며, CAR 원칙(믿음 ; Credible, 매력 ; Attractive, 현실성 ; Realistic)을 고려해야 한다.

(2) 사명

① 조직이 존재하는 목적 및 존재 이유, 또는 임무로 비슷한 서비스를 제공하는 다른 조직과 차별되는 점을 규명해야 한다.

② 철학, 목적, 목표, 절차 등에 지표가 되고 영향을 미치므로 일관성 있고 유기적이어야 한다.

(3) 철학(핵심가치)

① 조직의 목적을 달성하기 위해 조직의 행동을 이끌어가는 가치 또는 신념으로 추상적이고 포괄적이다.

② 인간으로서의 대상자, 조직구성원의 가치, 간호업무, 자가간호, 전문직으로서의 간호, 능력 향상을 위한 간호 인력의 교육, 간호서비스가 제공되어야 할 현장이나 지역사회에 대한 내용 등이 진술되어야 한다.

(4) 목표

① 조직이 추구하는 종착점이며, 철학(핵심가치)은 구체적인 목표로 전환되어야 한다.

② 조직구성원들이 참여로 목표를 설정하고, 조직구성원에게 동기부여가 되어야 한다.

[목적과 목표 비교]

목적	목표
• 정신적, 철학적, 장기적 • 조직 전체의 지향점 • 변동이 거의 없음 • 목적 설정만으로는 관리의 대상이 아님	• 구체적, 단기적 • 조직의 각 단위에서의 지향점 • 상황에 따라 몇 번이고 재설정됨 • 관리 대상이 됨

(5) 정책

① 목표달성을 위한 지침 및 수단으로, '정책의안 설정→정책 형성→채택→집행→평가'로 이루어진다.

② 특정 상황에서의 의사결정 시 조직의 목표를 향해 이끌어주는 지침으로, 활동범위나 허용 수준을 제약한다.

(6) 절차

① 정책과 함께 사용되며 특정 상황에서의 행동을 지시하는 지침으로, 단계적이고 순차적으로 기술한다.

② 정책에 근거하여 보다 구체적인 행동방식으로 수행해야 하는 행동에 대한 표준화된 처리순서 및 방법이다.

(7) 규칙

① 엄격하고 제한되며, 일반적인 업무처리의 기준이 된다.

② 특정 상황에서 수행되어야 하는 구체적이고 명확한 행동을 요구하며, 금지사항을 명백하게 알려준다.

③ 도덕을 유지하는 데 필수 지침이며, 단 유연성이 적어 조직이 경직될 수 있으므로 가능한 규칙의 수는 적어야 한다.

(8) 계획안

① 기획의 결과로 나타나는 정태적 개념으로, 조직의 목표와 정책에 근거하여 자원이나 통제방법에 대한 전략을 구체화한 청사진이다.

② 사업의 목표에 맞는 예상되는 결과를 예견해야 한다.

③ 목표 달성에 필요한 정책, 프로그램, 절차, 규칙 등과 활동에 필요한 자원의 종류와 양, 계획안 수행을 위한 의사결정의 절차 및 방법, 계획안을 보완하기 위한 조정절차가 포함되어야 한다.

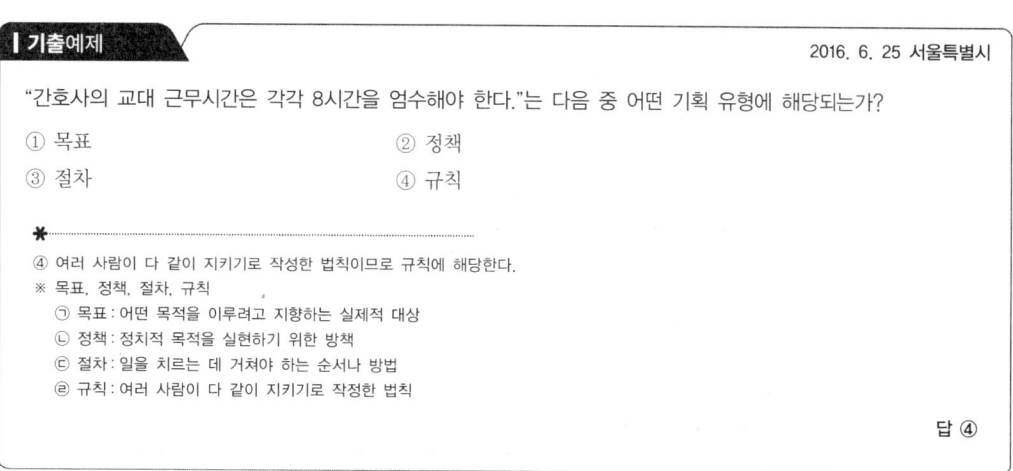

┃기출예제

2016. 6. 25 서울특별시

"간호사의 교대 근무시간은 각각 8시간을 엄수해야 한다."는 다음 중 어떤 기획 유형에 해당되는가?

① 목표   ② 정책

③ 절차   ④ 규칙

✱ --

④ 여러 사람이 다 같이 지키기로 작성한 법칙이므로 규칙에 해당한다.

※ 목표, 정책, 절차, 규칙
   ㉠ 목표 : 어떤 목적을 이루려고 지향하는 실제적 대상
   ㉡ 정책 : 정치적 목적을 실현하기 위한 방책
   ㉢ 절차 : 일을 치르는 데 거쳐야 하는 순서나 방법
   ㉣ 규칙 : 여러 사람이 다 같이 지키기로 작성한 법칙

답 ④

≡ 최근 기출문제 분석 ≡

2024. 6. 22. 제1회 지방직

1 간호관리과정 중 기획 활동에 해당하는 것은?

① 조직의 사명과 목표를 설정한다.   ② 구성원을 동기부여하고 격려한다.

③ 직부 성과를 측정하고 개선한다.   ④ 직무 수행을 평가하여 보상한다.

> **TIP** 기획 활동은 조직의 사명과 목표를 설정하고 이를 달성하기 위한 전략과 계획을 수립하는 과정으로 기획 과정에
> 서 조직의 방향성을 정하고 이를 바탕으로 구체적인 실행 계획을 정한다.
> ② 지휘 활동
> ③ 통제 활동
> ④ 인사 활동

2023. 6. 10. 제1회 서울특별시

2 기획의 유형에 대한 설명으로 가장 옳은 것은?

① 전술적 기획은 일시적 기획과 상시적 기획으로 분류 된다.

② 전술적 기획은 1년 미만의 단기 기획으로 구체적인 업무 계획이다.

③ 전략적 기획은 최고 관리자가 수립하는 장기적, 종합적 기획이다.

④ 운영적 기획은 급변하는 환경에 대해 미래의 문제와 기회를 예측할 수 있는 방법이다.

> **TIP** 전략적 기획은 조직 전체의 활동 계획을 포괄하는 기획이므로 최고 관리자가 수립하는 장기적, 종합적 기획이다.
> ① 일시적 기획과 상시적 기획으로 분류되는 것은 운영기획이다.
> ② 전술적 기획은 1년에서 5년 이하의 중기 기획이다.
> ④ 급변하는 환경에 대해 미래의 문제와 기회를 예측할 수 있는 방법은 전략적 기획의 특성이다.
> ※ 기획의 유형
>   ㉠ 전략적 기획 : 조직 전체의 활동 계획을 포괄하는 장기 기획이며, 최고 관리층이 주관한다. 위험하고 불확실
>   한 환경에서의 기획으로 급변하는 환경에 대해 미래의 문제와 기회를 예측할 수 있는 방법이다.
>   ㉡ 전술적 기획 : 전략적 기획을 위한 수단이며 1년에서 5년 이하의 계획으로 사업 수준이나 부서별 계획이다.
>   주로 중간관리층에서 개발 및 수행된다.
>   ㉢ 운영적 기획 : 1년 단위의 단기 계획으로 예산 결정, 직원 배당, 생산성 기준 확정 등을 말하며 하위관리자와
>   조직 구성원 각자의 계획을 말한다. 일시적 기획과 상시적 기획으로 분류되며 간호관리자들이 행하는 가장
>   흔한 기획 유형이다.

Answer 1.① 2.③

2023. 6. 10. 제1회 지방직

3 다음에서 설명하는 것은?

> • 대용량 데이터 속에서 쉽게 드러나지 않는 패턴과 지식을 발견하는 과정임
> • 조직 경영에 필요한 의사결정을 지원할 수 있는 유용한 정보를 추출할 수 있음

① 메타데이터 ② 델파이 기법
③ 데이터 마이닝 ④ 클라우드 컴퓨팅

> **TIP** 데이터 마이닝은 대용량 데이터 속에서 쉽게 드러나지 않는 패턴과 지식을 발견하고 유용한 정보를 추출하는 방법이다.
> ① 메타데이터 : 데이터를 설명해주는 데이터로 예를 들어 어떠한 책을 읽기 위해 구입했는데, 그 책의 저자, 편자, 출판사, 출판일 등의 데이터를 얻는 것을 말한다.
> ② 델파이 기법 : 전문가들이 모여서 결정안을 만드는 방법은 델파이 기법이다.
> ④ 클라우드 컴퓨팅 : 원격의 컴퓨터를 인터넷 등을 통해 내 컴퓨터가 아닌 다른 컴퓨터 등으로 실시간으로 처리하는 기술을 말한다.

2022. 4. 30. 지방직 8급 간호직

4 기획의 유형 중 전술적 기획에 대한 설명으로 옳은 것은?

① 전략적 기획을 구체화하는 것이다.
② 조직의 사명과 목적을 결정하는 장기 기획이다.
③ 조직의 나아갈 방향에 대하여 의견을 통합한다.
④ 모든 기획의 기본 틀을 제공하기 위하여 가장 우선적으로 수립된다.

> **TIP** ① 최고관리자의 전략적 기획을 세분화하고 구체화하는 것이다.
> ②③④ 전략적 기획에 대한 설명이다.

Answer 3.③ 4.①

5 기획 중 단용 계획(single – use plan)에 해당하는 것은?

① 정책　　　　　　　　　　　② 규칙

③ 절차　　　　　　　　　　　④ 프로젝트

> **TIP** ④ 단용계획에는 프로그램, 프로젝트가 해당한다.
> ①②③ 상용계획에 해당한다.
> ※ 기획의 단계

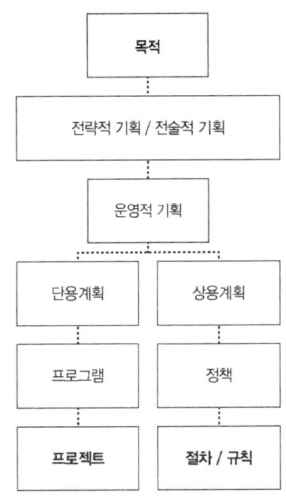

6 명령과 권한의 체계가 명확한 공식적인 조직에서 사용되며 일원화된 경로를 통해서 최고관리자의 지시나 명령이 말단 구성원에게까지 전달되어 권한의 집중도가 높고 의사소통의 속도가 비교적 빠른 의사소통 네트워크의 유형은?

① Y형(Y type)　　　　　　　② 원형(Circle Type)

③ 사슬형(Chain Type)　　　　④ 수레바퀴형(Wheel Type)

> **TIP** 의사소통 네트워크의 유형
> ㉠ 수레바퀴형: 집단 구성원 간에 리더가 존재하는 경우에 나타나는 형태로, 구성원들의 정보전달이 한 사람의 리더에 집중된다.
> ㉡ 사슬형: 의사소통이 공식적인 명령계통과 수직적인 경로를 통해서 이루어지는 형태로, 구성원들 간의 커뮤니케이션이 연결되지 않는다.
> ㉢ Y형: 사슬형과 수레바퀴형이 혼합된 유형으로, 수레바퀴형에서처럼 확고한 리더가 존재하지는 않지만 비교적 집단을 대표할 수 있는 인물이 있는 경우에 나타난다.

Answer 5.④　6.③

ⓔ 원형 : 구성원 간에 뚜렷한 서열이 없는 경우에 나타나는 형태로, 위원회나 태스크포스의 구성원들 사이에 이루어지는 커뮤니케이션 유형이다.

ⓜ 완전연결형 : 리더가 존재하지 않고 구성원 누구나 다른 구성원과 커뮤니케이션을 주도할 수 있는 형태로, 구성원들 간 정보교환이 완전히 이루어져 개방형이라고도 한다.

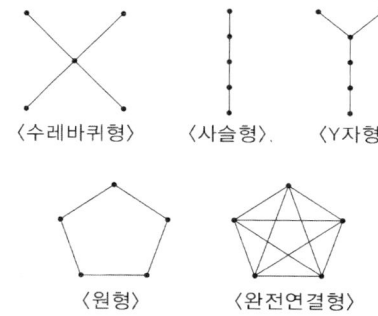

〈수레바퀴형〉 〈사슬형〉 〈Y자형〉

〈원형〉 〈완전연결형〉

2020. 6. 13. 서울특별시

7 **기획의 원칙에 대한 설명으로 가장 옳은 것은?**

① 계층화의 원칙 : 구체성이 높은 계획부터 시작하여 추상성이 높은 계획까지 점진적으로 수립한다.

② 균형성의 원칙 : 목표와 계획은 이해하기 쉬운 용어를 사용하여 간결하고 명료하게 표현한다.

③ 탄력성의 원칙 : 환경의 변화에 따라서 수정할 수 있도록 목표와 계획을 융통성 있게 수립한다.

④ 간결성의 원칙 : 목표와 계획이 조화롭게 균형을 유지하도록 수립한다.

> **TIP** ① 계층화의 원칙 : 기획은 구체화과정을 통해 가장 큰 것에서부터 시작하여 연차적으로 계획을 파생시킨다. 이와 같이 하나의 기본계획으로부터 여러 개의 계획이 파생되는 현상을 계획의 계층화(hierachy of plans)라고 한다. 기본계획의 실효성은 그것을 지원하는 파생계획의 건실성에 의해서 좌우된다.
> ② 균형성의 원칙 : 어떤 계획이든 다른 계획과 업무 사이에서 적절한 균형과 조화가 이루어져야 하며 동일한 계획 내에서도 목표, 소요자원, 제반 중요 요소들 간에도 상호균형과 조화가 이루어져야 한다.
> ④ 간결성의 원칙 : 기획과정을 통해 세워진 계획은 간결하고 명료하게 표현되어야 한다. 목적이 명료하지 못하면 기획은 복잡하게 되고 낭비의 원인이 되므로 복잡한 전문용어를 피하여 평이하게 작성되어야 한다.

Answer 7.③

2019. 2. 23. 서울특별시

8 기획에 대한 설명으로 옳지 않은 것을 〈보기〉에서 모두 고른 것은?

─────────── 보기 ───────────

ⓐ 기획은 활동목표와 방법(how to do)을 의미하는 반면, 계획은 새로운 아이디어를 포함하는 방향성을 지닌 창조행위(what to do)를 의미한다.

ⓑ 기획의 원칙에는 목적부합, 간결성, 탄력성, 안정성, 경제성의 원칙 등이 있다.

ⓒ 기획의 유형은 전략기획, 전술기획, 운영기획으로 분류할 수 있다.

ⓓ 운영기획은 비전 지향적이고 창의적이며, 긍정적 방향으로 변화를 지향하고, 비교적 장기간에 걸쳐 수립하는 전체적인 기획을 의미한다.

① ⓓ   ② ⓐ, ⓓ

③ ⓑ, ⓒ   ④ ⓐ, ⓑ, ⓒ

> **TIP** ⓐ 기획은 새로운 아이디어를 포함하는 방향성을 지닌 창조행위(what to do)를 의미하는 반면, 계획은 활동목표와 방법(how to do)을 의미한다.
> ⓓ 운영기획은 단기간에 걸쳐 수립한다. 장기간에 걸쳐 수립하는 전체적인 기획은 전략기획이다.

2019. 6. 15. 지방직

9 기획의 원칙에 대한 설명으로 옳은 것은?

① 기획자의 전문성이 부각될 수 있는 전문용어를 사용한다.

② 기획자의 주관이 개입되지 않도록 객관적 정보를 통해 미래를 예측한다.

③ 조직의 목적 달성을 위해 처음 의도한 기획안은 변경하지 않아야 한다.

④ 추상성이 낮은 수준에서 높은 수준으로 순차적으로 기획한다.

> **TIP** ① 기획은 가능한 한 난해하고 전문적인 용어는 피해야 한다.
> ③ 처음 의도한 기획안일지라도 외부환경 등 상황에 따라 변경이 가능해야 한다.
> ④ 기획은 가장 큰 것으로부터 시작하여 구체화 과정을 통해 연차적으로 기획을 파생시킨다.

Answer 8.② 9.②

10 기획의 원칙 중 〈보기〉에 해당하는 원칙은?

─────────────── 보기 ───────────────

A지역 시립병원은 병원 경쟁력을 높이기 위한 전략으로 간호간병통합서비스 병동을 신설하기로 결정하였다. 병동을 신설하기 전에 관리자는 필요한 모든 요소들을 검토하고 인적, 물적 자원과 설비, 예산 부족 등으로 차질이 생기지 않도록 모든 요소를 고려하여 충분한 사전검사를 하여야 한다.

① 경제성의 원칙   ② 균형성의 원칙
③ 포괄성의 원칙   ④ 장래 예측의 원칙

> **TIP** 포괄성의 원칙 … 계획안의 수행 단계에서 인력, 장비, 시설, 물자, 예산 등의 부족으로 계획에 차질이 생기지 않도록, 사전에 포괄적인 검사가 이루어져야 한다.

11 다음 설명에 해당하는 기획의 원칙은?

간호관리자가 병원 질관리 시스템 구축을 기획하기 위해 필요한 인원, 물자, 설비, 예산 등 모든 제반 요소를 빠짐없이 사전에 준비하였다.

① 탄력성   ② 계층화
③ 포괄성   ④ 간결성

> **TIP** 제시된 내용은 포괄성의 원칙에 대한 설명이다.
> ① 탄력성의 원칙 : 기획은 변동되는 상황에 대응할 수 있고, 하부 집행기관이 창의력을 충분히 발휘할 수 있도록 탄력성을 지녀야 한다.
> ② 계층화의 원칙 : 기획은 가장 큰 것으로부터 시작하여 구체화 과정을 통해 연차적으로 기획을 파생시킨다.
> ④ 간결성의 원칙 : 기획은 가능한 한 난해하고 전문적인 용어를 피해 간결하고 명료하게 표현해야 한다.

Answer   10.③ 11.③

12 "간호사의 교대 근무시간은 각각 8시간을 엄수해야 한다."는 다음 중 어떤 기획 유형에 해당되는가?

① 목표

② 정책

③ 절차

④ 규칙

> **TIP** ④ 여러 사람이 다 같이 지키기로 작성한 법칙이므로 규칙에 해당한다.
>
> ※ 목표, 정책, 절차, 규칙
>
> ㉠ 목표 : 어떤 목적을 이루려고 지향하는 실제적 대상
>
> ㉡ 정책 : 전치적 목적을 실현하기 위한 방책
>
> ㉢ 절차 : 일을 치르는 데 거쳐야 하는 순서나 방법
>
> ㉣ 규칙 : 여러 사람이 다 같이 지키기로 작정한 법칙

13 기획의 개념 중 조직 목표에 대한 설명으로 옳은 것은?

① 조직이 존재하는 사회적 이유로 기획이 지향하는 도달점을 의미한다.

② 구성원의 행동을 이끌어가는 가치 또는 신념으로 기획을 성취하기 위한 방법이나 방향성을 서술한 것이다.

③ 조직이 활동을 통해 달성하고자 하는 성과를 구체적인 수치로 표현한 것으로 결과를 측정하고 평가할 수 있도록 한다.

④ 조직의 의사결정을 안내하고, 구성원의 행동 방침을 결정하는 지침으로 조직을 공평하고 일관성 있게 운영하게 한다.

> **TIP** 목표설정이란 조직의 비전에 따라 일정한 기간 내에 성취하려는 업무의 정도를 목표로 설정하는 것으로 목적은 개인이나 조직의 건설적인 미래에 대한 기대인 반면에 목표는 직원의 행동이나 수행에 대한 서술로서 목적을 보다 구체적이고 측정가능하게 하여 목적의 달성을 평가할 수 있도록 한다.

Answer 12.④ 13.③

2014. 6. 28. 서울특별시

14 다음 기획 유형 중 사전예비적 기획의 특성에 대한 설명으로 가장 옳은 것은?

① 안정적인 환경에서 조직의 현상유지를 위해 에너지를 투자한다.

② 현재 상태의 불만족을 해결하여 조직을 편안한 상태로 회복시킨다.

③ 과거와 현재에 불만족하고, 미래를 위해서 첨단기술을 사용한다.

④ 조직의 위기에 반응하여, 발생한 문제를 집중적으로 해결한다.

⑤ 변화하는 욕구를 예측하여, 조직의 성장을 촉진시킨다.

> **TIP** 사전예비적 기획은 미래에 초점이 맞추어져있는 것이다. 조직의 현상유지나, 과거, 현재에 초점을 두는 것이 아니다.

2014. 6. 28. 서울특별시

15 다음 중 기획의 계층화에 대한 설명으로 옳은 것은?

① 사명은 조직의 모든 활동을 안내하는 가치와 신념체계를 서술한 것이다.

② 철학은 조직의 존재 이유와 미래의 목표를 확인하는 진술문이다.

③ 정책은 구체적인 과업을 달성하는 방법을 단계로 기술한 계획서이다.

④ 절차는 조직의 의사결정시 조직을 안내하는 진술문이다.

⑤ 규칙은 오직 하나의 행위 선택만을 허용하는 상황에 대해 기술한다.

> **TIP** ①번은 철학, ②번은 목적, ③번은 절차, ④번은 정책에 대한 설명이다.

Answer 14.⑤ 15.⑤

출제 예상 문제

1 다음 중 환경적 평가내용에 속하지 않는 것은?

① 위협요소   ② 지도

③ 취약점   ④ 강점

> **TIP** 환경적 평가에는 조직의 취약점, 가능성, 위협요소, 강점 등의 분석이 포함되는 데 조직은 이러한 요인들이 확인된 후에 실제적인 목적을 설정하기 시작한다.

2 다음 중 목표와 목적에 관한 설명으로 옳은 것은?

① 목적은 목표보다 구체적이고 특수결과를 세밀하게 기술한다.

② 목표는 광범위하고 측정 가능한 특수결과를 서술한다.

③ 일반적으로 목적은 전체 조직보다 부분을 단위로 설정한다.

④ 목표는 목적이 성취된 결과를 측정할 수 있도록 성취된 결과로 기술한다.

> **TIP** 목적과 목표

목적(purpose)	목표(goals and objectives)
• 정신적 · 철학적이다.	• 구체적이다.
• 장기적이다.	• 단기적이다.
• 조직 전체가 지향하는 것이다.	• 여러 수준에서 지향하는 것이다.
• 거의 변경되지 않는다.	• 몇번이고 재설정된다.
• 목적 설정만으로는 관리의 대상이 되지 않는다.	• 관리의 대상이 된다.
• 도달해야 할 과녁을 보는 것이다.	• 이루어야 할, 도달해야 할 과녁의 구체적이고 다양한 지표를 달성하는 것이다.

Answer 1.② 2.④

3 목적을 달성하기 위한 신념과 가치체계를 무엇이라 하는가?

① 목표

② 소명과 소명진술

③ 목적

④ 철학

TIP 철학(philosophy) … 조직의 목적을 달성할 수 있는 방법과 목적을 향한 방향성 제시를 통해 조직구성원을 이끌어가는 힘이다.

4 조직기획의 중요성에서 제외되는 것은?

① 효과적인 업무측정을 할 수 있다.

② 낭비를 최소화할 수 있다.

③ 명령·통일의 수단이 된다.

④ 평가의 기준 및 통제의 수단이 된다.

TIP 조직기획의 중요성
 ㉠ 목표설정 및 효율적 달성
 ㉡ 행동방안 결정
 ㉢ 미래의 수행대안 중 최선의 대안 선택
 ㉣ 합리적·효과적 접근 유도

5 간호관리의 첫 단계로서 관리과정 중 가장 중요한 것으로 구체적인 계획들을 결정하는 단계는?

① 기획

② 조직

③ 지휘

④ 통계

TIP 기획 … 관리에서의 첫 단계로서 과거와 현재의 관련정보를 수집·분석하고, 가능한 미래를 예측하여, 조직이 설정된 목표를 달성할 수 있도록 구체적인 계획들을 결정하는 것이다.

Answer 3.④ 4.③ 5.①

6 다음 중 기획의 기능 및 역할이 아닌 것은?

① 문제해결의 기능

② 사후조정

③ 지휘통제의 수단

④ 역할의 명료화

TIP 기획의 기능 및 역할

⑦ 목표설정 및 통합화 : 모든 구성원의 활동을 공동목표를 향하여 통합하는 수단과 직원배치, 건물, 장비 및 재정에 관한 합리적인 결정을 수단으로 제공한다.

ⓒ 역할의 명료화 : 미래의 활동을 위한 목표의 결정과 행동계획에 따라 책임영역이 할당될 수 있기 때문에 조직 내에서 역할의 모호성을 감소시킨다.

ⓒ 문제해결의 기능 : 계획수립과정에서 문제점을 사전에 발견하고 그 문세의 해결책을 검토하고 준비해 두어야 하며, 동시에 문제해결을 위한 대책을 포함시켜야 한다.

ⓔ 변동관리의 수단 : 격변하는 환경 속에서 간호조직의 외부 및 내부환경을 예측하고 이에 대응하는 계획안 중에서 최적의 행동계획을 선택함으로써 간호조직에 대한 변화에 잘 대응할 수 있도록 한다.

ⓜ 사전조정 : 각 업무활동이 효과적으로 수행되기 위해서는 각 부서 간의 협동과 조화가 유지되어야 하므로 각 부분간의 계획이 사전에 잘 조정되어 유기적으로 수행하는 것이 중요하다.

ⓗ 의사결정의 질 향상 : 기획은 전제를 세우고, 대안을 체계적인 방법으로 예측 및 평가함으로써 바람직한 의사결정을 이끌어낸다.

ⓢ 지휘통제의 수단 : 기획은 성과측정의 근거를 마련해 주고 지위통제의 수단이 되며, 부족한 자원을 효율적으로 이용할 수 있도록 해줌으로써 낭비를 최소화할 수 있게 해준다.

7 다음 중 기획의 특성이 아닌 것은?

① 일련의 결정을 준비하는 과정이다.

② 바람직한 방법을 제시한다.

③ 목표지향적이다.

④ 자주 변화하지 않는 고정적인 것이어야 한다.

TIP 기획의 특성

⑦ 항상 최신의 것이어야 한다.

ⓒ 일련의 결정을 준비하는 과정이다.

ⓒ 행동지향적이다.

ⓔ 미래지향적이다.

ⓜ 변화지향적이다.

ⓗ 바람직한 방법을 제시한다.

Answer   6.② 7.④

8 다음 중 기획의 특성에 관한 설명으로 옳지 않은 것은?

① 기획은 간호관리자와 간호직원들이 원하는 방향으로 행동하도록 구체적이고 세부적인 계획을 한다.

② 기획은 여러 선택으로부터 행동방향을 선택하는 의사결정을 요구한다.

③ 기획은 역동적이며 개방체계의 특징을 지닌다.

④ 기획은 고정불변하고 넓고 광범위한 형태를 지니므로 성공을 위해서는 모든 단계의 투입요소를 점검해야 한다.

TIP 기획의 특성은 간호관리자와 간호직원들이 원하는 방향으로 행동하도록 구체적이고 세부적인 계획을 하며 역동적이며 개방체계의 특징을 지니며 여러 선택으로부터 행동방향을 선택하는 의사결정을 요구한다.

9 간호조직에서 기획이 필요한 이유로 옳지 않은 것은?

① 기획은 어떤 일을 어떻게 해야 할지 방향을 제시해준다.

② 기획은 결과보다는 활동과정 그 자체에 초점을 두므로 성공가능성을 높여준다.

③ 기획은 위기사황을 대처하도록 도와주고 의사결정의 유연성을 제공한다.

④ 기획은 효과적인 통제를 위해 필요하다.

TIP 기획은 조직에서 꼭 필요하며 그 이유는 조직의 미래 방향을 제시해주고 위기상황을 대처하고 의사결정의 유연성을 제시하며 조직과 개인의 업무수행성과의 기초자료가 될 뿐 아니라 이를 통해 조직의 통제를 효율적으로 할 수 있게 해준다.

10 다음 중 기획방법에 속하지 않는 것은?

① CPM
② PPBS
③ PERT
④ EDPS

TIP 간호관리자가 기획할 때 도움이 되는 기획방법에는 PPBS(기획예산제도)와 작업망 체계모형이 있는데, 작업망 체계모형에는 PERT와 CPM(주경로기법)이 있다.

Answer 8.④ 9.② 10.④

11 다음 중 기획과정을 통해 기대할 수 있는 효과에 해당하지 않는 것은?

① 의사결정방법을 개선할 수 있다.
② 잠재해 있는 미래의 문제들을 인지할 수 있다.
③ 실무적 기술을 발전시킬 수 있다.
④ 조직의 미래 방향과 목적 등에 각별한 주의를 기울일 수 있다.

TIP 기획과정을 통해 기대할 수 있는 효과
  ㉠ 조직의 강점과 약점을 파악하여 성취 가능한 것을 알아낼 수 있다.
  ㉡ 환경의 변화에 적응할 수 있는 자세를 갖출 수 있다.
  ㉢ 잠재해 있는 미래의 문제들을 인지할 수 있다.
  ㉣ 의사결정방법을 개선할 수 있다.
  ㉤ 조직의 미래 방향과 목적 등에 각별한 주의를 기울일 수 있다.

12 기획은 하나의 기본계획으로부터 시작하여 구체화과정을 통해 순차적으로 여러 개의 계획을 파생시킨다. 기획의 원칙 중 어디에 해당되는가?

① 균형성의 원칙   ② 안정성의 원칙
③ 목적부합의 원칙   ④ 계층화의 원칙

TIP 기획의 원칙
  ㉠ 균형성 : 기본계획과 그와 관련된 다른 계획 간의 균형과 조화가 이루어져야 한다.
  ㉡ 안정성 : 목적한 바의 실효를 위해 안정성이 높을수록 효과적이고 경제적이다.
  ㉢ 목적부합 : 목적의식이 있어서 비능률과 낭비를 막을 수 있다.
  ㉣ 계층화 : 가장 큰 것으로부터 시작하여 구체화과정을 통해 연차적으로 기획을 파생시킨다.
  ㉤ 필요성 : 기획은 정당한 이유에 근거를 둔 필요한 것이어야 한다.

Answer 11.③ 12.④

13 다음 중 기획을 하는 관리자에게 필요한 내용이 아닌 것은?

① 목표를 향한 활동 및 노력

② 과거와 현재에 관련된 정보의 수집 및 분석

③ 바람직한 미래상태의 결정

④ 과거지향적 사고

TIP 기획관리자는 미래지향적 사고, 바람직한 미래상태의 결정, 바람직한 미래를 향한 활동 및 노력에 초점을 맞춘다.

14 다음 중 기획예산제도의 절차로 옳은 것은?

① 계획수립 → 예산편성 → 사업안 작성

② 계획수립 → 사업안 작성 → 예산편성

③ 사업안 작성 → 예산편성 → 계획수립

④ 사업안 작성 → 계획수립 → 예산편성

TIP 기획예산제도의 절차는 계획을 수립하고 계획에 따른 사업안을 작성하며, 전체 예산을 편성하고 계속 관리 · 통제하는 네 단계의 작업을 거친다.

15 기획예산제도의 절차 중 각 대안에 소요되는 인력, 제도, 재정, 시설 등의 자원에 대한 윤곽을 세우게 되는 단계는?

① 계획수립   ② 사업안 작성

③ 예산편성   ④ 관리 · 통제

TIP 기획예산제도의 절차
ⓐ 계획수립 : 목표를 구체화하고, 이러한 목표달성을 위한 대안을 탐색하고 평가한다.
ⓑ 사업안 작성 : 각 대안에 소요되는 자원(인력, 제도, 재정, 시설)의 윤곽을 세운다.
ⓒ 전체 예산편성 : 사업에 소요되는 자원의 비용을 할당하는 데 비용은 최소화하고 편익을 최대화하도록 예산을 편성한다.
ⓓ 지속적 관리통제 : 계획과 그에 따른 예산을 계속적으로 관리 및 통제한다.

Answer 13.④ 14.② 15.②

16 다음 중 프로젝트 전체를 완성하는 데 필요한 3가지 기대요소량을 알 수 있으며, 어떤 작업이 시작되기 전에 완성되어야 할 작업을 파악할 수 있는 기획방법은?

① EDPS
② PPBS
③ 주경로기법
④ PERT

> **TIP** PERT는 프로젝트의 주요 작업들을 진행순서대로 번호를 붙인 후, 화살표로 연결시켜 모형을 본뜬다. 또한 낙관적 소요시간, 확률적 완성기대시간의 세 가지로 추정되는 각 작업에 소요되는 시간을 정해야 한다.

17 다음 중 기획의 작업망 체계모형과 관련된 설명으로 옳지 않은 것은?

① 사업이 완성될 수 있도록 각 활동을 순서대로 배열한다.
② 한 사업에 필요한 모든 작업의 전체적인 파악이 필요하다.
③ 사업이 완성될 수 있도록 전체적인 파악이 필요하다.
④ PERT는 작업소요시간을 한 가지로만 추정한다.

> **TIP** ④ PERT는 작업소요시간을 낙관적·비관적·확률적 시간의 세 가지로 추정하나, CPM(주경로기법)은 한 가지의 작업완성시간만을 추정한다.

18 한 작업이 정시에 완성되지 않으면 그 작업이 완성될 때까지 다른 작업들을 시작할 수 없어서 전사업이 지체되는 것을 기획자가 한 눈에 알 수 있는 기획방법은?

① 기획예산제도
② 주경로기법
③ PERT
④ 영기준예산제도

> **TIP** 주경로기법(CPM) … 작업이 정시에 완성되지 않으면 그 활동이 완성될 때까지 다른 활동들을 시작하지 못해서 전사업이 지체되는 것을 확인할 수 있다. 그러므로 사업의 지체가 확인되면 기획자는 사업이 제시간에 완성될 수 있도록 예정소요시간보다 늦은 작업에 대해서 인력 등의 자원을 더 투입할 것인지 초과근무를 실시할 것인지 결정하게 된다.

Answer 16.④ 17.④ 18.②

19 기획의 원칙 중 조직이 원하는 방향으로 가기 위해 안내 역할을 하는 것은?

> ⊙ 구체성의 원칙　　　　　　　　ⓒ 간결성의 원칙
> ⓒ 완전성의 원칙　　　　　　　　ⓔ 목적부합의 원칙

① ⊙ⓒ　　　　　　　　　　　　② ⊙ⓒ
③ ⓒⓒ　　　　　　　　　　　　④ ⓒⓔ

TIP 기획의 원칙은 목적부합, 간결성, 탄력성, 안정성, 장래예측, 포괄성, 균형성, 경제성, 필요성, 계층화, 일반성의 원칙들이 적용되어야만 조직이 원하는 방향으로 가서 목적을 달성할 수 있다.

20 기획과정의 외적 전제에 속하지 않는 것은?

① 의료수요의 감소 또는 증가
② 시설 현대화 등의 변화의 필요성 유무
③ 의료인력의 충분성
④ 새로운 의료서비스가 의료보험 급여대상으로 책정 여부

TIP 기획과정의 외적 전제
　⊙ 경제상태 : 인플레이션, 정부의 임금, 가격에 대한 통제 유무, 실업률의 증가 등
　ⓒ 정부의 방침 : 건강보험제도의 변화와 정부의 의료전달체계의 변화
　ⓒ 자원공급과 기술 : 의료인력 공급현황, 물품가격의 상승 및 공급량의 변화, 새로운 기술의 획기적인 발전 유무
　ⓔ 수요 : 의료수요의 변화, 인구학적 양상의 변화, 새로운 의료서비스가 의료보험 급여대상으로 책정 여부

21 다음 중 규칙의 개념과 특성에 대한 내용으로 옳지 않은 것은?

① 규칙은 무너지는 도덕을 유지하고 조직적 구조를 허용한다.
② 규칙은 구체적인 행동을 어떻게 수행하는가를 기술한 것으로 비융통적이다.
③ 규칙은 행동을 지시해주며 행동의 시간적 순서를 제시하고 있다.
④ 규칙은 정책보다 더 엄격하고 제한된 것으로 표준적인 업무처리상 기준이 된다.

TIP ③ 규칙은 절차와 관련되어 행동을 지시해주지만 행동의 시간적 순서를 나타내지는 않는다.

Answer　19.④　20.②　21.③

22 기획과정에 대한 설명이다. 순서가 맞는 것은?

> ㉠ 기획이 실시될 미래의 내적·외적 환경에 대한 가정
> ㉡ 설정된 구체적 목표를 근거로 조직활동의 방향 제시, 인도하는 활동계획의 전개
> ㉢ 조직의 목표를 설정
> ㉣ 현재에 대한 정보의 수집과 분석으로 미래에 대해 추정

① ㉠㉡㉢㉣   ② ㉠㉢㉣㉡
③ ㉠㉣㉢㉡   ④ ㉢㉡㉣㉠

TIP 기획과정은 기획이 실시될 미래의 환경에 대한 가정 → 현재에 대한 정보의 수집 및 분석을 통한 예측 → 조직의 목표설정 → 활동계획의 전개를 통해 설립된다.

23 다음은 절차(procedure)에 대한 설명이다. 옳지 않은 것은?

① 절차가 잘 설정되면 간호인력의 시간, 비용을 줄이고 생산성이 증가한다.
② 환자간호절차는 정보를 제공하고 오류를 최소화시켜 환자의 질적 간호를 지지해 준다.
③ 절차는 모든 간호행위의 표준화된 지침을 제공하므로 이미 작성된 지침은 수정되어선 안 된다.
④ 절차는 신규 간호사나 학생을 지도하고 평가하기 위해서 사용된다.

TIP 절차는 간호업무 수행을 위한 표준화된 방법이나 기술의 윤곽을 나타내주고 그와 관련된 행동지침을 제공해주며, 필요에 따라 검토되고 수정되어지며 시대에 뒤떨어지면 과감하게 삭제해야 한다.

24 다음 중 목표의 특징으로 옳은 것은?

① 목표는 추상적인 용어를 사용하면서 질적으로 표시되어야 한다.
② 목표는 가능하면 복잡하게 진술되어야 한다.
③ 목표는 고위관리자들에 의해서만 개발되어야 한다.
④ 목표는 직원들의 행동에 동기부여할 수 있는 것이어야 한다.

TIP ① 목표는 구체적인 용어를 사용하면서 양적으로 표시될 수 있어야 한다.
② 이해될 수 있도록 단순하고 간결하게 진술되어야 한다.
③ 목표는 부하직원들의 참여를 통해 개발되어야 한다.

Answer   22.③   23.③   24.④

25 다음 중 계획안에 대한 설명으로 옳지 않은 것은?

① 계획안은 기획의 산물로 기획보다 하위의 구체적인 개념이고 결과로 나타나는 동태적 개념이다.

② 계획안은 목표성취를 위한 청사진으로 구체적으로 활동과 절차가 명기된 목표달성 예정표이다.

③ 계획안에는 활동에 필요한 자원의 종류와 양이 포함된다.

④ 계획안에는 사업의 목적과 목표내용에 맞는 예상되는 결과를 예견해서 포함시켜야 한다.

TIP 기획은 동태적 개념으로 목적을 달성하기 위해 필요한 자원을 투입하여 목표를 달성하는 과정이며, 계획안은 기획의 산물로 기획보다 하위의 구체적 개념이고 결과로 나타나는 정태적 개념으로 목표달성을 위한 수단을 구체화한 청사진이다.

26 간호부서의 철학을 기술할 때 고려해야 할 내용으로 옳은 것은?

㉠ 간호부서의 내외적 환경
㉡ 간호부서의 목표
㉢ 병원의 사명과 철학
㉣ 간호, 간호대상자, 간호실무, 간호교육, 간호연구 등에 대한 신념

---

① ㉠㉡   ② ㉠㉢

③ ㉡㉢   ④ ㉢㉣

TIP 조직의 철학은 조직의 목적성취를 위하여 조직구성원을 움직이게 하는 신념과 가치체계의 진술이다. 간호부서의 철학설정은 간호조직의 목적성취의 방법을 결정하는 신념과 가치체계를 서술하는 것으로 간호가 왜 그러한 방식으로 수행되어야 하는지를 설명하는 것이다. 따라서 병원의 사명과 철학, 간호직원의 의견, 간호부서의 간호 · 간호대상자 · 간호실무 · 간호교육 · 간호연구에 대한 신념, 타분야와 타학문과의 관계가 진술되어야 한다.

27 기획과정은 단계화 과정을 거치는데 각 단계의 과정이 옳은 것은?

① 간호목표 설정 → 현황분석 및 문제점 파악 → 대안의 제시와 선택 → 우선순위 결정 → 간호업무 수행 → 간호활동 평가

② 간호목표 설정 → 우선순위 결정 → 현황분석 및 문제점 파악 → 대안의 제시와 선택 → 간호업무 수행 → 간호활동 평가

③ 현황분석 및 문제점 파악 → 우선순위 결정 → 간호목표 설정 → 대안의 제시와 분석 → 간호업무 수행 → 간호활동 평가

④ 현황분석 및 문제점 파악 → 간호목표 설정 → 대안의 제시와 분석 → 우선순위 결정 → 간호업무 수행 → 간호활동 평가

> **TIP** 기획과정은 간호목표 설정을 한 후 업무수행이 이루어지기 전에 목표를 만족시킬 수 있는 상황을 분석하고 문제점을 파악한 다음 여러 대안 중 합리적이고 시행이 가능한 대안을 선택하고 업무수행에 필요한 가용자원이 한정되어 있으므로 우선순위를 결정한 다음 간호활동을 성공적으로 완수한 후 업무수행의 효과를 평가하는 과정이 반복된다.

28 다음 중 소명진술에 관한 설명으로 옳지 않은 것은?

① 소명진술은 조직의 철학 혹은 신조이며 그 조직의 초석으로 간주된다.

② 소명진술은 조직의 여러 면들을 규정하며 조직의 성공과 실패를 평가하는 데 중요한 역할을 한다.

③ 소명진술은 조직의 환경변화에 대응할 수 있도록 하기 위해 의도적으로 구체적 진술을 한다.

④ 소명진술은 조직의 전반적인 목적이나 가치, 존재이유를 설명하는 광범위한 진술로서 조직의 방향이나 목적을 규명한다.

> **TIP** ③ 소명진술은 환경적 변화에 대처하기 위해서 또는 소명의 영역 안에 있으면서 그 조직의 환경변화에 대응할 수 있도록 하기 위해 의도적으로 막연하게 진술한다.

Answer 27.① 28.③

29 간호관리자가 기획과정에서 목표설정시 유의해야 할 사항으로 옳지 않은 것은?

① 목표는 정기적인 평가를 거치도록 하며 필요할 때에는 수정하도록 한다.

② 목표는 서면화하여 직접 적용을 받는 간호실무자들이나 관련있는 타부서에서도 내용을 알고 있어야 한다.

③ 목표설정시 간호직원의 의견을 참고로 하나 결정은 최고관리자에 의해서만 이루어진다.

④ 목표는 목적이 성취된 정도를 측정할 수 있도록 구체적이며 측정 가능하고 목적 및 철학과 일치되어야 한다.

TIP ③ 목표설정시 간호직원으로 하여금 직접 목적설정과정에 참여하여 의견을 낼 수 있도록 하며 간호직원의 새롭고 다양한 아이디어를 받아들여 간호직원과의 협의 아래에 설정한다.

30 다음 중 간호부 철학에 포함되어야 할 요소를 설명한 것으로 옳지 않은 것은?

① 간호 및 간호관리의 의미가 진술되어야 한다.

② 환자, 가족, 직원 그리고 지역사회 주민들과 관련된 교육의 한계가 진술되어야 한다.

③ 전문직으로서의 위상과 독립성을 위해 병원의 목적에 너무 구애받지 말고 독자적으로 간호철학을 세워야 한다.

④ 인간에 대한 기본신념이 나타나 있어야 한다.

TIP 기획과정은 간호관리의 첫 단계로서 조직 내부와 외부의 상황에 관한 여러 가지 정보를 기초로 하여 서면화하는 과정으로 간호부 철학은 병원의 전체적인 목적과 방법을 바탕으로 세워져야 한다.

Answer 29.③ 30.③

31 다음 중 목표설정에 영향을 미치는 요인이라고 할 수 없는 것은?

① 외부환경
② 국가정책
③ 목표설정의 책임자들이 갖는 가치
④ 설립강령

TIP 목표설정에 영향을 미치는 요인
ⓐ 설립강령
ⓑ 외부환경
ⓒ 조직이 갖는 기본철학
ⓓ 목표설정의 책임자들이 갖는 가치
ⓔ 조직의 관련자

32 다음은 간호부 목표의 예로 옳지 않은 것은?

① 1년 동안 간호부서 전체의 간호진단의 정확도를 다른 해보다 15% 증가시킨다.
② 1년 내에 간호평가위원회의 검토 결과 양질의 간호사업에서 제외되는 환자를 감소시킨다.
③ 예년에 비해 전문직 간호사의 계속교육을 15% 증가시켜 제공한다.
④ 1년 내에 지역사회에 대한 간호사업소개과정을 20% 증가시켜 제공한다.

TIP 목표는 성취되어야 하는 결과와 구체적이며 측정 가능한 용어로 서술되어야 하며 목적 및 철학과 일치되어야 한다. 정확한 수치상의 목표 설정이 꼭 필요하다.

33 병원의 목적을 달성하기 위해 병원이 제공해야 할 프로그램이나 서비스를 결정하는 기획단계는?

① 전략기획
② 프로그램기획
③ 실행기획
④ 단기기획

TIP 프로그램기획 … 병원의 목적을 달성하기 위해 제공되어야 할 프로그램이나 서비스를 결정하는 전략기획이다.

34 다음에서 전략기획과정의 수행방식 중 지방분권적인 커다란 조직체에서 주로 이용되는 방법은?

① 하향적 방법
② 상향적 방법
③ 하향적 방법과 상향적 방법의 절충식
④ 팀계획 방법

TIP 하향적 방법과 상향적 방법의 절충식 … 지방분권적인 커다란 조직에서 이용되는 방법으로, 고위행정팀은 그 조직의 넓은 의미의 목적과 가치기준을 정하며, 부서별 관리자들은 고위행정팀이 정한 광의의 목적과 일치하는 목적 등을 개발한다.

Answer 31.② 32.② 33.② 34.③

35 다음 중 간호부서의 정책에 대한 설명으로 옳지 않은 것은?

① 정책은 하급관리자에게 권한의 위임을 하도록 한다.

② 정책은 간호조직의 여러 계층에서 제안할 수 있어야 한다.

③ 적용범위가 넓고 안정성, 융통성, 공정해야 한다.

④ 정책은 목표달성을 위한 활동의 과정과 범위를 알려주므로 일반적이고 추상적으로 설명되어야 한다.

TIP 정책

ⓐ 의사결정과 행위의 기초가 되는 계획을 조정하고 업무통제를 도와주며 일관성 있는 관리로 통합하여 준다.

ⓑ 정책은 이해하기 쉬운 용어로 간결 · 명확하게 서면화되어야 한다.

36 다음 중 전략기획에 관한 설명으로 옳지 않은 것은?

① 기업은 시장경제에서의 생존전략으로 전략기획과정을 이용해 왔다.

② 전략기획은 과거에는 단기기획이라 불리워지기도 했다.

③ 미국의 경우 큰 병원에서 전략기획을 이용하기 시작한지는 5 ~ 10년 정도이다.

④ 간호관리자는 전략기획과정에 대한 실질적 이해와 실제적 적용을 위한 지식을 갖고 있어야 한다.

TIP ② 전략기획은 장기계획이라고도 불리우고 주로 큰 병원에서 실행되고 있다.

37 다음 중 전략기획에 대한 특징으로 옳지 않은 것은?

① 전략기획은 현재의 상황과 사건의 미래와의 연관성을 다룬다.

② 전략기획은 짧은 범위로서 실행기획이라고도 한다.

③ 전략기획은 관리태도의 하나이다.

④ 전략기획은 지속적이고 탄력성 있는 통합적 관리기능에 이용된다.

TIP ② 전략기획은 장기계획이다.

Answer 35.④ 36.② 37.②

38 병원의 목적과 목표를 달성하기 위하여 기본적인 목적 · 목표 · 정책 · 전략 등을 정하고, 수행을 상세한 계획을 전개시키는 병원의 체계적인 노력방법 중 하나인 것은?

① 기획
② 실행기획
③ 전략기획
④ 프로그램기획

TIP 전략기획의 목표와 목적은 실행기획보다 더 총체적이다.

39 실행기획의 목적 중 유지목적에 속하는 것은?

① 조직기준의 준수
② 자본설비의 계획
③ 프로그램의 실행
④ 조사연구의 실행

TIP 실행기획의 목적
　　⊙ 유지목적 : 한 해에서 그 다음 해까지 유지되는 구체적인 조직의 기준을 말한다.
　　⊙ 개선목적 : 생산성, 효율성, 서비스를 증가시키는 자본설비 구매와 계획, 새로운 서비스, 절차 및 프로그램 개발과 실행 등이
　　　포함된다.

40 예산 결정, 직원 배당, 생산성 기준 확정 등과 연관성이 있는 것은?

① 전략기획
② 프로그램기획
③ 실행기획
④ 행정적 기획

TIP 실행기획 … 1년을 단위로 하는 짧은 범위의 계획으로서 간호관리자들이 행하는 가장 흔한 기획유형이다.

41 다음 실행기획의 목적 중 유지목적과 관련되지 않은 것은?

① 서비스를 증가시키는 자본설비 구매
② 환자관리계획 준수
③ 정해진 치료실수율 준수
④ 생산성 기준의 준수

TIP ① 개선목적에 해당된다.

Answer 38.③ 39.① 40.③ 41.①

42 다음 중 전략기획에 대한 내용으로 옳은 것은?

① 포괄적이고 진행적이며 일반적인 목표를 가진다.

② 1년을 단위로 하는 짧은 범위의 기획이다.

③ 부서별로 완성한다.

④ 중간관리자에게 책임이 있다.

TIP 실행기획과 전략기획의 차이점

범주	실행기획	전략기획
시간	1년	3년 ~ 5년
책임	중간관리자	최고관리자
목표	구체적이고 측정 가능한 목표	포괄적이고 진행적이며 일반적인 목표
목적	매년 해야 할 일에 대한 계획과 통제	변화하는 환경에 대처하기 위한 방향 설정과 조직의 능력 극대화
과정	연단위로 부서별로 완성	전 조직이 합심해서 완성, 해마다 새롭게 함

43 다음 중 실행기획과 관련된 내용으로 옳지 않은 것은?

① 간호관리자들이 가장 많이 이용하는 기획유형이다.

② 실행기획은 결산보고와 함께 이루어진다.

③ 1년 또는 단기간의 목표 설정을 말한다.

④ 실행기획의 목적은 대개 유지목적과 개선목적으로 분류된다.

TIP ② 실행기획은 예산작성과 함께 이루어진다.

44 의료조직의 목적들은 어느 계층에 의해 정해지는가?

① 일선간호사

② 간호보조원

③ 수간호사

④ 병원장

TIP 의료조직의 목적은 행정과 통제기관에 의해 정해진다.

45 다음 중 효과적인 목적확립에 필요한 요소에 대한 설명이 아닌 것은?

① 효과적인 목표확립은 비전과 위험감수의 정도와 관련이 있다.

② 비전은 한 조직체에서 단기계획에 관여하는 관리자에게 특히 중요하다.

③ 목적의 공표는 집단구성원들의 지지를 얻게 해준다.

④ 목적설정에 대한 거대한 비전은 있으나 실패를 감당할 능력이 없다면 그 목적은 시도되지 못할 것이다.

TIP ② 비전은 조직 내 목적확립과 장기간의 기획에 관계하고 있는 관리자들에게 중요한 자산이 된다.

46 의료기관에서 전략기획의 중요성이 확대된 주요 원인이라 할 수 있는 것은?

① 삶의 변화속도   ② 아픈 사람들의 증가

③ 난치병의 증가   ④ 인구의 고령화 추세

TIP 의료기관과 간호관리자들에게 전략기획의 중요성은 지난 수년 동안 급속히 성장해 왔다. 이것의 원인은 건강관리환경의 급속한 변화, 삶의 변화속도가 일반적으로 빨라졌다는 점이다.

47 전략기획에서 가장 중요한 지도적 역할과 책무는 누구에게 있는가?

① 일선관리자   ② 최고관리자

③ 담당직원   ④ 중간관리자

TIP 전략기획의 관리에 대한 책임은 궁극적으로 최고관리자(CEO)에게 있다. 따라서 효과적인 전략기획이 되려면 최고관리자의 능력이 매우 중요하다.

48 다음 중 전략기획의 목적이라 할 수 없는 것은?

① 병원 중심의 의료요구도 확인 충족   ② 구체적 목적과 목표의 공식화

③ 시장의 의료서비스에 대한 요구도 확인   ④ 조직에 대한 자료의 근거 마련

TIP ① 전략기획은 병원 중심의 의료요구도가 아닌 고객 중심의 의료요구도를 확인하려는 데 있다.

Answer 45.② 46.① 47.② 48.①

49 다음 중 전략기획의 이점이라고 할 수 없는 것은?

① 조직에 대한 방향감각을 민감하게 감지해서 확립할 수 있다.

② 변화하는 환경에 일관성을 갖는 목적달성을 고수할 수 있게 한다.

③ 관리나 지도층이 교체되어도 목표달성에 미치는 시장을 최소화할 수 있다.

④ 관리자가 개인 혹은 조직의 강점과 약점을 객관적으로 보는 습관을 형성시킨다.

TIP ② 전략기획은 조직방향의 연속성과 변화하는 환경에 알맞은 융통성을 갖게 하는 장점이 있다.

50 다음 중 전략기획과 관련된 설명으로 옳지 않은 것은?

① 자원배분은 보통 목적과 임무진술에 일치하는 프로그램에 따라 이루어진다.

② 전략기획과정은 잘 고려된 목적과 목표에 자원이 배당되는 것을 보장해 준다.

③ 전략기획이 세워지면 해마다의 관리기획을 세우는 데 이용될 수 있다.

④ 전략모델은 신념 → 가치 → 목적 → 기획과정으로 이루어진다.

TIP ④ 전략모델은 임무진술 → 목적 → 목표 → 전략으로 이루어진다.

02 목표에 의한 관리

01 목표관리(MBO)의 의의

❶ 목표관리(MBO)의 기본 개념 및 전제조건

(1) 목표관리(MBO)의 개념

① 조직의 상위관리자와 하위관리자들이 공동으로 목표를 설정하고, 기대되는 결과의 측면에서 개인의 능력 발휘와 책임소재를 명확히 하고 미래의 전망과 노력에 대한 지침을 제공하며 관리원칙에 따라 관리하고 자기통제하는 과정이다.

② 조직의 측면에서 목표관리는 조직의 목표를 설정하고 이를 달성하였는지를 합리적으로 측정하고 통제하는 과정이므로 목표달성도 측정을 통해 인사고과가 쉬워지고 조직원이 인사고과의 결과를 납득함으로써 합리적인 조직운영이 가능해진다.

③ 개인의 측면에서 목표관리는 조직구성원 스스로가 목표달성을 통해 조직의 경영계획에 기여할 수 있게 하고 동시에 조직 전체에 활력을 준다.

(2) 목표관리(MBO)의 전제조건

① 업적에 대한 정의는 물론 측정 가능한 표준이 확립되어야 한다.

② 조직원이 달성하기에 가능한 업무량이어야 하므로 적절한 업무량이 요구된다.

③ 업무를 수행하는 데 필요한 작업규범이 설정되어 있어야 업무수행과정에서 혼돈이 줄어들 수 있다.

④ 수행한 과업에 대해 명확한 정의가 내려져 있어야 한다.

⑤ 목표는 구성원 행동의 최종상태를 잘 반영해야 한다.

⑥ 단기간에 이루어지는 목표를 달성하는 것이므로 시간적인 구분과 제한이 명확해야 한다.

⑦ 업무수행에 있어서 비용상의 제한이 있어야 한다.

❷ 목표관리(MBO)의 효과와 한계

(1) 목표관리(MBO)의 효과

① 조직 내의 각 개인이 기관의 전체적인 목표에 기여하도록 해주며, 업무의 양과 질도 개선되고, 직원들의 복지와 사기를 향상시키므로 효율성과 생산성의 향상을 가져온다.

② 조직 내의 각 개인은 상급자와 함께 자신의 업무목표를 세우며 또한 최대한의 직업적 발전과 자기충족을 도모하기 위한 업무상황과 분담의 조정이 이루어지기 때문에 조직성원들의 자존심을 높여주고 자아실현을 촉진시킨다.

③ MBO를 통해 신규구성원들은 그들 자신들에게 기대되는 것이 무엇인지를 명백하게 알 수 있고 그들의 업무성과의 질에 대하여 신빙성 있는 피드백과 계속적인 충고와 지시를 받을 수 있다. 따라서 신규구성원들은 복잡한 조직 내로 쉽게 동화될 수 있다.

④ 전체 조직목표 달성을 위한 세부계획에 대한 조직성원들의 역할과 위치를 명확히 알려주고, 각 개인의 책임과 권한을 분명하게 해주기 때문에 효과적인 조직운영을 꾀할 수 있다.

⑤ 진정한 인사관리란 조직원 개개인의 업적을 정확하게 평가하여 그 결과를 임금, 상여금, 승진에 올바르게 반영하는 것이다. 이때 '목표를 얼마나 달성했는가', '목표달성에 적극적이었는가', '목표달성을 위해 선택한 수단 · 방법은 합리적이었는가', '일정은 적절했는가'를 기준으로 평가하여 그 결과를 반영할 수 있다.

(2) 목표관리(MBO)의 한계

① 조직의 목표를 명확하게 제시한다고 하는 것은 매우 어려운 일이며, 또한 최종목표에 대해서는 동의하는 경우에도 중간목표 사이에는 이해가 상충되고 갈등이 발생하는 것이 보통이다.

② 목표와 성과의 계량적인 측정을 강조함으로써 질보다는 양을 중요시하는 경향이 있다. 그러나 조직에서는 구성원의 발전과 인간관계의 개선과 같은 계량화할 수 없는 업무도 중요시되어야 한다.

③ 단기목표를 강조하는 경향이 있다.

④ 비신축적(inflexibility)일 위험성이 있다. 즉, 목표가 더 이상 의미가 없게 된 경우에도, 관리자들은 일정 기간 동안은 이를 변경하지 않으려고 하는 경향이 있다.

⑤ 인간중심주의적 내지 산출중심주의적 관리방식에 경험이 없는 조직에 목표관리를 도입하려 하면 강한 저항에 부딪치게 된다.

목표관리(MBO)의 장점에 대한 설명으로 가장 옳지 않은 것은?

① 목표설정에 구성원을 참여시킨다.

② 성과에 대한 책임소재를 명확하게 해 준다.

③ 측정 가능한 성과만이 아니라 질적이고 장기적인 업무성과를 강조한다.

④ 구성원이 관리자와 협의하여 업무계획을 설정함으로써 동기부여가 된다.

＊

목표관리(MBO) … 목표에 의한 관리라고도 하며 조직의 상급관리자와 실무관리자가 협력하여 조직의 목표를 설정하고 기대되는 결과의 측면에서 각자의 책임을 규정하여 일정한 기준에 따라 구성원들의 기여도를 측정하고 평가하는 관리과정이다. 장점으로는 목표달성에 대한 구성원들의 몰입과 참여를 증진시켜 토론과 참여, 의사소통을 원활하게 할 수 있다는 것이며 이를 통해 효과적인 자기관리 및 자기통제의 기회를 제공하고 책임소재를 명확하게 한다. 성과평가를 보다 객관적으로 할 수 있으며 모든 단계에서 성과가 향상된다. 단점으로는 측정 가능한 목표를 세우는 것이 어려우며 계량화 할 수 없는 성과는 무시되는 경향이 있다. 최종목표와 중간목표의 갈등 조정에 어려움이 있으며 단기 목표를 지나치게 강조하는 측면이 있다. 또한 부서 간 지나친 경쟁을 유발해 전체 조직성과에 악영향을 미치기도 한다.

답 ③

02 목표관리(MBO)의 과정

❶ 목표관리(MBO)의 실제

(1) 목표의 설정

① 목표의 내용

   ㉠ **업무목표**: 담당업무와 관련된 목표로 한정하되, 취업규칙에 정해진 근무규율은 대상으로 삼지 않는다(지각, 직장무단이탈 등). 하지만 수량화할 수 없는 업무도 상당부분 존재하므로 수량화할 수 없어도 중요하다고 판단되는 사항은 목표로 설정한다.

   ㉡ **업무혁신목표**: 새로운 수단, 방법, 새로운 시스템의 창조 등 업무혁신을 목표의 대상으로 삼는 것이 필요하다.

   ㉢ **능력개발목표**: 조직구성원은 언제나 능력을 개발하려고 노력해야 한다. 그래야만 조직의 생산성과 업적이 향상된다.

   ㉣ **지도육성목표**: 조직원이 업무를 잘할 수 있도록 개개인의 능력과 의욕에 맞게 지도·교육하는 것이다.

② **목표설정기간** … 목표설정기간은 6개월 또는 1년이 가장 적당하다. 목표설정시간이 너무 짧으면 업무의 수단·방법·단계를 고민하거나 준비작업을 하다가 시간을 모두 보내게 되고 목표설정기간이 길면 조직원들이 해이해진다.

③ 목표설정방법

　　㉠ **목표주제의 설정** : 목표주제는 조직원이 병원의 경영계획 · 경영방침 · 간호부의 운영계획 · 운영방침, 담당 업무의 내용 · 성격, 담당업무를 둘러싼 환경, 자신의 능력, 자신의 지위 · 역할, 조직 내 서열, 자격, 근속연수 등을 충분히 감안하여 설정한다.

　　㉡ **달성기준** : 목표주제를 얼마나 달성할 수 있는지, 또 얼마나 달성하고 싶은지 정하는 것이 '달성기준'이다.

　　㉢ **수단과 방법** : 창의적인 연구를 중심으로 하는 것, 비교적 간단한 것, 비용이 적게 드는 것, 조직을 변경할 필요가 없는 것으로 한정한다.

　　㉣ **일정** : 마지막으로 목표주제마다 일정(언제부터 언제까지)을 구체적으로 정한다.

⑤ 목표의 점검과 수정

　　㉠ **목표설정의 이상과 현실** : 목표설정은 다음 사항을 고려해야 한다.

　　　• 관리자가 제시한 간호부의 목표 · 방침, 간호부가 놓인 상황

　　　• 자신이 맡은 업무의 내용, 성격, 범위, 자신의 능력, 지위, 역할

　　㉡ **관리자의 점검 및 수정** : 관리자의 점검항목이 불충분하거나 부적절한 면이 발견되면 본인과 의논하여 수정하도록 한다. 부적절하다고 일방적으로 고쳐서는 안 된다. MBO는 자주성, 주체성을 존중하므로 본인이 납득해 수정하는 것이 올바른 방식이다.

(2) 목표 수행

면담을 통해 목표가 정식으로 결정되었으면 그 목표를 달성하기 위해 최대한 노력한다. 현재 조직환경은 나날이 어려워지고 있으며, 이러한 환경 속에서 조직이 성장 · 발전하려면 조직원 각자가 목표달성에 책임감을 가지고 자신의 역할을 충분히 자각하며 업무와 능력개발에 적극 도전해야 한다.

(3) 경과파악(중간점검)과 관리

① 경과파악방법

　　㉠ 평소의 의사소통, 회의, 모임, 보고, 업무일보, 주보, 월보, 평소의 비공식적 의사소통을 통해 파악한다.

　　㉡ 점검결과에 따라 처음 목표를 높이거나 낮출 필요도 있다.

　　㉢ 처음 목표를 쉽게 수정해서도 안 되지만 그렇다고 절대 고칠 수 없다는 경직된 태도도 좋지 않다.

② 목표달성지원

　　㉠ 조직구성원이 자신의 목표를 달성하지 못하면 결과적으로 간호의 목표도 달성할 수 없다.

　　㉡ 관리자는 효율적인 업무 수행을 위해 실무적이고 구체적인 조언을 해주는 등 지원조치를 강구해야 한다.

(4) 결과 평가

① 평가사항

　　㉠ 목표를 얼마나 달성했는가, 목표를 달성하기 위해 적극적으로 노력했는가?

ⓛ 업무를 계획적으로 추진했는가, 시간을 잘 활용했는가?

ⓒ 목표달성에 책임감을 가지고 있었는가?

ⓔ 자신의 목표를 달성하는 데에만 치중해 동료와 협조하지 않은 적은 없는가?

ⓜ 목표달성의 수단·방법은 적절했는가?

ⓗ 수단·방법을 창의적으로 연구했는가, 타성에 젖지는 않았는가?

ⓢ 업무진척상황을 시의적절하게 상사에게 보고했는가?

② 미달성 원인의 분석 … 관리자는 조직원과 함께 목표를 달성하지 못한 진정한 원인을 파악하고 실패를 교훈으로 다음 목표를 달성하도록 지도한다.

[간호상황에서의 목표관리 과정 적용]

병원의 목표	고객만족도의 향상
간호부의 목표	내부고객만족도의 향상, 외부고객만족도의 향상
간호단위의 목표	호단위별 직원 만족도의 실현, 간호단위별 환자만족도·보호자 만족도의 실현
평가기준	설문지, 보호자 교유자료
목표 추진의 실적	보호자 교육자료 및 브로셔 개발, 만족도 조사용 설문지의 개발

▌기출예제   2020. 6. 13 서울시

목표관리법(MBO)에 의한 간호사의 직무수행평가에 대한 설명으로 가장 옳은 것은?

① 직무를 수행하는 간호사 당사자의 자율성을 강조하는 평가방법이다.

② 조직이 정한 목표에 따라 간호사가 자신의 직무업적과 성과를 통제하고 관리하도록 유도한다.

③ 간호사가 수행한 실적이 아닌 자질에 대한 평가가 이루어진다.

④ 직선적이고 권위적인 간호관리자가 선호하는 평가방법이다.

✱ ‒‒‒‒‒‒‒‒‒‒‒‒‒‒‒‒‒‒‒‒‒‒‒‒‒‒‒‒‒‒‒‒‒‒‒‒‒

목표에 의한 관리(MBO)

㉠ 관리자와 부하구성원들의 자발적인 참여를 통한 합의된 목표이다.

㉡ 기대되는 결과와 각자의 개별목표, 권한, 책임범위를 상·하 협의하여 설정한다.

㉢ 부하구성원 각자의 성과·업적을 측정평가하여 조직 전체 목적의 효과적 달성에 기하려는 것이다.

㉣ 각자의 분담된 업무량, 성과량을 운영지침으로 삼고 목표설정에 참여했던 계선(line)이 직접 직무수행을 한다.

답 ①

❷ 목표관리(MBO)의 주요 활동

(1) 목표설정

① 주요 조직의 목표 및 주요 부서목표를 확인한다.

② 조직구성원을 위한 운영목표를 확인하고 정의한다.

③ 특정한 일에 대해 목표와 방법을 세우고 제안한다.

④ 개인목표와 개인수행에 관한 합동조약을 한다.

⑤ 수행검토를 위한 주기적인 회의일정표를 만든다.

(2) 수행 · 검토

① 부적절한 목표를 제거하고 필요시 일정을 재조정한다.

② 피드백, 새로운 억제책, 새로운 투자를 기초로 한 목표를 적용하고 정돈한다.

③ 관리감시도구를 이용하여 제시된 일정표와 실제 수행을 지속적으로 비교한다.

(3) 결과평가

① 업적과 목표달성도를 관리자와 조직구성원이 함께 평가한다.

② 새로운 계획을 위한 내년도 계획을 위해 조직과 부서의 전체적인 목표를 재설정한다.

최근 기출문제 분석

2023. 6. 10. 제1회 지방직

1 목표관리(MBO)의 장점만을 모두 고르면?

> ㉠ 목표 달성에 대한 구성원의 참여의식을 높인다.
> ㉡ 구성원의 성과 평가를 보다 객관적으로 할 수 있다.
> ㉢ 구성원이 자신의 직무를 효과적으로 관리·통제하도록 기회를 준다.
> ㉣ 환경 변화가 발생했을 때 목표 변경이 신속하고 용이하다.

① ㉠, ㉡   ② ㉢, ㉣

③ ㉠, ㉡, ㉢   ④ ㉡, ㉢, ㉣

TIP ㉠ 조직구성원 스스로가 목표 달성을 통해 조직의 경영계획에 기여할 수 있게 하고 동시에 조직 전체에 활력을 준다.
㉡ 조직목표 달성을 위한 세부계획에 대한 조직구성원들의 책임과 권한을 분명하게 해주기 때문에 성과 평가에 용이하다.
㉢ 구성원 스스로가 목표를 설정하므로 스스로 자신의 직무를 효과적으로 관리, 통제할 기회가 있다.
㉣ 환경 변화로 목표가 더 이상 용이하지 않게 된 경우에도 관리자들은 이를 변경하지 않으려고 하는 비신축적 위험성이 있다.

2022. 2. 26. 제1회 서울특별시

2 목표관리(MBO)의 장점에 대한 설명으로 가장 옳지 않은 것은?

① 목표설정에 구성원을 참여시킨다.

② 성과에 대한 책임소재를 명확하게 해 준다.

③ 측정 가능한 성과만이 아니라 질적이고 장기적인 업무성과를 강조한다.

④ 구성원이 관리자와 협의하여 업무계획을 설정함으로써 동기부여가 된다.

Answer 1.③ 2.③

TIP 목표관리(MBO) … 목표에 의한 관리라고도 하며 조직의 상급관리자와 실무관리자가 협력하여 조직의 목표를 설정하고 기대되는 결과의 측면에서 각자의 책임을 규정하여 일정한 기준에 따라 구성원들의 기여도를 측정하고 평가하는 관리과정이다. 장점으로는 목표달성에 대한 구성원들의 몰입과 참여를 증진시켜 토론과 참여, 의사소통을 원활하게 할 수 있다는 것이며 이를 통해 효과적인 자기관리 및 자기통제의 기회를 제공하고 책임소재를 명확하게 한다. 성과평가를 보다 객관적으로 할 수 있으며 모든 단계에서 성과가 향상된다. 단점으로는 측정 가능한 목표를 세우는 것이 어려우며 계량화 할 수 없는 성과는 무시되는 경향이 있다. 최종목표와 중간목표의 갈등 조정에 어려움이 있으며 단기 목표를 지나치게 강조하는 측면이 있다. 또한 부서 간 지나친 경쟁을 유발해 전체 조직성과에 악영향을 미치기도 한다.

2020. 6. 13. 서울특별시

3 목표관리법(MBO)에 의한 간호사의 직무수행평가에 대한 설명으로 가장 옳은 것은?

① 직무를 수행하는 간호사 당사자의 자율성을 강조하는 평가방법이다.

② 조직이 정한 목표에 따라 간호사가 자신의 직무업적과 성과를 통제하고 관리하도록 유도한다.

③ 간호사가 수행한 실적이 아닌 자질에 대한 평가가 이루어진다.

④ 직선적이고 권위적인 간호관리자가 선호하는 평가방법이다.

TIP 목표에 의한 관리(MBO)
㉠ 관리자와 부하구성원들의 자발적인 참여를 통한 합의된 목표이다.
㉡ 기대되는 결과와 각자의 개별목표, 권한, 책임범위를 상·하 협의하여 설정한다.
㉢ 부하구성원 각자의 성과·업적을 측정평가하여 조직 전체 목적의 효과적 달성에 기하려는 것이다.
㉣ 각자의 분담된 업무량, 성과량을 운영지침으로 삼고 목표설정에 참여했던 계선(line)이 직접 직무수행을 한다.

2019. 6. 15. 지방직

4 목표관리(MBO)에 대한 설명으로 옳지 않은 것은?

① 구체적인 목표와 측정 방법을 계획함으로써 조직성과를 향상시킨다.

② 단기목표에 치중하여 조직의 장기목표에 지장을 초래할 수 있다.

③ 객관적인 직무수행평가와 통제 활동을 용이하게 돕는다.

④ 성과의 질적 측면을 강조함으로써 계량적 목표 측정을 소홀히 한다.

TIP ④ 목표관리의 경우 질적인 목표는 측정이 어려우므로 계략적 목표 측정에만 치우칠 수 있는 단점이 있다.

Answer 3.① 4.④

5 다음 중 목표관리(Management By Objectives, MBO)의 장점에 대한 설명으로 가장 옳지 않은 것은?

① 목표달성에 대한 구성원들의 몰입과 참여의욕을 증진시킨다.

② 구성원들에게 효과적인 자기관리 및 자기통제의 기회를 제공한다.

③ 관리자는 상담, 협상, 의사결정, 문제해결, 경청 등을 포함한 관리자로서의 능력이 향상된다.

④ 장기목표를 강조하여 구성원의 조직비전 공유를 촉진한다.

> **TIP** ④ 목표관리법은 측정이 가능한 단기 목표를 위주로 한다.

6 목표 관리(management by objectives, MBO)에 대한 설명으로 옳지 않은 것은?

① 목표 설정의 과정은 상·하급자 간의 공동 목표 설정으로 이루어진다.

② 목표 관리의 과정은 피드백을 통하여 재계획이 이루어지는 순환 과정이다.

③ 목표 관리는 성과의 양적 측면보다 질적 측면을 중시하므로 계량화된 목표는 무시되는 경향이 있다.

④ 목표 관리의 활용 시 미리 뚜렷한 목표와 수단, 방법을 결정하여 계획적으로 업무를 수행함으로써 조직의 성과가 향상될 수 있다.

> **TIP** 목표관리에 있어서 매우 중요한 것은 구체적이고 측정 가능한 목표(명확한 목표)의 설정이다. 명확한 목표 설정은 구성원들의 책임영역을 분명하게 하고, 역할 갈등과 모호성을 감소시켜 관리자로 하여금 효율적인 관리를 할 수 있도록 한다.

Answer 5.④ 6.③

7 다음의 내용과 관련 깊은 것은?

- Y이론에 입각한 관리 방식
- 자율적 통제
- 조직구성원의 참여 중시
- 공동의 목표 설정 후 성과 측정 및 평가

---

① MBO

② 임파워먼트

③ 경력개발제도

④ 인바스켓 기법

⑤ 자기평정법

> **TIP** 목표중심경영(MBO ; Management By Object) … 조직의 상하 구성원의 참여를 통해 조직 단위와 구성원의 목표
> 를 명확히 설정하고, 그에 따른 생산 활동을 수행한 후, 업적을 측정·평가함으로써 관리의 효율화를 기하는 포괄
> 적 조직관리 체제

출제 예상 문제

1 MBO의 순환과정개선계획에서 수정, 보충에 필요한 환류작용을 효과적으로 제공해주는 단계는?

① 지휘

② 인사

③ 통제

④ 계획

> **TIP** MBO의 순환과정개선계획은 '계획수립 → 조직화 → 지휘 → 통제'의 과정을 거친다.

2 목표에 의한 관리(MBO)의 목적으로 옳은 것은?

> ㉠ 종업원의 판단을 적시에 적절히 행하게 한다.
> ㉡ 간호의 전문화 경향에 따라 간호관리 의사결정의 분산화를 촉진시킨다.
> ㉢ 종업원의 노력을 조직의 목표를 향하여 효율적으로 집중시킨다.
> ㉣ 종업원의 의욕전환을 통하여 능력개발 활동을 최대화한다.

① ㉠㉡㉢

② ㉠㉡㉣

③ ㉠㉢㉣

④ ㉡㉢㉣

> **TIP** MBO의 목적
> ㉠ 조직구성원의 자아실현
> ㉡ 생산성의 향상
> ㉢ 효과적인 조직운영
> ㉣ 효과적인 통제수단 제공

3 목표에 의한 관리(MBO)의 기법을 적용함으로써 조직에 미칠 수 있는 한계점은?

> ㉠ 장기적이고 질적인 목표를 경시하는 경향이 있다.
> ㉡ 측정 가능한 목표설정이 어렵다.
> ㉢ 부서 간의 지나친 경쟁을 초래한다.
> ㉣ 권력성, 강제성을 띤 조직에서는 적용이 어렵다.

① ㉠
② ㉠㉡
③ ㉠㉡㉣
④ ㉠㉡㉢㉣

TIP 상급관리자와 하급관리자의 합의를 통하여 결정된 목표는 수행과정에서 계획대로 달성되는지의 여부를 측정, 그 측정과 평가 등으로 수정활동과 조언이 이루어진다.

4 다음 중 목표에 의한 관리(MBO)에 대한 설명으로 옳지 않은 것은?

① 통제에 의한 관리에서 탈피하려는 것이다.
② 다양한 분야에서 고용인들 관리에 효과적이다.
③ 피터 드러커(Peter Drucker)에 의해 도입된 것이다.
④ 장기목표를 강조하며 목표변경이 신축적이다.

TIP ④ 단기목표를 강조하며 비신축적일 위험성이 있다.

5 목표관리과정에 있어서 상급자와 부하직원 간에 요구되는 가장 중요한 요소는?

① 피드백
② 자율성
③ 상호신뢰
④ 문제점의 인식

TIP 상하급자 간의 효과적인 수행을 위해서는 상호신뢰가 가장 중요하다.

Answer 3.④ 4.④ 5.③

6 다음 중 MBO에서의 목표설정이 갖는 특징으로 옳은 것은?

① 결과지향적 목표설정
② 하급자의 단독 목표설정
③ 과정지향적 목표설정
④ 평가에 따른 불만증가의 가능성 내포

TIP MBO에서의 목표설정 특징
ⓐ 상하급자 간의 공동목표
ⓑ 결과지향적 목표설정

7 목표관리를 위한 직원들의 준비와 관련된 설명으로 옳지 않은 것은?

① 간호관리자는 간호사 스스로가 자신의 개인적 작업목표를 설정하는 것에 대한 철학, 목적, 과정 등을 전체 간호직원들에게 알려야 한다.
② 최고관리자와 부서별 감독자들은 간호부서의 목적, 목표, 행동기준 등을 서면상 정리·준비해야 한다.
③ 간호관리자가 MBO의 실행을 위해 모든 부서의 작업설명서를 최신의 것으로 정리해야 한다.
④ 일선 전문직 간호사들은 부서의 목표를 가장 잘 진행시킬 수 있는 활동이 무엇인지를 규정해야 한다.

TIP ④ 관리자의 일이다.

8 다음 중 목표관리의 단점은 무엇인가?

① 비용절감
② 융통성 결여의 위험
③ 직원들의 사기저하
④ MBO 철학의 단순함

TIP MBO의 단점
ⓐ MBO 철학의 어려움
ⓑ 목표설정자에 대한 지침 제공의 실패
ⓒ 지나친 경제적 성과의 집착 및 부서 간의 경쟁 초래
ⓓ 단기목표의 강조
ⓔ 비용절감의 어려움
ⓕ 융통성 결여의 위험

Answer 6.① 7.④ 8.②

9 다음 중 관리자의 작업목표준비와 관련된 내용이 아닌 것은?

① 각각의 목표달성을 위한 기간을 6 ~ 12개월 정도로 정한다.

② 작업설명서에는 주요 작업특성에 관한 개요를 기록한다.

③ 자신의 작업목표를 작성하기 전에 직원들에 대한 교육이 이루어져야 한다.

④ 개인적 실행목표에 관해 상사와 의논한다.

TIP ③ 직원들을 가르치기 전에 자기 자신의 작업목표 작성을 연습해야 한다.

10 효율적인 조직운영을 위해서 조직구성원들에게 목표에 의한 관리(MBO) 기법 적용이 필요하다. 그 이유는?

> ㉠ 구성원 간의 상호의존적인 '팀워크'를 확보할 수 있다.
>
> ㉡ 추상적, 질적, 가치적, 장기적, 불가시적 경향을 확보할 수 있다.
>
> ㉢ 최종결과를 평가하여 목표와 대비시키는 환류과정을 확보할 수 있다.
>
> ㉣ 자율적 집단 확보를 위해 권위주의 이론 혹은 민주주의 이론을 활용할 수 있다.

① ㉠㉡

② ㉠㉢

③ ㉡㉣

④ ㉢㉣

TIP 목표에 의한 관리(MBO)

㉠ MBO는 상호의존성을 전제로 한 자율적 통합성을 강조한다.

㉡ 목표라는 용어로서 'goal, purpose, aim' 등과 'objective'는 다른 특성을 갖는데, MBO는 후자의 특성인 예상 가능한 결과지향적인 계량적 목표를 중시한다.

㉢ 집단의 업적, 결과를 평가하는 환류를 도모함으로써 바람직한 목표설정과 쇄신적 관리의 계속성을 확보하기 위이다.

Answer 9.③ 10.②

11 일선 간호활동에서 인적·물적자원 활용의 이해 증진에 따라 산출된 간호서비스의 양과 질이 다르므로 간호상황에서 목표에 의한 관리(MBO)과정을 적용한다. 다음 중 어느 과정에서 다루어져야 하는가?

① 예비적 목표의 설정과 제안
② 간호단위의 목표결정
③ 간호목표 수행
④ 성과에 대한 최종적 검토와 평가

> **TIP** 상급 간호관리자는 일선 간호관리자와의 합의를 통하여 목표를 결정하는 데 이때 가능한 인적·물적자원을 고려하여야 한다.

12 다음 중 MBO에 대한 설명으로 옳지 않은 것은?

① 조직구성원들의 자아실현이 가능하다.
② 직원들에게 변화의 방향과 속도조절을 허용한다.
③ 상급관리자와 하급관리자가 분리되어 목표를 설정한다.
④ 신규직원들의 조직 내로 동화가 가능하다.

> **TIP** ③ 조직의 상급관리자와 하급관리자들이 공동으로 목표를 설정한다.

13 조직의 효율화를 위한 관리기법으로 여러 분야에서 활용되고 있는 목표에 의한 관리(MBO)의 개념에 포함되는 내용은?

> ㉠ 조직구성원들의 합의된 목표설정이다.
> ㉡ 각자의 개별목표 · 권한 · 책임범위설정이다.
> ㉢ 정기적으로 각자의 성과 · 업적을 측정평가하는 것이다.
> ㉣ 목표설정에 참여한 막료(staff)가 직접 직무수행을 하는 것이다.

① ㉠㉡

② ㉠㉢

③ ㉠㉡㉢

④ ㉡㉢㉣

TIP 목표에 의한 관리(MBO)
  ㉠ 관리자와 부하구성원들의 자발적인 참여를 통한 합의된 목표이다.
  ㉡ 기대되는 결과와 각자의 개별목표, 권한, 책임범위를 상 · 하 협의하여 설정한다.
  ㉢ 부하구성원 각자의 성과 · 업적을 측정평가하여 조직 전체 목적의 효과적 달성에 기하려는 것이다.
  ㉣ 각자의 분담된 업무량, 성과량을 운영지침으로 삼고 목표설정에 참여했던 계선(line)이 직접 직무수행을 한다.

14 MBO의 한계에 대한 설명 중 옳지 않은 것은?

① 환경변화에 대한 신축성이 용이하다.

② 단기목표를 강조하는 경향이 있다.

③ MBO에 대한 전반적인 이해와 적용이 어렵다.

④ 부서 간의 지나친 경쟁을 초래한다.

TIP MBO의 한계
  ㉠ 목표설정이 어렵다.
  ㉡ 환경변화에 대한 신축성이 결여되기 쉽다.
  ㉢ 조직성원 전체의 참여가 어렵다.
  ㉣ 지나치게 목표달성정도에 집착하기 쉽다.
  ㉤ 상급자의 목표설정시 MBO는 아무런 의미가 없다.

Answer 13.③ 14.①

03 의사결정

01 의사결정

❶ 의사결정의 의의

(1) 의사결정의 개념

① **계속성** : 의사결정은 목표 달성을 위한 수단이며 지속적인 과정이다.

② **동태성** : 의사결정은 미래에 영향을 미치는 동적 과정이다.

③ **변화가능성** : 변화를 위한 핵심 과정이다.

④ **선택적 행위** : 어떤 결정안에 이르는 사고 및 행동과정으로서 두 가지 이상의 문제 해결 대안과정 중에서 의사결정자가 목적을 달성하는 경우에 가장 좋은 대안이라고 생각하는 것을 선택하는 행위이다.

⑤ **보편성** : 조직에서 관리자는 물론 조직구성원 모두가 수행하는 일상적이고 필수적인 활동이다.

(2) 의사결정의 특성

① 조직의 모든 수준과 기능에서 의사결정과 관련되지 않은 분야는 거의 없다.

② 수직적으로는 최고경영층에서부터 일선관리자에 이르기까지, 수평적으로는 모든 부서에서 의사결정을 해야만 한다.

③ 조직의 모든 계층에서 의사결정이 이루어지지만 의사결정의 중요성은 상층부로 올라갈수록 증가한다.

④ 의사결정의 내용과 중요성은 다르지만 모든 조직구성원들은 의사결정을 수행하고 있다. 따라서 의사결정은 관리자의 가장 중요한 임무 중의 하나로서 조직 및 조직구성원의 행동에 모두 영향을 줄 수 있다.

⑤ 의사결정은 기획 · 조직 · 인사 · 조정 · 통제에서도 수행되고 있다.

❷ 의사결정 · 문제해결 · 비판적 사고와 창조적 사고

(1) 의사결정

① 한 가지의 특수한 행동 방향을 선택하는 복잡하고 지적인 과정이다.

② 필요성의 인식으로부터 대안의 선택으로 끝나는 중간 단계의 활동이다.

③ 선택보다는 넓은 개념이지만 문제해결보다는 좁은 개념이다.

(2) 문제해결

① 문제는 기대와 수행 간의 불일치를 뜻하는 말로 중재나 개선이 필요한 상황을 의미한다.

② 불만족스러운 상황을 시정하거나 기회를 활용하기 위해 여러 방안을 탐색하고 실행하는 과정이다.

③ 의사결정만을 포함하는 것이 아니라 결정된 사항의 실행, 점검, 유지도 포함한다.

④ 의사결정과정을 포함하는 것으로 즉각적으로 해결해야 하는 문제 즉, 분석에 중점을 둔다.

(3) 비판적 사고

① 어떤 주제에 대해 적극적으로 분석하고 종합하며 평가하는 능동적인 사고과정으로 평가에 중점을 둔다.

② 장점과 단점을 발견하여 단점에 대한 대안을 제시하는 창조적인 사고방식이다.

③ 의사결정과 문제해결은 둘 다 높은 수준의 인지적 과정인 비판적 사고를 요구하며 이는 훈련으로 향상된다.

④ 어떤 주제에 대해 무조건 부정적인 비판을 하려는 것이 아니라 더 깊이 있고 폭넓게 이해하려는 것이다.

⑤ 간호관리자는 간호사들의 비판적 사고의 능력을 사정하고 자기개발 프로그램, 코칭, 역할 모델링 등을 통해 지식과 기술을 향상시킬 수 있도록 지원해야 한다.

⑥ 긍정적이고 동기를 부영하는 환경의 조성은 비판적 사고를 할 수 있는 태도와 능력을 향상시킨다.

(4) 창조적 사고

① 창조적 사고는 문제의 해결방법이나 대안을 만들어내는 경우에 필수적인 사고방식으로 독창성을 중시한다.

② 창조적인 사고를 가진 사람은 더 유연하고 독립적인 사고방식으로 문제에 대한 새롭고 혁신적인 접근방법을 발견할 수 있다.

❸ 의사결정의 과정

(1) 1단계(문제의 인식)

① 문제인식의 개념
  ㉠ 문제는 자신의 현재 상태와 원하는 상태 사이에 차이가 날 때 발생하는 것이다.
  ㉡ 조직에서의 문제인식은 관리자가 기대했던 결과를 달성하지 못하는 상황에 처했을 때 문제의 증상을 감지하고 더 나아가 문제의 원인을 분석·정리하여 문제를 명확히 정의하는 것이다.
  ㉢ 문제의 인식에서 가장 중요한 것은 조기 인식으로, 개인뿐만 아니라 조직의 입장에서도 매우 중요하다.

② 문제인식 특성
  ㉠ 문제인식의 단계에서 또 한 가지 중요한 것은 의사결정자와 결정관련자들 사이의 '인식의 차이'이다.
  ㉡ 의사결정자의 판단은 지각, 인지, 성격 등에 따라 영향을 받는다. 같은 현상에 대해 문제로 인식하는 사람과 전혀 문제로 인식하지 않는 사람이 있을 수 있기 때문이다.

> 📢 **TIP** 문제의 인식에 영향을 미치는 의사결정자의 특성
> ㉠ 보유하고 있는 정보량
> ㉡ 문제를 분석하고 해결할 수 있는 능력
> ㉢ 문제를 해결하고자 하는 동기부여의 정도

(2) 2단계(대안의 개발 및 선택)

① **개념** ⋯ 의사결정의 핵심이 되는 단계이며 대안을 개발하고 선택하는 단계이다.

② 실행과정
  ㉠ 관련정보를 수집하여 여러 가지 대안을 탐색한다.
  ㉡ 구체적인 판단기준으로 대안을 비교하고 평가하는 단계이다.
  ㉢ 최선의 목적을 달성하기 위해 가장 적합한 최적안을 선택한다.

③ **특성** ⋯ 해결하고자 하는 문제가 의사결정자에게 얼마나 익숙한지, 문제가 얼마나 애매하고 복잡한지 등과 같은 문제 자체의 특성이 영향을 미친다.

(3) 3단계(대안의 평가와 선택)

① **개념** ⋯ 의사결정에 드는 비용, 각 대안의 장단점, 해결책, 실천의 문제를 생각하는 단계이다.

② 특성
  ㉠ 각종 정보를 통해서 의사결정자가 여러 가지 대안들을 개발했다면 각 대안에 대한 평가가 이루어져야 한다.
  ㉡ 평가의 결과에 따라 한 가지 또는 그 이상의 대안을 선택한다.

(4) 4단계(대안의 실행)

① 개념 ⋯ 이전 단계에서 선택된 대안을 실행에 옮기는 단계이다.

② 특성

  ㉠ 실행 담당자들의 실행의지(동기)가 무엇보다도 중요하다.
  ㉡ 의사결정의 변경 가능성, 중요성, 결과에 대한 책임의 정도, 시간과 자금의 제약 등 환경적인 특성이 의사결정의 질을 좌우하는 중요한 요인들이다.
  ㉢ 최선의 결정이라고 하더라도 제대로 실행되지 않으면 쓸모없는 결정이 되므로 선택안의 실행을 저해하는 요인들을 효과적으로 관리하여 기대하는 결과를 얻을 수 있도록 주의를 기울여야 한다.
  ㉣ 대안의 선택이 적절히 이루어지고 선택된 대안의 핵심이 실행 단계에서 충실히 실현되었을 때 효과적인 문제 해결이 가능하다.

(5) 5단계(결과의 평가)

① 개념 ⋯ 문제를 해결하기 위해 실행된 대안이 최선의 목적을 달성했는지를 평가하고 그 평가 결과를 이후의 의사결정과정에 피드백하는 단계이다.

② 특성

  ㉠ 대안을 선택할 당시에 예상했던 기대효과와 실제의 성과를 비교해 봄으로써 성공 여부를 평가할 수 있다.
  ㉡ 차후 대안의 변경이나 조정이 필요한가를 결정하기 위한 자료를 얻을 수 있다.

02 의사결정의 유형과 접근방법

❶ 의사결정의 유형

(1) 문제의 적용 수준에 따른 유형

① 전략적 의사결정

개념	조직 내의 모든 의사결정은 선택은 전략적으로 하며, 조직의 운명을 정하고 나아갈 방향을 설정해 주는 중요한 사안에 대한 결정이다.
특성	• 최근 조직 차원의 의사결정에서 가장 중요시되고 있는 부분이다. • 주로 최고 관리자가 수행하는 조직 전체에 영향을 미치는 정기적인 의사결정으로서 목표 달성을 위해 최대의 능력을 발휘할 수 있도록 자원을 배분한다. • 전략적 의사결정은 대부분 비정형적이고 비구조적이다.

② 관리적 의사결정

개념	주로 조직의 중간관리자가 수행하는 중기 기획, 단기 기획과 관련되는 의사결정이다.
특성	• 주로 중간관리자에 의해 의사결정이 이루어진다. • 최대의 과업능력을 산출하기 위해 자원을 조직화하는 과정에서 조직기구의 관리에 관한 결정과 자원의 조달, 개발에 관한 결정을 한다. • 관리적 의사결정은 조직의 재편성, 인력배치, 권한 및 책임관계의 정립, 비용의 조달과 관련된다.

③ 운영적 의사결정

개념	조직 일선관리층에서 단기적인 전략수행과 성과달성에 필요한 관리행동에 관련되는 의사결정이다.
특성	현행 업무의 수익성을 극대화하기 위한 것이다.

| 기출예제

2022. 4. 30 지방직 8급

문제의 적용수준과 범위에 따른 의사결정 유형 중 전략적 의사결정에 해당하는 것은?

① 병원 간호부 목표 설정
② 연휴 기간의 근무 일정표 작성
③ 간호 사정에 따른 간호진단 작성
④ 경력 간호사와 신규 간호사의 야간 근무 배정

★
전략적 의사결정은 최고관리자가 적용한다. 조직의 나아갈 방향을 설정하고 조직의 목적 달성을 위해 구성원들이 능력을 발휘할 수 있도록 자원을 배분한다.
※ 관리적 의사결정 및 운영적 의사결정

구분	내용
관리적 의사결정	중간 관리자가 주관하여 자원조달, 기구관리 등에 대한 결정을 내린다. 예) 조직 편성, 인력배치, 권한, 비용조달 등
운영적 의사결정	하층관리자가 주도하여 성과달성에 관련된 의사결정이나 단지전략수행을 위한 의사결정을 내린다.

답 ①

---

(2) 문제의 구조화 · 복잡성 정도에 따른 유형

① 정형적(구조적) 의사결정

개념	• 구조화의 정도가 높은 의사결정을 말한다. • 확실한 조건에서의 의사결정으로, 문제가 반복적이어서 기존의 문제해결 절차를 이용하는 의사결정이다.
특성	• 의사결정이 미리 설정된 기준에 따라 일상적이고 효율적으로 처리된다. • 책임의 수준도 낮아서 대개 하위층으로 위임된다.

② 비정형적(비구조적) 의사결정

개념	구조화의 정도가 낮은 의사결정을 말하며 구조화되어 있지 않은 상황에서 결정사항이 비일상적이거나 복잡한 연구개발 조직의 전략기획 부분에서 많이 나타나는 의사결정 유형이다.
특성	• 합리적이고 이성적인 방법에 의존하기 보다는 의사결정자의 창의력, 직관, 판단력에 의존하여 의사결정이 이루어지는 경우가 많다. • 비정형적 의사결정은 다음과 같은 경우에 주로 사용한다. • 문제의 규명이 어려운 경우 • 문제 해결을 위한 절차의 선례가 없는 경우 • 명확한 의사결정 기준이 없는 경우

(3) 결과의 예측 가능성에 따른 유형(구텐버그)

① 확실한 상황의 의사결정

개념	• 확실한 상황에 해당되는 의사결정을 말한다. • 의사결정에 필요한 모든 정보가 완전히 알려져 있는 경우의 의사결정이다.
특성	• 완전한 지식 상황의 안정성, 명확성 등을 가정한 확정적 모형을 수립할 수 있다. • 현실적으로 확실한 상황의 의사결정을 하는 경우는 많지 않다.

② 위험한 상황의 의사결정

개념	• 확실한 상황과 불확실한 상황의 중간 상태에 해당되는 의사결정을 말한다. • 각 대안들에 대한 결과의 예측은 확실하지 않으나 예상한 결과들의 발생 확률은 어느 정도 알 수 있는 경우의 의사결정이다.
특성	• 확실하고 완전한 정보를 가지고 있지는 않다. • 특정한 결과가 발생할 확률은 알고 있다.

③ 불확실한 상황의 의사결정

개념	• 불확실한 상황에 해당되는 의사결정을 말한다. • 대안들의 가능한 결과를 예측할 수 없을 뿐 아니라 이들의 발생 확률도 전혀 알 수 없는 경우의 의사결정이다.
특성	• 완전한 의사결정이란 있을 수 없다. • 의사결정자의 능력, 취향, 위험에 대한 태도 등에 따라 차이가 있다.

② 의사결정의 접근방법

(1) 집권화된 / 분권화된 접근방법

① 집권회된 의사결정 ··· 대부분의 의사결정이 주로 조직의 최고관리자에 의해 이루어지며 조직의 규모가 큰 경우에는 의사결정이 중간관리자나 실무관리자에게 위임되는 경우도 있다.

② 분권화된 의사결정
    ㉠ 대부분의 의사결정이 조직의 하부에서 이루어지도록 하기 위한 접근방법이다.
    ㉡ 의사결정에 대한 책임을 최고관리자가 실무관리자들에게 위임한다.

(2) 개인적 / 집단적 접근방법

① 개인적 의사결정
    ㉠ 개인적 의사결정의 개념 : 개인이 혼자 판단하고 선택하여 문제를 분석하고 대안을 선택하는 의사결정이다.
    ㉡ 개인적 의사결정의 특성
- 신속하고 독창적인 의사결정이 가능하다.
- 정형적으로 완전히 합리적이지 못하기 때문에 풍부한 정보에 따른 의사결정을 할 수 없다.
- 개인적 의사결정의 영향요인에는 인지구조, 창의력, 정보처리능력, 성격, 가치관 문제에 대한 인식, 조직에서의 역할 등이 있다.
- 사안에 따라 의사결정에 필요한 정보를 얻기 위해 타인에게 질문하거나 의견을 묻는 것까지를 개인적 의사결정의 범주에 포함시킬 수 있다.

② 집단적 의사결정
    ㉠ 집단적 의사결정의 개념 : 집단적 상호작용을 거쳐 문제를 인식하고 이를 해결할 수 있는 대안을 선택하는 과정으로 자율적인 조직 기반을 구축하는 핵심적인 활동이다.
    ㉡ 집단적 의사결정의 특성
- 개인적 의사결정보다 집단적 의사결정을 사용하는 비중이 높아지고 있다.
- 조직에서는 가능하면 관리자의 개인적 의사결정을 피하고 집단적 의사결정을 확대하고 있다.
    ㉢ 집단적 의사결정의 효과
- 정확도가 높고 정당성과 합법성이 증가된다.
- 과업의 전문화, 분업, 협업이 가능해진다.
- 의사결정의 질이 향상되고 의사소통의 기능을 수행한다.
- 결정에 대한 조직구성원의 만족과 지지를 쉽게 얻을 수 있다.
- 어려운 문제를 해결할 때 집단 내 구성원이 가지고 있는 모든 자원을 활용할 수 있다.
- 구성원들의 창의성 증진에 영향을 미치고 그 결과 창의적인 집단 형성에 중요한 역할을 한다.

ㄹ 집단적 의사결정의 문제점
- 개인적 의사결정에 비해 시간을 낭비하여 신속한 결정과 행동이 쉽지 않다.
- 집단 내에서 획일성에 대한 압력이 존재하여 구성원에 대한 순응 압력이 가해진다.
- 특정 구성원에게 지배를 받을 가능성이 증가된다.
- 최종 결과에 대한 책임의 소재가 모호해진다.

③ 집단사고
ㄱ 집단사고의 개념
- 집단적 의사결정을 할 때 나타날 수 있는 안 좋은 현상 중의 하나다.
- 응집력이 높은 집단에서 구성원들 간의 합의에 대한 요구가 지나치게 커서 현실적인 다른 대안의 모색을 저해하는 현상을 말한다.
- 집단 구성원들의 잘못된 의견일치를 추구하는 상황을 말한다.
ㄴ 집단사고가 발생하는 상황
- 정보가 부족한 상황
- 토의 절차상의 방법이 없는 상황
- 일방적이고 독재적인 리더십이 있는 상황
- 외부로부터의 고립이나 위협으로 스트레스가 높은 상황
ㄷ 집단사고에 의한 희생 사례
- 미국의 케네디 대통령 때의 쿠바 침공에 대한 결정과정
- 미국의 존슨 대통령 때의 월남 전쟁 확대에 대한 결정과정
ㄹ 집단사고의 문제점
- 집단사고가 발생하면 자신들의 비판적 사고는 접어 둔 채 집단 합의에 부합하는 아이디어를 표명하는 일에 몰두한다.
- 강한 충성심을 발휘하여 만장일치의 분위기를 조성함으로써 비현실적, 비합리적, 획일적, 비윤리적인 의사결정을 할 수 있다.
- 집단사고에 빠지게 되면 새로운 정보나 변화에 민감하게 반응하지 못하고 전문가의 조언이나 자문을 무시한다.
- 문제의 인식이 소극적이 되고 상황에 대한 적응능력은 떨어진다.
ㅁ 집단사고의 위험 징후
- 구성원은 자신의 집단이나 조직은 어떠한 경우에도 무너지거나 패배하지 않는다는 환상을 갖는다.
- 구성원은 자신의 집단에 불리한 정보는 왜곡하거나 중요성을 깎아내려 자신의 집단에 대한 상상적인 우월성을 지키려고 한다.
- 구성원은 자신의 집단은 언제나 옳은 행동을 한다고 하지만 비도덕적이고 비윤리적인 행동을 서슴지 않는다.
- 구성원은 다른 집단에 대해서는 배타적 감정을 갖는다.
- 구성원 자신의 집단을 비판하거나 행동규범을 어기는 사람에게는 동료들이 직접적인 압력을 가한다.
- 구성원 스스로 타인과 다른 의견의 발표를 자제하고 타인들의 의견에 동조하려고 노력한다.
- 구성원은 항상 만장일치와 행동통일을 했다는 환상을 갖는다.

개인의사결정과 비교할 때 집단의사결정의 특징이 아닌 것은?

① 구성원의 수용도가 높다.　　　　　② 시간과 비용이 많이 소요된다.

③ 의사결정의 책임 소재가 명료하다.　④ 최적안보다 타협안을 선택할 수 있다.

✱ ···

집단의사결정에서는 여러 사람이 함께 결정하기 때문에 책임 소재가 분명하지 않아서 개인의사결정에 비해 책임 소재가 명료하지 않다.

※ 집단의사결정의 특징

　㉠ 여러 구성원의 의견과 아이디어를 반영하여 구성원들이 의사결정에 많이 참여하기 때문에 결과에 대한 수용도가 높다.

　㉡ 다양한 배경과 경험을 가진 사람들이 참여하여 풍부한 정보와 다양한 관점을 반영할 수 있다.

　㉢ 여러 사람의 의견을 듣고 합의를 도출하는 과정이 필요하기 때문에 개인의사결정에 비해 시간이 더 많이 걸리고 비용이 더 많이 사용된다.

　㉣ 책임이 분산되기 때문에, 의사결정 결과에 대한 책임 소재가 명확하지 않다.

　㉤ 의견을 조율하는 과정에서 모든 구성원이 완전히 만족하지는 않더라도, 모두가 받아들일 수 있는 타협안을 선택하는 경우가 많다.

　㉥ 아이디어를 발전시키고 조율하는 과정에서 더 나은 결정을 도출할 수 있는 시너지 효과를 얻는다.

　㉦ 모든 구성원이 동의하려고 하다 보니 비판적 사고가 줄어들고 잘못된 결정을 내릴 위험이 있다.

답 ③

03 효과적인 집단적 의사결정의 기법

❶ 브레인스토밍

(1) 개념

여러 명이 하나의 문제를 놓고 아이디어를 무작위로 제시하고 그중에서 최선책을 찾아내는 기법이며 창조적 사고를 촉진시키기 위해 개발한 것으로 문제해결을 위해 자주적인 아이디어의 제안을 대면적으로 하는 집단 토의 기법이다.

(2) 특징

① 자유롭고 융통성 있는 사고의 창의성을 증진시킬 수 있다.

② 문제를 정의하고 새로운 창의적 대안을 탐색하는 경우에 효과적으로 사용할 수 있다.

③ 동기부여, 독선적 사고의 배제, 적극적이고 진취적인 태도나 함양 등의 부수적인 효과를 얻을 수 있다.

④ 대안을 발견하는 경우에는 효과적이지만 대안을 평가하고 선택하는 단계에서는 다른 기법과 병용하는 것이 바람직하다.

(3) 규칙

① 모든 아이디어를 제안할 수 있다. 어떤 아이디어도 평가받거나 비판받지 않는다.

② 제안된 아이디어는 집단이 공유하는 아이디어가 된다. 구성원 모두는 이 아이디어를 공유할 수 있다.

③ 가능한 한 많은 아이디어를 통합하고 발전시켜 나가야 하며, 자유로운 분위기에서 진행되어야 한다.

❷ 명목집단기법

(1) 개념

의사결정이 진행되는 동안에 구성원이 모이기는 하지만 대화를 통한 의사소통을 금지하므로 그 명칭을 명목집단기법이라고 한다.

(2) 특징

① 참석자들로 하여금 서로 대화에 의한 의사소통을 못하도록 함으로써 집단의 각 구성원들이 진실로 마음속에 생각하고 있는 바를 끄집어내려고 한다.

② 의사결정에 참여한 모든 구성원들은 각자 독립적으로 자신의 의사를 제시할 수 있다.

③ 의사결정을 방해하는 타인의 영향력을 줄일 수 있다.

(3) 순서

① 소집단의 구성원들이 테이블에 모여앉아 서로 말을 하지 않는다.

② 각 구성원들이 문제에 대해 생각하고 있는 것을 백지에 적는다.

③ 한 사람씩 돌아가면서 자신의 아이디어를 발표한다.

④ 사회자는 구성원 전원이 한 눈에 볼 수 있도록 제시된 아이디어를 칠판에 적는다.

⑤ 아이디어에 대한 토의는 하지 않는다.

⑥ 결과에 대한 아이디어의 목록이 만들어진다.

⑦ 구성원들은 제시된 아이디어에 대해 우선순위를 묻는 비밀투표를 실시한다.

⑧ 최다 득표한 아이디어가 채택된다.

❸ 델파이기법

(1) 개념

① 조직의 운영자들이 의사결정을 할 때 외부 전문가들의 의견을 모아서 결정안을 만드는 시스템적인 기법이다.

② 지극히 불확실한 미래의 현상을 예측하는 도구로 많이 사용되는 기법이다.

(2) 특징

① 타인의 영향으로부터 구성원들을 격리시킨다.

② 참가자들의 출석을 요구하지 않는다.

③ 의사결정의 참석자들이 서로 얼굴을 볼 수 없도록 떨어져 있는 상태에서 시행한다.

④ 참여하는 사람들은 사안에 대한 전문가들이다(명목집단기법과의 차이점).

⑤ 델파이기법은 복잡하고 시간이 많이 소요된다.

(3) 순서

① 문제를 설정한다.

② 첫 번째 설문지를 시행하고 응답처리를 한다.

③ 응답의 결과를 다른 구성원들에게 알린다.

④ 종합 요약된 타인의 응답을 본 후에 두 번째 설문에 각자의 수정된 응답을 제시하고 정리한다.

❹ 전자회의

(1) 개념

전자회의는 집단적 의사결정에 관한 가장 최근의 접근방법이며 고도의 컴퓨터 기술과 명목집단기법을 혼합시킨 기법이다.

(2) 특성

① 참가자들은 의견을 익명으로 제시한다.

② 단말기를 통해 모든 참가자들의 의견을 신속하게 알 수 있다.

③ 전자회의의 대표적인 장점은 익명, 정직, 신속성이다.

(3) 순서

① 약 50명의 사람들이 컴퓨터를 1대씩 가지고 빈 책상에 둘러앉는다.

② 참가자들에게 문제가 제시된다.

③ 각자 컴퓨터 스크린에 자신의 의견을 제시한다.

④ 투표 내용뿐만 아니라 개인의 의견이 회의실의 대형 스크린에 제시된다.

❺ 주경로기법(CPM)

(1) 개념

보다 확실한 상황에서 사용하는 방법으로 전체 사업 활동 가운데 일정 시간 내에 완성되어야 하는 활동의 배열순서, 주경로가 제 시간에 끝날 수 있도록 효율적으로 관리한다.

(2) 특징

소요시간이 확실할 때 최우선 작업과 전체 프로젝트의 최단 소요시간을 추정하기 위해 사용한다.

❻ 의사결정나무

(1) 개념

의사결정자가 선택할 수 있는 대안과 그에 따른 결과를 나뭇가지 모양으로 나타낸 도표다.

(2) 특징

① 관리자는 특정 문제에 대하여 여러 대안과 결과, 위험, 정보요구도 등을 확인할 수 있다.

② 최소 두 개 이상의 대안으로 시작하여 각 대안별 발생 가능한 사건 및 예상 결과를 제시한다.

┃ 기출예제   **2023. 6. 10 제1회 지방직**

기본급 유형 중 직무급의 임금 결정요인에 해당하는 것은?

① 직무 수행 능력   ② 근속 연수와 학력
③ 직무의 책임성과 난이도   ④ 조직에 대한 구성원의 공헌도

✦

직무급은 직무의 책임성, 난이도에 따라 가치에 맞게 임금을 결정하는 것이다.
① 직무 수행능력에 따라 결정하는 것은 직능급에 대한 설명이다.
② 구성원의 근속 연수 등에 따라 결정하는 것은 연공급에 대한 설명이다.
④ 조직에 대한 구성원의 공헌도 즉 성과에 따라 지급하는 것은 성과급이다.
※ 임금 결정 요인 … 직무급, 직능급, 성과급, 연공급

답 ③

≡ 최근 기출문제 분석 ≡

2025. 6. 21. 제1회 지방직

1 다음 중 집단의사결정에 비해 개인의사결정이 효과적인 경우만을 모두 고르면?

> ㉠ 신속한 의사결정을 해야 하는 경우
> ㉡ 의사결정의 수용성이 중요한 경우
> ㉢ 다양한 지식을 활용해야 하는 경우
> ㉣ 의사결정의 명료한 책임소재가 필요한 경우

① ㉠, ㉢   ② ㉠, ㉣
③ ㉡, ㉢   ④ ㉡, ㉣

> **TIP** ㉠㉣ 개인의사결정은 신속함과 책임소재의 명확성이라는 장점이 있다.
> ㉡㉢ 집단의사결정이 효과적인 경우이다.

2024. 6. 22. 제1회 지방직

2 개인의사결정과 비교할 때 집단의사결정의 특징이 아닌 것은?

① 구성원의 수용도가 높다.   ② 시간과 비용이 많이 소요된다.
③ 의사결정의 책임 소재가 명료하다.   ④ 최적안보다 타협안을 선택할 수 있다.

> **TIP** 집단의사결정에서는 여러 사람이 함께 결정하기 때문에 책임 소재가 분명하지 않아서 개인의사결정에 비해 책임 소재가 명료하지 않다.
> ※ 집단의사결정의 특징
> ㉠ 여러 구성원의 의견과 아이디어를 반영하여 구성원들이 의사결정에 많이 참여하기 때문에 결과에 대한 수용도가 높다.
> ㉡ 다양한 배경과 경험을 가진 사람들이 참여하여 풍부한 정보와 다양한 관점을 반영할 수 있다.
> ㉢ 여러 사람의 의견을 듣고 합의를 도출하는 과정이 필요하기 때문에 개인의사결정에 비해 시간이 더 많이 걸리고 비용이 더 많이 사용된다.
> ㉣ 책임이 분산되기 때문에, 의사결정 결과에 대한 책임 소재가 명확하지 않다.
> ㉤ 의견을 조율하는 과정에서 모든 구성원이 완전히 만족하지는 않더라도, 모두가 받아들일 수 있는 타협안을 선택하는 경우가 많다.
> ㉥ 아이디어를 발전시키고 조율하는 과정에서 더 나은 결정을 도출할 수 있는 시너지 효과를 얻는다.
> ㉦ 모든 구성원이 동의하려고 하다 보니 비판적 사고가 줄어들고 잘못된 결정을 내릴 위험이 있다.

Answer 1.② 2.③

3 〈보기〉에서 설명하는 집단 의사결정 기법으로 가장 옳은 것은?

〈보기〉

이 방법은 전문가들의 의견을 모아서 결정안을 만드는 시스템적인 방법으로, 과정이 복잡하고 시간이 많이 걸리는 단점 이 있으나 집단 구성원들이 만나지 않고 외부 전문가들의 도움을 받아 진행할 수 있다.

---

① 명목집단 기법   ② 브레인스토밍

③ 전자회의   ④ 델파이 기법

> **TIP** 전문가들이 모여서 결정안을 만드는 방법은 델파이 기법이다.
> ① 의사결정이 진행되는 동안에 구성원이 모이기는 하지만 대화를 통한 의사소통을 금지하는 방법이다.
> ② 여러 명이 하나의 문제를 놓고 아이디어를 무작위로 제시하고 그중에서 최선책을 찾아내는 기법이다.
> ③ 가장 최근의 접근 방법으로 고도의 컴퓨터 기술과 명목집단기법을 혼합시킨 기법이다.
> ※ 델파이 기법 … 조직의 운영자들이 의사결정을 할 외부 전문가들의 의견을 모아서 결정안을 만드는 방법이다. 지극히 불확실한 미래의 현상을 예측하는 도구로 많이 사용되는 기법으로 복잡하고 시간이 많이 소요된다는 단점이 있다.

4 조직 내 전략적 - 관리적 - 운영적 의사결정 중 관리적 의사결정에 대한 설명으로 옳은 것은?

① 최고관리자가 수행한다.

② 정형적이고 구조적이다.

③ 조직의 장기 계획을 수립한다.

④ 부서별 자원 조달 방법을 결정한다.

> **TIP** 관리적(전술적) 기획은 전략적 기획을 수행하기 위해 자원을 어디에 배정해야 할 것인지 그 수단과 방법에 중점을 둔 방법이다.
> ① 관리적 기획은 주로 중간 관리자가 수행하며, 최고관리자는 주로 전략적 기획을 수행한다.
> ② 가장 정형적이고 구조적인 계획은 운영기획이다.
> ③ 조직의 장기 계획을 수립하는 것은 전략적 기획이며, 관리적 기획은 주로 1년에서 5년 이하의 중기 기획이다.

Answer 3.④ 4.④

5 〈보기〉에서 설명하는 의사결정도구로 가장 옳은 것은?

> 〈보기〉
>
> 정규 직원 채용에 따른 비용과 원내 기존 직원 배치에 따르는 비용을 비교하여, 증가된 업무처리를 위해 정규 임금을 지불하는 정규 직원을 채용하거나 간호단위의 간호사에게 초과근무 수당을 지급하는 방법 중 한 가지를 선택하는 것이다.

① 의사결정격자
② 주경로기법
③ 명목집단기법
④ 의사결정나무

> **TIP** 의사결정나무 ⋯ 의사결정자가 선택할 수 있는 대안과 결과를 나뭇가지 모양으로 나타낸 양적의사결정도구이다. 단기나 중기 기획, 의사결정에 적절하며 최소 두 개 이상의 대안들로 시작한다. 특정한 문제에 대해 가능한 대안과 결과, 위험 및 정보 요구도 등을 확인할 수 있다.

6 문제의 적용수준과 범위에 따른 의사결정 유형 중 전략적 의사결정에 해당하는 것은?

① 병원 간호부 목표 설정
② 연휴 기간의 근무 일정표 작성
③ 간호 사정에 따른 간호진단 작성
④ 경력 간호사와 신규 간호사의 야간 근무 배정

> **TIP** 전략적 의사결정은 최고관리자가 적용한다. 조직의 나아갈 방향을 설정하고 조직의 목적 달성을 위해 구성원들이 능력을 발휘할 수 있도록 자원을 배분한다.
>
> ※ 관리적 의사결정 및 운영적 의사결정

구분	내용
관리적 의사결정	중간 관리자가 주관하여 자원조달, 기구관리 등에 대한 결정을 내린다. 예 조직 편성, 인력배치, 권한, 비용조달 등
운영적 의사결정	하층관리자가 주도하여 성과달성에 관련된 의사결정이나 단지전략수행을 위한 의사결정을 내린다.

Answer 5.④ 6.①

7 간호단위 관리자가 문제해결을 위해 다음 활동에 이어서 우선적으로 수행해야 할 것은?

> 최근 병동 내 물품 관리가 원활하지 않음을 발견하고, 문제에 대한 정보, 경험, 의문점 등을 수집하였다.

① 문제를 인식한다.

② 문제 해결책이 제대로 수행되었는지 평가한다.

③ 수집된 자료를 분석하여 실제 상황에서 가용성이 높은 해결책을 선택한다.

④ 실제 해결책을 수행하고 활동에 영향을 미치는 긍정적, 부정적 요인을 확인한다.

> **TIP** 2단계 문제의 원인과 결과 분석을 위한 자료 수집 단계로, 문제 인식 다음에 이어 우선적으로 수행되어야 하는 단계이다.
> ① 1단계 문제인식
> ② 7단계 결과 평가 단계
> ④ 6단계 대안 수행 단계
> ※ 문제해결과정
>   ㉠ 1단계 : 문제인식 단계
>   ㉡ 2단계 : 자료 수집 단계
>   ㉢ 3단계 : 대안제시 단계
>   ㉣ 4단계 : 대안평가 단계
>   ㉤ 5단계 : 최선책 선택 단계
>   ㉥ 6단계 : 대안 수행 단계
>   ㉦ 7단계 : 결과 평가 단계

8 환자안전을 위한 표준화된 의사소통 방식 중 SBAR의 단계를 순서대로 바르게 나열한 것은?

① 배경설명 → 사정·평가 → 상황설명 → 추천

② 상황설명 → 배경설명 → 추천 → 사정·평가

③ 사정·평가 → 상황설명 → 배경설명 → 추천

④ 상황설명 → 배경설명 → 사정·평가 → 추천

> **TIP** 상황(situation) → 배경(background) → 평가(assessment) → 요청(recommendation)으로 이루어진다.
> ※ SBAR단계
>   ㉠ S : 본인 밝히기, 환자 정보와 상태 전달
>   ㉡ B : V/S, 투약 등 참고 사항
>   ㉢ A : 본인 의견 및 결론
>   ㉣ R : 오더 및 요청

Answer 7.③ 8.④

9 다음 글에서 설명하는 의사결정 방법은?

> A간호관리자는 병원 감염률을 낮추기 위해 병원 감염 담당자들과의 대면 회의를 소집하였다. 이때, 참석자들은 어떠한 압력도 없이 자신의 아이디어를 자유롭게 제안하고 그 내용에 대해서는 어떠한 평가나 비판도 받지 않도록 하였다. 그 결과, 병원 감염을 효과적으로 감소시킬 수 있는 창의적인 방법들이 다양하게 개발되었다.

① 델파이법
② 전자회의
③ 명목집단법
④ 브레인스토밍

TIP ④ 브레인스토밍: 집단의 리더가 제기한 문제에 대하여 자발적으로 아이디어를 제시하고 유용한 아이디어를 가능한 한 많이 얻어냄으로써 문제의 해결책을 찾으려는 방법으로 문제를 정의하고 새로운 창의적인 대안을 탐색하는 데 효과적으로 사용할 수 있고 동기부여, 독선적 사고의 배제, 적극적이고 진취적인 태도 함양 등의 부수적인 효과를 얻을 수 있다.

10 〈보기〉에서 설명하는 집단의사결정방법으로 가장 옳은 것은?

> ——— 보기 ———
> • 조직구성원들이 대면하여 상호 간의 대화나 토론 없이 각자 서면으로 아이디어를 제출하고 토론 후 표결로 의사결정을 하는 기법이다.
> • 새로운 사실의 발견과 아이디어를 얻고자 할 때, 정보의 종합이 필요할 때, 최종 결정을 내릴 때 효과적이다.

① 브레인스토밍
② 명목집단법
③ 델파이법
④ 기능적 분담법

TIP ① 브레인스토밍(영감법): 집단의 리더가 제기한 문제에 대하여 자발적으로 아이디어를 제시하고 유용한 아이디어를 가능한 한 많이 얻어냄으로써 문제의 해결책을 찾으려는 방법으로 문제를 정의하고 새로운 창의적인 대안을 탐색하는 데 효과적으로 사용할 수 있고 동기부여, 독선적 사고의 배제, 적극적이고 진취적인 태도 함양 등의 부수적인 효과를 얻을 수 있다.
③ 델파이법: 사안에 대한 전문가들이 설문지를 통해서 각자의 전문적인 의견을 제시하고 다른 사람들이 제시한 의견을 반영하여 설문지를 수정한 후 이를 이용하여 다시 의견을 제시하는 일련의 절차를 반복하면서 최종 결정을 내리는 방법으로 지극히 불확실한 미래 현상을 예측할 때 효과적으로 사용할 수 있다.
④ 기능적 분담법: 간호인력별로 특정 업무를 배정하여 그 업무만을 기능적으로 수행하도록 하는 방법이다.

Answer 9.④ 10.②

11 〈보기〉와 같은 상황에서 주로 나타나는 의사소통 네트워크의 특성으로 가장 옳은 것은?

―――――――――――――― 보기 ――――――――――――――

병원 감염을 예방하고 환자안전을 위하여 창의적인 방안을 모색하기로 하고, 병원 내 모든 부서의 모든 구성원이 자유롭게 의견을 교환하고 아이디어를 제시하도록 하였다.

① 권한의 집중도가 높다.
② 구성원의 만족도가 높다.
③ 정보전달이 특정 리더에 집중되는 경향이 있다.
④ 구성원간의 상향적, 하향적 의사소통만 가능하다.

> **TIP** 브레인스토밍(영감법):집단의 리더가 제기한 문제에 대하여 자발적으로 아이디어를 제시하고 유용한 아이디어를 가능한 한 많이 얻어냄으로써 문제의 해결책을 찾으려는 방법으로 문제를 정의하고 새로운 창의적인 대안을 탐색하는 데 효과적으로 사용할 수 있고 동기부여, 독선적 사고의 배제, 적극적이고 진취적인 태도 함양 등의 부수적인 효과를 얻을 수 있다.

12 조직 내 의사결정 방법에 대한 설명으로 가장 옳은 것은?

① 구조화된 문제의 경우 비정형적인 의사결정 방법이 유리하다.
② 의사결정의 비용 측면에서는 집단의사결정 방법이 유리하다.
③ 수용성의 측면에서는 개인의사결정 방법이 유리하다.
④ 문제해결 없이 의사결정이 이루어질 수 있다.

> **TIP** ① 구조화된 문제의 경우 정형적인 의사결정 방법이 유리하다.
> ② 집단의사결정 방법은 개인의사결정 방법보다 시간과 비용이 많이 드는 단점이 있다.
> ③ 수용성의 측면에서는 개인의사결정 방법보다 집단의사결정 방법이 유리하다.

Answer 11.② 12.④

2019. 6. 15. 지방직

13 개인 의사결정에 비해 집단 의사결정이 가진 장점만을 모두 고르면?

㉠ 결정의 질	㉡ 수용성
㉢ 신속성	㉣ 비용

① ㉠, ㉡   ② ㉢, ㉣

③ ㉠, ㉡, ㉣   ④ ㉡, ㉢, ㉣

> **TIP** 집단 의사결정은 개인 의사결정보다 시간 및 비용이 많이 든다는 단점이 있지만, 의사결정의 질이 높고 수용적 측면에서 개인 의사결정에 비해 용이하다.

2019. 6. 15. 서울특별시

14 최고관리자가 기획을 수립할 때 사용하는 의사결정 유형으로 가장 옳은 것은?

① 정형적 의사결정, 위험상황의 의사결정, 운영적 의사결정

② 비정형적 의사결정, 위험상황의 의사결정, 전술적 의사결정

③ 정형적 의사결정, 불확실한 상황의 의사결정, 전술적 의사결정

④ 비정형적 의사결정, 불확실한 상황의 의사결정, 전략적 의사결정

> **TIP** 최고관리자는 의사결정 과정이 프로그램화되어 있지 않은 비정형적 의사결정을 한다. 기획 수립 시에는 불확실한 상황에서 의사결정이 진행되므로 전략적인 의사결정이 요구된다.

2017. 6. 17. 제1회 지방직

15 의사결정 방법 중에서 명목집단기법에 대한 설명으로 옳은 것은?

① 대화나 토론없이 서면으로 의견을 제출한 후 조정된 의견에 대해 토론 후 표결하였다.

② 설문지로 전문가의 의견을 제시 후 수정된 설문지에 다시 의견을 제시하였다.

③ 문제에 대한 자신의 의견을 컴퓨터를 이용하여 제시하였다.

④ 집단의 리더가 제기한 문제에 대해 유용한 아이디어를 가능한 한 많이 제시하였다.

> **TIP** 명목집단기법 … 7~10명의 구조화 된 집단모임으로 테이블에 둘러앉기는 하지만 서로 말하지 않고 종이에 아이디어를 기록하여 제출한 후에 각자가 아이디어를 발표함으로써 아이디어의 공유를 시작하고 토론 후 투표를 통해 우선순위를 결정한다.

Answer　13.①　14.④　15.①

출제 예상 문제

1 OO병원 간호부는 최근 환자를 대상으로 만족도 조사를 한 결과 환자들이 간호서비스에 대하여 만족도가 낮은 것으로 나타났다. 따라서 간호부는 간호의 질 향상과 환자 만족도의 증진을 올해 간호부의 기본목적으로 결정하였다. 병원 간호부는 다음에 열거한 어느 유형의 의사결정을 한 것인가?

① 전략적 의사결정
② 관리적 의사결정
③ 운영적 의사결정
④ 사실적 의사결정

TIP 의사결정의 유형

㉠ 문제의 적용 수준에 따른 유형
• 전략적 의사결정 : 장기계획을 수립하기 위해 조직의 최고 의사결정자가 수행하는 의사결정을 말한다. 대부분 비정형적이고 비구조적인 의사결정이 이에 속한다.
• 관리적 의사결정 : 조직의 중간관리자층에서 수행하는 중기계획 혹은 전술적 기획과 관련된 의사결정을 말한다.
• 운영적 의사결정 : 조직의 하위관리자층에서 수행하는 단기적이고 일시적이며 반복적인 의사결정을 말한다.
㉡ 문제의 구조화 정도에 따른 유형
• 정형적 의사결정 : 일상적이고 반복적이며 잘 구조화되어 있는 문제에 대하여 해결안을 찾는 일정한 절차와 방법이 사전에 결정되어 있어서 프로그램화가 가능한 의사결정을 말한다.
• 비정형적 의사결정 : 비반복적이고 항상 새로우며 구조화가 잘 되어 있지 않은 문제에 대하여 해결안을 찾는 일정한 절차와 방법이 없어서 프로그램화가 어려우며 의사결정자의 경험, 직관, 창의력, 판단 등과 같은 질적인 방법에 의존하는 의사결정을 말한다.

2 집단적 의사결정을 할 때 고려될 요소들로 옳게 짝지어진 것은?

| ㉠ 신속성 | ㉡ 정확성 |
| ㉢ 비용 | ㉣ 창의성 |

① ㉠, ㉡
② ㉡
③ ㉡, ㉣
④ ㉠, ㉡, ㉢, ㉣

TIP 의사결정의 선택기준
㉠ 개인의사결정 : 신속성, 창의성, 비용
㉡ 집단의사결정 : 질, 수용성, 정확성

Answer 1.① 2.②

3 기획전제를 위한 미래예측기법 중 예측하려는 현상과 관련되는 전문지식을 가진 전문가의 의견을 수렴하기 위해 자문을 의뢰하는 방법은?

① 명목집단법　　　　　　　　　　② 브레인 스토밍
③ 델파이기법　　　　　　　　　　④ 의사결정 트리

> **TIP** 델파이(Delphi)기법 … 사안에 대한 전문가들이 설문지를 통해서 각자의 전문적인 의견을 제시하고 다른 사람들이 제시한 의견을 반영하여 설문지를 수정한 후 이를 이용하여 다시 의견을 제시하는 일련의 절차를 반복하면서 최종 결정을 내리는 방법으로, 지극히 불확실한 미래 현상을 예측할 때 효과적이다.

4 다음 중 창의적인 집단의사결정방법은?

① 명목집단법　　　　　　　　　　② 델파이기법
③ 브레인스토밍　　　　　　　　　④ 전자회의

> **TIP** 브레인스토밍(영감법) … 리더가 제기한 문제에 대해 자발적으로 아이디어를 제시해 유용한 아이디어를 얻어내는 방법이다. 새로운 창의적 대안을 얻는 데 효과적이다.

5 다음 중 집단의사결정에 대한 내용으로 옳은 것은?

① 모든 사람의 의사를 모두 반영할 수 있다.
② 의사결정이 한 사람에 의해 지배될 가능성이 없다.
③ 신속한 결정과 시행이 이루어지게 한다.
④ 문제해결에 대한 다양한 접근이 가능하다.

> **TIP** ① 모든 사람의 의사를 모두 반영하기 어렵다.
> ② 의사결정이 한 사람에 의해 지배될 가능성이 있다.
> ③ 개인의사결정에 비해 시간이 오래 걸린다.

6 다음 중 의사결정을 방해하는 요인이 아닌 것은?

① 불분명한 목표　　　　　　　　　② 잘못된 논리
③ 자신에 대한 인식결여　　　　　　④ 민감성

> **TIP** ④ 민감성은 의사결정을 방해하는 요인이 아니고 의사결정을 성공적으로 이끄는 자질요인이다.

Answer 3.③ 4.③ 5.④ 6.④

7 창조적 사고의 단계 중 평소에 메모하는 습관을 기르고 통찰력을 발휘하며 대안을 발견하는 단계는?

① 준비   ② 숙고

③ 욕구   ④ 조명

> **TIP** ① 창조적 아이디어가 실제로 나타나는 시기이다.
> ② 상황을 분석하며 생각하는 시기이다.
> ③ 창조적 사고에 대한 욕구를 느끼는 단계이다.

8 개인의사결정에 영향을 미치는 요인으로 연결된 것은?

㉠ 가치관	㉡ 정보처리능력
㉢ 인지구조	㉣ 성격

① ㉠㉡   ② ㉡㉢

③ ㉡㉢㉣   ④ ㉠㉡㉢㉣

> **TIP** 의사결정에 영향을 미치는 요인은 인지구조, 가치관, 성격, 역할, 창의력, 정보처리능력 등이다.

9 다음은 의사결정과정과 문제해결과정에 대한 설명이다. 옳은 것은?

① 의사결정과 문제해결과정은 본질적으로 다른 것이다.

② 전통적인 문제해결과정은 목표의 수립에 초점을 맞춘다.

③ 문제해결과정은 문제를 인식하는 과정에 초점을 맞춘다.

④ 의사결정은 설정한 목표달성을 위한 최적의 대안을 선택하는 과정이다.

> **TIP** ① 의사결정은 문제해결과정이다.
> ② 전통적인 문제해결과정은 목표수립과정을 생략하는 단점이 있다.
> ③ 문제해결과정은 문제의 해결을 위한 대안을 선택하는 활동이다.

Answer   7.④ 8.④ 9.④

10 다음 중 집단의사결정에 대한 내용으로 가장 옳은 것은?

① 모든 사람의 의사를 모두 반영할 수 있다.

② 문제해결에 대한 다양한 접근이 가능하다.

③ 신속한 결정과 시행이 이루어진다.

④ 의사결정이 한 사람에 의해 지배될 가능성은 전혀 없다.

TIP 집단의사결정(group decision making) … 집단 내의 구성원들 간의 의견, 아이디어 및 지식의 교환과 같은 집단적 상호작용을 거쳐 문제를 인식하고 이를 해결할 수 있는 대안을 선택하는 과정이다.

11 다음에서 집단의사결정의 단점을 모두 고르면?

> ㉠ 상관을 만족시키는 방향으로 결정될 수 있다.
> ㉡ 우세한 사람에 의해 참여가 억제되어 최선이 아닌 결정을 할 수 있다.
> ㉢ 결정에 대한 책임소재가 불분명해질 수 있다.
> ㉣ 시간과 비용이 많이 든다.

① ㉠㉡㉢

② ㉠㉡㉣

③ ㉡㉢㉣

④ ㉠㉡㉢㉣

TIP ㉠㉡㉢㉣ 외에도 의견불일치로 인한 집단 내부갈등이 발생할 수 있다는 단점이 있다.

12 집단사고를 예방하고 창의적인 대안을 탐색하는 데 효과적인 의사결정기법으로, 리더가 제기한 문제에 대해 구성원이 자발적으로 자유롭게 아이디어를 제시하도록 하여 가능한 한 많은 양의 아이디어 제시에 역점을 두는 것은?

① 브레인스토밍

② 명목집단법

③ 델파이법

④ 집단 노트기법

TIP 집단사고에 빠지게 되면 새로운 정보나 변화에 민감하게 반응하지 못하고 전문가의 조언이나 자문을 무시하며 문제인식이 소극적이고 상황에 대한 적응능력이 떨어지게 된다. 이러한 집단사고를 극복하기 위한 방안으로는 자유로운 토론 분위기를 만들거나 독재적인 리더로 인해 집단사고가 발생되는 경우에는 리더가 없는 집단토론방식을 채택할 수 있다.

Answer 10.② 11.④ 12.①

13 다음 중 합리적 의사결정 모형의 조건으로 옳은 것은?

> ㉠ 의사결정자는 항상 경제적 이익이나 효용가치를 극대화할 수 있는 대안을 선택한다.
> ㉡ 의사결정에 필요한 모든 정보가 존재할 뿐 아니라, 의사결정자가 이들 정보를 모두 수집할 수 있다.
> ㉢ 의사결정자는 의사결정에서 고려할 수 있는 모든 대안들을 인식하고 있다.
> ㉣ 인식결정자는 선택한 대안의 실행결과에 대해 미리 완전하게 알 수 있다.

① ㉠㉡㉢
② ㉡㉢㉣
③ ㉠㉢㉣
④ ㉠㉡㉢㉣

TIP 합리적 의사결정 모형
　　㉠ 의사결정자는 항상 경제적 이익이나 효용가치를 극대화할 수 있는 대안을 선택한다.
　　㉡ 의사결정에 필요한 모든 정보가 존재할 뿐 아니라, 의사결정자가 이들 정보를 모두 수집할 수 있다.
　　㉢ 의사결정자는 의사결정에서 고려할 수 있는 모든 대안들을 인식하고 있다.
　　㉣ 인식결정자는 선택한 대안의 실행결과에 대해 미리 완전하게 알 수 있다.

14 집단적 의사결정의 장점이 아닌 것은?

① 풍부한 지식과 정보에 근거한 의사결정
② 결정의 시행이 용이
③ 시간과 노력이 적게 소요됨
④ 구성원 개인의 만족

TIP ③ 집단적 의사결정은 개인의사결정에 비해 시간과 노력이 많이 소요된다.

Answer 13.④ 14.③

04 재무관리와 시간관리

01 재무관리

❶ 일반재무관리

(1) 재무관리의 의의

① 개념
  ㉠ 재무관리란 조직의 관점에서 자금의 조달과 운용을 효율적으로 수행하기 위한 이론과 기법의 체계이다.
  ㉡ 조직운영에 필요로 하는 자금을 합리적으로 조달하고 그 조달된 자금을 효율적으로 운영하여 기업가치를 극대화하기 위한 의사결정을 수행하는 관리활동이다.
  ㉢ 병원재무관리에는 환자의 진료실적 분석을 포함한 경영분석, 예산통제, 자산투자의 분석과 평가에 관련된 사항이 중요하다.

② 재무관리의 목표
  ㉠ 이윤의 극대화 : 이윤이란 총수익에서 총비용을 뺀 값으로, 기업이 존속하고 성장하기 위해서는 이윤을 추구해야 한다. 이윤이 존재하게 되면 조직은 새로운 시설과 생산, 서비스에 연구 · 투자하면서 확장되게 된다. 반대로 이윤이 없으면 상대적으로 조직이 퇴보하면서 장기적으로 생존이 어려워진다.
  ㉡ 조직가치의 극대화 : 재무결정은 경영성과를 통하여 주로 주식의 가치에 영향을 미친다. 기업가치의 극대화란 주당 주식가격을 상승시켜 주주의 부를 극대화하는 것을 의미한다.
  ㉢ 사회적 책임 : 조직이 이윤을 어떻게 추구하며, 이 이윤을 어떻게 배분하는가의 문제이다. 우선 기업은 이해관계자들의 이해에 맞게 행동해야 하고, 더 나아가서는 사회의 가난한 사람들이나 집단에게 자발적인 자선을 베풀어야 한다는 것이다. 기업의 사회적 책임은 그 이익과 비용을 명확하게 계산하기 어려우므로 경영자의 윤리관이나 가치관 문제와 연결된다.

③ **재무관리의 기능** … 현대 재무관리의 기능은 투자결정과 자본조달결정의 두 가지로 설명할 수 있다. 투자결정기능과 자금조달결정의 기능 모두가 기업목표로서 조직가치를 극대화하기 위한 것이다. 따라서 재무관리자는 조직가치를 극대화할 수 있는 최선의 자본구성을 선택하여야 한다.

투자결정의 기능	자본조달 결정의 기능
• 재무상태표의 차변에 나타나 있는 항목과 관련된 기능	• 재무상태표 대변에 나타나 있는 항목과 관련된 기능
• 기업이 필요한 자산을 어떻게 구성할 것인가를 결정하는 기능	• 투자에 소요되는 자본을 어떻게 조달할 것인가를 결정하는 기능
• 조달된 자본을 효율적으로 배분하는 자본 운용을 의미함	• 자본조달의 결정을 통해 자본의 규모와 자본의 구조가 결정됨
• 투자 결정을 통해 자산의 규모와 구성상태가 결정됨	
• 투자결정의 목표는 기업자산의 최적 배합을 하는 것	• 자본조달 결정의 목표는 기업자산의 최적 배합을 하는 것

(2) 재무제표의 이해

① **재무상태표**(balance sheet)

㉠ 일정 시점에서 그 기업의 재무상태를 표시하는 표이다. 자산항목은 표의 왼쪽에 기록되고, 부채 및 자본항목은 표의 오른쪽에 기록된다.

㉡ 재무상태표를 보고 기업활동의 결과 그 기업이 어떤 자산을 소유하고 있는지 그에 소요되는 자금이 어떻게 조달되었는가를 알 수 있다. 이때에 자산총계와 부채 및 자본총계의 합계는 일치하여야 한다.

② **손익계산서**(income statement)
　　㉠ 손익계산서는 일정 기간 동안 기업의 경영성과를 나타내는 보고서로서 당해 기간에 발생한 모든 수익과 이에 대응되는 비용을 나타내는 재무보고서이다.
　　㉡ 외부인으로 하여금 기업의 수익성을 판단하는 데 유용한 정보를 제공해 준다.

③ **현금흐름표**(statement of cash flow) … 일정 기간 동안에 현금이 어떻게 조달되고 사용되었는가를 보여주는 기본적 재무제표의 하나이다. 일반적으로 재무상태표나 손익계산서보다는 현금흐름에서 얻은 정보가 더 신뢰성이 높아 기업의 이익을 평가하는 데 유용하게 이용될 수 있다.

❷ 간호조직에서의 재무관리

(1) 병원의 재무관리

① 개인과 조직의 부의 형성에 막대한 영향을 미치기 때문에 철저한 관리가 요구된다.

② 환자를 진료하고 입원치료 및 수술치료의 과정을 통해 수입을 얻고 병원의 각종 검사기구 및 장비의 매입, 임대, 직원들의 임금, 관리비, 세금 등 각종 비용을 지불한 후 이익을 얻는다.

③ 병원의 재무관리에는 환자의 진료실적 분석을 포함한 경영 분석, 예산 통제, 자산투자의 분석 및 평가와 관련된 사항이 매우 중요하다.

(2) 간호관리자의 재무관리

① 간호관리자의 1차적 책임은 임상적 간호에 있지만 그 역할의 범위가 넓어지는 추세이다.

② 간호관리자는 간호사들이 환자에게 양질의 간호를 제공하기 위해 얼마만큼의 자원이 필요한지 정확히 예측해야 하며, 예측한 자원을 가지고 얼마나 효율적으로 간호를 제공했는지를 평가해야 한다.

④ 간호관리자는 예산을 세우고 각각의 비용을 규명해야 한다.

(3) 재무관리 측면에서의 간호사의 역할

① 간호사는 자신이 속해 있는 의료조직의 재무구조나 시스템을 이해해야 한다.

② 간호조직의 역할 및 간호단위의 역할을 파악해야 한다.

③ 의료기관 전체의 비용 효율적 측면에서 접근해야 한다.

④ 간호조직을 위해 보다 합리적인 측면에서 접근해야 한다.

❸ 병원과 재무관리

(1) 회계

① 회계의 구분
  ㉠ 관리회계
    • 관리자가 조직을 관리하는 데 유용한 재무관련정보를 산출해 내는 것을 의미한다.
    • 간호와 관련된 재무관리 이슈는 거의 관리회계와 관련된 내용이다.
    • 병원의 내부경영자에게 유용한 정보를 제공한다.
    • 미래지향적이며 일정한 회계기준이 없다.
  ㉡ 재무회계
    • 조직의 운영적 · 재정적 상태에 관한 정보를 제공한다.
    • 기관에 자본을 투자하거나 돈을 빌려준 외부 사람들에게 정보를 제공하는 데 목적이 있다.
    • 과거지향적이며 일정한 회계기준에 따라 작성된다.

② 회계정보의 속성
  ㉠ 목적적합성 : 의도하는 목적에 유용될 수 있도록 적합성을 가져야 한다.
  ㉡ 검증가능성 : 객관적으로 검증 가능한 것이어야 한다.
  ㉢ 이해가능성 : 정보가 수량화되고, 단순하고 명백하며 쉬운 용어를 사용해야 한다.
  ㉣ 충분성 : 회계정보는 경제적 의사결정을 하는 데 질적 · 양적으로 충분한 것이 되도록 필요한 보조적 정보가 공개되어야 한다.
  ㉤ 실용성 : 회계정보는 실용성이 있어야 한다. 실용성은 경제성과 적시성이 포함된다. 경제성은 그 정보를 제공하는 데 드는 비용보다 높은 가치를 창출하는 것이며, 적시성은 그 정보가 유용하게 사용되기 위해서 정보가 적시에 제공되는 것을 말한다.

③ 부기
  ㉠ 종류
    • 단식부기 : 일정한 원칙이 없이 주로 편리하게 상식적으로 금전과 화폐의 증감을 기록하는 간단한 부기법이다.
    • 복식부기 : 기관의 모든 경제활동을 재산과 자본의 양측면에서 분석할 수 있도록 자산과 부채는 모두 자산이라는 관점에서 기록한다.

ⓛ 부채(liability) : 개인 또는 기관이 외부의 개인이나 조직에 대해 이행해야 할 재정적 채무를 말한다.
ⓒ 재무상태표(balance sheet) : 재무상태표의 등식(자산 = 부채 + 자본)에 따라 이루어진다.

차변		대변	
항목	금액	항목	금액
현금	14,800,000	차입금(은행융자)자본금	9,800,000 5,000,000
자산총액	14,800,000	부채 및 자본총액	14,800,000

④ 관리성과의 측정
ⓞ 이익과 손실 : 이익은 자본을 증가시키는 요인이며, 손실은 자본을 감소시키는 최종결과이다. 이익과 손실의 계산, 즉 손익계산은 재산법과 손익법이 있다.

> 순이익 = 총수익 − 총비용 / 순손실 = 총비용 − 총수익

ⓛ 수익과 비용

> 수익총계 = 총비용 + 당기순이익 / 비용총계 = 총수익 + 당기순손실

(2) 예산

① 개념
ⓞ 일반적 개념 : 조직의 운영관리도구로서 일정 기간 중(회계연도)에 목표하는 활동을 위해 필요한 수입과 지출을 총체적으로 계획한 업무계획서이다.
ⓛ 병원예산 : 재무성과를 병원의 목표, 정책, 계획에 따라 평가하는 도구이며 병원의 운영활동을 재무성과에 기초를 두고 금액으로 계획한 것에 맞추어 조직하고 대화하고 통제하는 수단을 제공한다.
ⓒ 간호조직의 예산 : 간호부가 설정한 목표달성을 위해 다음 회계연도에 해야 할 사업과 활동을 하기 위해 동원되는 모든 자원과 그 결과에 대해 숫자적으로 표시한 계획을 의미한다. 실질적으로 간호사업계획의 기준이 되고 간호계획을 실현하는 지침이 된다.

② 예산의 기능
ⓞ 기획 기능
• 관리자로 하여금 미리 생각하고 계획할 수 있도록 한다.
• 관리자에게 목표 의식을 갖게 하며 미래를 예측하도록 한다.
• 목표를 가장 효율적으로 달성할 수 있는 비용, 즉 효과적인 방법을 찾도록 한다.
• 조직구성원들의 활발한 참여를 통해 이루어지기 때문에 관리자와 실무자 간 적극적인 의사소통 및 조정이 이루어지도록 한다.

ⓛ 통제 기능
- 계획대로 따르도록 안내서의 역할을 한다.
- 다양한 동기부여 프로그램을 통해 조직구성원들이 예산대로 성취할 수 있도록 인센티브를 제공한다.
- 결산과정을 통하여 관리자들은 예산의 성공적인 수행여부와 이유를 평가받는다.
- 필요한 경우 피드백(교정활동)을 수행한다.

③ 예산의 선행조건
ⓐ 예산을 대중이 필요로 하고 제공하고자 하는 서비스에 타당한 목표를 기초로 하여야 한다.
ⓑ 바람직한 예산이 되기 위해서는 목표에 기초를 두고 있고 간단하고 기준이 명확하며 융통성이 있고 균형이 있어야 한다.
ⓒ 권한과 책임의 한계가 명백한 조직구조가 필요하다.
ⓓ 신빙성 있는 통계자료를 제공하는 체계가 마련되어야 한다. 통계자료는 금전적 통계와 비금전적인 통계 모두를 포함하는 것으로 예를 들면 입원일수, 평균재원일수, 병상점유율 같은 통계자료가 필요하다.
ⓔ 예산이 부서수준에서 이루어질 수 있는 자율권이 부여되어야 한다.
ⓕ 모든 관리자들은 예산과정에 참여하고 예산개발을 위해 노력해야 하며 예산에 대한 충분한 지식을 가져야 한다.
ⓖ 예산개발에 참여할 직원들은 병원의 재정목표와 집행에 대하여 이해하고 있어야 한다.

④ 예산의 종류
ⓐ 프로그램예산(program budget)
- 외래수술 프로그램이나 가정간호 프로그램과 같은 총체적인 프로그램을 위해 비용이 계산되는 예산이다.
- 프로그램예산은 영기준예산을 바탕으로 형성되는 것으로 원가를 의식하는 간호관리자의 요구에 잘 부합된다.
- 원가는 프로그램에 의해 분류되어야 하며, 여러 해의 계획을 할 수 있을 만큼 정확해야 한다.
- 프로그램예산의 바탕이 되는 원칙은 재정정보의 분류가 관리의사결정의 지침이 된다는 사실이다.
- 전통적인 개방식예산은 1년을 단위로 계획된 것인 반면, 프로그램예산은 2 ~ 5년에 걸쳐 보다 오랜 시간틀을 가지고 있다(multiyear방식).
- 장점
  - 관리자로 하여금 소비한계를 알게 해준다.
  - 관리자가 특정서비스의 확장, 감축으로 인한 재정적 결과를 명확히 알 수 있다.
- 단점
  - 중앙집권적 의사결정을 유도한다. 건강전문가들의 재정적 채무에 대한 책임을 회피한다.
  - 건강전문가들의 임상프로그램에 대한 설명능력이 부족하고, 재무용어로 측정될 수 있는 건강관리 산출규정이 어렵다.
ⓑ 영기준예산(zero-base budget)
- 예산을 편성·결정함에 있어서 전 회계연도의 예산에 구애됨이 없이 조직체의 모든 사업과 활동에 대해 영기준을 적용해서 각각의 효율성과 효과성 및 중요성을 체계적으로 분석하고 그에 따라 우선순위가 높은 사업활동을 선택하여 실행예산을 결정하는 예산제도이다.

- 관리자가 이전의 것이든 새로운 것이든 모든 프로그램 비용을 연간 예산준비에서 정당하게 설명할 것을 요구하는 것이다.
- 장점
- 대안적인 방법들에 대한 상세한 원가분석과 산출을 통해 관리자로 하여금 재무능력을 발전시키고 자원보존에 대한 개인적인 책임을 받아들이도록 고무한다.
- 노력의 이중성, 다른 부서와의 협동부족 등을 알 수 있고 정규기관과의 계약조건에 의해 부과되는 비용의 증가를 확인할 수 있다.
- 지출비용의 감축이 필요할 때 재빨리 보다 낮은 단계로 이동할 수 있다.
- 단점
- 전통적인 방법에 비하여 새로운 접근방법이므로 새로운 지식과 기술을 배우는 데 투자해야 한다.
- 부가적인 관리들이 예산과정에 관여할 때 의사소통의 문제가 증대된다.
- 프로그램활동의 여러 단계에 대한 원가이익률을 계산할 비용분석기술에 능숙한 경영관리자가 없다.
© 고정예산(fixed-ceiling budget)
- 서비스의 증감에 따른 인건비와 다른 요인들에 의해 그 규모가 변동이 없는 예산을 말한다.
- 단위별 관리자가 예산계획서를 전개하기 전에 고위간부가 소비한계를 정해 놓은 재정계획이다.
② 가변예산(flexible budget)
- 가변예산은 회계연도가 시작된 후 생길 수 있는 변화에 적응할 수 있도록 해준다.
- 활동조건에 기대치와 거의 맞지 않는다는 사실에 바탕을 둔 것이다.
- 서비스단위에서 직원과 공급품에 대한 실제 지출을 고려하여 그것을 서비스의 실질적인 단위와 비교한다(탄력성 있는 기준에 의해 비교).
⑩ 성과예산(performance budget) : 간접간호, 사내교육, 질적인 향상, 간호연구 등에 바탕을 둔 것이다.
⑭ 운영예산(operating budget)
- 운영예산은 회계연도 동안 그 조직의 일상적 운영을 유지하는 데 필요한 비용을 말한다.
- 각 간호단위는 단위를 운용하는 데 필요한 인건비, 공급품비, 세탁비, 수선보수유지비, 교육훈련비, 간접비, 이익 등의 운영예산을 산출한다.
- 운영예산의 공식화는 계획을 위한 충분한 자료와 시간을 갖기 위해서 그 다음 회계연도가 시작되기 몇 달 전에 시작해야 한다.
⊗ 자본지출예산(capital expenditure budget)
- 자본지출예산은 중요 비품이나 거액을 요하는 시설의 구매, 건축쇄신에 지출되는 예산을 말한다(땅, 건물, 비싸고 긴 수명을 가진 중요 시설물의 구입 등).
- 자본적인 품목은 일정한 가격 이상이어야만 하고 일정 기간 이상의 수명을 갖고 있어야 한다.
- 자본적 수요에는 설비, 운반비, 서비스계약 등의 예산이 포함된다.
- 인건비나 공급품 예산과 같은 운영상의 측면도 고려해야 한다.
⊙ 물자소비예산(supply and expense budget)
- 물자소비예산은 간호단위 운영에 필요한 물자와 비자본적 설비에 지출되는 예산을 말한다(임대료, 유지비, 서

비스계약, 의학적·외과적 물품, 조제품목, 종이와 사무용품).
- 물자소비예산을 잘 세우기 위해서는 지출에 대한 보고서나 진술서를 잘 작성해 놓아야 한다.
- 다음 해를 예상하는 데 중요한 어떤 경향을 파악하기 위해 이전의 지출명세서를 분석한다.
- 공급물자예산(supply budget)은 인플레이션도 고려해야 하는데, 대개 구매부서에서 그 조절지침을 제공한다.
ⓩ 인사예산(personnel budget)
- 정규직원이나 임시직원들에게 지불되는 임금과 급료 등에 지출되는 예산이다(인력예산).
- 인사예산은 예산과정에서 아주 중요한 부분으로 전체 간호서비스 예산의 90%를 차지한다.
- 봉급뿐만 아니라 휴가, 병가, 휴일, 초과근무시간, 임금차, 장점향상, 오리엔테이션과 교육시간과 같은 것들에 대한 보상까지 포함한다.
- 관계요소 : 서비스 단위, 환자의 분류, 간호에 필요한 시간, 고정된 직원과 변동할 수 있는 직원, 기술적 변화, 내과실습의 변화, 정규적인 요구, 직원서비스, 다음 해를 위한 계획 등을 고려한다.
ⓩ 증가예산(incremental budget) : 현재 활동에서 추정되는 변화에 인플레이션으로 인한 증가비율을 더한 것이다.
ⓗ 개방식예산(opened budget) : 활동하고 있는 각 관리자가 보다 적은 자금을 이용해야 할 경우 예산을 전보다 얼마나 낮추어야 하는가를 제시하는 것이 아니라, 그 간호단위의 각 프로그램의 최적 활동수준을 상정할 수 있는 유일한 비용측정서를 제시하는 방법이다.

▌기출예제

2022. 6. 18 제2회 서울특별시

예산수립 방법 중 영기준예산제(zero-based budget)의 장점으로 가장 옳은 것은?

① 예산편성에 관한 전문지식이 없어도 가능하므로 구성원의 참여가 활성화될 수 있다.
② 자원을 매우 효율적으로 사용할 수 있어 예산 낭비를 줄일 수 있다.
③ 실행하기 간단하고 신속한 예산편성이 가능하다.
④ 예산수립 과정에서 의사소통이 활발해지고 우선순위를 정할 수 있어 업무량이 줄어든다.

★
영기준예산제(zero-based budge) … 전년도 예산을 기준으로 하지 않고 새롭게 예산을 편성하는 방법이다. 우선순위를 고려하여 자원을 효율적으로 사용할 수 있고 구성원들이 예산관리에 참여하여 의사소통이 활발해진다. 그러나 각 부서별로 예산 편성을 위해 이익을 부풀리는 경향이 있으며 해마다 존재 유무에 부담을 느낀다.

※ 점진적 예산제도 … 간단하고 신속하게 예산을 수립할 수 있으며 전문 지식이 필요하지 않다. 우선순위가 고려되지 않아 비효율적이다.

답 ②

---

⑤ **예산과정** … 예산은 효과적인 계획을 세울 수 있는 강한 동기부여를 제공할 뿐 아니라, 간호관리자들의 수행정도를 평가하는 데 필요한 기준을 제공하므로, 간호부에서는 예산을 정확하게 세움으로써 간호의 궁긍적인 목표인 양질의 건강관리를 위해 필요한 지출의 효과를 극대화하도록 해야 한다.
  ㉠ 예산편성 : 다음 회계연도에 부서가 수행할 정책이나 사업계획을 재정적 용어나 금액으로 표시하고, 예산안을 작성하는 행위로서 예산편성지침의 작성에서부터 예산안의 확정에 이르는 일련의 과정을 말한다.

- 예산편성 과정
  - 비용예산의 수립(인력비용의 결정→재료비의 결정→산출물과 생산성의 측정) : 서비스를 제공하는 데 필요한 비용을 기록하고 추적하는 과정이다.
  - 수익예산의 수립 : 비용을 충당하기 위해 필요한 수익의 비율과 원천을 결정하기 위한 과정을 계획하는 것이다.
  - 현금예산의 수립 : 현금예산의 편성은 수익에 따른 현금의 흐름과 현금의 입금시기, 현금의 소요량, 자본과 특별현금 소요량을 추적하고 계획하는 것을 말한다.
- 예산편성 이유
  - 간호관리자가 간호의 제반활동을 비판적 또는 창조적으로 분석하게 된다.
  - 간호부 계획의 실현가능성을 조기에 알 수 있다.
  - 간호관리자가 현재보다 미래지향적이 되게 한다.
  - 예산안이 일단 결정되면 매 사업계획을 할 때마다 필요한 승인·교섭 등 절차상의 번거로움을 덜 수 있다.
  - 문제와 기회를 예측하여 효율적으로 대처할 수 있게 한다.
  - 병원조직 전체의 목표달성을 위해 동기를 부여한다.
  - 간호관리자들이 결정한 행동을 지속적으로 상기시켜 준다.
  - 통제를 위한 준거점이 된다(실제 지출과 예산안을 용이하게 비교해 볼 수 있으므로 효율적인 통제관리가 가능하다).
  - 간호관리자들의 수행정도를 평가하는 데 필요한 기준을 제공한다.
- 예산편성의 고려사항
  - 병원지침에 의한 예산항목에 따라 편성하는 데 먼저 과거의 운영기록을 분석한다.
  - 간호부의 새로운 사업계획, 충원계획 등은 타당성 있는 자료를 첨부한다(병원의 철학과 목적, 각 간호단위의 과거통계자료 및 경험, 예상되는 간호단위의 요구 등).
  - 간호업무에 영향을 미칠 수 있는 타과의 변동, 실무교육 프로그램의 변화, 환자간호를 위한 새로운 활동, 간호단위의 신설 등 기대되는 변동의 유무를 확인한다.
  - 각 간호단위와 간호부 전체에서 사용할 공급품의 종류와 양을 확인한다.
  - 새로 청구되는 비품에 대한 청구서를 작성한 때에는 반드시 그 청구의 타당성을 뒷받침할 수 있는 자료를 첨부해야 한다.
  - 각 간호단위를 책임지는 수간호사와 감독이 제안한 예산안의 편성이 끝나면 간호예산위원회에서 간호단위 예산청구에 대한 공식발표를 한다.
- ⓛ 예산의 심의 및 확정 : 각 부서에서 제출한 예산이 타당한지 검토한 후 확정하기 위한 단계이다.
  - 예산안 사전심의 담당자(통제자, 예산담당자, 병원행정가) 각자에게 충분한 여유를 두고 미리 배부한다.
  - 최종심사가 끝나면 예산을 변경할 수 없으므로 수정이 필요한 때에는 이 단계에서 행해진다.
  - 병원장이나 예산통제집단에 의해 간호과 예산에 중대한 변화가 있을 경우 최종심의가 끝나기 전에 간호부장에게 통보하여야 한다.
  - 간호부의 예산심의는 간호행정활동의 성격과 질을 검토하여 감독·통제하는 주요 계기가 된다.
- ⓒ 예산의 집행 : 확정된 예산에 따라 간호부의 수입과 지출을 실행하는 모든 행위를 말한다.

- 예산집행의 원칙
  - 예산과 사업계획을 최고관리자의 직접적인 감독하에 둔다.
  - 예산집행은 각 부서에서 제출한 재정운영보고에 입각하여야 한다.
  - 상황변동에 대처하기 위한 신축성을 유지해야 한다.
- 예산집행책임이 있는 간호부 최고책임자는 예산지출상황을 검토·확인하고 초과지출이 필요한 경우 대책을 강구한다.
② 결산 및 보고 : 일정 회계연도 동안의 간호부 수입과 지출을 계수로 표시하는 행위를 말한다.
- 예산의 범위 내에서 부서가 재정활동의 결과를 확인한다.
- 미래의 예산편성 및 심의, 재정계획의 보다 효율적인 운영을 위한 정보·자료로서의 기능을 한다.
㉲ 회계감사 : 회계감사는 전문적 식견과 기술을 가지고 재정활동에 관한 법적·도덕적·교육적·경제적 측면 등 일체의 재무관계를 감사하는 직능이다.

02 시간관리

❶ 시간관리의 의의

(1) 시간관리의 개념

① 광의 … 주어진 모든 시간을 최선으로 활용하여 최대의 효과를 거두는 것이므로 삶 전체를 관리하는 것이다.

② 협의 … 효과적인 활동을 위해 시간을 잘 조직하는 것으로 인간으로서 영위해야 할 식사, 취침, 휴식 등의 기본생활을 제외한 시간을 관리하는 것을 말한다.

(2) 시간관리의 중요성

① 일과 휴식을 조화롭게 하여 삶을 균형 있게 운영할 수 있다.

② 가치 있는 일에 보다 더 시간을 투자함으로써 목표달성을 쉽게 한다.

③ 변화가 심한 현 시대에 효과적으로 적응할 수 있게 하여 정신적·육체적 스트레스를 예방한다.

❷ 시간관리의 실제

(1) 조직적인 시간관리방법

① 시간계획 … 일의 생산성뿐만 아니라 만족과 사기를 높이고 정신적 건강에 도움을 준다.

② 목표설정 … 시간계획을 조직적으로 하기 위해서는 먼저 목표를 설정해야 한다. 시간의 사용은 항상 목표들과 연관 지어 시간을 분배하고 그 평가가 이루어져야 한다.

③ 우선순위의 설정 … 모든 목표나 활동들이 똑같이 중요성과 가치가 있는 것은 아니므로 우선순위를 설정하여 먼저 해야 될 일을 최우선으로 두고 중요도에 따라 일을 처리할 수 있다.

④ 스케줄의 작성 … 가지고 있는 시간을 어떻게 배열하느냐가 중요하다. 짧은 기간의 단기적 목표를 성취해 나갈 수 있다.

(2) 간호관리자의 시간절약방법

① 매일 시간일지 … 필수적 또는 비필수적 활동에 대해 소비된 시간의 흐름을 추적한다.

② 개인의 목표 … 목표를 매우 중요한 것, 중정도인 것, 사소한 것 등의 중요도에 따라 범주화한다.

③ 매트릭스도표 … 주요 목표에 가장 도움이 되는 활동을 규명한다.

④ Gantt도표 … 복합적인 프로젝트에 있어서 각 활동을 완성하는 데 필요한 시간을 그래프화한다.

⑤ PEET도표 … 회의적, 가능성이 있는 것, 낙관적인 시간평가에 의한 매트릭스의 기록이다.

⑥ 위임 … 한 사람의 업무와 책임의 일부를 선별한 부하직원에게 일임한다. 위임을 함으로써 과도한 업무에서 해방될 수 있고 효율성을 높일 수 있으며, 위임받은 사람은 새로운 기술을 습득하고 성장할 수 있다.

(3) 시간관리 매트릭스(중요도 > 긴급도)

	긴급함	긴급하지 않음
중요함	제1상한(긴급하고도 중요한 일) • 위기 • 긴급한 문제 • 기간이 정해진 프로젝트	제2상한(긴급하지 않지만 중요한 일) • 예방, 생산능력 활동 • 인간관계 구축, 건강관리 유지 등 • 새로운 기획 발굴 • 중장기 계획
중요하지 않음	제3상한(긴급하지만 중요하지 않은 일) • 잠깐의 급한 질문, 중요하지 않은 전화 • 일부 우편물, 일부 보고서, 일부 회의 • 눈앞의 급박한 일 • 인기 있는 활동(SNS 활동 등)	제4상한 활동(긴급하지도 않고 중요하지도 않은 일) • 하찮은 일 • 일부 우편물 또는 일부 전화 • 시간 낭비거리

≡ 최근 기출문제 분석 ≡

2025. 6. 21. 제1회 지방직

1 재무상태표(대차대조표)에 대한 설명으로 옳은 것은?

① 기업 재무구조의 건전성을 알 수 있다.

② 기본 요소는 수익, 비용, 당기순이익 등이다.

③ 일정 기간 기업활동을 통해 얻어진 손익을 나타낸다.

④ 현금의 유입과 유출을 영업·투자·재무 활동으로 표시한다.

> **TIP** ② 기본 요소는 수익, 비용, 당기순이익 등이다. → 손익계산서
> ③ 일정 기간 기업활동을 통해 얻어진 손익을 나타낸다. → 손익계산서
> ④ 현금의 유입과 유출을 영업·투자·재무 활동으로 표시한다. → 현금흐름표
> ※ 재무제표
> ㉠ 재무상태표(대차대조표) : 특정 시점의 기업이 소유하고 있는 경제적 자원(자산), 그 경제적 자원에 대한 의무 (부채) 및 소유주 지분(자본)의 잔액을 보고한다.
> ㉡ 손익계산서 : 그 회계기간에 속하는 모든 수익과 이에 대응하는 모든 비용을 적정하게 표시하여 손익을 나타 내는 회계문서를 말한다.
> ㉢ 현금흐름표 : 영업활동, 투자활동, 재무활동별로 기업의 일정기간 동안의 현금성 자산의 변동에 관한 정보를 제공하는 재무제표를 말한다.

2025. 6. 21. 제1회 지방직

2 영기준 예산제(zero-based budgeting)에 대한 설명으로 옳지 않은 것은?

① 전년도 예산에 근거하지 않고 새롭게 예산을 책정한다.

② 비용과 성과를 연계함으로써 예산 낭비를 줄일 수 있다.

③ 물가상승률 등 전년 대비 증감률을 반영하여 예산을 책정한다.

④ 기존 사업의 타당성을 재평가하므로 시간이 걸리고 복잡하다.

> **TIP** 영기준 예산(ZBB)은 전년도 예산을 기준으로 점증적으로 예산을 편성하는 기존 방식과 달리, 모든 사업을 원점 (0)에서 재검토해 우선순위에 따라 예산을 배분하는 제도이다. 따라서 물가상승률 등 전년 대비 증감률은 반영되 지 않는다.

Answer 1.① 2.③

3 병원의 자본예산 항목만을 모두 고르면?

> ㉠ 병원의 전기수도료　　　　　　　　㉡ MRI 장비 구입비
> ㉢ 중환자실의 환자 침대 구입비　　　　㉣ 병원 확장을 위한 토지 구입비

① ㉠, ㉢　　　　　　　　　　　　　② ㉡, ㉣
③ ㉡, ㉢, ㉣　　　　　　　　　　　④ ㉠, ㉡, ㉢, ㉣

> **TIP** ㉡㉢㉣ 자본예산은 장기적인 투자 항목, 고정 자산, 대규모 설비 구입 등에 사용되는 예산을 의미한다.
> ㉠ 운영비

4 간호단위 물품 중 유동자산에 해당하는 것은?

① 의료기기　　　　　　　　　　　　② 기계설비
③ 일반 비품　　　　　　　　　　　　④ 의료용 소모품

> **TIP** 의료용 소모품은 유동자산이다. 일회성으로 사용되거나 단기간 내에 소모되는 물품으로 주사기, 거즈, 붕대 등이 해당한다.
> ①②③ 고정자산

5 예산수립 방법 중 영기준예산제(zero-based budget)의 장점으로 가장 옳은 것은?

① 예산편성에 관한 전문지식이 없어도 가능하므로 구성원의 참여가 활성화될 수 있다.
② 자원을 매우 효율적으로 사용할 수 있어 예산 낭비를 줄일 수 있다.
③ 실행하기 간단하고 신속한 예산편성이 가능하다.
④ 예산수립 과정에서 의사소통이 활발해지고 우선순위를 정할 수 있어 업무량이 줄어든다.

> **TIP** 영기준예산제(zero-based budge) … 전년도 예산을 기준으로 하지 않고 새롭게 예산을 편성하는 방법이다. 우선순위를 고려하여 자원을 효율적으로 사용할 수 있고 구성원들이 예산관리에 참여하여 의사소통이 활발해진다. 그러나 각 부서별로 예산 편성을 위해 이익을 부풀리는 경향이 있으며 해마다 존재 유무에 부담을 느낀다.
> ※ 점진적 예산제 … 간단하고 신속하게 예산을 수립할 수 있으며 전문 지식이 필요하지 않다. 우선순위가 고려되지 않아 비효율적이다.

Answer　3.③　4.④　5.②

6 다음 글에서 설명하는 예산 과정은?

• 회계연도 중, 부서의 수입과 지출의 실적을 확정적 계수로서 표시하는 행위이다.
• 부서의 사후적 재정보고로, 재무활동을 평가할 수 있다.

---

① 예산 편성
② 예산 심의
③ 결산 및 보고
④ 회계 감사

> **TIP** ③ 결산 및 보고 : 일정 회계연도 동안의 간호부 수입과 지출을 계수로 표시하는 행위를 말한다.
> • 예산의 범위 내에서 부서가 재정활동의 결과를 확인한다.
> • 미래의 예산편성 및 심의, 재정계획의 보다 효율적인 운영을 위한 정보 · 자료로서의 기능을 한다.

7 특정 시점에서 조직의 재무상태를 보여주는 재무제표를 통해 알 수 있는 정보로 가장 옳은 것은?

① 조직의 당기 순이익 금액을 확인할 수 있다.
② 조직의 손실 내역을 확인할 수 있다.
③ 조직이 유동부채를 상환할 수 있는지를 확인할 수 있다.
④ 현금이 유입된 영업활동을 확인할 수 있다.

> **TIP** 재무제표의 이해
> ① 대차대조표 : 일정 시점에서 그 기업의 재무상태를 표시하는 표이다. 자산항목은 표의 왼쪽에 기록되고, 부채 및 자본항목은 표의 오른쪽에 기록된다. 대차대조표를 보고 기업활동의 결과 그 기업이 어떤 자산을 소유하고 있는지 그에 소요되는 자금이 어떻게 조달되었는가를 알 수 있다. 이때에 자산총계와 부채 및 자본총계의 합계는 일치하여야 한다.
> ② 손익계산서 : 손익계산서는 일정 기간 동안 기업의 경영성과를 나타내는 보고서로서 당해 기간에 발생한 모든 수익과 이에 대응되는 비용을 나타내는 재무보고서이다. 손익계산서는 외부인으로 하여금 기업의 수익성을 판단하는 데 유용한 정보를 제공해 준다.
> ③ 현금흐름표 : 일정 기간 동안에 현금이 어떻게 조달되고 사용되었는가를 보여주는 기본적 재무제표의 하나이다. 일반적으로 대차대조표나 손익계산서보다는 현금흐름에서 얻은 정보가 더 신뢰성이 높아 기업의 이익을 평가하는 데 유용하게 이용될 수 있다.

Answer 6.③ 7.③

2020. 6. 13. 서울특별시

8 빌딩이나 일정 기간 사용되는 주요 장비 구입 등에 대한 예산으로 가장 옳은 것은?

① 운영예산   ② 자본예산

③ 현금예산   ④ 인력예산

> **TIP** 자본지출예산(capital expenditure budget)
> • 자본지출예산은 중요 비품이나 거액을 요하는 시설의 구매, 건축쇄신에 지출되는 예산을 말한다(땅, 건물, 비싸고 긴 수명을 가진 중요 시설물의 구입 등).
> • 자본적인 품목은 일정한 가격 이상이어야만 하고 일정 기간 이상의 수명을 갖고 있어야 한다.
> • 자본적 수요에는 설비, 운반비, 서비스계약 등의 예산이 포함된다.
> • 인건비나 공급품 예산과 같은 운영상의 측면도 고려해야 한다.

2019. 6. 15. 지방직

9 다음 글에서 설명하는 것은?

> 전년도의 경비에 근거하여 차기 연도의 물가상승률이나 소비자물가지수 등을 추가 혹은 곱하는 방법으로 차기 연도의 예산을 세우는 방법

① 유동 예산제   ② 점진적 예산제

③ 기획 예산제   ④ 영기준 예산제

> **TIP** 점진적 예산제는 전년도 경비에 근거하여 차기연도의 물가상승률이나 소비자 물가지수 등을 올해 경비에 추가하여 차기연도의 예산을 세우는 방법으로, 이 방법은 실행하기가 간단하고 신속하며 전문적인 지식이 많지 않아도 세울 수 있으나 현재 책정되어 있는 수가에 동기부여의 의미가 전혀 없고, 여러 서비스나 프로그램의 우선순위가 고려되지 않기 때문에 재무적인 관점에서 보면 비효율적이다.

Answer   8.②   9.②

2019. 6. 15. 서울특별시

10 간호부 예산수립과 편성이 간호관리자에게 미치는 영향으로 가장 옳은 것은?

① 간호관리자의 사고를 현재 중심적으로 변화시킨다.

② 통제를 위한 준거 수단으로 활용된다.

③ 사업의 당위성보다 안전성을 우선하여 사업을 계획하게 한다.

④ 간호관리자들이 병원 및 간호부의 목표달성을 위해 노력할 수 있도록 안내 역할을 하는 지침을 제시해 준다.

> **TIP** 예산의 수립과 편성은 간호관리자의 통제를 위한 준거 수단으로 활용된다. 간호관리자의 사고를 미래 중심적으로 변화시키며 사업의 당위성을 우선하여 계획하고 효율성을 강조하게 한다.

2017. 12. 16. 지방직 추가선발

11 조직의 재무상태표에 대한 설명으로 옳은 것은?

① 자본은 부채와 자산의 합으로 표시한다.

② 조직의 미래 현금 흐름을 예측하는 데 유용하다.

③ 일정 기간 동안의 경영 성과를 비용과 수익으로 나타낸다.

④ 조직 재무 구조의 건전성을 나타낸다.

> **TIP** 재무상태표 … 일정 시점에서 현재 기업의 재무상태 즉, 기업의 자산, 부채, 자본의 상태를 보여주는 재무보고서로, 포괄손익계산서 등과 함께 재무제표의 일부를 구성한다.
> ① 자산은 부채와 자본의 합이다.
> ② 현금흐름표에 대한 설명이다.
> ③ 포괄손익계산서에 대한 설명이다.

Answer 10.② 11.④

04. 재무관리와 시간관리 **175**

출제 예상 문제

1 영기준예산에 대한 설명 중 옳지 않은 것은?

① 목표가 활동중심적이다.

② 시간소모가 적다.

③ 다른 부서와의 협동부족 등을 알 수 있다.

④ 자원을 효율적으로 사용할 수 있다.

> **TIP** ② 영기준예산은 과거 지출의 적절성을 새로운 관점에서 분석하므로 복잡하고 시간소모가 크다.
>
> ※ 영기준예산(Zero-base budget) ··· 예산을 편성·결정함에 있어서 전 회계연도의 예산에 구애됨이 없이 조직체의 모든 사업과 활동에 대해 영기준을 적용해서 각각의 효율성과 효과성 및 중요성을 체계적으로 분석하고 그에 따라 우선순위가 높은 사업활동을 선택하여 실행예산을 결정하는 예산제도이다.
> ㉠ 장점
> • 대안적인 방법들에 대한 상세한 원가분석과 산출을 통해 관리자로 하여금 재무능력을 발전시키고 자원보존에 대한 개인적인 책임을 받아들이도록 고무한다.
> • 노력의 이중성, 다른 부서와의 협동부족 등을 알 수 있고 정규기관과의 계약조건에 의해 부과되는 비용의 증가를 확인할 수 있다.
> • 지출비용의 감축이 필요할 때 한 서비스 프로그램을 전부 망치지 않고 재빨리 보다 낮은 단계로 이동할 수 있다.
> ㉡ 단점
> • 전통적인 방법에 비하여 새로운 접근방법이므로 새로운 지식과 기술을 배우는 데 투자해야 한다.
> • 부가적인 관리들이 예산과정에 관여할 때 의사소통의 문제가 증대된다.
> • 프로그램활동의 여러 단계에 대한 원가이익률을 계산할 비용분석기술에 능숙한 경영관리자가 없다.

2 당해기간에 발생한 모든 수익과 비용을 나태내며, 특정 기간 동안 기업의 경영성과를 나타내는 보고서는?

① 대차대조표   ② 현금흐름표

③ 손익계산서   ④ 재무상태변동표

> **TIP** 손익계산서(income statement) ··· 일정 기간 동안 기업의 경영성과를 나타내는 보고서로서 당해 기간에 발생한 모든 수익과 이에 대응되는 비용을 나타내는 재무보고서를 말하며, 외부인으로 하여금 기업의 수익성을 판단하는 데 유용한 정보를 제공해 준다.

Answer 1.② 2.③

3 병원운영에 필요한 자금을 합리적으로 조달하여 금융비용을 최소화하고, 그 조달된 자금을 효율적으로 운영하여 투자가치를 극대화하기 위한 의사결정을 수행하는 관리활동은?

① 재무관리　　　　　　　　　　　② 예산관리

③ 생산성관리　　　　　　　　　　④ 비용관리

> **TIP** 병원의 재무관리에는 환자진료실적 등의 분석을 포함하는 경영분석, 예산통제 및 자산투자의 분석과 평가에 관련된 투자론 등이 중요시된다.

4 회계정보의 속성 중 경제성과 적시성을 모두 포함하고 있는 것은?

① 충분성　　　　　　　　　　　　② 실용성

③ 목적적합성　　　　　　　　　　④ 이해가능성

> **TIP** 회계정보의 속성
> ㉠ 목적적합성 : 의도하는 목적에 유용될 수 있도록 적합성을 가져야 한다.
> ㉡ 검증가능성 : 객관적으로 검증가능한 것이어야 한다.
> ㉢ 이해가능성 : 이해가능한 것이 되기 위해서는 그 정보가 수량화되고, 단순하며 명백하고 쉬운 용어를 사용해야 한다.
> ㉣ 충분성 : 경제적 의사결정을 하는 데 질적 및 양적으로 충분한 것이 되도록 필요한 보조적 정보가 공개되어야 한다.
> ㉤ 실용성 : 실용성에는 경제성과 적시성이 포함된다. 경제성은 그 정보를 제공하는 데 드는 비용보다 높은 가치를 창출하는 것이며, 적시성은 그 정보가 유용하게 사용되기 위해서 적시에 제공되는 것을 말한다.

5 관리성과의 측정요소 중 수익총계는 어떻게 구성되는가?

① 수익총계 = 총수익 − 총비용

② 수익총계 = 총비용 + 당기순이익

③ 수익총계 = 총비용 − 총수익

④ 수익총계 = 총수익 + 당기순손실

> **TIP** 수익이란 그 기관이 일정 기간 동안 고객에게 제공한 재화나 용역을 화폐액으로 표시한 것이다.

Answer 3.① 4.② 5.②

6 미리 계획된 것과 실제의 결과를 비교하여 앞으로의 운영을 계획하고 통제하는 과정으로 예상되는 수입, 지출에 관한 계획안을 무엇이라 하는가?

① 평가안   ② 생산성

③ 예산   ④ 투입

TIP 예산이란 예상되는 수입, 지출에 관한 계획안이다.

7 다음 중 예산의 기능이 아닌 것은?

① 간호부 계획의 실현가능성을 조기에 알 수 있다.

② 상세하고 종합적인 활동을 미리 계획할 수 있다.

③ 고급인력을 유용하게 사용할 수 있다.

④ 문제와 기회를 예측하여 효율적으로 대처할 수 있게 한다.

TIP 예산의 기능
  ⊙ 통제를 위한 준거점을 제공한다.
  ⓒ 간호관리자들이 결정한 행동을 지속적으로 상기시켜준다.
  ⓒ 간호부 계획의 실현가능성을 조기에 알 수 있다.
  ⓔ 상세하고 종합적인 활동을 미리 계획할 수 있다.
  ⓜ 문제와 기회를 예측하여 효율적으로 대처할 수 있게 한다.
  ⓗ 병원조직 전체의 균형유지에 도움을 준다.

8 다음 중 예산작성의 목표는?

① 가능한 한 최대한의 자원을 이용해 원하는 목적을 달성한다.

② 가능한 한 목표달성에 필요한 동기를 많이 부여한다.

③ 가능한 한 최소한의 자원을 이용해 원하는 목적을 달성한다.

④ 가능한 한 최대한의 자원을 이용해 병원조직 전체의 균형유지에 도움을 준다.

TIP 예산작성의 목표는 가능한 한 가장 최소한의 자원을 이용해 원하는 목적을 달성하는 것이다.

9 다음 중 영기준예산의 특징에 대한 설명이 아닌 것은?

① 예산편성기준이 영(0)수준에서 새로 출발한다.

② 주기능은 통제기능을 중심으로 이루어져 있다.

③ 비용－효과분석대상에서 신규사업은 물론 계속사업도 분석의 대상이 된다.

④ 예산결정과정에서 목표가 활동 중심적이다.

TIP ② 영기준예산제는 감축기능 중심의 예산의 기능을 가지고 있다.

10 다음 중 예산과정을 옳게 나열한 것은?

① 예산편성 － 예산집행 － 예산결산 － 예산심의

② 예산편성 － 예산심의 － 예산집행 － 예산결산

③ 예산편성 － 예산집행 － 예산심의 － 예산결산

④ 예산심의 － 예산편성 － 예산집행 － 예산결산

TIP 예산과정

㉠ 예산편성 : 다음 회계연도에 부서가 수행할 정책이나 사업계획을 재정적 용어나 금액으로 표시하고, 예산안을 작성하는 행위를 말한다.

㉡ 예산심의 : 각 부서에서 제출한 예산이 타당한지 검토한 후 확정하기 위한 단계이다.

㉢ 예산집행 : 확정된 예산에 따라 간호부의 수입과 지출을 실행하는 모든 행위를 말한다.

㉣ 예산결산 : 일정 회계연도 동안의 간호부 수입과 지출을 표시하는 행위를 말한다.

Answer 9.② 10.②

11 예산을 세움으로써 얻을 수 있는 장점에 대한 설명으로 옳지 않은 것은?

① 고급인력을 유용하게 사용할 수 있다.

② 사업계획시 번거로움을 덜어준다.

③ 효율적인 통제관리를 할 수 있다.

④ 조직의 균형유지가 가능하다.

> **TIP** 예산의 장점
> ⊙ 사업계획을 할 때마다 필요한 승인, 교섭 등 절차상의 번거로움을 피할 수 있다.
> ⓒ 문제와 기회를 예측하여 효율적으로 대처할 수 있다.
> ⓒ 조직 전체의 균형유지에 도움을 준다.
> ⓔ 실제 지출과 예산안을 비교해 볼 수 있으므로 효율적인 통제관리가 가능하다.

12 투자예산과 주요 설비, 비품구입과 개수에 지출되는 설비예산을 무엇이라 하는가?

① 영기준예산   ② 자본지출예산

③ 물자소비예산   ④ 가변예산

> **TIP** ① 상향적으로 기획하고 운영하는 예산으로 단순히 예산규모의 증감뿐만 아니라 기대된 서비스와 서비스가 요구하는 자원 및 요구된 예산에 포함된 자원의 비용 등을 검토하여 세운다.
> ③ 서비스를 제공하는 데 필요한 비용예산 중 하나로서 소요되는 소모품과 재료비의 비용을 계산하여 파악한 예산이다.
> ④ 예상되는 진료량에 대응하여 지출예산허용액을 설정하는 방법으로 탄력성 예산이라고도 한다.

13 프로그램에 대한 지출유형 중 과거지출이란?

① 과거의 예산기간 동안 프로그램에 소비되었던 자금

② 프로그램에 쓰도록 조직의 집행부로부터 인정된 자금

③ 장차의 예산기간 동안 프로그램을 지지하기 위해 그 프로그램을 위해 활동하고 있는 관리자가 요구한 자금

④ 행정에 책임있는 관리자가 앞으로 1∼5년 동안의 프로그램에 대해 예상하고 있는 자금

> **TIP** ② 허용된 지출 ③ 제안된 지출 ④ 예산지출

Answer 11.① 12.② 13.①

14 다음 중 좋은 예산의 편성을 위해 고려해야 할 점이 아닌 것은?

① 과거의 통계자료를 기초로 추세를 분석하여야 한다.

② 간호조직의 목적과 정책이 정확히 설정되어야 한다.

③ 권한과 책임의 한계가 명백한 조직구조를 필요로 한다.

④ 최고관리층에서 책임과 의무를 갖고 편성하는 것이 좋다.

TIP 예산이 부서수준에서 이루어질 수 있도록 자율권이 부여되어야 한다.

15 다음 중 간호의 예산요소에 해당되지 않는 것은?

① 지역사회 주민의 경제상태　　　② 교육기관의 업무

③ 인사방침　　　④ 병원의 물리적 시설

TIP 간호조직의 예산요소
　　㉠ 환자의 유형
　　㉡ 병원의 규모와 병상점유율
　　㉢ 병원의 물리적인 시설
　　㉣ 인사방침
　　㉤ 환자의 분류, 간호의 표준화
　　㉥ 간호교육기관의 업무

16 다음 중 프로그램예산에 관한 설명으로 옳지 않은 것은?

① 영기준예산을 바탕으로 형성되는 것으로 원가를 의식하는 간호관리자의 요구에 잘 부합된다.

② 프로그램에 의해 분류되어야 한다.

③ 목표와 방법 등을 조정할 수 있다.

④ 6개월 단위로 계획된다.

TIP ④ 전통적인 개방식예산은 1년을 단위로 계획된 것인 반면, 프로그램예산은 2～5년에 걸친 보다 오랜 시간틀을 갖고 있다.

Answer 14.④ 15.① 16.④

17 계획에 없는 비용이 필요한 경우에 적응할 수 있도록 해주는 예산은?

① 자본지출예산
② 개방식예산
③ 증가예산
④ 가변예산

> **TIP** 가변예산 … 회계연도가 시작된 후 생길 수 있는 변화, 즉 계획에 없는 비용이 필요한 경우에 적응할 수 있도록 해준다.

18 간호단위 운영에 필요한 물자와 임대료, 유지비 등에 지출되는 예산은?

① 물자소비예산
② 자본지출예산
③ 인사예산
④ 증가예산

> **TIP** 물자소비예산 … 간호단위 운영에 필요한 물자와 비자본적 설비에 지출되는 예산으로 임대료, 유지비, 서비스계약, 조제품목, 종이와 사무용품 등을 포함한다.

19 다음 중 병원재무관리의 개념으로 옳은 것은?

① 투입과 산출과의 관계를 설명한다.
② 병원운영에 필요로 하는 자금을 합리적으로 조달하여 금융비용을 최소화하고 그 조달된 자금을 효율적으로 운영하여 투자가치를 극대화하기 위한 의사결정을 수행하는 관리활동이다.
③ 경영을 위하여 소비되는 경제적 가치를 의미한다.
④ 목표를 설정하고 이를 효율적으로 달성하기 위한 구체적인 행동방안을 마련하는 것을 말한다.

> **TIP** ① 간호원가에 대한 내용이다.
> ③ 간호의 생산성 개념에 대한 내용이다.
> ④ 기획에 대한 내용이다.

Answer 17.④ 18.① 19.②

20 예산과정에서 전체 간호서비스 예산의 대부분을 차지하는 예산은?

① 운영예산
② 자본지출예산
③ 인사예산
④ 물자소비예산

> **TIP** 인사예산 … 직원들에게 지불되는 임금과 급료 등에 지출되는 예산으로 인력예산이라고도 한다. 인사예산은 예산과정에서 아주 중요한 부분으로 전체 간호서비스 예산의 90%를 차지한다.

21 예산편성과정에 포함되는 것은?

㉠ 조직 내 부서의 목적 및 목표설정   ㉡ 예산일지(budget timetable) 작성 ㉢ 예산지침, 책임예산단위 확정   ㉣ 기초자료 수집 및 운영예산 예측

① ㉠
② ㉠㉡
③ ㉠㉡㉢
④ ㉠㉡㉢㉣

> **TIP** 예산편성과정시 참고할 사항은 제시된 내용 외에도 자본예산편성, 심의 및 확정, 예산편성, 최종위원회 승인 등이 있다.

22 간호부 운영예산의 설명으로 적당한 것은?

㉠ 예산에는 보이지 않은 내재적 요소, 즉 인플레이션과 같은 비용이 고려된다. ㉡ 주요 물품이나 프로젝트비용 등 일정 기간 동안 반복적으로 재사용되는 장비에 드는 비용이다. ㉢ 시설의 이전이나 확대, 예상치 않은 자금의 지불에 사용되는 비용이다. ㉣ 환자간호에 직접·간접으로 사용되는 비용이다.

① ㉠㉢
② ㉠㉣
③ ㉡㉢
④ ㉢㉣

> **TIP** ㉡ 자본지출예산 ㉢ 현금예산

Answer 20.③ 21.④ 22.②

23 조직운영을 효율적으로 하기 위해서는 조직원들의 시간관리가 중요하다. 그 이유는?

> ㉠ 삶을 균형있게 운영하게 한다.
> ㉡ 가치있는 일에 더 많은 시간을 투자함으로써 목표달성을 쉽게 한다.
> ㉢ 정서적·육체적 스트레스를 예방하며 건강한 삶을 살게 한다.
> ㉣ 서두름과 분주함을 예방한다.

① ㉠㉡   ② ㉠㉡㉢
③ ㉠㉢   ④ ㉠㉡㉢㉣

TIP 시간관리의 중요성
㉠ 삶을 균형있게 운영하게 된다.
㉡ 가치있는 일에 많은 시간을 투자해 목표달성을 쉽게 한다.
㉢ 서두름과 분주함을 예방한다.
㉣ 변화가 심한 현 시대에 효과적으로 적응할 수 있게 한다.
㉤ 정신적·육체적 스트레스를 예방하여 건강한 삶을 살게 한다.
㉥ 자아실현을 최대로 하며 성공적인 삶을 살게 한다.

Answer 23.④

24 다음 중 간호관리자의 시간절약 방법으로 옳은 것은?

> ㉠ 매일 시간일지　　　　　　　　㉡ 개인의 목표
> ㉢ 매트릭스 도표　　　　　　　　㉣ 위임

① ㉠㉡㉢　　　　　　　　　　　② ㉡㉢㉣
③ ㉠㉢㉣　　　　　　　　　　　④ ㉠㉡㉢㉣

TIP 간호관리자의 시간절약 방법

㉠ 매일 시간일지: 필수적 또는 비필수적 활동에 대해 소비된 시간의 흐름을 추적한다.

㉡ 개인의 목표: 목표를 매우 중요한 것, 중 정도인 것, 사소한 것 등의 중요도에 따라 범주화한다.

㉢ 매트릭스 도표: 주요목표에 가장 도움이 되는 활동을 규명한다.

㉣ Gantt 도표: 복합적인 프로젝트에 있어서 각 활동을 완성하는 데 필요한 시간을 그래프화한다.

㉤ PEET 도표: 회의적, 가능성이 있는 것, 낙관적인 시간평가에 의한 매트릭스의 기록이다.

㉥ 위임: 한 사람의 업무와 책임의 일부를 선별한 부하직원에게 위임한다. 위임을 함으로써 과도한 업무에서 해방될 수 있고 효율성을 높일 수 있으며, 위임받는 사람은 새로운 기술을 습득하고 성장할 수 있다.

Answer 24.④

05 간호생산성과 진료비 지불제도

01 간호생산성의 개념과 측정

❶ 간호생산성의 개념

(1) 생산성

① 어떤 상품의 생산이나 서비스에 자원이 어떻게 효율적으로 활용되었는지 나타내는 것을 말한다.

② 생산품 또는 서비스의 산출과 생산과정에서 사용된 자원(인간적·비인간적 자원의 투입)과의 관계이다.

$$\frac{산출(output)}{투입(input)} = 생산성(효율성)$$

(2) 간호에서의 생산성

① 환자간호를 하는 데 이용된 인적자원의 효율성을 말한다.

② 간호의 생산자인 간호사와 간호관리자들의 공동노력으로 간호목표를 설정하고, 간호생산의 결과를 측정하는 일련의 과정이다.

③ 개방체계모델을 이용한 투입, 과정, 산출, 환경의 영향 … 투입의 변화와 관리과정의 변화를 통해서 생산성을 늘릴 수 있다.

④ 간호의 효과성과 효율성
  ㉠ **효과성** : 치료의 안전도, 적절함, 우수성 등이 포함된다(건강상태의 변화, 환자의 성과, 환자의 만족 등).
  ㉡ **효율성** : 최소의 투입과 방법으로 최대의 산출을 가져오는 결과의 정도를 말한다.

성과 평가 시 측정하는 생산성은 효과성과 효율성을 포함하는 포괄적 개념으로 효과성과 효율성을 모두 고려하여야 한다. 이 중 효율성에 대한 개념으로 가장 옳은 것은?

① 효과성과 상호대체적인 개념이다.

② 목표를 최대한 달성하는 것을 지향한다.

③ 자원의 활용 정도를 평가하는 수단의 의미를 강조한다.

④ 목적의 의미를 강조하는 가치추구의 개념이다.

✱ ┄┄┄┄┄┄┄┄┄┄┄┄┄┄┄┄┄┄┄┄┄┄┄┄┄┄┄┄┄┄┄┄┄┄┄┄

효율성이란 투입된 만큼 얼마나 잘했는지, 투입 대비 산출의 개념이다. 즉, 경제적 개념을 내포하며 투입과 산출에 대한 관계를 측정한다. 반면 효과성은 목적과 관련된 개념으로 조직의 목적에 적합한지, 조직의 목적을 어느 정도 달성했는지를 측정한다.

답 ③

2 간호생산성의 측정

(1) 생산성 기준

생산성 기준은 숫자화된 특정한 과정이나 임무를 완성하는 데 필요한 기간을 말하며, 병원에서 가장 많이 이용하는 생산성 측정은 노동생산성 기준이다.

$$노동생산성기준 = \frac{산출시간(요구되는 \ 시간)}{투입시간(실제 \ 일한 \ 시간)}$$

(2) 입원일수당 이용된 자원

① 입원일수당 간호시간

㉠ 간호직원이 일정 기간 동안 일한 시간을 합한 총합을 똑같은 기간 동안의 전체적인 총입원일수로 나눔으로써 계산된다.

$$입원일수당 \ 간호시간 = \frac{봉급으로 \ 지불된 \ 간호직원이 \ 일한 \ 총시간(일정 \ 기간동안)}{총입원일수(일정 \ 기간)}$$

㉡ 간호에 든 비용을 정확히 반영하기 위해서는 봉급으로 지불된 시간에 환자간호에 직접적으로 필요했던 시간뿐만 아니라 가외의 이익시간(휴가, 휴일, 병가 등)과 간호행정에 지불된 시간 등도 포함되어야 한다.

② 입원일수당 간호봉급

　　㉠ 환자당 간호봉급은 간호직원에 대한 실질적인 봉급을 총합해서 같은 기간 동안의 총입원일수로 나눔으로써 계산된다.

$$환자당 \ 간호봉급 = \frac{간호사에게 \ 지불된 \ 총봉급(일정 \ 기간)}{총입원일수(일정 \ 기간)}$$

　　㉡ 간호사의 봉급이 각 직원의 기술이나 경험에 관한 정보를 어느 정도 제공할 수 있다.

③ 입원일수의 표준화

　　㉠ 환자의존도의 수준을 가늠하는 한 가지 방법은 간호작업량을 측정하기 위해 고안된 환자분류체계의 정보를 이용해서 입원일을 표준화하는 것이다.

　　㉡ 입원일수는 입원일수 대신에 환자분류체계에 의해 계산된 간호에 필요한 시간을 이용함으로써 표준화될 수 있다.

$$표준화된 \ 입원일수당 \ 간호시간 = \frac{간호직원이 \ 일한 \ 시간}{그 \ 간호에 \ 요구되는 \ 시간}$$

(3) 이용률

① **이용률의 개념** … 간호생산성은 실제로 일한 시간과 환자분류체계에서 요구하는 시간을 비교함으로써 측정된다.

$$이용률(생산성) = \frac{요구되는 \ 간호시간}{실제 \ 일한 \ 간호시간}$$

② **측정비율** … 대부분의 기관들은 생산성 85 ~ 115%를 받아들일 수 있는 것으로 정하고 있다.

　　㉠ 100% : 실제 간호시간이 요구된 간호시간에 들어맞았을 경우

　　㉡ 100% 이하 : 간호단위가 특정 환자그룹을 간호하는 데 기준보다 더 많은 간호자원을 이용했을 경우

　　㉢ 100% 이상 : 간호단위가 환자를 간호하기 위해 필요로 하는 기준자원보다 더 적은 노동자원을 활용했을 경우

02 간호의 생산성을 증가시키는 방법

❶ 간호생산성을 높이기 위한 방법

(1) 투입의 변화

① 공급과 수요 맞추기 … 간호공급에서 가장 비싼 투입물은 노동의 투입이므로 가장 큰 생산성 증대는 인력자원의 신중한 선택과 사용에 의하여 달성될 수 있다.

② 직원대체
- ㉠ 간호노동 투입은 각 간호사 사이의 교육, 기술, 경험 차이 때문에 동질적일 수가 없다.
  - 과학적 관리론 지지자 : 각 환자에게 제공되는 간호는 직원들의 능력에 따라 직무를 할당할 때 생산성이 최대로 된다고 생각한다.
  - 인간관계론 지지자 : 간호사와 같은 지적인 노동자는 전 업무를 수행하도록(즉, 환자당 전인적인 간호를 제공하도록) 허용되었을 때 가장 만족하며, 따라서 생산성도 가장 높다고 주장한다.
- ㉡ 전문적 직원(정규간호사)의 비율이 높을 경우의 이점
  - 정규간호사의 이용은 보다 높은 환자의 만족과 보다 나은 간호의 질을 가져온다.
  - 간호조무사의 이용은(다음에 무엇을 해야 하는지에 관해) 보다 많은 감독과 교육을 필요로 하기 때문에 상대적으로 비용이 더 많이 들 수도 있다.

③ 물자와 설비사용의 통제
- ㉠ 비슷한 물자나 설비의 비용과 특색 등을 비교하면서 가장 낮은 가격에 만족할 만한 질을 갖춘 상품을 선택한다.
- ㉡ 간호직원 사이에 가격민감도를 높인다.

(2) 관리과정의 변화

① 간호관리과정의 변화 … 창조성을 발휘할 수 있는 변화를 통해 생산성을 향상시킬 수 있다.
- ㉠ 관리과정 : 투입을 산출로 바꾸는 데 이용되는 모든 방법이다.
- ㉡ 간호관리과정 : 간호서비스, 리더십과 감독, 환자간호전달체계, 인력관리, 관리계획과 절차의 기록, 간호활동 그 자체 등을 포함한다.

② 관리과정을 향상시킬 수 있는 방법
- ㉠ 간호사의 직업배치를 바꾸어서 간호사의 스케줄을 신축성 있게 재구성한다.
- ㉡ 환자관리전달체계 방법들의 여러 유형을 연구해서 선택한다.
- ㉢ 새로운 또는 개선된 생산품이나 설비를 이용한다.

❷ 간호자원의 생산적 관리전략

(1) 간호자원을 생산적으로 관리하기 위한 전략

① 능률적인 기록을 위해 새로운 flow sheet를 발전시킨다.

② 환자와 가족들의 요구에 대처하기 위해 카운슬링(counseling)이나 그룹교육방법을 이용한다.

③ 간호프로그램과 정보를 일괄해서 한 패키지(package)로 만든다.

④ 외래수술시설을 늘린다.

⑤ 물자와 분담된 서비스를 효과적으로 관리한다.

⑥ 참여적인 관리, 효과적인 인력구성, 전문직에 대한 인식, 공유하는 관리프로그램 등을 통해 전문직 간호의 기여를 고려한다.

⑦ 간호조직을 행렬조직으로 고려한다.

⑧ 간호생산성 표준을 개발해서 이용하고 통제체계를 이행한다.

(2) 기타 간호생산성을 높이기 위한 방안

① 간호사의 이직률을 감소시켜야 한다.

② 전문직 직원 개인의 성격과 그 직원의 만족도와 동기화를 증가시킬 수 있는 일의 성격이 잘 부합될 수 있도록 맞추어 줄 수 있어야 한다.

③ 환자운반, 영양실, 물품공급, 약국 등의 지지서비스를 효과적으로 운영하도록 한다.

④ 서류작성과 간호기록에 관한 여러 업무에 걸리는 시간을 줄이기 위해 컴퓨터체계를 이용하는 방안을 모색해야 한다.

03 진료비 지불제도

❶ 진료비 지불제도의 유형

(1) 행위별 수가제

① 행위별 수가제 개념 … 제공하는 진료 내용과 서비스 양에 따라 항목별로 의료비가 책정되는 사후결정방식이다. 진료행위, 진료재료, 의약품별로 정해진 가격을 공급자에게 지불한다. 현재 우리나라 건강보험제도의 기본 지불제도로 쓰이고 있다.

② 장점
    ㉠ 의료서비스 양과 질 확대
    ㉡ 의료인의 재량권 보장
    ㉢ 의료기술 발전 및 의료인의 생산성 증가

③ 단점
    ㉠ 과잉진료 및 남용 우려, 의료인과 보험자 간 갈등 발생
    ㉡ 진료비 계산, 급여 비용 청구 및 심사 등의 복잡한 과정, 많은 시간과 비용 소요

(2) 포괄수가제(DRG)

① 포괄수가제 개념
    ㉠ 환자의 질병에 따라 미리 책정된 진료비를 지급하는 사전결정방식이다.
    ㉡ 현재 우리나라는 4개과 7개 질병군에 적용하고 있다.

구분	내용	구분	내용
안과	수정체 수술(백내장 수술)	이비인후과	편도 및 아데노이드 절제술
외과	항문수술, 탈장수술, 맹장수술	산부인과	자궁 적출 및 자궁부속기 수술(악성 종양 제외), 제왕절개 분만

    ㉢ 일당수가제와 방문수가제도 포괄수가제의 일종이다.

② 장점
    ㉠ 병원 업무 및 진료의 표준화, 과잉 진료 억제
    ㉡ 진료비 청구 및 지불심사 간소화
    ㉢ 재원일수 단축

③ 단점

    ㉠ 의료 질 저하 가능성

    ㉡ 의료행위의 자율성 감소

(3) 신포괄수가제

① 신포괄수가제의 개념

    ㉠ 입원 기간 동안 발생한 입원료, 처치 등 진료에 필요한 기본 서비스를 포괄수가로 묶고, 수술, 시술 등은 행위별로 보상하는 제도다.

    ㉡ 행위별 수가제가 가지는 문제점을 보완하기 위해 2009년에 시범사업을 시작하였다.

    ㉢ 신포괄수가제의 모형 : 신포괄수가제 = 포괄수가(기준수가 + (환자 입원일수 − 평균 입원일수) × 일당수가 + 행위별 수가

② 포괄수자제와 신포괄수가제 비교(2025. 3. 기준)

구분	포괄수가제	신포괄수가제
대상 기관	4개과 7개 질병군 진료가 있는 전체 의료기관	국민건강보험 공단 일산병원, 국립중앙의료원, 지역거점공공병원 등 87개 기관
적용 환자	4개과 7개 질병군 입원환자	603개 질병군 입원환자
장점	포괄수가(묶음), 의료자원의 효율적 사용	포괄수가(묶음) + 행위별수가(건당), 의료자원의 효율적 사용 + 적극적 의료서비스 제공

❷ 간호수가

(1) 간호수가 개념

① 전문간호사가 대상자(가족 포함)에게 제공한 간호 서비스에 대한 보상으로 지불되는 간호관리료 또는 간호료다.

② 간호사가 제공한 간호행위의 제공 대가로 지불을 청구할 수 있는 금액이다.

③ 건강보험, 의료급여, 장기요양보험, 자동차보험, 산업재해 보상보험 등에서 급여한다.

④ 우리나라는 행위별 수가제와 일당수가제를 적용한다.

(2) 간호수가의 필요성

① 현대 질병양상과 보건의료 소비형태 변화로 다양하고 질 높은 간호 서비스가 요구되고 있다.

② 대상자들이 필요로 하는 다양한 간호 서비스 개발 및 질 높은 간호 서비스를 제공할 수 있다.

③ 간호 업무가 병원비용 지출 업무가 아닌 수익 창출 중심활동임을 인식한다.

④ 고객은 자신이 받은 간호 서비스가 금전적 가치가 있는 행위임을 알고 병원 의료서비스 비용을 이해시킬 수 있다.

⑤ 간호 서비스의 가치를 경제적 · 사회적으로 인정받아 간호업무의 전문의식을 고취할 수 있다.

(3) 간호수가의 문제점

① 실제 간호원가를 반영하지 못한다.

② 현행 간호관리료는 공급자 중심으로, 의료비 지불의 공정성이 결여되어 있다.

③ 낮은 간호지불제도는 간호부서를 수입부서가 아닌 지출조직으로 인식하도록 한다.

(4) 간호수가 산정

① 일당수가

　㉠ 가장 전통적인 방법으로, 총비용을 환자의 총재원일수로 나누어 환자 1인당 일일 평균 비용을 산출한다.

　㉡ 간호관리료 차등제, 노인장기요양보험의 시설수가에서 적용한다.

② 방문당 수가

　㉠ 총비용을 방문수로 나누어 환자 1인당 방문당 수가를 산출한다.

　㉡ 가정간호수가, 노인장기요양보험의 방문간호수가에서 적용한다.

　　• 가정간호수가 : 기본 방문료(방문당 책정) + 개별행위료(진료수가 기준 적용)

　　• 방문간호수가(노인장기요양보험) : 방문 소요시간 고려

③ **화자분류군별 수가** … 환자 중증도에 따른 간호요구량으로 그룹을 분리하고 수가를 산정하는 방법으로, 노인 장기요양보험의 시설수가에 적용한다.

④ **질병군별 수가** … 진단명별로 분류하고 진단명에 따른 간호소모량을 파악하여 수가를 산정하는 방법이다.

⑤ **행위별 수가** … 간호 개별 행위에 각각의 수가를 산정하는 방법이다.

❸ 간호원가

(1) 간호원가 개념
① 실제 간호행위에 소요된 투입자원의 비용이다.

② 간호인건비, 간호용품, 간호행정 및 교육비도 포함된다.

(2) 간호원가 산정
① **표준원가 산정법**
    ㉠ 일당 산정 방법이다.
    ㉡ 환자당 평균적 간호 서비스 비용은 전체 간호비용을 특정 기간 동안의 환자입원일수로 나누어 계산한다.
    ㉢ 간호행위의 강도, 소요 시간과는 상관없이 사용되는 평균의 원가를 일률적으로 지불한다.
    ㉣ 단점 : 환자의 중증도, 환자의 요구도, 재원일수 등을 고려하지 않는다.

② **과정원가 산정법**
    ㉠ 환자분류체계 또는 DRG 분류체계를 이용하여 간호원가를 산정하는 방법이다.
    ㉡ 장점 : 중증도에 따라 분류된 환자에게 간호 비용이나 생산 등의 차이를 반영
    ㉡ 단점 : 개개인의 구체적인 차이를 반영하지 못함

③ **작업별 원가산정법**
    ㉠ 행위별 원가산정법이라고도 하며 제공되는 간호행위의 강도와 소요 시간을 적용하여 산정한다.

직접간호비	간접간호비
간호사의 직접 서비스, 방문간호 등 구체적으로 소요된 비용으로 직접간호시간을 측정하고 수가화하여 산정한다.	대상자와 직접적인 관계가 없더라도 서비스에 포함되는 비용

ⓛ 장점 : 간호 서비스의 양과 질 확대

ⓒ 단점
- 간호업무표준화 필요
- 과잉 간호 발생 우려

❹ 간호관리료 차등제(간호 등급 가산제)

(1) 간호관리료 개념

① 환자의 간호요구도나 제공된 간호 서비스의 종류와 양에 상관없는 일당수가를 말한다.

② 간호행위 중 행위별 수가 항목을 제외한 간호서비스(활력징후 측정, 간호교육, 냉찜질, 기록 및 보고)가 포함된다.

③ 입원료 = 입원환자 의학관리료(기본점수) 40% + 간호관리료(기본점수) 25% + 병원관리료(기본점수) 35%

(2) 간호관리료 차등제 개념

① 요양기관의 간호사 확보수준에 따라 간호관리료를 구분하고, 건강보험 입원료를 차등하여 지급하는 제도다.

② 가족이나 간병인에게 간호 서비스를 위임함으로써 간호사수 부족으로 인한 간호 서비스 질 저하를 해결하고자 도입되었다.

③ 간호관리료 등급 산정 기준은 간호사 1인당 병상 수로 한다.

④ 일반병동 입원환자 간호관리료 차등제
  ㉠ 간호인력 확보 수준에 따른 입원환자 차등제
  - 일반병동의 직전 분기 평균 환자 수 대비 해당 병동에서 간호업무에 종사하는 직전 분기 평균 간호사수(환자수 대 간호사수의 비)에 따라 등급별로 구분하여 적용한다.
  - 의원, 치과의원, 한의원, 보건의료원은 일반병동의 직전 분기 평균 병상 수 대비 해당 병동에서 간호업무에 종사하는 직전 분기 평균 간호사수(병상 수 대 간호사수의 비)에 따라 등급별로 구분하여 적용한다.
  ㉡ 상급종합병원·종합병원 등급별 가감산정
  - 상급종합병원

등급	간호사 확보율	가감률
S	1.5:1 미만	1등급 입원료 소정점수의 15% 가산
1(기준등급)	2.0:1 미만 1.5:1 이상	입원료 소정점수로 산정
2	2.5:1 미만 2.0:1 이상	1등급 입원료 소정점수의 10% 감산
3	2.5:1 이상인 경우	2등급 입원료 소정점수의 10% 감산

• 종합병원

등급	간호사 확보율	가감률
S	1.5:1 미만인 경우	A등급 입원료 소정점수의 12% 가산
A	2.0:1 미만 1.5:1 이상	1등급 입원료 소정점수의 12% 가산
1	2.5:1 미만 2.0:1 이상	입원료 소정점수로 산정
2	3.0:1 미만 2.5:1 이상	1등급 입원료 소정점수의 10% 감산
3	4.0:1 미만 3.0:1 이상	2등급 입원료 소정점수의 10% 감산
4	6.0:1 미만 4.0:1 이상	3등급 입원료 소정점수의 10% 감산
5	6.0:1 이상	• 의료취약지역 소재 요양기관은 4등급 입원료 소정점수의 15% 감산 • 서울특별시 및 광역시 구지역 소재 요양기관은 4등급 입원료 소정점수의 30% 감산 • 위 조건에 해당되지 아니하는 요양기관은 4등급 입원료 소정점수의 25% 감산

최근 기출문제 분석

2023. 6. 10. 제1회 서울특별시

1 우리나라 간호관리료에 대한 설명으로 가장 옳은 것은?

① 환자의 간호요구도나 제공된 간호서비스의 종류와 양에 따라 책정된다.

② 간호관리료 차등제 적용 기준은 상급종합병원 일반 병동의 경우 6등급으로 구분되어 있다.

③ 입원료의 40%로 책정되어 있다.

④ 상급종합병원 일반병동의 경우 4등급은 5등급 입원료에 20%가 가산된다.

> **TIP** 일반병동 기준으로 입원료 5%를 감액하는 7등급이 있으나 상급종합병원은 6등급으로 구분되어 있다.
> ① 간호관리료는 환자의 간호요구도나 제공된 간호 서비스의 종류와 양으로 책정되지 않는다. 일당 수가로 산정되어 입원료 일부로 책정된다.
> ③ 입원료는 의학관리료 40%, 병원관리료 35%, 간호관리료 25%로 산정된다.
> ④ 상급종합병원 일반병동의 경우 등급별 입원료는 직전 등급의 10% 가산이 기본이며 4등급만 예외로 직전 등급인 5등급의 15%가 가산된다.

2023. 6. 10. 제1회 지방직

2 간호관리료에 대한 설명으로 옳은 것은?

① 입원료 수가의 40%를 차지한다.

② 행위별 수가제를 적용받는다.

③ 상급종합병원 일반병동의 간호관리료는 1등급 내지 6등급으로 구분한다.

④ 근무조별 간호사 1명이 담당하는 평균 환자 수를 기준으로 등급을 산정한다.

> **TIP** ① 입원료는 의학관리료 40%, 병원관리료 35%, 간호관리료 25%로 산정된다.
> ② 행위별 수가제를 적용받지 않으며 일당 수가로 산정되어 입원료 일부로 책정된다.
> ④ 간호사 1인당 병상 수를 기준으로 간호관리료 등급을 나누며, 지방 소재 병원급 의료기관과 지역응급의료기관에 한해 간호사 1인당 환자 수로 등급을 나눈다.

Answer 1.② 2.③

3 신포괄수가제에 대한 설명으로 옳은 것은?

① 2020년부터 시범사업을 시작하였다.

② 입원일수에 따라 구분한 환자군별로 요양급여비용 산정방식이 다르다.

③ 의료급여 수급권자는 적용되지 않는다.

④ 백내장 등 7개 질병군만을 대상으로 한다.

> **TIP** 입원일수에 따라 환자군을 정상군, 상단열외군, 하단열외군으로 구분하고 요양급여비용 산정방식이 다르다.
> ① 2009년에 시범사업을 시작하였다.
> ③ 의료급여 수급권자 또한 신포괄수가제를 적용받는다.
> ④ 포괄수가제의 대한 설명이며, 신포괄수가제는 2024년 기준 603개의 질병군을 대상으로 한다.

4 〈보기〉에서 설명하는 진료비 지불제도로 가장 옳은 것은?

〈보기〉
• 가능한 한 많은 서비스를 제공하고 인센티브를 받으려는 것을 피할 수 있다.
• 전체적인 의료비용의 감소를 유도하고 진료비 심사로 인한 마찰이 감소하게 된다.
• 의료의 질이 낮아질 수 있다.
• 질병군 진료 특성을 반영하였다.

---

① 상대가치수가제

② 행위별수가제

③ 일당수가제

④ 포괄수가제

> **TIP** ① 상대가치수가제 : 제공되는 간호 행위의 강도와 소요 시간을 적용하는 방식이다. 직접간호비는 간호활동에 구체적으로 소요된 비용으로 직접간호시간을 측정하여 산정하며 간접간호비는 서비스의 뒷받침이 되는 비용을 말한다.
> ② 행위별수가제 : 제공한 진료내용과 서비스 양에 따라 항목별 의료비가 책정되는 사후결정방식이다. 의료서비스 양과 질이 확대되나 의료 행위가 병원의 수입과 직결되어 과잉진료의 우려가 있다.
> ③ 일당수가제 : 입원 혹은 외래방문 1일당 정해진 일정액의 수가를 산정하는 방식이다.

Answer 3.② 4.④

5 상급종합병원의 일반병동 간호관리료 차등제에 대한 설명으로 옳은 것은?

① 7개 등급으로 구분하고 7등급을 기준으로 가산한다.

② 병상 수 대 간호사 수의 비가 2.5 : 1 미만이면 1등급이다.

③ 응급실, 신생아실, 분만실도 일반병동 간호관리료를 적용한다.

④ 직전 분기의 평균 병상 수 대비 당해 병동에서 간호업무에 종사하는 직전 분기 평균 간호사 수에 따라 산정한다.

> **TIP** ④ 서울시, 광역시 구지역, 경기도의 구가 있는 시에 소재한 의료기관은 병상 수 : 간호사 수를 기준으로, 이외의 지방 시군구 병원급(상급의료 의료기관 제외) 의료기관은 환자 수 : 간호사 수를 기준으로 등급을 구분한다.
> ① 상급종합병원의 일반병동 간호관리료 등급은 6등급으로 구분하고 6등급을 기준으로 가산한다.
> ② 병상 수 대 간호사 수의 비가 2.0 : 1 미만이면 1등급이다.
> ③ 일반병동의 병상 수는 의료기관의 전체 병상 중에서 응급실, 신생아실, 분만실, 집중치료실, 격리실, 무균치료실, 인공신장실, 낮병동, 정신과 폐쇄병동의 병상을 제외한 일반병동의 병상을 말한다.

6 다음 괄호 안에 들어갈 말로 옳은 것은?

> 백내장 수술 진료비를 행위별수가제가 아닌 포괄수가제로 지불한 결과, 진료 비용이 감소하였다. 백내장 수술 결과는 행위별수가제 환자군과 포괄수가제 환자군 간에 차이가 없는 것으로 나타났다. 따라서 백내장 수술에 대해 포괄수가제가 행위별수가제에 비해 (   )이 높다고 평가하였다.

① 효능성   ② 효과성

③ 효율성   ④ 형평성

> **TIP** 수술 결과는 행위별수가제 환자군과 포괄수가제 환자군 간에 차이가 없는데 포괄수가제로 지불한 결과 진료 비용이 감소하였다. 비용 대비 효과를 따지는 용어는 효율성으로 능률성이라고도 한다.

Answer 5.④ 6.③

7 성과 평가 시 측정하는 생산성은 효과성과 효율성을 포함하는 포괄적 개념으로 효과성과 효율성을 모두 고려하여야 한다. 이 중 효율성에 대한 개념으로 가장 옳은 것은?

① 효과성과 상호대체적인 개념이다.

② 목표를 최대한 달성하는 것을 지향한다.

③ 자원의 활용 정도를 평가하는 수단의 의미를 강조한다.

④ 목적의 의미를 강조하는 가치추구의 개념이다.

> **TIP** 효율성이란 투입된 만큼 얼마나 잘했는지, 투입 대비 산출의 개념이다. 즉, 경제적 개념을 내포하며 투입과 산출에 대한 관계를 측정한다. 반면 효과성은 목적과 관련된 개념으로 조직의 목적에 적합한지, 조직의 목적을 어느 정도 달성했는지를 측정한다.

8 우리나라의 의료비 지불제도 방식 중 현재 시범사업으로 시행 중인 신포괄수가제도에 대한 설명으로 가장 옳은 것은?

① 신포괄수가제도의 핵심은 비용절감과 서비스 제공의 최소화이다.

② 기존의 포괄수가제에 행위별수가제적인 성격을 반영한 혼합모형지불제도이다.

③ 4대 중증질환(암·뇌·심장·희귀난치성질환)을 제외한 559개 질병군 입원환자에게 적용한다.

④ 의료자원의 효율적 사용을 더욱 증대시키기 위해 완전히 새로운 개념으로 고안된 의료비지불제도이다.

> **TIP** 신포괄수가제는 행위별수가제와 7개 질병군포괄수가제의 대안적 모델로, 포괄지불방식과 행위별 지불방식을 병행한다. 대부분의 의료서비스를 포괄로 묶고, 진료비 차이를 유발하는 고가 서비스를 행위별수가로 보상하는 제도이다. 7개 질병군 포괄수가제는 비교적 단순한 일부 외과수술에만 적용하고 있다. 여기에 4대 중증질환(암·뇌·심장·희귀난치성질환)과 같이 복잡한 질환까지 포함시켜 더 많은 입원환자가 혜택을 받을 수 있게 한 것이 신포괄수가제이다.

Answer 7.③ 8.②

9 우리나라 간호서비스에 대한 지불제도인 간호수가에 관한 설명으로 가장 옳은 것은?

① 간호관리료는 간호사 확보수준에 따라 입원료를 차등 지급한다.

② 가정간호는 간호서비스 제공시간에 따라 수가가 산정된다.

③ 장기요양시설에 입소하는 환자는 상대가치요소를 고려하여 수가가 산정된다.

④ 간호행위별 수가를 산정하기 위해서는 포괄수가제를 적용한다.

> **TIP** ① 간호관리료차등제는 병상 수 또는 환자 수당 확보된 간호사 수에 따라 1~7등급으로 분류하여 그 등급에 따라 입원료에 대해 가산율을 적용하여 입원료를 차등지급하는 제도이다. 적정 수준의 간호사 수를 확보하지 못한 의료기관에서 간호서비스의 일부를 보호자나 간병인에게 위임하는 등 입원진료 시 간호서비스의 질이 저하되는 현상을 해소하고 의료기관의 간호서비스 질 향상을 유도하고자 도입되었다.
> ② 가정간호란 가정전문간호사가 가정에서 질병이나 상해가 있는 대상자에게 병원과 긴밀한 관계를 유지하면서 가정에서도 병원에서와 같은 양질의 치료와 간호를 받게 함으로써 질병과 장해로부터 회복을 도모하고 장기 입원이나 불필요한 입원으로 인한 국민의료비를 절감할 수 있는 제도이다. 가정간호 비용은 '가정간호 기본방문료 + 진료행위별 수가(치료/재료비) + 교통비'로 결정된다.
> ③ 상대가치점수는 요양급여에 드는 시간 · 노력 등 업무량, 인력 · 시설 · 장비 등 자원의 양, 요양급여의 위험도 및 요양급여에 따른 사회적 편익 등을 고려하여 산정한 요양급여의 가치를 각 항목 사이에 상대적 점수로 나타낸 것으로 행위별수가제와 관련 있다. 장기요양시설은 일당정액수가제를 주로 적용한다.
> ④ 간호행위별 수가를 산정하기 위해서는 행위별수가제(fee-for-service)를 적용한다. 행위별수가제는 의료기관에서 의료인이 제공한 의료서비스(행위, 약제, 치료재료 등)에 대해 서비스 별로 가격(수가)을 정하여 사용량과 가격에 의해 진료비를 지불하는 제도이다. 포괄수가제는 환자가 입원해서 퇴원할 때까지 발생하는 진료에 대하여 질병마다 미리 정해진 금액을 내는 제도로, 행위별수가제의 보완 및 의료자원의 효율적 활용을 위해 병행하고 있다.

10 현재 우리나라 건강보험의 간호관리료에 대한 설명으로 옳지 않은 것은?

① 일당 수가의 개념을 적용하고 있다.

② 중환자실은 간호관리료 차등제가 적용되지 않고 있다.

③ 일반병동의 경우 상급종합병원은 1~6등급으로 구분하며, 6등급으로 갈수록 간호관리료 수가가 감소한다.

④ 일반병동의 경우 종합병원은 1~7등급으로 구분하며, 7등급의 경우 지역에 따라 차등감산할 수 있다.

> **TIP** ② 2008년도부터 중환자실도 간호관리료 차등제를 도입하여 적용 중이다.

Answer 9.① 10.②

출제 예상 문제

1 간호생산성을 계산한 결과 85%가 나왔다. 이 결과가 의미하는 것은?

① 간호직원의 기준이 요구하는 것보다 더 적은 자원을 가지고 환자를 분류하였다.

② 환자분류시스템이 요구하는 기준보다 10% 적은 숫자의 간호사로 환자를 간호하였다.

③ 환자를 간호하는 데 기준보다 더 많은 간호자원을 이용하였다.

④ 실제로 간호한 시간이 요구된 기준간호시간과 일치하였다.

> **TIP** 간호생산성 … 실제로 일한 시간과 환자분류체계에서 요구하는 시간을 비교함으로써 측정한다.
> ㉠ 100% : 실제 간호시간이 요구된 간호시간에 들어맞은 경우
> ㉡ 100% 이하 : 간호단위가 특정 환자그룹을 간호하는 데 기준보다 더 많은 간호자원을 이용했을 경우
> ㉢ 100% 이상 : 간호단위가 환자를 간호하기 위해 필요로 하는 기준자원보다 더 적은 노동자원을 활용했을 경우
> ㉣ 대부분의 가판들은 생산성 85 ~ 115를 받아들일 수 있는 것으로 정하고 있다.

2 다음 중 생산성에 관한 설명이 아닌 것은?

① 경제적 개념으로서의 생산성이란 산출 대 투입과의 관계를 말한다.

② 노동생산성을 통해 노동 이외의 전체적인 생산성을 측정할 수 있다.

③ 병원에서 가장 많이 이용하는 생산성 측정은 노동생산성 기준이다.

④ 간호생산성은 그 질과 적절성에 관계된 간호의 효과성뿐만 아니라 최소한의 자원소비를 가진 간호의 효율성도 포함된다.

> **TIP** ② 노동생산성은 노동비용 또는 고용인이 얼마나 열심히 일을 했는가 이외의 효율성에 대해서는 알 수 없다.

Answer 1.③ 2.②

3 다음 중 간호생산성에 대한 설명으로 옳지 않은 것은?

① 간호에 있어서의 생산성은 환자간호를 하는 데 이용된 인적자원의 효율성을 뜻한다.

② 투입에는 간호직원, 설비, 사용되는 물자, 간호를 제공하는 데 드는 자본비율이 포함된다.

③ 환경이란 간호관리자가 거의 통제할 수 없는 외부적인 것으로 노동법, 건강관리재정정책, 면허법 등이 포함된다.

④ 병원산출의 효과성이란 생산과 서비스를 내는 데 가능한 최소한의 투입과 방법으로 가능한 최대의 산출을 가져오는 결과의 정도를 말한다.

> **TIP** ④ 병원산출의 효율성에 대한 내용이며, 병원산출의 효과성이란 그 치료의 안전도·적절함·우수성 등을 말하며, 건강상태의 변화, 환자의 성과, 환자의 만족 등을 포함한다.

4 다음 중 입원일수당 이용된 자원의 측정에 관한 설명으로 옳지 않은 것은?

① 입원일수당 간호시간에는 봉급으로 지불된 시간에 환자간호에 직접적으로 필요했던 시간뿐만 아니라 가외의 이익시간과 간호행정에 지불된 시간도 포함되어야 한다.

② 입원일에 대한 간호시간과 입원일에 대한 봉급일의 본질이 지속적이라고 간주되는 경우에 한해서이다.

③ 환자당 간호봉급은 간호직원에 대한 실질적인 봉급을 총합해서 같은 기간 동안의 총입원 일수로 나눔으로써 계산된다.

④ 입원일수당 간호시간의 경우 간호과정이나 사용된 물자설비의 어떤 변화, 간호직원의 기술차원의 변화 등 간호의 효율성이나 효과성 변화를 고려할 수 있다.

> **TIP** ④ 입원일수당 간호시간은 간호과정이나 사용된 물자설비의 변화, 간호직원의 기술차원의 변화, 입원일수의 강도와 유형, 입원일수에 따른 간호의 질 등으로 인한 간호의 효율성이나 효과성 변화를 전혀 고려할 수 없다.

Answer 3.④ 4.④

5 개방체계모델을 이용한 간호생산성의 개념에서 산출(output)에 해당하는 것은?

① 입원일수   ② 환자간호전달체계

③ 간호를 제공하는 데 드는 비용   ④ 노동법

TIP 입원일수, 과정, 방문, 일하려는 태도, 간호시간 등이 산출에 해당한다.

6 다음 중 생산성 개념에서 간호관리과정에 속하는 것은?

① 물자   ② 생산

③ 원자료   ④ 환자간호

TIP 생산성 개념에서 간호관리과정이란 간호서비스, 리더십과 감독, 환자간호전달체계, 인력관리, 관리계획과 절차의 기록, 간호활동 그 자체 등을 포함한다.

7 간호생산성을 증가시키기 위해 투입에 변화를 주려한다. 옳지 않은 것은?

① 간호직원 사이에 가격민감도를 높인다.

② 정규간호사 대신 간호보조원의 수를 늘린다.

③ 비슷한 물자나 설비의 비용과 특색 등을 비교하면서 가장 낮은 가격에 만족할 만한 질을 갖춘 상품을 선택한다.

④ 환자분류자료에 근거한 간호요구를 측정해서 예상되는 수요에 대처하도록 간호직원들을 배치한다.

TIP ② 간호보조원의 이용은 보다 많은 감독과 교육을 제공해야 하기 때문에 상대적으로 비용이 더 많이 들 수 있다.

Answer 5.① 6.④ 7.②

8 다음 중 110% 간호생산성이 의미하는 것은?

① 특정 환자그룹을 간호하는 데 기준보다 10% 더 많은 간호자원을 이용하였다는 것을 의미한다.

② 간호직원이 기준을 요구하는 것보다 10% 덜 생산적이었다는 것을 의미한다.

③ 환자를 간호하기 위해 필요로 하는 기준자원보다 10% 적은 숫자의 간호사로 환자를 간호했다는 것을 뜻한다.

④ 환자분류시스템이 요구하는 것보다 덜 효율적으로 일하였다는 것을 의미한다.

> **TIP** ① 기준이 요구하는 것보다 10% 더 적은 자원을 가지고 환자를 간호했다.
> ② 간호직원의 기준이 요구하는 것보다 10% 더 생산적이었다.
> ③④ 환자분류시스템이 요구하는 기준보다 10% 적은 숫자의 간호사로 환자를 간호했다.

9 다음 중 간호자원을 생산적으로 관리하기 위한 전략으로 옳지 않은 것은?

① 간호프로그램과 정보를 일괄해서 한 패키지로 만든다.

② 능률적인 기록을 위해 새로운 flow sheet를 발전시킨다.

③ 외래수술시설을 줄인다.

④ 간호조직을 행렬조직으로 고려한다.

> **TIP** ③ 병원에서 간호자원을 생산적으로 관리하기 위해 외래수술시설을 늘리도록 한다.
> ※ 간호자원을 생산적으로 관리하기 위한 전략
> ㉠ 능률적인 기록을 위해 새로운 flow sheet를 발전시킨다.
> ㉡ 환자와 가족들의 요구에 대처하기 위해 카운슬링이나 그룹교육방법을 이용한다.
> ㉢ 간호프로그램과 정보를 일괄해서 한 패키지(package)로 만든다.
> ㉣ 외래수술시설을 늘린다.
> ㉤ 물자와 분담된 서비스를 효과적으로 관리한다.
> ㉥ 참여적인 관리, 효과적인 인력구성, 전문직에 대한 인식, 공유하는 관리프로그램 등을 통해 전문직 간호의 기여를 고려한다.
> ㉦ 간호조직을 행렬조직으로 고려한다.
> ㉧ 간호생산성 표준을 개발해서 이용하고 통제체계를 이행한다.

Answer 8.③ 9.③

10 병원조직이 생산성에 관심을 가져야 하는 이유로 옳지 않은 것은?

① 높은 생산성은 중요한 자원을 보존할 수 있기 때문이다.

② 생산성이 증가하면 늘어나는 수요에 잘 대처할 수 있기 때문이다.

③ 생산성은 직원의 만족도와 관계없기 때문이다.

④ 병원은 경쟁적인 위치를 강하게 할 수 있는 중요전략이기 때문이다.

> **TIP** 병원조직이 생산성에 관심을 가져야 하는 이유
> ㉠ 병원은 경제적인 위치를 강하게 할 수 있는 중요전략이기 때문이다.
> ㉡ 높은 생산성은 중요한 자원을 보존할 수 있기 때문이다.
> ㉢ 생산성이 증가하면 늘어나는 수요에 잘 대처할 수 있기 때문이다.
> ㉣ 생산성에 관심을 가지면 인플레이션의 영향을 상쇄시킬 수 있기 때문이다.

11 짧은 시일 내에 간호생산성을 향상시킬 수 있는 방안이 아닌 것은?

① 환경의 변화

② 관리과정의 변화

③ 투입의 변화

④ 간호자원의 생산적 관리

> **TIP** ① 환경적 변화는 짧은 시일 안에 간호관리자의 통제범위를 벗어나는 것이다.

12 다음 중 입원일수당 이용된 자원의 설명으로 옳은 것은?

> ㉠ 입원일수당 간호시간 – 간호직원이 일정 기간 동안 일한 시간을 합한 총합을 똑같은 기간 동안의 전체적인 총 입원일수로 나눔으로 계산된다.
> ㉡ 입원일수당 간호봉급 – 간호사의 봉급은 각 직원의 기술이나 경험에 관한 정보를 어느 정도 제공할 수 있다.
> ㉢ 입원일수의 표준화 – 환자의존도의 수준을 가능하게 하는 방법이다.

① ㉠㉡

② ㉡㉢

③ ㉢

④ ㉠㉡㉢

TIP 입원일수당 이용된 자원

㉠ 입원일수당 간호시간
- 간호직원이 일정 기간 동안 일한 시간을 합한 총합을 똑같은 기간 동안의 전체적인 총 입원일수로 나눔으로 계산된다.
- 간호에 든 비용을 정확히 반영하기 위해서는 봉급으로 지불된 시간에 환자간호에 직접적으로 필요했던 시간뿐만 아니라 가외의 이익시간(휴가, 휴일, 병가 등)과 간호행정에 지불된 시간 등도 포함되어야 한다.

㉡ 입원일수당 간호봉급
- 환자당 간호봉급은 간호직원에 대한 실질적인 봉급을 총합해서 같은 기간 안의 총 입원일수로 나눔으로 계산된다.
- 간호사의 봉급이 각 직원의 기술이나 경험에 관한 정보를 어느 정도 제공할 수 있다.

㉢ 입원일수의 표준화
- 환자의존도의 수준을 가늠하는 한 가지 방법은 간호작업량을 측정하기 위해 고안된 환자분류체계의 정보를 이용해서 입원일을 표준화하는 것이다.
- 입원일수는 입원일수 대신에 환자분류체계에 의해 계산된 간호에 필요한 시간을 이용함으로써 표준화될 수 있다.

13 간호원가에 포함되지 않는 것은?

① 간호인건비

② 간호업무를 지원하는 제 행정비

③ 치료비

④ 간호용품비

TIP 치료비는 간호원가에 포함되지 않는다.

PART

03

조직기능의 이해

01 조직의 이해

01 조직(organizing)

❶ 조직화의 의의

(1) 조직의 정의

① 공동의 목표를 달성하기 위해 의도적으로 정립한 체계화된 구조에 따라 구성원들이 상호작용하는 집단이다.

② 공식적 구조화의 과정을 갖는 것으로, 권한과 책임이 분배된다.

(2) 조직의 특성

① 조직은 복수의 개념이며, 많은 개인이 모여 공동의 목표를 달성하기 위해 노력한다.

② 수명이 존재하며, 사명이나 목적, 목표를 가진다.

③ 일반적으로 계층구조를 가지고 명령, 복종, 권한위임 등이 이루어진다.

④ 조직의 구성요소는 업무, 사람, 장소이다.

❷ 조직과정

(1) 조직화의 개념

① 조직의 목표를 가장 효과적으로 성취할 수 있도록 기본적인 조직구조를 만들어 나가는 역동적인 과정이다.

② 조직화는 활동 확인 및 분류→부문화(부서 편성)→권한의 위임→통합단계로 이루어진다.

(2) 조직화의 단계

관리에서 조직화는 기획 다음에 이루어지는 단계이다. 기획 후에 관리자는 기획한 것을 달성할 수 있도록 조직해야 한다. 조직과정에서 관리자는 규칙과 질서를 세우고 구성원들 사이의 협조와 생산성을 촉진시키는 공식조직구조를 고안한다.

① **활동의 확인과 분류** … 계획된 목표를 달성하기 위해서 필요한 일과 활동에는 어떠한 것이 있는지 확인하고 특성을 고려하여 분류한다.

② **부문화**

 ㉠ 가용한 인적·물적자원의 최대한의 확보와 활용을 위한 활동이 잘 수행될 수 있도록 집단화, 즉 부분화하고 최선의 사용방안을 마련한다.

 ㉡ 활동을 담당할 부서를 편성하고 각 직위에 권한을 위임한다.

③ **권한의 위임** … 할당된 활동을 원활히 수행할 수 있도록 각 지위에 권한을 위임하는 단계로서 각 지위별로 그리고 직위와 직위 간에 상호관계가 설정된다.

④ **통합단계** … 권한관계와 정보흐름을 통하여 모든 부분화된 부문들을 수평적·수직적으로 통합하는 단계이다.

(3) 조직을 위한 분석기법

① **활동분석** … 행해져야 하는 간호업무와 그 업무의 우선순위, 그리고 그 업무가 어떻게 묶여질 수 있는가, 타 업무와의 관계는 어떠한가 등을 분석하는 것이다.

② **의사결정분석** … 어떤 의사결정이 필요하고, 조직구조 내에 어디에서 의사결정이 이루어지며, 각 간호관리자는 어떻게 의사결정에 참여하는가를 분석하는 것이다.

③ **관계분석** … 각 간호부서의 직원이 누구와 함께 일하며, 누구에게 보고하고, 누구의 보고를 받으며, 조직에 기여하는 점은 무엇인가를 분석하는 것이다.

❸ 조직화의 기본원리

(1) 계층제의 원리

① **계층제의 의의** … 권한·책임·의무의 정도에 따라 공식조직을 형성하는 구성원들 간에 상하의 등급, 즉 계층을 설정하여 각 계층 간에 권한과 책임을 배분하고, 명령계통과 지휘·감독체계를 확립하는 것이다. 즉, 계층제는 최고의 직위에서부터 최하위 직위에 이르기까지 어떤 직위가 어떤 업무를 하느냐 하는 것을 말한다.

② **계층화의 방법**

 ㉠ **지도성** : 조직과 관리상의 모든 활동을 지휘하는 기능으로 공식적인 권한과 구별된다. 조직이 확대될수록 효율적인 지도성의 중요성이 증가되며 유능한 지도자를 필요로 한다.

ⓛ 권한의 위임 : 각 계층이 부여된 책임을 수행하기 위해서 필요한 의사결정과 구체적 조치를 취할 수 있는 권한과 업무를 직접 그것이 실시될 수 있는 계층으로 하강시키는 것을 말한다.

ⓒ 직무의 결정 : 계층화과정의 마지막 과정으로서 모든 기능을 조직의 각 계층에 배정하는 것을 말한다.

③ 계층제의 장·단점

ⓙ 장점

• 의사결정의 책임이 분명하다.

• 명령전달의 통로가 된다.

• 지휘·감독을 통한 질서유지의 통로가 된다.

• 권한위임의 통로가 된다.

• 조직의 목표설정의 통로가 된다.

• 조직의 통솔·통합·조정 및 갈등의 해결을 위한 수단이 된다.

• 업부배분의 수단(수직적 분업)이 된다. 상위계층은 결정에 관한 업무를 전담하고, 하위계층은 집행에 관한 업무를 전담한다.

• 상명하복의 통솔에 의해 조직의 안정성을 유지하는 기능을 한다.

• 능률적이고 신속한 업무수행이 가능하다.

• 승진의 통로가 된다.

ⓛ 단점

• 상하 간의 지나친 수직적 관계는 근무의욕을 저해하고 조직의 경직성을 초래하며, 동태적이고 융통성 있는 인간관계의 형성을 저해한다.

• 계층수가 많아짐에 따라 의사소통의 왜곡이 초래되고, 변동하는 환경에 신축성 있게 대응하는 것이 어려워지며, 보수성을 띠기 쉽다.

• 계층제는 직무수행을 위한 합리적 조직체계가 아니라 인간을 비합리적으로 지배하는 관계로 되기 쉽다.

• 계층제는 인간의 개성을 상실케 하고 조직구성원들의 소속감을 감소시킨다.

• 계층제는 조직구성원의 창의성을 저해하며, 그들을 하나의 기계적인 전달도구로 전락시키기 쉬워 동태적인 인간관계의 형성을 방해한다.

④ 평면구조와 고층구조

ⓙ 계층의 수가 적을 때는 평면구조를 이루고 계층의 수가 많을 때 고층구조를 보인다.

ⓛ 평면구조의 장점

• 비용을 절감할 수 있다.

• 계층 간의 의사소통을 원활히 할 수 있다.

• 통제가 용이하다.

ⓒ 고층구조의 단점

• 고층구조는 비용을 증가시킨다.

• 계층 간의 의사소통을 어렵게 한다.

• 계획수립과 통제를 어렵게 만든다.

ⓔ **계층수의 결정**: 가급적 계층의 수를 줄이고 의사소통의 연쇄를 짧게 하는 것이 바람직하다. 지나치게 계층의 수를 적게 할 경우 관리의 범위가 지나치게 넓어져서 관리의 효율성을 저하시킬 수 있기 때문에 조직의 목표와 특성, 조직구조에 영향을 미치는 제반요소를 고려하여 적합한 계층수를 결정해야 한다.

ⓜ **평면간호조직**: 계층수가 적고 통솔범위가 넓다. 각 간호단위의 책임자인 간호과장은 직접 간호직원들을 통솔한다.

ⓗ **고층간호조직**: 계층수가 많으며 통솔범위는 좁다. 간호부장 → 간호과장 → 간호감독 → 수간호사 → 일반간호사의 수직적 분화로 볼 수 있다.

(2) 명령통일의 원리

① **명령통일의 원리의 의의** … 조직 내의 각 구성원이 한 사람의 상관에게서 명령을 받으며 이에 대하여 책임을 갖게 됨을 뜻한다. 즉, 조직질서를 유지하기 위한 명령체계의 확립을 요구하는 원칙이다.

② **명령통일의 원리의 문제점**

ⓐ **명령통일의 원리가 지켜지지 않을 경우**: 명령계통이 일원화되어 있지 못하여 둘 이상의 상사로부터 명령을 받게 되면 권위가 실추되고 명령에 혼선을 빚으며 책임소재가 불분명해지고 조직 전체의 안정감이 위협을 받게 된다.

ⓑ **명령통일의 원리에 너무 집착하는 경우**: 계층적 권위가 과도하게 노출되고 조직의 움직임이 느려져서 업무의 지연이 초래될 정도로 융통성이 저하된다.

③ 장 · 단점

ⓐ **장점**
  • 책임의 소재를 명확히 함으로써 부하에 대한 통제를 가능케 한다.
  • 조직책임자의 전체적 조정을 가능하게 한다.
  • 부하직원으로 하여금 누구에게 보고를 하고 누구로부터 보고받는지를 명백하게 해줌으로써 조직지위의 안전성을 확보한다.
  • 의사전달의 효용성을 확보하고 조직 내 갈등문제는 적어진다.
  • 결과에 대한 책임감이 커진다.

ⓑ **단점**
  • 횡적 조직 간의 조정을 어렵게 한다.
  • 기능적 전문가의 영향력이 감소되고 행정의 분권화와 권한위임이 저해된다.
  • 명령통일의 원리를 지나치게 강조하게 되면 조직이 환경변화에 신속하고 융통성 있게 적응하기 어려워 경직화된다.

(3) 통솔범위의 원리

① 의의

ⓐ **개념**: 한 사람의 관리자가 효과적으로 직접 감독 · 관리할 수 있는 하급자의 수로서 관리의 범위를 말한다.

ⓛ **통솔범위와 계층의 수**: 통솔범위와 계층의 수는 반비례관계에 있다. 즉, 관리범위의 수가 많을수록 계층의 수는 줄어들며, 반면에 관리범위의 수가 줄어들면 계층수가 증가한다.

　　ⓒ **적정한 통솔범위**: 상위관리자일수록 비정형화된 문제를 많이 다루기 때문에 상위계층으로 갈수록 통제의 폭이 줄어들어야 한다.

② **통솔범위에 영향을 주는 요인**

　　㉠ **통솔자의 능력과 시간**: 부하직원들과 분명하고 정확하게 의사소통을 할 수 있는 관리자가 더 많은 부하를 관리할 수 있다.

　　ⓛ **피통솔자의 자질 및 의식구조**: 부하직원의 능력이 우수할수록 감독의 필요성이 줄어들고 권한을 위임하여 재량권을 부여할 수 있다.

　　ⓒ **업무의 성질**: 업무가 복잡하고 정신적인 노력을 요구하며 상호관련성이 많은 업무일수록 통솔범위는 좁아지며, 이에 비해 업무가 획일적이고 반복적이며 고도로 표준화되어 있어 단순하고 기계적인 일일 때에는 통솔범위가 확대될 수 있다.

　　㉣ **막료부서의 지원능력**: 감독의 업무를 보좌하는 막료가 있으면 감독자의 통제의 폭이 넓어질 수 있다.

　　㉤ **지리적 분산의 정도**: 작업장소가 지역적으로 분산되어 있는 경우에 통솔범위는 줄어들고, 지리적으로 한 장소에 집중되어 있는 경우에 통솔범위는 확대될 수 있다.

　　㉥ **직무의 명백성**: 정책과 권한 등 직무가 구조화되어 명백할수록 의사결정에 필요한 업무량이 줄어들게 되므로 통솔범위를 확대시킬 수 있다.

　　㉦ **계획과 통제**: 계획과 통제의 틀이 잘 갖추어져 있으면 그만큼 관리자가 쉬워지므로 통솔의 범위는 확대될 수 있다.

③ **Graicunas의 공식** … 부하직원의 수(n)가 증가함에 따라 감독자와 피감독자의 관계수(N)는 기하급수적으로 증가한다는 것을 알 수 있다.

$$N = n\left(\frac{2^n}{2} + n - 1\right) \ (N = 감독자와 \ 피감독자의 \ 관계수, \ n = 부하직원의 \ 수)$$

⑷ 분업전문화의 원리

① **분업**

　　㉠ **개념**: 조직구성원의 다양한 기능을 효율적으로 활용하기 위하여 전체 업무를 작은 직무로 분할하는 것을 말한다.

　　ⓛ **분업화의 방법**

　　　• 수직적 전문화: 상위계층에서 하위계층으로 업무를 분담한다.

　　　• 수평적 전문화: 구성원들 간의 조정과 협동이 잘 이루어지도록 횡적으로 업무를 분담한다.

　　　• 기능별 업무분담: 간호대상자의 유형에 따라 성인, 아동, 신생아, 중환자, 수술환자 등으로 나누어서 직무를 수행하고 있다.

② 분업화의 장·단점
  ㉠ 장점
   • 조직의 목표달성을 위한 능률적 수단이다.
   • 사람은 성격·관심·능력에 차이가 있으므로 전문화에 의하여 업무를 능률적으로 수행할 수 있고 전문가가 될 수 있다.
   • 업무를 세분화할수록 업무를 습득하는 데 걸리는 시간과 비용을 단축시킬 수 있다.
   • 업무를 단순화시키고 기계화가 가능해진다.
  ㉡ 단점
   • 분업은 단순하고 단조로운 업무의 계속적인 반복이기 때문에 조직 속에서 근무하는 개인의 업무수행에 대한 흥미를 상실케 한다.
   • 지나친 분업은 조직 내의 각 단위 간의 조정을 어렵게 한다.
   • 분업은 세분화할수록 통합적으로 조직을 관리하는 것보다 더 많은 비용이 소요될 수 있다.
   • 전문화의 부작용인 지루함, 피로, 스트레스, 생산성 감소, 품질저하, 결근율·이직률 증가 등이 발생할 수 있다.

(5) 조정의 원리(목표통일의 원리)

① 의의 … 조직의 공동목표를 달성하기 위하여 조직구성원이 행동의 통일을 이루도록 집단적 노력을 정연하게 배열하는 과정으로 세분화된 업무를 조직목표에 비추어 재배치하여 조직의 안전성과 효율성을 도모하는 것을 말한다.

② 효과적인 조정방법
  ㉠ 정보체계의 확립과 계층제 : 수직적 통합으로서 계층적인 구조를 통하여 지휘계통을 세우고 명령계통을 단일화하는 것이다.
  ㉡ 계획수립과 목표설정 : 계획은 수립하고 목표를 설정하여 모든 단위부서들이 의식적으로 동일한 전체 목표를 지향하도록 함으로써 조직활동을 조정·통합할 수 있다.
  ㉢ 규정과 절차 : 일상적인 사건들이 일어나기 전에 이들을 처리하기 위해 만들어진 관리적 의사결정의 수단이다.
  ㉣ 수평적 통합수단의 이용 : 수평적 통합이란 동일계층의 조직구성원 및 부서 간의 업무활동을 조직 전체의 활동으로 통합하는 것을 말하며, 위원회·프로젝트조직, 행렬조직 등을 이용할 수 있다.

02 조직 내의 권한관계

❶ 권한과 권력

(1) 권한(authority)

① 권한의 개념
   ㉠ 조직에서 부여하는 공식적인 권리로 권한은 스스로 직무를 수행할 수 있는 자유재량권을 의미하며 자신의 일을 결정하고 그 결정에 타인을 따르게 할 수 있는 힘이라고 할 수 있다.
   ㉡ 권한은 조직 내의 직위에서 나온다.

② 권한의 유형
   ㉠ 라인권한(line authority) : 조직의 목표달성에 직접적으로 기여하는 의사결정을 하고 지시를 할 수 있는 조직 내의 가장 기본적인 권한으로 상사가 부하에게 업무에 관한 지시를 할 수 있는 권한이다.
   ㉡ 스탭권한(staff authority) : 라인권한을 갖고 있는 사람들을 지원하고 조언을 해주는 권한이다.
   ㉢ 기능적 권한(functional authority) : 특정한 과업을 수행하기 위하여 자신이 지시하고 명령을 내릴 수 있는 명령계통 이외의 구성원이나 부서에 지시나 명령을 할 수 있는 권한을 말한다.

(2) 권력(power)

권한보다 포괄적인 개념으로서 상대방 혹은 상대집단의 행동을 권력보유자가 의도한 방향으로 조정하고 움직이게 할 수 있는 능력 또는 잠재력을 말한다. 권력은 그 사람의 개인적인 특성에 의해서도 축적되는 것이다.

┃기출예제
2016. 6. 25 서울특별시

조직의 권한관계에 있어서 스태프(staff)권한에 대한 설명으로 옳은 것은?

① 조직의 주요목표를 효과적으로 달성하도록 간접적으로 지원해준다.
② 조직 내에서 상하의 수직적 계층구조를 형성한다.
③ 목표수행에 직접적인 책임을 지고 업무를 수행한다.
④ 조직의 목표가 달성되도록 직접적으로 의사결정을 한다.

✱ ─────────────────────────────
스태프들은 조직의 주요목표를 효과적으로 달성하도록 간접적으로 지원해 준다. 스태프들이 잘 도와줄 경우 통제범위가 높아지며, 전문화가 된다.

답 ①

---

② 권한의 위임

(1) 권한위임의 의의

① **권한위임의 개념** … 상위계층이 갖고 있는 업무의 일부를 부하 직원에게 할당하고, 그러한 업무수행활동을 부하가 책임지고 할 수 있도록 재량권을 부여하는 과정이다.

② **권한의 위임의 필요성**
- ㉠ 관리자가 업무영역을 확대하고, 전체 업무활동을 감독할 수 있는 여유를 가질 수 있다.
- ㉡ 관리자가 보다 고차원적인 업무에 매진할 수 있으므로 자신이 갖추고 있는 역량과 지식을 충분히 발휘할 수 있다.
- ㉢ 부하직원의 경험과 잠재력을 키울 수 있다.
- ㉣ 특정 분야에 대해서는 부하직원이 상급자보다 더 나은 지식과 전문적 식견을 갖고 있을 수 있다.
- ㉤ 윗사람이나 아랫사람 모두 자기업무에 대하여 전문성을 살릴 수 있다.

(2) 권한위임 시의 고려사항

① 피위임자에게 기대하는 결과를 달성할 수 있는 정도의 권한을 위임해야 한다.

② 위임되는 권한이 어떠한 것인지 명백히 해야 하며, 위임은 상부에서 하부로 연쇄적으로 이루어져야 한다.

③ 권한과 책임은 균등해야 하며, 부하의 능력수준에 맞게 해야 한다.

④ 위임하는 사람의 적정 통솔범위 내에서 권한을 위임해야 한다.

(3) 권한위임의 결정요인

① 조직의 규모가 클수록 권한위임의 정도가 높아진다.

② 중요한 것(의사결정의 내용이 조직의 장래에 미치는 영향이 큰 것)일수록 의사결정에 대한 권한이 위임되는 정도가 적어진다.

③ 전문적인 식견을 필요로 하는 복잡한 과업일수록 그 권한은 전문적인 식견을 갖춘 사람에게 위임되어야 한다.

④ 하급자의 능력을 인정하고 신뢰하는 조직에서는 권한이 위임되는 정도가 높다.

(4) 권한위임과 집권화와 분권화

① **집권화** … 모든 의사결정을 조직의 상층부에서 하는 것이다.

② **분권화** … 조직 전반에 걸쳐서 의사결정권을 하급자에게 위임하여 권한을 분산시키는 것이다.

③ **분권화에 영향을 주는 요인**
  - ㉠ 조직의 규모 : 조직의 규모가 확대되고 업무수행의 장소가 지역적으로 분산되면 분권화가 촉진된다.
  - ㉡ 환경 : 조직이 처한 환경의 변화가 급격하고 동태적일수록 분권화의 요구가 높아진다.
  - ㉢ 부화의 형태 : 조직이 기능별로 분화되어 있을 때는 기능의 통합이 더 요구된다.
  - ㉣ 비용 : 비용의 규모가 커서 엄격한 비용통제가 이루어지는 조직의 경우 집권화가 이루어지는 경향이 있다.
  - ㉤ 유능한 관리자의 수 : 분권화를 주도해 나갈 수 있는 유능한 관리자가 조직에 얼마나 있느냐 또한 분권화의 중요한 여건이 된다.

(5) 권한위임의 장 · 단점

① **장점**
  - ㉠ 관리자가 조직 내에 중요한 문제를 해결할 수 있는 시간적 여유를 가질 수 있다.
  - ㉡ 하급관리자의 능력과 잠재력을 개발할 수 있는 계기가 된다.
  - ㉢ 특정 업무가 해당 전문담당자에게 주어지므로 효과적 · 효율적인 업무수행이 가능하다.
  - ㉣ 융통성 있고 신속한 의사결정으로 급변하는 환경에 적절히 대응할 수 있다.
  - ㉤ 상 · 하위계층 모든 조직구성원이 자신의 전문성을 살릴 수 있다.

② **단점**
  - ㉠ 권한의 분산으로 조직 전체라는 의식보다 부서 우선의식이 팽배해질 수 있다.
  - ㉡ 조직구조의 분산으로 조직 전체의 비용을 증가시킨다.

(6) 권한위임을 저해하는 요인

① **상위자측 요인**
  - ㉠ 권력을 확보하기 좋아하고 하위자에게 권력을 약간이라도 넘겨주기 원하지 않는 경우
  - ㉡ 권한의 위임은 자신이 특정 업무를 처리할 능력이 없음을 나타내는 신호라고 생각하고 있는 경우
  - ㉢ 자신의 직책을 유지하는 데 불안감을 느끼고, 업무를 탁월하게 수행하는 자신의 하위자가 부각되는 것을 두려워하는 경우
  - ㉣ 어떠한 일이든 자기 자신이 직접 해야만 제대로 처리될 수 있다고 생각하는 경우
  - ㉤ 자신의 시간을 할애하여 하위자에게 업무처리방법을 훈련시키기를 원하지 않는 경우

② 하위자측 요인

　㉠ 자신에게 더 많은 책임이 부여될 때 그것을 처리할 능력에 자신감을 갖지 못하는 경우

　㉡ 책임완수에 실패하는 것을 두려워하는 경우

　㉢ 자신이 책임지고 있는 업무를 수행하는 데 필요한 정보나 자원을 갖고 있지 못한 경우

　㉣ 더 많은 책임을 맡는 것이 추가의 보상 없이 업무량만 늘어나는 것이라고 생각하고 있는 경우

　㉤ 자신의 힘으로 해결하는 것보다 상사에게 묻는 것이 훨씬 편하다고 생각하고 있는 경우

┃ 기출예제

2017. 12. 16 지방직 추가선발

권한 위임에 대한 설명으로 옳은 것은?

① 사안이 중요할수록 위임의 정도는 높아진다.

② 조직의 규모가 클수록 위임의 정도는 낮아진다.

③ 상·하위 계층의 모든 구성원이 전문성을 살릴 수 있다.

④ 업무의 분산으로 조직 전체의 비용이 감소한다.

✱ ─────────────────────────────

① 사안이 중요할수록 위임의 정도는 낮아진다.

② 조직의 규모가 클수록 위임의 정도는 높아진다.

④ 권한 위임은 조직 전체의 비용이 증가한다는 단점이 있다.

답 ③

03　조직문화

❶ 조직문화의 개념

(1) 조직문화는 가치관, 신념, 규범, 슬로건 등 다양한 유·무형요소로서 조직 전체 구성원들을 하나로 묶을 수 있는 힘을 말한다.

(2) 조직 내의 구성원들이 공유하고 있는 가치관이나 행동유형 등이 조직 전체 구성원의 행동에 미치는 영향요소라 볼 수 있다.

❷ 조직문화의 구성요소[파스케일(Richard T. Pascale)과 아토스(Anthony G. Athos)의 7S 요소]

(1) 공유가치(shared value)

조직구성원들 모두가 공통으로 간직하고 있는 가치관과 신념, 규범 그리고 전통가치와 조직의 기본 목적 등으로 조직문화의 가장 중요한 위치를 점유하며 다른 구성요소에 지배적 영향을 미치는 중심요소이다.

(2) 전략(strategy)

조직의 기존목표와 계획, 조직체 운영의 장기적인 방향 설정과 관련되며, 궁극적인 목표를 효과적으로 달성하기 위한 각종 인적, 물적, 사회적 자원의 동원을 포함한다.

(3) 구조(structure)

조직체의 전략수행을 위한 기본 틀로서 조직구조와 직무설계, 권한배분관계를 규정하며 이를 통해 조직구성원들의 역할과 그들 간의 상호 관계에 영향을 미친다.

(4) 관리시스템(management system)

조직의 의사결정과 일상운영에 필요한 각종 관리제도와 절차로 조직체의 기본가치, 장기전략 목적달성에 부합되는 보상제도와 인센티브 개발, 관리정보와 의사결정시스템 구축, 결과측정과 조정을 위한 메커니즘의 확립 등이 요청된다.

(5) 구성원(staff)

조직문화는 조직구성원들의 행동을 통하여 표출되기 때문에 조직목표에 부합되는 구성원들의 선발 및 훈련, 능력과 전문성 제고, 욕구와 동기부여 프로그램 개발은 조직의 기본가치달성에 영향을 미친다.

(6) 기술(skill)

각종 기계장치와 컴퓨터 같은 하드웨어 부문과 생산 및 정보처리를 위해 이를 이용하는 소프트웨어 부문을 포함한다.

(7) 리더십 스타일(leadership style)

조직관리 스타일은 구성원들의 행동양식뿐만 아니라 그들 간의 상호관계와 조직분위기 형성에 직접적인 영향을 미친다.

│ 기출예제 2019. 6. 15 서울특별시

파스케일과 아토스(Pascale & Athos) 등은 조직문화에 영향을 주는 7S 요소를 제시하였다. 이에 대한 설명으로 가장 옳지 않은 것은?

① 구조(structure)는 조직체를 형성하고 있는 구성단위들과 이들 사이의 관계를 연결시키는 패턴을 말한다.

② 관리시스템(management system)은 의사결정제도, 경영정보시스템 등 일상적 조직체 운영과 경영과정에 관련된 모든 제도를 말한다.

③ 공유가치(shared value)는 조직이 목적을 달성하기 위해 조직의 자원을 장기간에 걸쳐 조직체의 여러 구성요소에 배분하는 계획과 행동 패턴을 말한다.

④ 리더십 스타일(leadership style)은 리더와 구성원 간의 상호관계에 있어 기본 성격을 지배하는 요소이다.

✱ ···

조직문화에 영향을 주는 7S(Pascale & Athos)

㉠ 구조(Structure) : 조직체를 형성하고 있는 구성단위들과 이들 사이의 관계를 연결시키는 패턴으로서, 조직구조와 직무설계, 권한관계와 방침 등 구성원들의 역할과 그들 간의 상호관계를 지배하는 공식요소들을 포함한다.

㉡ 전략(Strategy) : 조직의 장기적인 계획과 이를 달성하기 위한 자원배분 과정을 포함하며, 조직의 장기적 방향과 기본적 성격을 결정하고 조직운영 방식의 혁신에 영향을 미친다.

㉢ 관리시스템(management System) : 조직운영을 위한 일련의 의사결정과 일상운영의 틀이 되는 보상제도와 인센티브, 경영정보와 의사결정시스템, 경영계획과 목표설정 시스템, 결과측정과 조정·통제 등 조직체 운영과 경영과정에 관련된 모든 제도를 말한다.

답 ③

최근 기출문제 분석

2024. 6. 22. 제1회 지방직

1 조직화를 위한 통솔범위의 원리에 대한 설명으로 옳은 것은?

① 권한과 책임 수준에 따라 구성원 간 위계를 설정한다.

② 상급자와 하급자 긴 명령과 보고체계를 일원화한다.

③ 관리자가 지휘하고 감독할 수 있는 구성원의 수를 제한한다.

④ 규정과 절차를 마련하여 부서 간 활동을 통합한다.

> **TIP** 한 명의 관리자가 효과적으로 지휘하고 감독할 수 있는 부하 직원의 수를 제한하여 효율성을 높이기 위한 원리이다.
> ① 권한과 책임의 원리
> ② 명령 통일의 원리
> ④ 조정의 원리

2024. 6. 22. 제1회 지방직

2 분권화보다 집권화가 바람직한 상황은?

① 시장이 넓게 분포되어 있을수록

② 비일상적인 직무가 많을수록

③ 하급자의 능력이 뛰어날수록

④ 부서 간 통합과 조정이 중요할수록

> **TIP** 부서 간 통합과 조정이 중요한 경우, 중앙에서 일관된 정책과 방향을 설정하는 집권화가 조직 전체의 일관성 유지를 돕는다.
> ① 시장이 넓게 분포되어 있을 때는 지역별로 특화된 결정을 내릴 수 있는 분권화가 더 유리하다.
> ② 비일상적인 직무가 많으면 하급자가 신속하게 대응할 수 있는 분권화가 효과적이다.
> ③ 하급자의 능력이 뛰어날 경우, 그들에게 더 많은 권한을 부여할 수 있는 분권화가 적합하다.

Answer 1.③ 2.④

3 다음 사례에서 간호본부장이 가진 권력의 유형은?

> 간호본부장이 간호학술제 수상자들에게 해외여행 기회를 제공하기로 결정함

① 보상적 권력　　　　　　　　　② 강압적 권력
③ 준거적 권력　　　　　　　　　④ 전문적 권력

> **TIP** 보상적 권력은 특정 행동을 유도하거나 강화하기 위해 보상을 제공하는 능력으로 간호본부장은 간호학술제 수상
> 자들에게 해외여행 기회를 제공함으로써 보상하는 보상적 권력의 유형이다.
> ② 강압적 권력 : 벌이나 처벌을 통해 행동을 통제하는 능력이다.
> ③ 준거적 권력 : 타인이 특정 인물의 매력이나 카리스마에 의해 그 인물을 따르고자 하는 경향이다.
> ④ 전문적 권력 : 특정 분야에서의 지식이나 전문성에 기반한 권력이다.

4 조직화의 기본 원리 중 〈보기〉에 해당하는 것으로 가장 옳은 것은?

> 〈보기〉
> • 위원회 및 스태프 조직을 활용한다.
> • 조직의 목표를 설정하고 목표를 달성하기 위한 계획을 수립한다.
> • 조직의 모든 구성원이 따를 수 있는 규정과 절차를 마련한다.
> • 수평 부서 간의 업무활동을 구조적, 기능적으로 통합해 나간다.

① 조정의 원리　　　　　　　　　② 계층제의 원리
③ 명령통일의 원리　　　　　　　④ 통솔범위의 원리

> **TIP** 조직의 공동 목표를 달성하기 위하여 세분화된 업무를 조직목표에 비추어 재배치하여 조직의 안전성과 효율성을 도모하는
> 것이다.
> ② 최고의 직위에서부터 최하위 직위에 이르기까지 어떤 직위가 어떤 업무를 하느냐 하는 것을 말한다.
> ③ 조직 내의 각 구성원이 한 사람의 상관에게서 명령을 받으며 이에 대하여 책임을 갖게 된다.
> ④ 한 사람의 관리자가 효과적으로 직접 감독, 관리할 수 있는 하급자의 수로서 관리의 범위를 말한다.
> ※ 효과적인 조정 방법
> 　　㉠ 정보체계의 확립과 계층제
> 　　㉡ 계획수립과 목표설정
> 　　㉢ 규정과 절차 마련
> 　　㉣ 수평적 통합수단의 이용

Answer　3.①　4.①

5 조직구조의 구성요인에 대한 설명으로 가장 옳은 것은?

① 단순하며 반복적으로 수행하는 직무일수록 공식화가 어렵다.

② 대규모 조직일수록 집권화 경향이 높다.

③ 직무의 특성이 획일적이고 일상적일 경우 집권화의 경향이 높다.

④ 지리적 분산의 정도가 커질수록 조직의 복잡성은 감소한다.

> **TIP** ① 단순하고 반복적이고 일상적인 업무일수록 공식화가 높아진다.
> ② 대규모 조직일수록 분권화 경향이 높나.
> ④ 지리적 분산이 커질수록 조직구도의 복잡성은 증가한다.

6 간호관리 기능 중 조정에 대한 설명으로 가장 옳지 않은 것은?

① 조정은 구성원의 자발적 참여가 기반이 된다.

② 업무과정과 산출을 표준화하는 것은 효과적인 조정 방법이다.

③ 조직의 공통목표를 달성하기 위하여 구성원이 해야 할 업무를 체계적으로 분담하는 과정이다.

④ 비공식적 의사소통을 통해 조직구성원 간의 개별적 조정이 이루어진다.

> **TIP** 상급자가 하급자의 업무에 대해 책임을 지고 행동을 지도 및 감독하는 방식이다.
> ② 업무과정과 업무결과를 표준화하며, 불가능할 경우 업무자 기술 표준화, 즉 수행자의 표준화된 훈련을 통해 조정한다.
> ③ 조정은 조직의 공동목표 달성을 위해 구성원들이 행동을 통일하고 질서 있게 배열하는 것을 말한다.
> ④ 상호조정, 즉 위계적 질서에 있지 않은 구성원 간의 비공식적 의사소통으로 조정이 이루어진다.

7 A조직에서는 팀 내의 모든 구성원을 동등하게 대해주고 서로 잘 알도록 하여 집단의 결속력을 증진시키는 방법으로 조직변화를 계획하고 있다. 이에 해당하는 조직변화의 전략으로 가장 옳은 것은?

① 학문적 전략   ② 동지적 전략

③ 경험적 - 합리적 전략   ④ 규범적 - 재교육적 전략

> **TIP** 동지적 전략은 모든 구성원들을 동등하게 대하고 서로 잘 알도록 하여 집단의 결속력을 높여 계획적 조직변화를 유도하는 것이다.
> ① 학문적 전략 : 변화를 유도하기 위해 연구결과나 학문적 내용을 활용하는 것이다.
> ③ 경험적 - 합리적 전략 : 인간은 합리적인 사고를 한다는 가정하에 이득을 구체적으로 보여주는 전략이다.
> ④ 규범적 - 재교육적 전략 : 사람들은 자기가 배운 사회규범대로 행동한다는 가정하에 태도와 가치관을 고려하여 실무교육 및 인과관계 교육 등의 전략을 사용하는 것이다.

Answer   5.③   6.①   7.②

2022. 2. 26. 제1회 서울특별시

8 전문직 간 협력에 대한 설명으로 가장 옳은 것은?

① 전문직 간 협력관계 유지를 위해서는 전문직에 맞는 교육이나 연수에 참여하여 전문성을 향상시켜야 한다.

② 최근 보건의료기관은 효율적 관리를 위해 전통적 구조인 계층을 강조하여 부서별 업무를 추진하는 추세이다.

③ 전문직 간 협력은 구성원 간의 갈등을 완화하고 직무만족을 향상시키지만 보건의료비용 효과와는 관련이 없다.

④ 조직의 목표 달성을 위하여 모든 부분의 활동을 통합하는 것이다.

> **TIP** 의료서비스가 고도로 세분화 되어가고 전문화 되어가면서 정보를 서로 공유하고 양질의 의료서비스를 제공하기 위해서 의료 전문직 간 협력에 대한 요구가 증가하고 있다. 이에 맞는 교육과 연수의 참여를 통해 전문성을 향상시켜 나가야 한다.
> ② 최근 보건의료기관은 효율적 관리를 위해 각 부처 시스템 연계가 아닌 의료서비스 질 및 효율성 증대를 위한 보건의료자원 통합관리를 위한 노력을 하고 있다.
> ③ 전문직 간 협력은 비용효과적인 보건의료체계를 달성하게 하여 보건의료비용 효과 상승과 관련이 있다.
> ④ 조직의 목표 달성을 위하여 모든 부분의 활동을 통합하는 건은 관리와 연관된 개념이다.

2019. 2. 23. 서울특별시

9 조직은 다양한 환경으로부터 변화의 압력을 받으며 환경변화에 적절히 대응하기 위해 노력하고 있다. 이러한 조직변화의 유형에 대한 설명으로 가장 옳은 것은?

① 기술관료적 변화는 개인이나 집단이 그가 속한 사회 혹은 집단의 요구에 의해서 일어난다.

② 사회화 변화는 상관과 부하가 함께 목표를 결정하여 일어난다.

③ 상호작용적 변화는 상관과 부하가 동등한 입장에서 목표를 수립하지만, 무의식중에 다른 사람의 의견을 따를 때 일어난다.

④ 주입형 변화는 사고나 재해, 환경적인 요인 등에 의해서 이루어지고 목표 설정없이 일어난다.

> **TIP** ① 개인이나 집단이 그가 속한 사회 혹은 집단의 요구에 의해서 일어나는 것은 사회적 변화이다.
> ② 상호작용적 변화, 계획적 변화, 주입형 변화 등에서는 상관과 부하가 함께 목표를 결정하지만 사회화 변화는 그렇지 않다.
> ④ 조직변화의 출발은 목표 설정에서 시작한다. 따라서 주입형 변화 역시 목표 설정없이 일어나는 것은 아니다.

Answer 8.① 9.③

10 조직화의 원리를 적용한 설명으로 가장 옳은 것은?

① 계층제 원리를 강조한 조직은 명확한 계층을 가지기 때문에 환경변화에 빠르고 신축적으로 대응할 수 있다.

② 부하직원의 능력이 우수할수록, 조직의 정책과 규범 정도의 명확성이 낮을수록 관리자의 통솔범위는 넓어진다.

③ 업무를 세분화하여 한 사람이 맡게 될 업무가 단순화되면 흥미와 창의력이 높아져 업무의 효율성과 생산성이 향상된다.

④ 구성원이 한 명의 상사로부터 지시와 명령을 받을 때, 구성원의 책임소재가 명확해지고 책임자는 전체적인 조정이 가능하다.

> **TIP** ① 계층제 원리를 강조한 조직은 명확한 계층을 가지기 때문에 환경변화에 빠르고 신축적으로 대응하기 어렵다.
> ② 부하직원의 능력이 우수할수록, 조직의 정책과 규범 정도의 명확성이 낮을수록 관리자의 통솔범위는 좁아진다.
> ③ 업무를 세분화하여 한 사람이 맡게 될 업무가 단순화되면 흥미와 창의력이 낮아지게 된다.

11 〈보기〉의 간호부가 사용한 계획적 조직변화 전략으로 가장 옳은 것은?

보기

간호부에서는 투약과 관련된 안전사고를 감소시키기 위한 방법으로 근접오류(near miss)를 보고하고 관리할 수 있는 간호정보시스템을 개발하고 운영 중이다. 그러나 간호사들이 오류 보고 후 뒤따르는 비난과 질책이 두려워 익명화된 시스템임에도 불구하고 보고 자체를 꺼리고 있다는 문제점을 발견하게 되었다. 이에 간호부에서는 환자안전 관련 지침과 자료들을 개발·배포하고, 병동별로 변화 촉진자를 선정하여 활성화될 수 있도록 노력하고 있다.

① 동지적 전략

② 규범적–재교육적 전략

③ 경험적–합리적 전략

④ 권력–강제적 전략

> **TIP** ② 규범적–재교육 전략은 자발적으로 새로운 것을 받아들이고 운영하도록 정보를 제공하고 구성원들의 가치관과 태도변화에 주안점을 두는 전략이다.

Answer 10.④ 11.②

12 파스케일과 아토스(Pascale & Athos) 등은 조직문화에 영향을 주는 7S 요소를 제시하였다. 이에 대한 설명으로 가장 옳지 않은 것은?

① 구조(structure)는 조직체를 형성하고 있는 구성단위들과 이들 사이의 관계를 연결시키는 패턴을 말한다.

② 관리시스템(management system)은 의사결정제도, 경영정보시스템 등 일상적 조직체 운영과 경영과정에 관련된 모든 제도를 말한다.

③ 공유가치(shared value)는 조직이 목적을 달성하기 위해 조직의 자원을 장기간에 걸쳐 조직체의 여러 구성요소에 배분하는 계획과 행동 패턴을 말한다.

④ 리더십 스타일(leadership style)은 리더와 구성원 간의 상호관계에 있어 기본 성격을 지배하는 요소이다.

> **TIP** 조직문화에 영향을 주는 7S(Pascale & Athos)
> ㉠ 구조(Structure) : 조직체를 형성하고 있는 구성단위들과 이들 사이의 관계를 연결시키는 패턴으로서, 조직구조와 직무설계, 권한관계와 방침 등 구성원들의 역할과 그들 간의 상호관계를 지배하는 공식요소들을 포함한다.
> ㉡ 전략(Strategy) : 조직의 장기적인 계획과 이를 달성하기 위한 자원배분 과정을 포함하며, 조직의 장기적 방향과 기본적 성격을 결정하고 조직운영 방식의 혁신에 영향을 미친다.
> ㉢ 관리시스템(management System) : 조직운영을 위한 일련의 의사결정과 일상운영의 틀이 되는 보상제도와 인센티브, 경영정보와 의사결정시스템, 경영계획과 목표설정 시스템, 결과측정과 조정·통제 등 조직체 운영과 경영과정에 관련된 모든 제도를 말한다.
> ㉣ 리더십 스타일(leadership Style) : 리더와 구성원 간의 상호관계에 있어 기본 성격을 지배하는 요소로서, 조직구성원들에 대한 동기부여와 상호작용, 그리고 조직분위기와 나아가서 조직문화에 직접적인 영향을 준다.
> ㉤ 기술(Skill) : 조직의 각종 물리적 하드웨어기술과 이를 작동시키는 소프트웨어기술, 그리고 기관운영에 활용되는 관리기법 등을 포함한다.
> ㉥ 구성원(Staff) : 조직의 인력구성과 구성원들의 능력, 전문성, 신념, 욕구와 동기, 지각과 태도, 행태 등을 포함한다.
> ㉦ 공유가치(Shared value) : 조직구성원이 함께 하는 가치관으로서 다른 조직의 구성요소에 영향을 주는 핵심요소이다.

Answer 12.③

2017. 12. 16. 지방직 추가선발

13 권한 위임에 대한 설명으로 옳은 것은?

① 사안이 중요할수록 위임의 정도는 높아진다.

② 조직의 규모가 클수록 위임의 정도는 낮아진다.

③ 상·하위 계층의 모든 구성원이 전문성을 살릴 수 있다.

④ 업무의 분산으로 조직 전체의 비용이 감소한다.

> **TIP** ① 사안이 중요할수록 위임의 정도는 낮아진다.
> ② 조직의 규모가 클수록 위임의 정도는 높아진다.
> ④ 권한 위임은 조직 전체의 비용이 증가한다는 단점이 있다.

2017. 6. 17. 제1회 지방직

14 다음 글에서 설명하는 조직화의 원리는?

• 조직의 공동 목표를 달성하기 위해 집단의 노력을 질서있게 배열함으로써 조직의 존속과 효율화를 도모한다.
• 조직 내의 제반 활동을 통일시키는 작용으로, 분업과 전문화가 매우 심화된 현재 보건의료 조직에서 각 하부 시스템간의 시너지 효과가 극대화 될 수 있도록 하는 원리이다.

---

① 통솔범위의 원리

② 분업전문화의 원리

③ 조정의 원리

④ 명령통일의 원리

> **TIP** 제시된 내용은 조직화의 원리 중 조정의 원리에 대한 설명이다.
> ※ 조직화의 기본 원리
> ㉠ 계층제의 원리
> ㉡ 명령통일의 원리
> ㉢ 분업전문화의 원리
> ㉣ 통솔범위의 원리
> ㉤ 조정의 원리

Answer 13.③ 14.③

2016. 6. 25. 서울특별시

15 조직의 권한관계에 있어서 스태프(staff)권한에 대한 설명으로 옳은 것은?

① 조직의 주요목표를 효과적으로 달성하도록 간접적으로 지원해준다.

② 조직 내에서 상하의 수직적 계층구조를 형성한다.

③ 목표수행에 직접적인 책임을 지고 업무를 수행한다.

④ 조직의 목표가 달성되도록 직접적으로 의사결정을 한다.

> **TIP** 스태프들은 조직의 주요목표를 효과적으로 달성하도록 간접적으로 지원해 준다. 스태프들이 잘 도와줄 경우 통제 범위가 높아지며, 전문화가 된다.

2016. 6. 25. 서울특별시

16 다음 중 조직의 분권화에 대한 설명으로 가장 옳은 것은?

① 중요한 의사결정이 조직의 상부에서 이루어진다.

② 구성원의 창의성이 낮아질 수 있다.

③ 업무의 전문화가 가능하다.

④ 위기에 신속하게 대처할 수 있다.

> **TIP** ① 의사결정 과정은 여러 사람에게 나누어 분권화된다.
> ② 구성원의 창의성이 낮아지는 것은 집권화 조직의 단점이다.
> ④ 위기에 신속하게 대처하기 어렵다.

2010. 5. 22. 제1회 지방직

17 권한의 위임(delegation)에 대한 설명으로 옳은 것만을 모두 고른 것은?

> ㉠ 관리자들의 효과적인 시간 관리를 돕는다.
> ㉡ 부하 직원들의 경험과 잠재력을 개발할 수 있다.
> ㉢ 사안이 중요할수록 위임의 정도가 높아진다.
> ㉣ 조직 구조의 분산으로 조직 전체의 비용이 증가한다.

① ㉠, ㉡   ② ㉠, ㉢

③ ㉠, ㉡, ㉢   ④ ㉠, ㉡, ㉣

> **TIP** ㉢ 효율적인 권한위임을 위해서는 일의 중요도와 시급성을 고려해야 한다. 사안이 중요할수록 위임의 정도는 낮아진다.

Answer 15.① 16.③ 17.④

≡≡≡ 출제 예상 문제

1 다음 중 관리자의 통솔범위를 넓게 설정하는 상황으로 옳게 짝지어진 것은?

> ㉠ 조직정책이 명확할수록 통솔범위가 넓어진다.
> ㉡ 타부서지원의 지원능력이 우수할수록 통솔범위가 넓어진다.
> ㉢ 관리자의 능력이 우수할수록 통솔범위가 넓어진다.
> ㉣ 간호현장의 지리적 분산정도가 작을수록 통솔범위가 넓어진다.

① ㉠   ② ㉠㉡

③ ㉠㉡㉢   ④ ㉠㉣

> **TIP** ㉡ 타부서의 지원능력이 우수할수록 통솔범위가 넓어지는 것은 아니다.
> ㉢ 부하의 능력이 우수할수록 권한위임이 용이하고 관리자로부터의 지도도 많이 요구되지 않으므로 통솔범위가 넓어진다.
>
> ※ 통솔범위에 영향을 주는 요인
>   ㉠ 통솔자의 능력과 시간 : 부하직원들과 분명하고 정확하게 의사소통을 할 수 있는 관리자가 그렇지 못한 관리자보다 더 많은 부하를 관리할 수 있다. 또한 통솔자의 근무시간이 한정되어 있고 감독해야 할 부하들은 근무교대를 통하여 업무가 24시간 지속될 경우 통솔범위는 제한될 수밖에 없다.
>   ㉡ 피통솔자의 자질 및 의식구조 : 부하직원의 능력이 우수할수록 감독의 필요성이 줄어들고 권한을 위임하여 재량권을 부여할 수 있다.
>   ㉢ 업무의 성질 : 업무가 복잡하고 정신적인 노력을 요구하며 상호관련성이 많은 업무일수록 통솔범위는 좁아지며, 이에 비해 업무가 획일적이고 반복적이며 고도로 표준화되어 있어 단순하고 기계적인 일일 때에는 통솔범위가 확대될 수 있다. 그 과업을 수행토록 함에 있어 관리자가 부하들을 직접 접촉해야 할 필요성이 적기 때문이다.
>   ㉣ 막료부서의 지원능력 : 감독의 업무를 보좌하는 막료가 있으면 감독자의 통제의 폭이 넓어질 수 있다.
>   ㉤ 지리적 분산의 정도 : 작업장소가 지역적으로 분산되어 있는 경우에 통솔범위는 줄어들고, 지리적으로 한 장소에 집중되어 있는 경우에 통솔범위는 확대될 수 있다.
>   ㉥ 직무의 명백성 : 정책과 권한 등 직무가 구조화되어 명백할수록 의사결정에 필요한 업무량이 줄어들게 되므로 통솔범위를 확대시킬 수 있다.
>   ㉦ 계획과 통제 : 계획과 통제의 틀이 잘 갖추어져 있으면 그만큼 관리자가 쉬워지므로 통솔의 범위는 확대될 수 있다.

Answer 1.④

2 조직의 분위기가 경직되고 의사소통이 왜곡되며, 인간의 개성을 상실하게 되는 조직의 경우 다음 중 어떤 조직의 원리 때문인가?

① 계층제의 원리

② 명령통일의 원리

③ 통솔범위 적정화

④ 분업화의 원리

TIP 제시된 내용은 상하 간의 지나친 수직적 관계로 인한 계층제 원리의 단점을 보여주고 있다.

3 다음 중 간호조직에서 경력개발이 필요한 이유로서 가장 옳은 것은?

① 간호사의 독립적인 창업이 활성화되기 위해서이다.

② 간호사 급여체계의 공정성 확보와 이직률 감소를 위해서이다.

③ 신규 간호사들의 조직적응이 쉬워지고 생산성 향상을 위해서이다.

④ 간호사의 직업만족도와 조직의 생산성 향상을 위해서이다.

TIP 경력개발은 전체 조직의 기능과 성과를 향상시키고 조직구성원의 만족도를 높이기 위함이다.

4 권한이 윗계층에 있고, 구성원들의 자율성이 낮고 일에 규칙이 정해져 있으며 일의 결과를 예측하기 쉽다. 이에 대한 설명으로 옳은 것은?

㉠ 공식화가 높다.	㉡ 복잡화가 낮다.
㉢ 집권화가 높다.	㉣ 수행근로자의 기술이 저차원이다.

① ㉠㉡㉢

② ㉠㉡㉢㉣

③ ㉠㉢

④ ㉡㉣

TIP 조직의 구성요소
  ㉠ 복잡성 : 조직 내 분화가 이루어져 있는 정도
  ㉡ 공식화 : 조직 내 직무의 표준 정도
  ㉢ 집권화 : 의사결정권이 윗계층에 있음

Answer 2.① 3.④ 4.①

5 다음 중 통솔의 범위를 좁게 하여 철저히 감독해야 할 경우에 해당하는 것은?

① 비전문적인 업무를 수행하는 자

② 관례적인 업무를 수행하는 자

③ 새로운 업무를 수행하는 자

④ 결과에 대한 객관적 평가기준이 명확한 업무를 수행하는 자

> **TIP** ③ 새로운 업무를 수행하는 자는 업무에 대한 경험이 많고 훈련이 된 자에 비해 관리자와의 접촉 필요성이 크기 때문에 관리감독자의 통제의 폭이 좁아질 수 있다.

6 병원구조가 커져갈수록 조정이 필요하다. 조정을 효율적으로 하려면?

> ㉠ 수직적 통합으로 계층적인 구조를 통하여 정보체계를 확립한다.
> ㉡ 일상적인 사건의 정책을 확립한다.
> ㉢ 동일계층의 조직구성원 및 부서 간의 업무활동을 수평적으로 통합한다.
> ㉣ 계획을 수립하고 목표를 설정하여 조직활동을 조정·통합한다.

① ㉠   ② ㉠㉡

③ ㉠㉡㉢   ④ ㉠㉡㉢㉣

> **TIP** 효과적인 조정방법
> ㉠ 조직의 목표를 명확히 설정한다.
> ㉡ 계층제에 의한 권한과 책임의 명확화가 필요하다.
> ㉢ 조직 내 규정과 절차를 마련하여 관리적 의사결정의 지침으로 활용한다.
> ㉣ 조직의 수평적 통합을 이루어 나가도록 위원회, 프로젝트조직, 행렬조직 등을 이용한다.

Answer 5.③ 6.④

7 권력수용자가 권력행사의 적당한 영향력 행사권을 인정하고 그것에 추종해야 할 의무가 있다고 생각하는 것을 바탕으로 하는 권력은?

① 정보적 권력　　　　　　　　　　　② 준거적 권력

③ 합법적 권력　　　　　　　　　　　④ 전문적 권력

> **TIP** 권력의 개념
> ㉠ 준거적 권력 : 특별한 자질에 의하거나 권력행사자들을 닮으려 할 때 나타나는 권력이다.
> ㉡ 전문적 권력 : 특정 상황과 분야에서 높은 전문지식을 가질 때 생기는 권력이다.
> ㉢ 보상적 권력 : 권력행사자가 보상할 수 있는 권력이다.
> ㉣ 강압적 권력 : 해고, 징계 등을 내릴 수 있는 권력이다.
> ㉤ 합법적 권력 : 권력수용자가 권력에 대한 추종해야 할 의무를 바탕으로 하는 권력이다.
> ㉥ 정보적 권력 : 유용하거나 희소가치가 있는 정보를 소유하거나 쉽게 접근할 수 있을 때 생기는 권력이다.
> ㉦ 연결적 권력 : 중요한 인물이나 조직 내의 영향력 있는 사람과 연줄을 갖고 있다는 사실에 기반을 두는 권력이다.

8 다음 중 권한위임 시 고려해야 할 것이 아닌 것은?

① 위임의 업무가 명확하고 정확해야 한다.

② 권한과 책임을 위임한다.

③ 피위임자의 능력에 맞게 위임한다.

④ 권한위임은 상부에서 하부로 연쇄적이어야 한다.

> **TIP** 권한위임의 고려사항
> ㉠ 달성 가능한 권한위임이어야 한다.
> ㉡ 권한위임의 명백성을 갖어야 한다.
> ㉢ 상부에서 하부로 연쇄적이어야 한다.
> ㉣ 권한의 위임에 책임은 포함되지 않는다.
> ㉤ 하급자의 능력이 고려되어야 한다.

Answer 7.③ 8.②

9 조직구성원들을 권한과 책임, 의무 정도에 따라 상하계급별로 배열하여 집단화하고 각 계층 간에 권한과 책임을 배분하고 명령계통과 지휘·감독체계를 확립하는 조직의 원리는?

① 계층제의 원리   ② 통솔범위의 원리

③ 분업전문화의 원리   ④ 조정의 원리

> **TIP** 계층제의 원리 … 권한과 책임의 정도에 따라 직무를 등급화함으로써 상위조직단위 사이를 직무상 지휘·감독관계에 서게 하는 것으로 조직구조의 수직적 계층분화에 따른 직위의 권한과 관련한 원리이다.

10 다음 중 조직의 개념에 대한 설명으로 옳지 않은 것은?

① 조직 내에 규정과 규칙이 더 많이 존재할수록 공식화 정도는 높다.
② 어떠한 결과를 얻기 위해서 특정한 기능을 하는 다양한 개인과 집단을 관리하는 데 관련된 과정을 조직화라 한다.
③ 과정이라는 개념에서 볼 때 조직한다는 것은 혼돈에서 질서를 제공함으로써 구성원의 행위를 예측할 수 있도록 만드는 것이다.
④ 공식화 정도가 높고 집권화 경향이 뚜렷한 조직을 민주적인 조직이라 한다.

> **TIP** ④ 공식화 정도가 높고 집권화 경향도 강한 조직을 관료적인 조직이라 한다.

11 조직 내에서 결과를 얻기 위해서 특정한 기능을 하는 다양한 개인과 집단을 관리하는 데 관련된 과정을 무엇이라 하는가?

① 조직   ② 조직화

③ 조직설계   ④ 조직구조

> **TIP** 조직화 … 수행되어야 할 과업은 무엇인가? 그러한 과업의 수행을 누구에게 맡겨야 할 것인가, 과업들을 어떠한 방법으로 한 데 묶어야 할 것인가, 누구 누구에게 보고하게 할 것인가, 특정한 의사결정을 어느 위치에서 이루어지게 할 것인가 등을 선택하는 데 관련된 경영관리의 기능이라고 할 수 있다.

12 조직화의 기본원리 중 계층제의 원리에 의한 장점이 아닌 것은?

① 질서유지의 통로가 된다.

② 권한위임의 통로가 된다.

③ 업무배분의 통로가 된다.

④ 인간을 합리적으로 지배하기 쉽다.

> **TIP** ④ 인간을 비합리적으로 지배하기 쉽다.
>
> ※ 계층제 원리의 장점
> ㉠ 의사결정의 책임이 분명하다.
> ㉡ 권한위임의 통로가 된다.
> ㉢ 의사소통의 통로가 된다.
> ㉣ 지휘·감독을 통한 질서유지의 통로가 된다.
> ㉤ 조직의 목표설정과 업무배분의 통로가 된다.

13 다음 중 통솔의 범위를 결정할 때 고려해야 할 점이 아닌 것은?

① 스탭의 능력   ② 장소의 지리적 분산 정도

③ 창조능력   ④ 정책의 명확성

> **TIP** 통솔범위를 결정할 때 고려해야 할 점
> ㉠ 통솔자의 능력 및 시간
> ㉡ 피통솔자의 자질 및 의식구조
> ㉢ 스탭의 지원능력
> ㉣ 작업장소의 지리적 분산 정도
> ㉤ 통솔자의 심리상태
> ㉥ 직무의 명백성
> ㉦ 계획과 통제

Answer 12.④ 13.③

14 다음 중 분업의 원리에 관한 설명으로 옳지 않은 것은?

① 조직규모가 확대되고 업무의 전문성이 높을수록 요구된다.

② 지루함, 피로, 스트레스 등이 없으므로 생산성이 증가될 수 있다.

③ 분업이 되면 종업원들의 숙련도가 높아져서 시간과 비용이 절약될 수 있다.

④ 분업화의 방법에는 수직적 전문화와 수평적 전문화가 있을 수 있다.

> **TIP** ② 분업을 통한 전문화는 지루함, 피로, 스트레스, 생산성 감소, 품질저하, 결근율 증가, 이직률 증가 등의 부작용으로 분업의 장점을 상쇄시킨다는 주장이 대두되고 있다.
> ※ 분업 … 전체 업무를 작은 직무로 분할하는 것으로 이는 조직구성원의 갖고 있는 다양한 기능을 효율적으로 활용하기 위한 것이다. 분업화는 조직의 규모가 확대되고 업무의 전문성이 증가할수록 필요성이 더욱 요구된다.

15 다음에서 권한과 관련된 설명으로 옳지 않은 것은?

① 합법적 권력   ② 명령복종을 요구하는 권리

③ 직위상의 권리   ④ 개인적 특성에 의해 결정

> **TIP** ④ 권한은 조직 내의 직위에서 오는 것으로서 직위를 맡은 사람의 개인적 특성에 의해 결정되는 것이 아니다.

16 권한위임의 정도를 결정하는 요인이 아닌 것은?

① 하급자의 자질   ② 하급자 능력에 대한 신뢰도

③ 과업의 복잡성   ④ 상급자의 자질

> **TIP** 권한위임의 정도를 결정하는 요인
> ㉠ 하급자의 능력에 대한 신뢰도
> ㉡ 하급자의 자질
> ㉢ 조직의 규모
> ㉣ 과업의 복잡성
> ㉤ 업무의 중요성

Answer 14.② 15.④ 16.④

17 다음 중 권한위임과정에 속하는 것은?

① 하급자에게 전략과 관련된 의사결정능력 부여
② 하급자에게 책임 할당 및 책무감 부여
③ 하급자에게 책임수행에 필요한 권한 부여
④ 하급자에게 책임 할당, 하급자에게 책무감 부여, 책임수행에 필요한 권한 부여

> **TIP** 권한을 위임하는 과정은 하급자에게 책임을 수행하는 데 필요한 권한 부여, 하급자에게 책임 할당, 하급자에게 책무감 부여와 같은 3가지 요소가 융합되어 이루어져야 한다.

18 다음 중 권한위임이 이루어져야 하는 이유로 옳지 않은 것은?

① 미래의 관리자를 육성한다는 측면에서이다.
② 관리자가 보다 고차원적인 업무에 매진할 수 있도록 하기 위해서이다.
③ 업무를 통합·조정할 수 있도록 하기 위해서이다.
④ 관리자가 전체 업무를 감독할 수 있는 여유를 갖기 위해서이다.

> **TIP** 권한위임이 이루어져야 하는 이유
> ㉠ 관리자가 전체 업무활동을 감독할 수 있는 여유를 가질 수 있다.
> ㉡ 상급자나 하급자 모두 자기업무에 대하여 전문성을 살릴 수 있다.
> ㉢ 미래의 관리자를 육성할 수 있다.
> ㉣ 관리자가 보다 고차원적인 업무에 매진할 수 있도록 하기 위해서이다.
> ㉤ 특정 업무분야에 대해서는 부하직원이 상급자보다 더 나은 지식과 식견을 가지고 있을 수도 있기 때문이다.

19 계층구조가 가지는 특징이 아닌 것은?

① 명령과 의사소통의 통로
② 조직구성원의 개성을 개발하는 통로
③ 조직의 목표설정이나 배분의 통로
④ 부서 간 분쟁의 조정통로

> **TIP** ② 계층구조는 조직구성원들의 개성을 잃게 하며 창의성의 저하를 가져온다.

Answer 17.④ 18.③ 19.②

20 다음 중 권한과 권력의 차이점으로 옳지 않은 것은?

① 권한이란 조직에서 직위에 따른 역할에 부여하는 공식적인 권리이다.

② 권한은 스스로 자신의 직무를 수행할 수 있는 자유재량권을 의미한다.

③ 권력은 타인에게 영향력을 행사할 수 있는 개인의 힘이다.

④ 권력은 조직에서 공동의 목표달성을 지향하며 행사되는 권한이다.

TIP 권한과 권력
　　　⊙ 권한 : 조직규범에 의해서 그 정당성이 인정된 합법적인 권력으로, 스스로 직무를 수행할 수 있는 자유재량권을 의미하며, 조
　　　　　직을 떠나면 없어진다.
　　　⊙ 권력 : 타인에게 영향력을 행사할 수 있는 개인의 힘으로, 관리자는 조직에서 부여된 권한을 적절히 발휘하기 위하여 필요한
　　　　　권력을 지녀야 한다.

21 권한위임시 고려해야 할 사항으로 옳지 않은 것은?

① 피임자에게 기대되는 결과를 달성할 수 있을 정도의 권한을 위임한다.

② 피임자의 능력수준에 맞게 위임이 되어야 한다.

③ 위임하는 사람의 적정 통솔범위 내에서 책임을 위임한다.

④ 위임되는 권한이 어떤 것인지 명백히 해야 한다.

TIP ③ 위임자의 적정 통솔범위 내에서 권한만을 위임한다.

22 다음 중 권한위임의 장점이 아닌 것은?

① 관리자는 중요한 문제를 해결할 수 있는 시간적 여유를 가질 수 있다.

② 업무수행을 효율적으로 할 수 있다.

③ 하급자의 능력을 개발할 수 있다.

④ 부하직원들 사이에 경쟁을 초래할 수 있다.

TIP ④ 권한을 위임받은 부하직원의 사기와 인간관계를 증진시키는 장점을 갖는다.

Answer 20.④ 21.③ 22.④

23 다음 중 통솔범위에 대한 설명으로 옳지 않은 것은?

① 관리자가 권력욕이 높은 경우 통솔범위를 확대하려 한다.
② 업무가 단순화하면 통솔범위는 넓어진다.
③ 막료조직이 있는 경우 통솔범위는 확대된다.
④ 작업장소가 지역적으로 분산된 경우 통솔범위는 확대된다.

TIP ④ 작업장소가 지역적으로 분산된 경우 지리적 특성으로 통솔범위는 줄어든다.

24 조직에서 통합조정이 필요한 이유가 아닌 것은?

① 조직의 분업이 덜 된 경우
② 부서 사이의 상호의존도가 크고 복합적인 경우
③ 조직의 시너지 효과(synergy effect)가 기대되는 경우
④ 조직의 규모가 큰 경우

TIP 조직 내 부서 간 상호의존도가 크고 복합적일 때 통합조정의 필요성이 커진다.

25 조직을 위한 분석기법 중 다음 설명에 해당하는 기법은?

> 행해져야 하는 간호업무와 그 업무의 우선순위, 그리고 그 업무가 어떻게 묶여질 수 있는가, 타 업무와의 관계는 어떠한가 등을 분석하는 것이다.

① 활동분석   ② 관계분석
③ 의사결정분석   ④ 답 없음

TIP 조직을 위한 분석기법
　㉠ 활동분석 : 행해져야 하는 간호업무와 그 업무의 우선순위, 그리고 그 업무가 어떻게 묶여질 수 있으며, 타 업무와의 관계는
　　어떠한가 등을 분석하는 것이다.
　㉡ 관계분석 : 각 간호부서의 직원이 누구와 함께 일하며, 누구에게 보고하고, 누구의 보고를 받으며, 조직에 기여하는 점은 무엇
　　인가를 분석하는 것이다.
　㉢ 의사결정분석 : 어떤 의사결정이 필요하고, 조직구조 내 어디에서 의사결정이 이루어지며, 각 간호관리자는 어떻게 의사결정에
　　참여하는가를 분석하는 것이다.

Answer 23.④ 24.① 25.①

02 조직의 구조

01 조직의 본질

❶ 조직의 구조적 변수

(1) 공식화

① **공식화의 개념** ⋯ 조직 내의 직무가 표준화되어 있는 정도를 의미한다.

② **공식화의 필요성**

    ㉠ 조직구성원의 행동을 정형화함으로써 통제를 더욱 용이하게 하는 것이 가능하다.

    ㉡ 공식화의 정도가 높을수록 조직 내에 어떤 행동이 있을 수 있고 그 결과가 어떠하리라는 예측가능성이 높아진다.

    ㉢ 조직 내 활동을 고도로 표준화할 경우 어떤 상황에서 어떤 행동을 해야 하는 것을 알게 되므로 혼란을 막을 수 있다.

    ㉣ 고도로 공식화된 직무를 수행할 경우 문서화된 절차에 따라 업무를 수행하기 때문에 자유재량에 따른 비용이 감소된다.

③ **집권화와 공식화의 관계**

공식화 \ 집권화		집권화정도	
		낮음(분권화)	높음(집권화)
공식화 정도	낮음	전문가조직(업무와 관련한 기술적인 문제)	전문가조직(전략적 조직의 의사결정과 관련)
	높음	일반조직(사업부제 조직)	• 단순작업적 조직 • 전문가조직(인사관리문제와 관련)

(2) 집권화

① **집권화의 개념** ⋯ 조직 내 자원배분에 관련된 의사결정의 집중도 및 직무수행에 관계된 의사결정의 집중도를 포함하는 직위 간 권한의 분배정도이다.

② 집권성이나 분권성의 정도를 결정하는 요인
　　㉠ 조직의 하위계층에서 더 많은 의사결정과 더욱 중요한 의사결정이 이루어질수록 분권적 조직의 성격을 띠게 된다.
　　㉡ 조직의 운영과 집행에 관한 의사결정뿐만 아니라 재무, 인사 등 이와 관련된 기능에 대한 의사결정도 하위계층에서 결정할수록 분권적 조직의 성격이 커진다.
　　㉢ 의사결정에 대하여 보고해야 한다는 제약이 많을수록 분권적 조직의 성격은 적어지고 집권적 조직의 성격이 커진다.

(3) 복잡성

① **복잡성의 개념** … 조직의 분화정도로, 조직이 하위단위로 세분화되는 과정이나 상태를 말한다.

② **복잡성의 장·단점**
　　㉠ 장점
　　　• 각 부문별로 전문화되어 있어 직무분업과 구조설계에 일관성이 있고 매우 합리적이다.
　　　• 직업전문화원칙에 따라 인력자원을 효율적으로 활용할 수 있다.
　　　• 부문별로 전문화를 촉진하여 능률을 향상시킬 수 있고 마지막으로 각 부문의 관리자가 그 분야의 전문가이므로 개별부서 내에서의 감독 및 조정이 용이하다.
　　㉡ 단점
　　　• 전체 조직의 목표를 간과하여 부서 간 의사소통에 갈등이 초래되며 조정하기가 어렵다.
　　　• 기능에 따라 전문화되어 있으므로 조직 전체를 관리할 일반 관리자를 훈련시키기 어렵다.

③ **복잡성과 집권화의 관계** … 복잡성이 증대될수록 의사결정은 분권화되고, 집권화가 높을수록 복잡성이 낮다.

❷ 조직구조의 유형

(1) 공식적·비공식적 조직구조

① 공식적 조직구조
　　㉠ 공식 조직의 개념
　　　• 공식 조직은 법령 또는 규정에 의해 공식화된 조직으로 기획에 의해 결정된 행정적인 의사결정을 따른다.
　　　• 부서 간의 분담되는 업무와 배열되어 있는 직위가 그 조직구성원들에 의해 제도적으로 인정된 조직이다.
　　　• 조직의 수명이 지속적이며 목적을 달성하기 위해 의도적으로 구성된 조직이다.
　　㉡ 특징
　　　• 법령 또는 규정에 의해 계획되고 공식화된 조직구조로서 부서 사이에 업무가 공식적으로 분담되어 있고 직위가 공식적으로 배열되어 있다.

- 간호부서 내의 각 직위가 다른 직위와 어떤 관계가 있으며, 간호부서가 병원의 다른 부서와 어떤 관계가 있는지를 명시하는 공식적으로 인정된 기구조직표상에 나타나 있는 관계이다.
- 권한, 통제, 의사소통, 업무분담의 체계가 된다.
  - ⓒ 장점
    - 계층 및 부문 간의 권한 및 책임관계가 의사소통의 경로를 분명하게 밝히고 있는 구조를 가지고 있다.
    - 조직화의 정도가 높다.
    - 모든 구성원에게 구체적인 직무가 할당되고 지위, 신분의 체계가 문서화되어 있다.
    - 관리자에 의해 의도적으로 구성된 조직이다.
    - 조직의 수명이 지속적이다.
  - ⓔ 단점 : 고도로 복잡하고 동태적인 상호작용이 이루어지고 있는데도 단지 정태적인 단편만을 보여주는 모델에 불과하다.

② 비공식적 조직구조
  - ㉠ 비공식 조직의 개념
    - 인간의 상호관계를 바탕으로 하여 형성되는 조직이다.
    - 기획에 의해 결정된 행정적인 의사결정을 따르는 조직이다.
    - 조직의 공식적인 조직기구표상에는 나타나지 않는 조직이다.
    - 집단의 형성 자체가 목적이 되는 자생적 조직이다.
    - 조직 내에서 공식목표나 과업에 관계없이 자연적으로 형성된 조직이다.
  - ㉡ 특징
    - 직원들 사이의 비공식적이며 사적인 관계로서 기구조직표에 나타나 있지 않은 자연발생적인 관계를 말한다.
    - 조직 내 구성원들의 개인적이고 사회적 욕구의 필요성에서 생겨난 자생적 조직으로서 공식적으로 문서화되거나 인지되는 것은 아니다.
  - ㉢ 장점
    - 능률적인 업무수행에 필요한 조직구성원 간의 원활한 협동관계와 집단적 결정에의 참여, 유기적인 상호의존 관계를 갖게 함으로써 부과된 업무를 능률적으로 수행할 수 있게 해준다.
    - 각기 일정한 배경, 행동양식, 규범, 가치체계 및 사회적 태도를 가지고 있어 조직구성원에게 귀속감과 만족감 및 안정감을 주는 역할을 한다.
    - 공식조직구조의 한계를 보완해준다.
    - 조직구성원들이 서로 정보를 교환할 수 있는 의사소통의 통로를 확립시켜준다.
    - 좌절감과 불평에 대한 안전판 역할을 한다.
    - 일체감과 소속감을 갖게 해준다.
  - ㉣ 단점
    - 목표와 기대가 공식조직의 목표와 상반됨으로써 갈등을 일으켜 공식조직의 목표와 상반된 방향으로 움직일 수 있다.
    - 개인에게 비공식적 조직구조에 동조를 강요함으로써 개인의 자아실현을 방해하고, 능력있는 사람이 조직에

기여하는 것을 약화시킬 수 있다.
- 조직 내 불필요한 소문이 만연될 수 있다.

[공식 조직과 비공식 조직의 비교]

구분	공식 조직	비공식 조직
성격	조직구성원 간의 역할과 권한에 대한 법령이나 규정이 마련된 조직이다.	• 자연발생적으로 맺어진 자생적인 조직이다. • 공식 조직의 단점을 보완하기 위해 활용되어야 한다.
장점	• 권한, 의사소통, 책임이 분명하다. • 직무, 지위체계가 문서화되어 있다. • 목적달성을 위해 의도적으로 구성된 조직이다. • 조직의 수명이 길다.	• 사회문화적인 가치를 영속화한다. • 조직구성원에게 소속감과 만족감을 제공한다. • 의사소통을 촉진시킨다. • 문제해결에 도움을 준다.
단점	• 경직된 분위기를 조성한다. • 의사소통이 부족하다.	• 사적인 관계를 강조한다. • 본연의 업무수행을 저해한다. • 부당한 정보나 소문의 유포로 사기가 저하된다.

(2) 병원간호조직의 유형

① 계선 조직 … 계층적 구조를 이루는 조직으로서 상관과 부하의 관계를 강조하는 수직적이고 직접적인 명령 계통을 갖는다.

㉠ 특성
- 관리자와 부하 직원 간의 수직적인 관계를 보여주고 관리자의 지시와 명령이 위에서 아래로 직선으로 전달되는 것을 조직기구표를 통해 확인할 수 있다.
- 군대의 지휘, 명령의 관계처럼 상사의 명령이 곧바로 부하에게 전달되도록 편성된다.
- 라인조직을 통해 업무추진을 위한 결정, 집행, 명령, 감독 등 조직의 목적 달성에 필요한 영향력을 직접적으로 행사할 수 있다.

㉡ 장점
- 조직구조가 단순하므로 조직을 이해하기 쉽다.
- 권한과 책임의 소재가 명백하기 때문에 업무수행이 용이하다.
- 분업, 전문화로 인하여 조직의 효율성이 증가한다.
- 의사결정이 신속하다.
- 조직의 안정을 기할 수 있다(통제용이, 임기응변적 조치 가능).
- 관리의 내용이 간단한 소규모의 조직에 적합하다.

㉢ 단점
- 주관적·독단적이 되기 쉽다.
- 업무가 단조로워지고 직원 사이의 격리가 초래된다.
- 수평적 의사소통(전문가 사이의 의사소통)이 어렵기 때문에 전문적 지식과 기술이 충분히 활용되지 않는다.
- 변화된 상황에 신속하게 적응하기 어렵다.

- 부하직원은 의존심이 강하고 무능하게 된다.
- 사용 가능한 정보가 활용되지 않는다.
- 조직구조가 계속 발생할 수 있다(계층의 심화 – 의사소통의 어려움과 관리의 비인간화 초래).

📢 TIP 직능조직

ㄱ 직능조직의 개념 : 조직구조가 점차 복잡해지고 조직의 규모가 대규모인 경우, 라인 관리자가 만능인이 되어 조직의 모든 일을 처리하는 것이 현실적으로 불가능하기 때문에 직무를 유형별로 통합시켜서 기능적으로 부문화한 조직이다.

ㄴ 직능조직의 특성
- 전문화의 이점을 살리고 라인 조직의 결점을 보완하기 위해 만들어졌다.
- 관리기능을 전문화하여 관리자의 부담을 경감시킨다.
- 상사와 부하의 관계가 매우 복잡하여 지휘·명령계통이 일원화될 수 없고 책임과 권한도 명확하지 않다.

ㄷ 효과적인 직능조직이 되기 위한 네 가지 조건
- 조직의 규모가 중소규모인 경우
- 조직이 안정되고 확실한 환경에 처해 있는 경우
- 조직의 기술이 관례적이고 상호의존성이 낮은 경우
- 기계적인 효율성과 기술적인 질을 중요하게 여기는 경우

ㄹ 직능조직의 장·단점

장점	단점
• 자원이 효율적으로 이용된다.	• 기능을 초월할 때 조정력이 약화될 수 있다.
• 중앙집권식 의사결정으로 조직의 통합성 유지가 가능하다.	• 상사와 부하의 관계가 복잡하여 지휘·명령에 시간 소모가 많다.
• 동일한 업무의 반복으로 기술적인 발전과 기능적인 숙련도의 발전이 가능하다.	• 환경변화에 효율적으로 대처하지 못한다.
• 기능 사이에 조정력이 강화된다.	• 다기능적인 업무를 수행할 때 책임의 소재가 불분명하다.

┃ 기출예제

2020. 6. 13 서울특별시

최고관리자의 총괄 감독하에 전문화된 기능에 따른 부서를 구성하고, 권한을 부여받은 전문가 스태프가 부서를 지휘하고 감독하는 조직으로 가장 옳은 것은?

① 라인조직
② 라인-스태프조직
③ 직능조직
④ 매트릭스조직

✱ ....
① 라인조직 : 직선식 조직, 각 종업원은 자기가 속한 명령 계통에서 바로 위의 한 사람으로부터 명령을 받을 뿐이며, 다른 명령 계통의 상위자로부터는 지휘·명령을 받지 않는다.
② 라인-스태프조직 : 명령 전달과 통제 기능에 대해서는 라인조직의 이점을 이용하고, 관리자의 결점을 보완하기 위해서는 스태프 조직을 도입한 조직 형태이다.
④ 매트릭스조직 : 프로젝트 조직과 기능식 조직을 절충한 형태로, 구성원 개인을 원래의 종적 계열과 함께 횡적 또는 프로젝트 팀의 일원으로 임무를 수행하게 하는 조직 형태이다.

답 ③

---

② 계선 – 막료 조직

    ㉠ 막료조직은 명령통일의 원칙과 전문화의 원칙을 조화시켜 관리기능의 복잡화에 대응할 수 있도록 계선 외부에 막료기구를 설치한 조직이다.

    ㉡ 막료기구는 전문적인 지식과 경험을 가지고 조직의 목표달성에 간접적으로 기여하고 관리의 질을 높여 주는 역할을 하나 명령이나 지휘권은 없다.

    ㉢ 장점

      • 막료의 전문적인 지식과 유익한 경험을 활용할 수 있으므로 보다 합리적인 결정을 할 수 있다.

      • 최고관리자의 통솔범위를 확대시키고 조직활동의 조정이 비교적 용이해져 조직의 신축성을 기할 수 있다.

    ㉣ 단점

      • 계선과 막료 사이에 불화와 갈등이 생길 우려가 있고, 권한과 책임의 한계가 불명확할 수 있다.

      • 의사전달의 경로가 혼란에 빠질 가능성이 있으며, 행정이 지연되고 비용이 많이 든다.

      • 효율성과 생산성 증대를 위해 많은 부문과 계층이 발생하여 조직이 비대해진다(관료제화).

      • 조직의 비대화로 조직의 경직을 일으키며 조직원의 창의성이 억제된다.

> **TIP 스태프**
>
> ㉠ 스태프의 특성
>
> • 스태프는 전문적인 지식은 있지만 구체적인 집행권이나 명령권은 없다.
>
> • 라인 관리자가 의사결정을 할 때 조언, 지원, 조성, 촉진, 협조 등을 하여 조직이 목적 달성을 잘할 수 있도록 간접적으로 기여한다.
>
> ㉡ 스태프의 기능
>
> • 조언기능 : 관리자들이 필요한 정책과 수단을 개발할 수 있도록 조언과 상담을 할 수 있는 전문적인 능력을 발휘하는 기능이다.
>
> • 정책의 통제 기능 : 스태프의 전문성과 역할이 강화됨에 따라 특정 분야에 정책을 입안하고 통제하는 기능이다.

③ 위원회 조직 … 각 부서 간의 혹은 각 명령계통 간에 일어나기 쉬운 의견의 불일치와 갈등을 조정하려는 조직으로, 다른 조직과 병용되어 그것을 보완하고 조정하는 역할을 한다. 일시적이거나 또는 영구적일 수 있다.

    ㉠ 위원회 조직이 효과적인 경우

      • 원만한 의사결정을 위해 광범위한 경험과 배경을 가진 사람들을 모아 논의하는 것이 바람직할 때

      • 의사결정의 결과에 의해 영향 받게 될 사람들의 대표자도 참석시킬 때

      • 부담을 분산시킬 필요가 있을 때

      • 어느 한 개인이 조직을 이끌어 갈 준비가 되지 않은 관리상의 과도기인 때

    ㉡ 위원회의 기능 : 업무조정, 정보수집 및 분석, 충고, 의사결정의 책임 등의 기능을 한다.

    ㉢ 위원회 조직의 구조

      • 임시적인 위원회 : 태스크포스와 구조는 동일하지만 일상적이거나 자신의 업무를 수행하면서 동시에 위원회 업무도 수행한다.

      • 영구적인 위원회 : 태스크포스와 같은 다양한 기능을 결집시키고, 매트릭스 구조의 안정성과 일관성의 결합을 촉진시키는 구조를 지니고 있다.

ⓔ 장점

- 부서 간 계획수립이나 정책수행을 조정하고 목표에 대한 통합을 꾀하는 중요한 수단이 된다.
- 의사소통의 원활화를 도모하여 각자의 사기를 높일 수 있다.
- 위원회에 참가함으로써 전반적인 관리활동에 대한 종합적인 판단력을 기를 수 있다.

ⓜ 단점 : 유력한 소수에 의한 독재의 우려가 있다.

④ **기능적 팀워크 조직** … 종래의 단순조직에서 복합조직으로 조직구조를 바꾸기 위하여 채택되는 조직구조로, 종래의 단순한 기능들을 하나의 논리적인 기능체계로 통합한 데에 그 특징이 있다.

⑤ **팀 조직** … 종전의 부과제 조직에서 있었던 부서 간, 계층 간 장벽을 허물고 실무자 간, 그리고 담당자와 팀장 간의 팀워크를 강조한 조직이다. 팀원들이 자기분야에서 최고전문가로 기능을 발휘함으로써 조직을 생산적으로 만드는 데 목적을 두고 있다.

ⓐ 구성

- 팀장 : 팀을 관리하며 인사권, 업무결재권 등 강력한 권한을 가진다.
- 팀원 : 이사, 부장, 과장 등 팀장 외의 다른 직급을 말한다.

ⓑ 유형

- 수평형 : 팀장 밑에 중간관리자가 없이 팀원들만 있는 조직이다.
- 프로젝트형 : 프로젝트별로 팀을 구성하여 조직하는 것이다.
- 계선형 : 팀장 밑에 계선조직이 책임자보다 더 강력한 결재권을 가진 부장이나 과장이 있고 그 밑에 팀원이 있다. 팀원이 많아 팀장 혼자 결재나 감독을 할 수 없는 조직에 많다.

⑥ **프로젝트 조직(TF)** … 어떤 특수한 목표 또는 복잡하고 중요한 비일상적 업무를 달성하기 위해 임시적으로 조직된 다양한 전문가들의 집단으로서, 각 부서에서 팀원이 차출되어 프로젝트를 수행하다가 그 프로젝트가 끝나면 다시 본래의 부서로 되돌아가는 과제중심조직이다.

ⓐ 프로젝트 조직이 효과적인 경우

- 과업의 성공 여부가 조직에 결정적인 영향을 미치게 될 중요한 과업에 직면해 있는 경우
- 특정 과업이 구체적인 시간제약과 성과기준을 가지고 있는 경우
- 특정 과업이 예전의 과업에 비해 독특하고 생소한 성질의 것일 경우
- 특정 과업의 수행이 상호의존적인 기능을 필요로 하는 경우

ⓑ 특성

- 특정 프로젝트를 해결하기 위해서 임시로 여러 직능을 통합하여 체계화한 것이다.
- 기본적인 조직구조로서 계선 또는 막료-계선, 직능적 조직을 설계하고 프로젝트팀은 사업에 따라 이 기본 조직구조에 첨가·병행해서 사용하는 경우가 많다.
- 프로젝트팀은 최고관리자가 프로젝트의 목표, 시간의 한계, 일반적 지침 등을 정하고 장을 지명한다.
- 프로젝트팀은 여러 분야로부터 전문가를 선발하여 팀을 구성한다. 팀원은 다양한 배경을 가진 사람들로 구성되며, 서로 낯선 관계에 있는 경우가 많다.
- 프로젝트팀장은 팀원에게 지시하고 방향을 제시해주는 역할을 하지만 팀원들을 결합시키는 분명한 조직구조는 없다.

- 팀원은 프로젝트 기간 동안 신속하고 집중적인 관계를 수립하고, 업무에 대해 자유롭고 대등하게 이야기할 수 있도록 지위의 차이는 거의 무시되어야 한다.
- 팀원은 전문가로서 시간에 구애받지 않고 일하는 경우가 많고 필요할 때 다른 팀원과 팀장의 자문에 응한다.
- 고도로 전문화된 지식을 가진 많은 직원들이 새로 구성된 단기적인 프로젝트팀에 계속해서 참여하는 병원의 관리자는 다양한 전문가의 특수용어를 파악하고 프로젝트팀의 활동을 조정할 수 있어야 한다. 이러한 새로운 조직 내의 직원들은 수직적인 계층과 직명에 의해서 엄격하게 구분되어 있지 않고 특수 프로젝트에 대한 그들의 기여를 평가함에 의해서 인정되며 신축성 있게 활용된다.

[프로젝트 조직의 장점 · 단점]

구분	장점	단점
프로젝트 조직	• 프로젝트의 특성에 따라 인적자원과 물적자원으로 탄력적으로 운영할 수 있다. • 조직의 목적이 분명하고 조직구성원 각자의 정체성이 확인된다. • 조직에 기동성을 부여하고 업무를 신속정확하고 효과적으로 수행할 수 있다. • 조직의 환경변화에 민감하여 기술개발, 신규사업, 경영혁신 등에 적용될 수 있다.	• 일시적 · 한정적인 혼성조직이므로 관리자의 관리능력에 의해 결과가 크게 좌우된다. • 한시적인 조직이므로 추진하는 업무에 일관성을 유지하기 힘들다. • 기존 조직과의 관계에서 조직구성원들로 하여금 자신의 모조직에 대한 명령 통일성과 충성심을 약화시킬 수 있다.

⑦ **매트릭스 조직**(행렬조직) … 전통적인 직능부제 조직과 전통적인 프로젝트 조직을 통합한 형태로, 프로젝트 조직이 직능조직의 단위에 첨가되어 있을 때의 형태이다.

㉠ **특성**
- 명령통일 일원화의 원칙에 위배된다.
- 계층수가 적다.
- 의사결정권이 분권화될 수 있다.
- 공식적인 절차와 규칙에 얽매이지 않는다.

㉡ **장점**
- 직원의 능력과 재능을 최대한 이용할 수 있다.
- 급격한 환경변화에 신속하게 대응할 수 있다.
- 다수의 복잡하고 상호의존적인 활동을 수행할 때 여러 활동의 조정을 촉진할 수 있다.

㉢ **단점**
- 이중의 조직구조이므로 갈등의 발생소지가 크다(권력투쟁의 조장).
- 책임에 대한 혼란을 일으킬 수 있다.
- 시간 소모적이다.
- 특수훈련을 요구한다.
- 권력균형 유지가 어렵다.

⑧ **자유형 조직** … 다양한 경영목적을 달성하기 위해 조직의 역할이나 구조가 고정되어서는 안 되며, 환경에 적응할 수 있는 조직이어야 한다는 가정에 의한 조직구조이다.

  ㉠ 특정한 시기에 특정한 요구에 맞게 여러 가지 형태로 조직구조를 변화시키며, 그 집단의 구성원은 한 팀으로 관리된다.

  ㉡ 행동과학적 접근을 통해 조직 내의 개인활동과 조직목표가 통합된다.

  ㉢ 최고관리자와 관리집단이 고도로 분권화된 이익중심점은 조직 내의 다른 이익중심점에 대해 아무런 영향을 미치지 않고 폐기할 수 있으며 새로운 이익중심점으로서 독립기구를 추가할 수 있다.

  ㉣ 전산화체계를 이용하여 관리하는 경우가 많다.

  ㉤ 위험을 감수하고 젊고 패기있는 진보적 관리자에 의해 운영되는 경우가 많다.

  ㉥ 관리에서 발생되는 우발적 문제를 줄일 수 있는 동태적 조직이다.

⑨ **프로세스 조직** … 엔지니어링에 의한 기존 경영조직을 근본적으로 다시 생각하고 재설계하여 획기적 경영성과를 도모할 수 있도록 프로세스를 기본단위로 설계된 조직이다.

  ㉠ 프로세스 조직은 고객요구에 대한 신속한 대응·관리, 간접인원 축소, 경영성과의 획기적 향상 및 고객에 대한 초우량 서비스, 조직구성원의 근로의 질 향상 등을 기할 수 있다.

  ㉡ 프로세스 조직은 반복적 정형화, 안정적이며 식별 가능한 프로세스의 존재하에 기존 업무처리방식 조직시스템을 근본적으로 재설계하고 정보기술을 활용해야 한다.

[프로세스 네 가지 유형]

가치창출 프로세스	고객의 요구에 의해 공급자로부터 전환하기까지의 직접적인 가치를 창출한다. **예** 물류 프로세스, 생산 프로세스, 재원조달 프로세스, 판매 프로세스
지원 프로세스	가치창출 프로세스에 필요한 정보, 기술, 물자들을 제공하여 직접적으로 지원한다. **예** 경영정보 프로세스, 생산기술 프로세스, 시장조사 개발 프로세스
자산창출 프로세스	조직의 기본자산인 자금, 인력, 생산설비 등을 창출하고 관리한다. **예** 설비생산 프로세스, 인적자원 프로세스, 자금조달 프로세스
조정통합 프로세스	프로세스 간의 조정 또는 다른 프로세스에 지침을 제공하여 통합을 유도한다. **예** 경영계획 프로세스, 내부평가 프로세스, 생산계획 프로세스

⑩ 네트워크 조직(network organization) … 전통적 계층형 피라미드 조직의 경직성에 따른 비효율을 제거, 조직의 환경 적응성·유연성을 확보하기 위하여 조직구성원 개개인의 전문적 지식에 근거한 자율권을 기초로 공식적 조직경계를 뛰어넘어 개인능력 발휘의 극대화와 제반기능 사업부문간 의사소통의 활성화를 도모하기 위한 신축적 조직운영방식을 지닌 조직을 말한다.

㉠ 네트워크 조직의 목적
- 조직을 합병하여 거대한 조직으로 만드는 것이 중요한 것이 아니라 네트워크를 연합하여 창조적이고 효율적인 조직으로 나아가야 한다.
- 미래사회는 덩치가 큰 것이 강한 것이 아니라 작으면서도 네트워킹이 잘된 조직이 강력하다. 거대조직들은 보다 작고 자율적인 조직들의 연합으로 바뀌어야 한다.

㉡ 네트워크 조직의 특성
- 조직구성원 개개인의 전문적 지식에 근거한 자율권을 기초로 개인능력 발휘의 극대화를 꾀하고 외부자원의 활용을 통해 유연성을 확보하기 위한 조직이다.
- 스피드와 상호연결성 측면에서 그 어떠한 조직구조보다 신속하고 효율적이며 획일성, 수직성, 동질성이 배제되고 극단적인 분권화, 수평화, 이질성이 지배되는 구조이다.
- 매우 분권화된 구조를 갖고 있어 뚜렷한 경계가 존재하지 않는다.
- 현장의 정보가 분석·판단되어 의사결정을 거쳐 이것이 다시 현장으로 피드백되는 시간을 최소화하며 전문가로 구성된 팀을 활용함으로써 여러 기능과 관련된 핵심업무를 동시에 할 수 있다.

02 병원조직

① 병원조직

(1) 병원조직의 특성

① **다양한 사업목적** … 이윤과 공익성을 조화시켜야 하는 어려움이 있다. 또한 의학 및 간호교육, 훈련, 연구, 의료기술개발, 공중보건증진 등 성격이 다른 여러 목적을 추구하고 있으며 병원조직 내의 구성원(개인) 또는 하부조직 단위의 목적이 다양하다.

② **다양한 구성원** … 병원조직의 구성인력은 고도의 숙련과 기술 및 지식을 가진 전문인력(의사, 간호사, 약사 등), 의료기사, 의무행정직, 기능직 그리고 교육을 받지 못한 단순노동인력까지 수준이 각기 다른 인력들이 협동하여 일하는 조직체이다.

③ **다양한 의료서비스** … 의료서비스가 매우 다양하고 역할과 기능이 고도로 전문화되어 있다. 즉, 기본진료인 외래진찰과 입원 외에 검사, 방사선 진단 및 치료, 처치 및 수술 등 천여 가지의 서비스가 있다.

④ **다양한 물품** … 의료서비스에 제공되는 물품의 종류가 많으며(약품류 및 의료소모품 등), 물품의 크기가 작은 것이 대부분이고 특별관리를 해야 하는 품목(마약, 혈액 등)이나 수량을 헤아리기 어려운 품목 등이 많다.

⑤ **이중화된 지휘체계** … 병원조직은 일반적으로 의료진에 의한 권한체계와 일반관리자에 의한 권한체계가 공존하는 이원적 지휘체계가 상존하고 있어 50여 직종 간의 갈등이 빈번하다.

⑥ **질병을 가진 인간을 대상** … 병원이 다른 조직과 구별될 수 있는 가장 근본적인 차이는 병원의 주업무가 바로 인간을 직접 대상으로 하는 전문적 서비스라는 데 있다.

⑦ **업적평가의 어려움** … 진료 및 간호서비스는 환자마다 각기 다른 질병상태 및 정신 · 사회적인 측면을 다루기 때문에 생산된 서비스를 객관적으로 평가하기 어렵다.

⑧ **고도의 자본집약** … 건물, 설비, 고가의 의료장비를 갖추어야 하므로 거대한 투자비가 소요되는 데 비해 투자회수율이 극히 낮다.

(2) 병원조직의 외 · 내적 환경

① **외적 환경**
- ㉠ 전 국민 의료법인(1987. 7.) : 의료보험체계의 도입으로 과잉진료와 과다청구 및 진료수가의 인상이 통제되고 있다.
- ㉡ 국민들의 의료서비스에 대한 권리의식 양양 : 국민들의 교육수준과 소득이 높아짐에 따라 건강의식과 함께 돈을 지불한 대가로 정당한 의료서비스를 받을 권리가 있다는 의식이 점차 높아지고 있다.

ⓒ 공해문제 야기 : 환자가 사용했던 의류·침대보 등으로부터의 전염, 환자의 음식찌꺼기 처리, 환자로부터의 적출물 처리, 임상검사시약, 환자와 직원들의 대소변 처리 등이 문제되고 있으며 이에 대한 환경부의 감시가 강화되고 있다.

ⓔ 의료사업에 대한 비판적 시각 : 병원은 일반적으로 공공성과 윤리성을 갖고 운영되어야 한다고 인식되고 있으며, 의료법에도 의료기관은 영리추구나 광고 및 진료거부를 못하도록 규정하고 있다.

② 내적 환경

ⓐ 병원이란 환자, 의사, 행정직 그리고 비의료직 사이의 본질적인 갈등이 많은 복잡한 사회체계이다.

ⓑ 병원의 두 가지 권한체계

- 전문직 : 의사 및 간호사로 구성되는 전문적인 규율체계
- 비전문직 : 병원행정가와 부서장 등 이사회로부터 여러 종업원으로 이르는 관료체계

ⓒ 병원조직의 3요소

- 이사회 : 병원의 법적 권한과 책임을 갖는다.
- 의료진 : 환자진료상의 문제에 대해 결정을 내리는 데 있어서 기술상의 지식을 갖는다.
- 행정직 : 병원의 임상운영에 대한 책임을 갖는다.

(3) 병원조직의 유형

① 폐쇄시스템과 개방시스템

ⓐ 폐쇄시스템 : 의사와 의료시설이 밀착되어 있는 형태로 의사가 병원에 소속되어 있다. 의사를 장으로 하는 진료부가 구성되며 의사에 대한 통제력과 조직력이 강하다(우리나라의 병원의 경우).

- 장점 : 의료인력의 귀속감과 연대의식을 높일 수 있고 강력한 리더십이 발휘될 때 신속하게 행정업무를 처리할 수 있다.
- 단점 : 타 직종과의 마찰 및 사기저하를 유발하고 의사들에 대한 직접적인 통제를 어렵게 만들 뿐만 아니라 경영관리기법에 관한 정보교환이 없어 병원경영관리를 저해할 수 있다.

ⓑ 개방시스템 : 의사와 의료시설이 분리되어 있는 형태로 환자수용을 위주로 하는 시설이 구비되어 있고 의사가 이 시설을 이용한다. 간호사를 장으로 하는 병동구성이 중심이 되고 있으며, 의사는 고용되지 않고 개업의가 시설을 이용할 수 있다.

② 의료전달체계에 따른 구분

ⓐ 1차 진료기관 : 일반의에 의해 실시되는 외래진료기관으로서 건강보험증에 기재된 중진료에 있는 모든 보건의료기관(3차 진료기관이라도 안과, 이비인후과, 피부과, 가정의학과, 재활의학과, 치과, 한방치료는 1차 진료를 담당할 수 있음)이다.

ⓑ 2차 진료기관 : 입원진료와 전문외래를 전문의가 입원시설을 갖추고 진료하는 곳으로 건강보험증에 기재된 대진료권에 있는 보건의료기관이다.

ⓒ 3차 진료기관 : 세분화된 특수 전문외래와 입원진료로서 전문의에 의한 진료와 높은 수준의 시설 및 장비를 필요로 하는 진료기관(1차 기관의 의뢰에 의하여 이용 가능)이다.

② 특수 진료기관 : 일반병원에서 진료가 어렵거나 격리 또는 장기간의 진료가 필요한 진료(정신질환, 결핵, 나병, 암, 재활 및 전염병 등)를 담당하는 기관이다.

③ 진료기간에 따른 구분
  ㉠ 단기 치료병원 : 치료기간이 비교적 짧은 일반환자를 진료하는 곳이다.
  ㉡ 장기 요양병원 : 노인요양소나 정신병원 등 장기간의 치료를 요하는 질환을 진료하는 곳이다. 최근 노령층의 인구증가로 장기치료의 수요가 증가추세에 있다.

② 간호조직

(1) 간호조직의 구성

① 간호조직은 병원의 가장 큰 부서로서 그 수뇌에는 간호부장 또는 간호과장이 있다.

② 간호조직은 산부인과, 소아과, 수술실 같은 영역에 임상전문가를 가지고 있으며 각 과는 하나 이상의 간호단위로 이루어져 있으며 간호단위에는 내과, 외과, 소아과, 산과, 정신과, 수술실, 회복실, 응급실, 중환자실 등이 포함된다.

(2) 간호부서의 기구조직

① 전체 병원목적에 준하여 간호업무를 효과적으로 수행할 수 있도록 조직되어야 하며, 될 수 있는 한 최선의 간호와 최대의 전문성이 유지되도록 하는 데 초점을 두어야 한다.

② 간호업무의 조직과 권한에 의한 책임은 간호조직의 최고책임자를 통해서 위임받는다.

최근 기출문제 분석

2023. 6. 10. 제1회 서울특별시

1 〈보기〉에 제시된 조직구조의 유형에 대한 설명으로 가장 옳은 것은?

> 〈보기〉
>
> A 병원에 입사한 간호사는 병원 내 동아리 활동에 대한 소개와 함께 소속부서에 상관없이 1개 이상의 동아리에 가입해야함을 안내받았다.

① 조직의 생리를 파악할 수 있다.

② 기관의 목표달성을 위한 공식조직이다.

③ 조직도를 통해 계층, 의사소통 통로를 확인할 수 있다.

④ 구성원에게 구체적인 직무가 할당되는 영구적인 조직이다.

> **TIP** 비공식 조직은 자생적 조직으로 의사소통을 촉진하며 조직의 생리 파악에 도움을 준다.
> ② 동아리는 비공식 조직으로 기관의 목표 달성과는 관계가 없다.
> ③ 공식적인 조직기구표상에는 나타나지 않는 조직이다.
> ④ 과업과는 관계가 없으며 직무가 할당되지 않는 자생적인 조직이다.
> ※ 비공식 조직은 자연발생적으로 맺어진 자생적 조직으로 공식조직의 단점을 보완하기 위해 활용된다. 조직 구성원에게 소속감과 만족감을 제공하며 의사소통을 촉진하여 문제해결에 도움을 준다는 장점이 있다. 때로는 사적인 관계를 강조하게 되어 부담을 주거나 부당한 정보나 소문의 유포로 사기가 저하되기도 한다.

Answer 1.①

2 〈보기〉에 제시된 조직에 대한 설명으로 가장 옳은 것은?

〈보기〉

A병원 간호부는 최근 중환자실의 욕창발생률이 증가 하는 것을 개선하기 위한 임시조직을 구성하였다. 해당 조직은 중환자실 소속 간호사 2인, 환자안전팀 소속 직원 1인, 욕창전문간호사 1인을 선발하여 구성되었다. 해당 조직에서는 간호사를 대상으로 욕창교육을 수행하고 자세 변경 수행여부를 감시하고 관리하였다. 이를 통해 A병원 중환자실의 전반적 욕창발생률은 직전 분기 대비 50% 수준으로 감소하였고 이후 해당 조직은 헤산하였다.

---

① 분업과 전문화가 이루어져 조직의 효율적인 관리가 가능한 조직이다.

② 전문적인 지식이나 기술이 있는 구성원을 활용하여 최고관리자를 보좌하는 조직이다.

③ 기능조직과 직계조직의 결합으로 이루어지고, 이원적 권한체계로 인해 팀 목표와 전체 목표 사이에 차이가 발생할 수 있다.

④ 환경변화에 적응성이 높고, 팀의 목표가 명확하고 조직의 기동성과 유연성이 크다.

> **TIP** 프로젝트 조직에 대한 설명이다. 목적이 분명하고 조직에 기동성을 부여하여 업무를 신속하고 정확하게 효과적으로 수행할 수 있다. 환경변화에 민감하게 반응하여 다양한 영역에 활용할 수 있으나 한시적인 조직으로 추진 업무의 일관성을 유지하기 어렵다.
> ① 라인 조직에 대한 설명이다. 소규모 조직에 적합하며 권한과 책임의 한계가 분명하다. 다만 조직의 경직화로 환경변화에 신속히 적응함에는 어려움이 있다.
> ② 라인-스탭 조직에 대한 설명이다. 구성원의 전문적인 지식과 경험을 활용하여 최고관리자의 부담을 경감할 수 있다.
> ③ 매트릭스 조직에 대한 설명이다. 조직의 유연성을 제고한다. 이원적 권한체계로 인해 권력 갈등이 생길 수 있다.

Answer 2.④

2022. 2. 26. 제1회 서울특별시

3 직무를 종류와 내용으로 분할하여 조직구성원에게 분담시킴으로써 효과와 효율성을 도모하는 조직화의 원리는?

① 계층제의 원리 ② 분업 및 전문화의 원리

③ 명령통일의 원리 ④ 통솔범위의 원리

> **TIP** 조직의 원리란 조직편성을 위한 규칙 및 원칙으로써 다음과 같다.
>
> | 계층제의 원리 | 권한과 책임에 따라 직무를 등급화 |
> |---|---|
> | 통솔범위의 원리 | 관리직위별로 효과적으로 관리할 수 있는 사람(통솔범위)을 한계 |
> | 명령통일의 원리 | 명령체계의 확립을 요구하는 원칙 |
> | 분업, 전문화의 원리 | 전체를 세분화하여 유사한 것으로 분류하여 경제, 사회적 효율증대 |
> | 조정의 원리 | 공동목표를 수행할 수 있도록 개별적 노력을 통합하여 조직의 존속을 도모함 |

2020. 6. 13. 지방직

4 조직 유형을 정태적 조직과 동태적 조직으로 구분할 때 다른 유형에 속하는 것은?

① 위원회 조직 ② 매트릭스 조직

③ 프로젝트 조직 ④ 라인-스태프 조직

> **TIP** 동태적 조직 : 위원회 조직, 매트릭스 조직, 프로젝트 조직
> 정태적 조직 : 라인-스태프 조직

2020. 6. 13. 지방직

5 다음 글에서 설명하는 조직의 구성요소는?

• 조직 내 자원 배분과 관련된 의사결정의 집중도
• 직무수행에 있어서 직위 간 권한의 분배 정도

---

① 복잡성 ② 공식화

③ 집권화 ④ 전문화

> **TIP** ③ 집권화 : 조직 내 자원배분에 관련된 의사결정의 집중도 및 직무수행에 관계된 의사결정의 집중도를 포함하는 직위 간 권한의 분배정도이다.
> ① 복잡성 : 조직의 분화정도로, 조직이 하위단위로 세분화되는 과정이나 상태를 말한다.
> ② 공식화 : 조직의 업무가 표준화되어 있는 정도
> ④ 전문화 : 서로 다른 사람에 의해서 수행되는 어떤 과정의 분할이나 일의 부분

Answer 3.② 4.④ 5.③

6 최고관리자의 총괄 감독하에 전문화된 기능에 따른 부서를 구성하고, 권한을 부여받은 전문가 스태프가 부서를 지휘하고 감독하는 조직으로 가장 옳은 것은?

① 라인조직   ② 라인-스태프조직

③ 직능조직   ④ 매트릭스조직

> **TIP** ① 라인조직 : 직선식 조직, 각 종업원은 자기가 속한 명령 계통에서 바로 위의 한 사람으로부터 명령을 받을 뿐이며, 다른 명령 계통의 상위자로부터는 지휘 · 명령을 받지 않는다.
> ② 라인-스태프조직 : 명령 전달과 통제 기능에 대해서는 라인조직의 이점을 이용하고, 관리자의 결점을 보완하기 위해서는 스태프 조직을 도입한 조직 형태이다.
> ④ 매트릭스조직 : 프로젝트 조직과 기능식 조직을 절충한 형태로, 구성원 개인을 원래의 종적 계열과 함께 횡적 또는 프로젝트 팀의 일원으로 임무를 수행하게 하는 조직 형태이다.

7 모든 조직은 자신의 존재 이유인 조직목적을 가장 잘 성취할 수 있는 형태로 조직을 구조화 하는데, 이러한 조직구조의 유형에 대한 설명으로 가장 옳은 것은?

① 매트릭스 조직은 생산과 기능에 모두 중점을 두는 이중적 조직이다.

② 위원회 조직은 부하에 대한 감독이나 통솔력이 증가한다.

③ 직능 조직은 조직이 작고 단순할 때 운영이 잘 된다.

④ 프로세스 조직은 인적 및 물적 자원을 탄력적으로 운영할 수 있다.

> **TIP** ② 위원회 조직은 특정문제에 대해 토의하거나 결정하기 위해 계획에 따라 모임을 가지는 조직으로 뚜렷한 서열이 존재하지 않아 부하에 대한 감독이나 통솔력이 증가하는 것은 아니다.
> ③ 직능 조직은 스탭 조직의 구성원이 단순히 충고나 조언의 기능을 넘어서서 라인에 있는 직원에게 명령할 수 있도록 권한을 부여한 것으로, 조직이 크고 복잡할 때 주로 나타난다.
> ④ 프로세스 조직이란 고객가치를 충족시키는 데 있어 최상의 프로세스가 구축될 수 있도록 전체 조직시스템(조직구조, 관리평가시스템, 보상시스템, 기업문화 등)을 프로세스를 중심으로 근본적으로 재설계한 조직이다. 따라서 자원의 탄력적 운영은 어렵다.

Answer   6.③ 7.①

2017. 12. 16. 지방직 추가선발

8 조직 구조 유형에 대한 설명으로 옳은 것은?

① 라인 조직 – 특정한 과제를 달성하기 위한 임시 조직이다.

② 프로젝트 조직 – 구성원의 수직적 권한과 책임을 강조한다.

③ 매트릭스 조직 – 구성원 간 위계가 없는 자율적인 조직이다.

④ 네트워크 조직 – 고도의 분권화, 수평화, 이질성이 나타난다.

> **TIP** ① 라인 조직은 일원적 지휘 명령과 단일관리로 인해 질서를 유지하기가 쉽고 견고한 조직 형태로 구성원의 수직
> 적 권한과 책임을 강조한다.
> ② 프로젝트 조직은 특정한 사업 목표를 달성하기 위해 임시적으로 조직 내의 인적 · 물적 자원을 결합하는 조직
> 형태이다.
> ③ 매트릭스 조직은 프로젝트 조직과 기능식 조직을 절충한 형태로, 구성원 개인을 원래의 종적 계열과 함께 횡
> 적 또는 프로젝트 팀의 일원으로 임무를 수행하게 하는 조직 형태이다.

2016. 6. 18. 제1회 지방직

9 조직 유형 중 **팀 조직**에 대한 설명으로 옳은 것은?

① 팀 구성원 간 상호 의존성이 낮다.

② 팀워크를 촉진하기 위해 리더가 통제권을 행사한다.

③ 의사결정에 필요한 정보가 리더에게 집중되어 있다.

④ 조직 내외의 환경 변화에 적응하는 유연성이 높다.

> **TIP** ① 팀 구성원 간 상호 의존성이 높다.
> ② 팀 조직을 이끌어가는 팀장은 과거의 권위주의식의 지시나 통제 위주보다는 과업수행에 대해 조직구성원을 보
> 다 동기화시키고, 구성원의 어려운 점에 대해 조언을 해 주며, 구성원 간 불화를 조정해 주는 조정자로서의
> 역할이 요구된다.
> ③ 팀 구성원은 서로 간에 원활한 의사소통과 협동을 통해 공통의 목표를 이루어 나간다.

Answer 8.④ 9.④

10 다음 글에 적합한 조직의 형태는?

> 400병상 규모의 A대학병원에서 앞으로 2년간 장루환자교육을 위한 프로토콜 개발을 위하여 장루환자
> 간호 경력 5년 이상인 외과병동의 간호사, 간호교육 담당간호사, 상처 전문간호사 등으로 조직을 구성
> 하였다. 이 개발이 끝나면 해당 간호사들은 다시 본래 소속되어있던 부서로 돌아갈 예정이다.

① 프로젝트 조직

② 라인 조직

③ 라인-스텝 조직

④ 비공식 조직

> **TIP** 프로젝트 조직 … 조직에 기동성을 부여한 일종의 대체 조직으로 어떤 특정 과제나 목표를 달성하기 위해 만들어
> 진 비일상적인 임시적이며 동태적인 조직이다. 여러 직능을 통합하고 체계화하며 지위고하를 막론하고 능동적인
> 의사소통 및 상호작용을 통해 문제를 해결한다. 거의 완전한 수평적 조직으로, 한 사람의 전문적인 프로젝트 책임
> 자의 책임아래 관리되어 지위가 독립되어있고, 과업이 매우 구체적이라는 특징을 가지고 있다.

11 수직적 구조를 가지고 있는 조직과 관련된 것은?

① 인간관은 X이론에 바탕을 두고 있다.

② 자기통제(자율적)가 가능한 구성원이 많다.

③ 상향적 의사소통이 주로 일어난다.

④ 관리폭이 넓다.

> **TIP** 수직적 구조
> ㉠ 조직의 계층 수가 증가될수록 관리 폭은 좁다.
> ㉡ 하향적 의사소통이 주로 일어나며 자기통제가 가능한 구성원은 적다.

Answer 10.① 11.①

출제 예상 문제

1 계선 – 막료조직의 장 · 단점에 관한 설명으로 옳지 않은 것은?

① 조직의 신축성을 기할 수 없다.

② 의사소통의 경로가 혼란에 빠질 수 있다.

③ 최고관리자의 통솔범위를 확대시켜 준다.

④ 관리환경이 안정적이고 확실성이 높은 상황에서 효과적이다.

> **TIP** 계선 – 막료조직(Line and staff organization) … 막료조직은 명령통일의 원칙과 전문화의 원칙을 조화시켜 관리기능의 복잡화에
> 대응할 수 있도록 계선 외부에 막료기구를 설치한 조직을 말하며, 막료기구는 전문적인 지식과 경험을 가지고 조직의 목표달성
> 에 간접적으로 기여하고 관리의 질을 높여주는 역할을 하나 명령이나 지휘권은 없다.
> ㉠ 장점
> • 막료의 전문적인 지식과 유익한 경험을 활용할 수 있으므로 보다 합리적인 결정을 할 수 있다.
> • 최고관리자의 통솔범위를 확대시킨다.
> • 조직활동의 조정이 비교적 용이하다.
> • 조직의 신축성을 기할 수 있다.
> ㉡ 단점
> • 계선과 막료 사이에 불화와 갈등이 생길 우려가 있다.
> • 계선과 막료 사이의 권한과 책임의 한계가 불명확할 수 있다.
> • 의사전달의 경로가 혼란에 빠질 가능성이 있다.
> • 행정이 지연되고 비용이 많이 든다.
> • 효율성과 생산성 증대를 위해 많은 부문과 계층이 발생하여 조직이 비대해진다(관료제화).
> • 조직의 비대화로 조직의 경직을 일으키며 조직원의 창의성이 억제된다.

2 간호조직 내에서 볼 수 있는 계선조직과 막료조직에 대한 설명으로 옳지 않은 것은?

① 계선조직은 간호관리자와 부하직원 간의 수직적 관계를 보여주는 조직이다.

② 간호조직 내에서 실무교육을 담당하는 간호차장은 계선조직에 속하는 관리자이다.

③ 막료조직은 최소관리자의 활동을 보조하기 위해 계선 외부에 설치된 수평적 조직이다.

④ 계선조직은 간호관리자의 지시와 명령이 위에서 아래로 직선적으로 조달된다.

> **TIP** ② 실무교육을 담당하는 간호차장은 막료조직에 속하는 관리자이다.

Answer 1.① 2.②

3 병원의 가장 오래된 조직의 형태는?

① 계선조직

② 계선 – 막료조직

③ 직능조직

④ 행렬조직

> **TIP** 계선조직(line organization) … 과업의 분화라든가 부문화가 진전되지 않은 매우 단순하고 초보적인 조직형태이다. 이러한 조직은 산업화의 초기시대부터 볼 수 있었다.

4 다음 중 계선권한과 막료권한에 대한 설명으로 옳은 것은?

① 막료는 대부분 권한을 갖지 않으나 실제로는 계선조직에서 직능적 권한을 행사하기도 한다.

② 계선권한은 막료조직을 도와서 조직목표의 달성에 간접적으로 공헌하는 권한이다.

③ 계선권한과 막료권한은 업무내용에 의해 구별되는 것이며 권한관계에 의해서 구별되는 것은 아니다.

④ 막료권한은 조직목표의 수행에 직접 책임을 지는 것으로 수직적·계층적 구조를 형성하면서 직접적인 업무수행을 담당하는 기본적인 권한이다.

> **TIP** ① 막료와 계선 간의 권한문제와 관련하여 마찰이 발생하는 경우가 있다. 막료가 본래의 조언기능을 발휘하여 라인업무를 효과적으로 지원할 수 있도록 하는 조직운영의 묘가 필요하다. 막료조직은 전문적인 지식과 경험을 가지고 조직의 목표달성에 간접적으로 기여하고 관리의 질을 높여주는 역할을 하나 명령이나 지휘권은 없다.

5 다음 중 조직구조의 구성요소에 포함되지 않는 것은?

① 분권화

② 조직정도

③ 공식화

④ 집권화

> **TIP** 조직구조의 기본변수로 공식화, 집권화, 복잡성을 들 수 있다.

Answer 3.① 4.① 5.②

6 조직구조의 구성요소 중 구성원들의 행동을 유도하기 위해서 조직이 규칙과 절차에 의존하는 정도를 무엇이라 하는가?

① 집권화   ② 조직설계

③ 공식화   ④ 복잡성

> **TIP** ① 의사결정의 집중도 및 직무수행에 관계된 의사결정의 집중도를 포함하는 직위 간 권한의 분배 정도
> ④ 조직 내에 분화가 이루어지는 정도

7 다음 중 조직구조와 관련된 설명으로 옳지 않은 것은?

① 분업이 광범위하게 이루어지면 구성원들의 행동을 조정하기가 힘들다.

② 조직 내에 수직적인 계층이 더 많이 존재할수록 구성원들의 행동조정이 쉽다.

③ 조직 내에 규정과 규칙이 많이 존재하면 공식화 정도는 높다.

④ 조직의 상층부에서 결정되는 문제는 집권화 정도가 높다는 것을 의미한다.

> **TIP** ② 분업이 광범위하고 수직적인 계층이 많이 존재할수록, 조직의 여러 부분들이 지역적으로 존재할수록 구성원들의 행동을 조정하기 힘들어 복잡성이 더욱 크다.

8 다음 중 집권화를 촉진하는 이유를 고르면?

① 조직규모의 확대   ② 동태적인 조직환경

③ 기능별로 분화된 조직형태   ④ 업무수행장소의 지역분산

> **TIP** 조직이 기능별로 분화되어 있을 때는 기능의 통합을 위해 집권화되는 것이 보통이다.

Answer   6.③   7.②   8.③

9 조직의 분업 – 전문화에 대한 가정으로 옳지 않은 것은?

① 한 사람이 같은 시간에 여러 가지 일을 할 수 없다.
② 개인의 능력과 기술에는 차이가 있고 한계가 있다.
③ 업무의 전문화는 각 개인적 차이를 존중한다.
④ 업무의 전문화를 통하여 업무를 가장 신속하게 수행할 수 있는 유일, 최선의 방법을 발견할 수 있다.

TIP ③ 업무의 전문화는 기계회를 가능케 하므로 기술과 사고를 가급적 기계에 전담시킴으로써 개인적 차이를 무시할 수 있다.

10 조직의 집권화의 분권화에 관한 설명으로 옳은 것은?

> ㉠ 조직 내의 적절한 분권화 정도는 시간과 상황에 따라 변화한다.
> ㉡ 분권화에는 조정능력과 최고관리자의 리더십이 필요하다.
> ㉢ 조직의 상층부에 의사결정권이 집중되어 있을 때 집권화의 정도가 높다.
> ㉣ 조직의 하층부로 위임되는 권한의 양이 많을수록 분권화의 정도는 더욱 커진다.

① ㉠㉢
② ㉠㉡㉢
③ ㉡㉢㉣
④ ㉠㉡㉢㉣

TIP 집권화와 분권화는 의사결정권이 조직 내의 어떤 단일 위치에 집중되고 있는 정도를 말하며, 모든 의사결정을 조직의 상층부에서 하는 것을 집권화라고 하며, 반대로 조직 전반에 걸쳐서 의사결정권을 하급자에게 위임하여 권한을 분산시키는 것을 분권화라고 한다.

11 조직의 분권화가 이루어진 경우의 장점으로 옳지 않은 것은?

① 의사결정이 신속하게 이루어진다.
② 관리상 민주적 형태가 형성된다.
③ 부서 간의 경쟁적 관계를 형성한다.
④ 조직활동의 통제기능을 강화할 수 있다.

TIP ④ 분권화는 통제의 일관성이 상실되기 쉽다.

Answer 9.③ 10.④ 11.④

12 다음 중 분권화의 단점은 무엇인가?

① 최고관리청에 대한 의사결정부담의 경감
② 의사결정의 신속성
③ 전체적인 통제의 어려움
④ 직원의 사기앙양 및 의사소통의 원활화

> **TIP** 분권화의 단점
> ㉠ 비용이 많이 든다.
> ㉡ 단일한 방침을 일관적으로 유지하기 힘들다.
> ㉢ 여러 하부단위들을 조정하는 데 어려움이 따른다.
> ㉣ 협동심이 감소한다.
> ㉤ 기능 및 업무의 중복을 초래한다.
> ㉥ 각 부분의 자기집단, 이기주의 현상으로 비효율성을 초래할 수 있다.

13 다음 중 분업 – 전문화의 단점으로 옳지 않은 것은?

① 업무의 지나친 기계화 현상은 비인간화를 초래할 수 있다.
② 지나친 업무의 세분화는 업무의 중복을 초래하여 재정적인 낭비와 책임회피가 따를 수 있다.
③ 조직 내 부서 간의 통합과 조정을 어렵게 할 수 있다.
④ 업무를 단순화시키며 신속히 수행할 수 있게 한다.

> **TIP** ④ 분업–전문화는 업무를 단순화시키고 기계화가 가능해져 업무를 신속하게 수행할 수 있게 하는 장점이 있다.
> ※ 분업화의 단점
> ㉠ 분업은 단순하고 단조로운 업무의 계속적인 반복이기 때문에 조직 속에서 근무하는 개인의 업무수행에 대한 흥미를 상실하게 한다.
> ㉡ 지나친 분업은 조직 내의 각 단위간의 조정을 어렵게 한다.
> ㉢ 분업은 세분화할수록 통합적으로 조직을 관리하는 것보다 더 많은 비용이 소요될 수 있다.
> ㉣ 전문화의 부작용인 지루함, 피로, 스트레스, 생산성 감소, 품질저하, 결근율, 이직률 증가 등이 발생할 수 있다.

Answer 12.③ 13.④

14 다음 중 계선과 막료에 관한 설명으로 옳지 않은 것은?

① 계선기능은 조직의 목표가 달성되도록 직접적인 영향을 미친다.
② 막료는 자기 직속부하에 대해서도 계선의 권한을 가질 수 없다.
③ 막료는 자기가 맡은 전문영역 내에서의 제한된 권한만을 행사한다.
④ 계선권한은 상사가 부하에게 업무를 지시를 할 수 있는 권한이다.

TIP ② 계선과 막료조직에서도 막료는 자기 직속부하에 대해서는 계선의 권한을 가질 수 있다.

15 계선 – 막료(라인 – 스텝)조직에서 계선권한을 바르게 설명한 것은?

> ㉠ 계선권한은 모든 계층의 직위를 상·하관계로 결속시켜 주는 역할을 한다.
> ㉡ 조직의 목표가 달성되도록 직접적으로 의사결정을 한다.
> ㉢ 상층의 관리자가 하층의 부하직원에게 감독권을 행사하는 관계이다.
> ㉣ 대부분은 권한을 갖지 않으나 실제 조직에서는 직능적 권한을 행사하기도 한다.

① ㉠
② ㉠㉡㉢
③ ㉠㉢
④ ㉡㉢㉣

TIP ㉣ 막료가 가질 수 있는 권한에 대한 설명이다.

16 다음 중 간호조직을 하나의 시스템으로 볼 때 산출에 해당하는 것은?

① 관리과정
② 환자의 안녕
③ 인력
④ 분화

TIP 간호에서 가능한 생산물(산출)에는 교육, 환자의 안녕, 연구 등이 있다. 미래에는 의료조직들이 이익을 최대화하기 위해 전문화하기 시작할 것이며, 그로 인해 특정 산출에 있어서는 더 효율적인 의료조직을 볼 수 있을 것이다.

Answer 14.② 15.② 16.②

17 다음 중 막료로서 직능적 권한을 행사할 수 있는 관리자는 누구인가?

> ㉠ 간호의 질 보장 관리자 ㉡ 간호교육 관리자
> ㉢ 간호정책 담당자 ㉣ 병동의 중간관리자

① ㉠ ② ㉠㉡
③ ㉠㉡㉢ ④ ㉠㉡㉢㉣

TIP ㉣ 계선권한에 속하는 관리자
※ 직능적 권한 … 막료기구가 단순히 충고나 조언 등의 기능을 넘어서 계선에 있는 직원들에 대해서 명령할 수 있는 권한이다.

18 다음 중 계선조직의 장점에 해당하지 않는 것은?

① 조직구조의 단순화로 조직이해가 쉽다.
② 권한과 책임의 소재가 명백하기 때문에 업무수행이 용이하다.
③ 전문적인 지식과 경험을 활용할 수 있으므로 보다 합리적인 결정을 할 수 있다.
④ 의사결정의 신속성을 기할 수 있다.

TIP 계선조직의 장점
㉠ 관리의 내용이 간단한 소규모의 조직에 적합하다.
㉡ 조직의 안정을 기할 수 있다.
㉢ 분업, 전문화로 인하여 조직의 효율성이 증가한다.
㉣ 권한과 책임의 소재가 명백하기 때문에 업무수행이 용이하다.
㉤ 의사결정의 신속성을 기할 수 있다.
㉥ 조직구조가 단순하므로 조직을 이해하기 쉽다.

Answer 17.③ 18.③

19 다음 중 비공식구조에 대한 설명으로 옳지 않은 것은?

① 자연발생적으로 생긴 조직이다.

② 전체적인 질서를 유지시킨다.

③ 성문화되지 않은 비제도적 · 비가시적 조직이다.

④ 조직구성원에게 귀속감, 안정감, 만족감을 준다.

TIP ② 공식적 조직구조는 법령 또는 규정에 의해 공식화된 조직구조로서 부서 사이의 업무가 공식적으로 분담되어 있고 직위가 공식적으로 배열되어 있어 조직의 전체적인 질서를 유지시킨다.

20 다음 중 계선조직의 단점은?

① 주관적 · 독단적이 되기 쉽다.

② 의사전달의 경로가 혼란에 빠질 가능성이 있다.

③ 행정이 지연되고 비용이 많이 든다.

④ 계선과 막료 사이에 조화가 이루어지기 어렵다.

TIP 계선조직의 단점
　　㉠ 업무가 단조로워지고 직원 사이의 격리가 초래된다.
　　㉡ 주관적 · 독단적이 되기 쉽다.
　　㉢ 사용 가능한 정보가 활용되지 않는다.
　　㉣ 변화된 상황에 신속하게 적응하기 어렵다.

21 특수한 목표 또는 복잡하고 중요한 비일상적인 업무를 당설하기 위해 임시적으로 조직된 집단이라고 할 수 있는 조직유형은?

① 계선 – 막료조직　　　　　　　② 매트릭스 조직

③ 위원회 조직　　　　　　　　　④ 프로젝트 조직

TIP 프로젝트 조직은 흔히 업무집단이라고 한다.

Answer　19.② 20.① 21.④

22 다음 중 위원회조직이 효과적인 경우가 될 수 없는 것은?

① 관리상의 과도기일 때

② 어느 한 개인이 조직을 이끌어갈 준비가 되어 있을 때

③ 의사결정의 결과에 의해 영향받게 될 사람들의 대표자도 참석시킬 때

④ 부담을 분산시킬 필요가 있을 때

TIP 위원회조직이 효과적인 경우
  ㉠ 광범위한 경험과 배경을 가진 사람들을 모아 논의하는 것이 바람직할 때
  ㉡ 부담을 분산시킬 필요가 있을 때
  ㉢ 의사결정의 결과에 의해 영향받게 될 사람들의 대표자도 참석시킬 때
  ㉣ 어느 한 개인이 조직을 이끌어 갈 준비가 되어 있지 않은 관리상의 과도기인 때

23 다음 중 매트릭스 조직에 대한 설명으로 옳지 않은 것은?

① 직원의 능력과 재능을 최대한 이용할 수 있다.

② 의사결정권이 분권화될 수 있고 공식적인 절차와 규칙에 얽매이지 않는다.

③ 명령통일 일원화 원칙에 입각한 조직구조이다.

④ 급격한 환경변화에 신속하게 대응할 수 있는 신축성 있는 조직구조이다.

TIP ③ 매트릭스 조직 중 수평적 측면은 일원화 원칙을 깨뜨리고 있다.

24 다음 중 프로젝트팀에 대한 설명으로 옳지 않은 것은?

① 임시적으로 조직된 집단으로 기한이 정해져 있다.

② 수평적 접촉의 형태를 취하게 되고 계급에 따른 수직적 분화가 높다.

③ 고도로 숙련된 전문가들 사이의 풍부한 상호작용을 통해 임무를 수행한다.

④ 복잡하고 중요한 비일상적인 업무를 다룬다.

TIP ② 프로젝트팀은 수평적 접촉형태를 취하게 되고, 감독의 필요성이 적고 고도의 융통성을 필요로 하기 때문에 수직적 분화는 매우 낮다.

Answer 22.② 23.③ 24.②

25 다음 중 매트릭스 조직의 특징이 아닌 것은?

① 매트릭스 조직은 수직적 · 수평적인 두 개의 측면으로 조정 · 통합되어 있는 조직이다.

② 매트릭스 조직은 3인 감독체계이다.

③ 복합적인 조직 목표를 달성하는 데 기여한다.

④ 매트릭스 조직은 상호보완관계가 중요시된다.

> **TIP** ② 매트릭스 조직은 2인 감독체계로 전통적인 계선조직과 매트릭스 조직에 모두 해당하기 때문에 직원들은 2인의 감독자를 갖게 된다.

26 다음 중 위원회의 효과적인 운영방안이 아닌 것은?

① 다양한 의견을 위해 위원들의 수는 많을수록 좋다.

② 각 위원들에게 연구자료와 회의일정을 미리 보내서 집단토의와 활동을 할 수 있도록 준비하게 한다.

③ 각 위원들에게 위원회의 목적, 위원들의 이름과 책임을 서면으로 명백하게 알린다.

④ 모든 위원회 과정과 결정을 기록해야 한다.

> **TIP** ① 위원회의 수가 많은 경우 일부 위원들이 토의에 참여하기가 어려우며 그 주제를 토의한 후 합의를 도출하기가 어렵다.

27 다음 중 프로젝트팀의 특징이 아닌 것은?

① 각 부서에서 팀원이 착출되어 이루어지며 프로젝트를 수행한 후 끝나면 해체된다.

② 임시적 · 역동적 조직이다.

③ 팀원들 사이에서도 지위에 따른 계층제의 원리는 존재한다.

④ 프로젝트팀은 최고관리자가 프로젝트의 목표, 시간의 한계, 일반적 지침 등을 정하고 장이 선출된다.

> **TIP** 프로젝트팀 … 팀원은 프로젝트 기간 동안 신속하고 집중적인 관계를 수립하고 업무에 대해 자유롭고 지위의 차이는 거의 무시되어야 한다. 수직적인 계층과 직명에 의해서 엄격하게 구분되어 있지 않고 특수프로젝트에 대한 그들의 기여를 평가함에 의해서 인정되며 신축성 있게 활용되는 것이다.

28 비공식 조직구조가 간호관리에 미치는 영향에 대한 설명 중 옳지 않은 것은?

① 간호사들에게 귀속감과 만족감, 안정감을 준다.

② 간호사들 사이에서 간호업무를 수행하는 데 비능률적이다.

③ 간호사들이 불평을 호소할 때 비공식적으로 업무의 지장을 막을 수 있다.

④ 간호사 개인에게 비공식 조직구조에 동조를 강요한다.

TIP 비공식 조직구조는 조직구성원 간의 원활한 협동관계, 집단의사결정에의 참여, 유기적 상호의존관계를 유지함으로써 간호업무를 능률적으로 수행할 수 있게 한다.

29 다음 중 비공식조직의 특성으로 옳지 않은 것은?

① 자연발생적으로 생긴 조직이다.

② 비의존적이며 조직의 부분적 질서를 추구한다.

③ 상호욕구나 필요에 의해 대인관계가 이루어진다.

④ 제도적 · 가시적인 형태이다.

TIP ④ 인간관계에 의해 자연발생적으로 이루어진 조직으로 기구조직표상에 표시되지 않는다.

30 간호조직에서 계층제 원리의 이용시 고려되어야 할 사항은?

① 평면구조보다 고층구조를 활용한다.

② 계층제 사용시 인간성 상실이나 창의력 저하의 문제점을 보완하여야 한다.

③ 계층제는 조직 내부의 분쟁을 해결하는 수단이 되어서는 안 된다.

④ 단일계층제로 명령, 책임을 분명히 한다.

TIP ① 간호계층제의 심화, 간호역할의 확대, 간호업무의 특수성으로 말미암은 간호사들의 의사소통의 차단, 인간관계의 등한시, 사기저하 등을 방지하는 평면구조가 적절하다.
③ 계층제는 조직의 조정과 분쟁해결의 수단으로 이용된다.
④ 현대의 대규모 간호조직일수록 막료활동이 간호조직의 여러 계층에서 혼합되고 있어 이중적 계층제 또는 이중적 감독을 사용하는 입장에 서야 한다.

31 다음 중 병원의 기능이 아닌 것은?

① 환자의 치료서비스   ② 의학 및 간호학 연구

③ 질병예방과 건강증진   ④ 이윤추구

> **TIP** 병원의 기능
> ㉠ 주변 인구집단의 질병예방과 건강증진
> ㉡ 의학 및 간호학 연구
> ㉢ 외래환자에 대한 서비스
> ㉣ 입원환자에 대한 진단, 간호, 치료서비스
> ㉤ 전문적 및 기술적 교육

32 병원조직만이 갖는 의사결정의 어려움으로 옳지 않은 것은?

① 인간의 생명과 직결되어 있어 응급성을 갖는다.

② 의료진의 의견과 관리진의 의견이 차이가 나는 경향이 있다.

③ 동료나 직원들의 내부압력에 의해 영향을 받는다.

④ 업무가 고도로 분화되어 있어서 각 전문분야를 고려해서 결정해야 한다.

> **TIP** ③ 병원조직의 구성원은 각자 나름대로의 전문성을 가지고 있어서 동료나 직원들의 내부압력에 의해 쉽게 영향을 받지 않는다.

33 다음 중 우리나라 병원조직의 장점은?

① 지나치게 의사의 중요성만을 강조

② 타 직종과의 마찰

③ 신속한 업무행정처리

④ 경영관리기법에 관한 정보교환의 장애

> **TIP** 신속한 행정업무의 처리, 의료인력의 귀속감은 우리나라 병원조직의 장점이다.

Answer   31.④   32.③   33.③

34 다음 중 병원조직의 특성이 아닌 것은?

① 이중화된 지휘체계를 가진다.

② 생산물을 객관적으로 평가하기 어렵다.

③ 환자진료라는 한 가지 목적을 갖고 있다.

④ 노동집약적인 조직체이다.

> **TIP** 병원조직의 특성
> ㉠ 다양한 사업목적
> ㉡ 다양한 구성원
> ㉢ 다양한 의료서비스
> ㉣ 다양한 물품
> ㉤ 질병을 가진 인간이 대상
> ㉥ 업적평가의 어려움
> ㉦ 고도의 자본집약
> ㉧ 이중화된 지휘개방체계

35 병원조직의 외적 환경과 관련된 내용이 아닌 것은?

① 건강보험제도의 도입으로 과잉진료 및 진료비 과다청구가 통제되고 있다.

② 전문직과 비전문직이라는 두 가지 권한체계이다.

③ 국민들의 교육 및 소득 수준의 향상과 함께 건강권에 대한 인식이 높아지고 있다.

④ 병원은 공공성과 윤리성을 바탕으로 영리추구나 광고 및 진료거부를 못하도록 규정하고 있다.

> **TIP** 병원조직의 외 · 내적 환경
> ㉠ 외적환경
> • 전 국민의 의료법인이다.
> • 국민들의 의료서비스에 대한 권리의식이 앙양되었다.
> • 공해문제가 야기되고 있다.
> • 의료사업에 대한 비판적 시각이 대두되고 있다.
> ㉡ 내적환경
> • 병원이란 환자, 의사, 행정직 그리고 비의료직 사이에 본질적인 갈등이 많은 복잡한 사회체계이다.
> • 병원의 두 가지 권한체계
> – 전문직 : 의사 및 간호사로 구성되는 전문적인 규율체계
> – 비전문직 : 병원행정가와 부서장 등 이사회로부터 여러 종업원으로 이르는 관료체계

Answer 34.③ 35.②

36 다음 중 병원조직의 구조와 관련된 설명으로 옳지 않은 것은?

① 병원조직은 상호 관련된 기능을 갖는 노동의 분배와 전문화에 중점을 두는 수평적 조직으로 나아가려는 경향이 있다.

② 수직적 구조는 권위와 책임의 정도에 따라 수직적으로 여러 단계의 계급을 설정하여 명령체계를 확립한다.

③ 간호관리자는 어떤 작업이 행해져야 하는가 보다는 작업이 어떻게 행해져야 할 것인가에 더 관심을 갖는 경향이 있다.

④ 전문가들은 같은 전문직의 동료그룹 안에서만 편안하고 빈번하게 의사소통을 하는데, 이것이 다른 그룹과의 상호작용을 더 어렵게 만든다.

TIP ③ 간호관리자는 간호자원을 줄이는 것과 미래를 위한 계획을 집중하면서 한계를 정하는 것, 통합하는 것, 통제하는 것 등에 노력을 기울이고 있다.

37 다음 중 의사와 의료시설이 밀착되어 있는 형태로서 의사가 병원에 소속되어 있는 유형으로 대부분의 우리나라 병원조직의 형태는?

① 개방시스템   ② 상황적응시스템
③ 생태시스템   ④ 폐쇄시스템

TIP 폐쇄시스템과 개방시스템
ⓐ 폐쇄시스템 : 의사와 의료시설이 밀착되어 있는 형태로 의사가 병원에 소속되어 있다. 의사를 장으로 하는 진료부가 구성되며, 의사에 대한 통제력과 조직력이 강하다(우리나라의 병원의 경우).
ⓑ 개방시스템 : 의사와 의료시설이 분리되어 있는 형태로 환자수용을 위주로 하는 시설이 구비되어 있고 의사가 이 시설을 이용한다. 간호사를 장으로 하는 병동구성이 중심이 되고 있으며, 의사는 고용되지 않고 개업의가 시설을 이용할 수 있다.

Answer 36.③ 37.④

38 다음 중 병원이 당면한 조직상의 문제점에 포함되지 않는 것은?

① 조직의 경직화로 인하여 신축성 있는 조직활동이 어렵다.

② 병원행정가, 의사, 간호사 및 기타 병원관계자 사이에 이해갈등의 요소가 존재한다.

③ 매우 전문화되고 다양한 직종에 의해 업무가 수행되므로 조정의 문제를 갖는다.

④ 목적과 운영방법을 변화시켜야 한다는 압력에 봉착하고 있다.

TIP ① 병원은 지역사회·의료인력·정책 등 그 환경과 동태적으로 상호작용하는 인위적인 사회조직이며, 가장 다양하고 복잡한 전문인력으로 구성된 노동집약적 조직체이다.

39 의료전달체계에 따라 구분시 진료기관에 해당하지 않는 것은?

① 1차 진료기관   ② 특수 진료기관

③ 2차 진료기관   ④ 단기 요양병원

TIP ④ 단기 요양병원이란 진료기간에 따라 구분한 것이다.

※ 병원조직의 의료전달체계에 따른 구분

   ⊙ 1차 진료기관 : 일반의에 의해 실시되는 외래진료기관으로서 건강보험증에 기재된 중진료에 있는 모든 보건의료기관(3차 진료기관이라도 안과, 이비인후과, 피부과, 가정의학과, 재활의학과, 치과, 한방치료는 1차를 담당할 수 있다)

   ⓒ 2차 진료기관 : 입원진료와 전문외래로서 전문의에 의한 진료와 높은 수준의 시설 및 장비를 필요로 하는 진료기관(1차 기관의 의뢰에 의하여 이용가능하다)

   ⓒ 3차 진료기관 : 세분화된 특수 전문외래와 입원진료로서 전문의에 의한 진료와 높은 수준의 시설 및 장비를 필요로 하는 진료기관(1차 기관의 의뢰에 의하여 이용가능하다)

   ⓔ 특수 진료기관 : 일반병원에서 진료가 어렵거나 격리 또는 장기간의 진료가 필요한 진료(정신질환, 결핵, 나병, 암, 재활 및 전염병 등)를 담당하는 기관

40 의료전달체계에 따른 병원조직의 유형 중 3차 진료기관에 속하는 것은?

① 의원   ② 대학병원

③ 보건소   ④ 한방병원

TIP 3차 진료기관이란 세분화된 특수 전문외래와 입원진료로서 전문의에 의한 진료와 높은 수준의 시설 및 장비를 필요로 하는 의료기관을 말하며, 대학병원, 기업형 병원 등이 이에 해당한다.

Answer   38.①   39.④   40.②

PART

04

인적자원관리 기능의 이해

01 인적자원관리의 이해

01 인적자원관리

❶ 인적자원관리의 이해

(1) 인적자원관리와 인사관리

① 인적자원관리는 조직체 경영의 한 관리과정으로 선진국에서는 1960년대부터 인적자원관리로 불리우고 있으나 우리나라에서는 오랫동안 인사관리로 불려왔다.

② 인적자원관리 개념이 인사관리 개념에 비하여 인적자원의 중요성과 인적자원의 개발을 더 강조하고 있어 인적자원관리는 현대적인 인사관리라고 할 수 있다.

(2) 인적자원관리의 의의

① 시설이나 장비 또는 금융자산들이 조직에 필요한 자산인 것과 마찬가지로 조직구성원 역시 중요한 자산이다. 조직구성원은 조직성과(organizational performance)에 매우 중요한 요소로 작용하며, 이를 얼마나 효율적으로 관리하느냐에 따라 조직체의 장기적 성과가 결정된다고 볼 때 인적자원관리는 매우 중요하다.

② 조직의 목적을 효과적으로 달성할 수 있도록 인적자원을 확보, 개발, 보상 및 유지·관리하는 데 인적자원관리의 중요한 의의가 있다고 할 수 있다.

❷ 인적자원관리의 의의

(1) 인적자원관리의 개념

① 조직체의 인적자원을 관리하는 경영의 한 부분 또는 하부과정으로서 인적자원의 계획과 확보로부터 시작하여 이의 효율적인 활용과 유지·보존, 그리고 보상과 개발에 이르기까지 노사관계를 위시한 모든 기능과 활동을 포함한다.

② 조직의 목표가 달성되도록 인적자원의 확보, 개발, 보상, 통합, 유지, 이직 등의 업무적 기능을 계획 · 조직 · 지휘 · 통제하는 것이다.

③ 사람의 관리에 필요한 지식이나 기법에 관한 것으로서, 관리직의 수행에 있어서 인간적 측면에 관한 일인 직무분석 · 직원의 확보 · 유지 · 훈련 · 보수 · 평가 등의 행위가 포함된다.

(2) 인적자원관리의 목표

조직의 성과향상과 조직구성원들의 조직생활의 질 향상을 동시에 달성하려고 하는 것으로, 조직목표와 개인목표의 균형을 유지하는 것이다.

(3) 인적자원관리의 개념적 발전단계

① 인사관리 … 인적자원을 통제하고 감시할 비용의 관점에서 접근한다.

② 인적자원관리 … 인적자원을 개발하고 적극적으로 활용하여 조직체의 경쟁력 강화를 유도할 자원의 관점에서 접근한다.

③ 전략적 인적자원관리 … 세계화와 무한경쟁시대로 들어오면서 효율적인 '사람관리'를 통한 핵심역량의 강화가 조직체의 경쟁력 확보에 가장 중요한 요소로 간주되고 있음을 가리키는 것이다.

구분		인사관리의 태동기	인사관리(PM)	인적자원관리(HRM)	전략적 인적자원관리(SHRM)
시대별 구분	한국	1960 ~ 1970년대	1980년대	1990년대	21세기
	미국	산업화 ~ 1930년대	1940 ~ 1970년대 초	1970 ~ 1980년대	1980 ~ 1990년대 초
배경환경		• 경제발전 초기 • 노동관계법 제정 • 과학적 관리법	• 안정적 경제성장 • 노동조합 압력 • 노동관계법 정비	• 국내외 경쟁심화 • 노동시장 다양화	• 세계화 무한경쟁 • 급격한 환경변화
관리방식		관료 · 통제 중심에서 자율경쟁 중심으로			
인사역할		복지인사, 인사관리, 채용, 보상, 교육, 문서관리 등 기본적 인사기능	개별적 인사기능의 강화 및 체계화, 인사부서의 전문화, 노사관계 비중 강화	• 인사부서의 역할 강화, 인적자원의 개발과 활용 강조 • 인사부서 : 독립적 기능수행	• 인적자원 : 경쟁력, 조직전략과 인사전략의 상호적합성 • 인사부서 : 사업의 전략적 파트너

| 기출예제

2015. 6. 13 서울특별시

인적자원관리의 패러다임 변화에 따른 전략적 인적자원관리(SHRM, strategic human resource management)의 중요 관심은?

① 통제 중심의 인적자원관리
② 활용 중심의 인적자원관리
③ 개발 중심의 인적자원관리
④ 경쟁력 강화의 인적자원관리

✱

환경이 빠르게 변화하고 세계화 및 무한 경쟁 시대를 맞이하여 현대에 들어 조직의 경쟁력을 강화한다.
①②③ 고전적 개념의 관심

답 ④

02 인적자원관리의 과정

❶ 인적자원관리과정

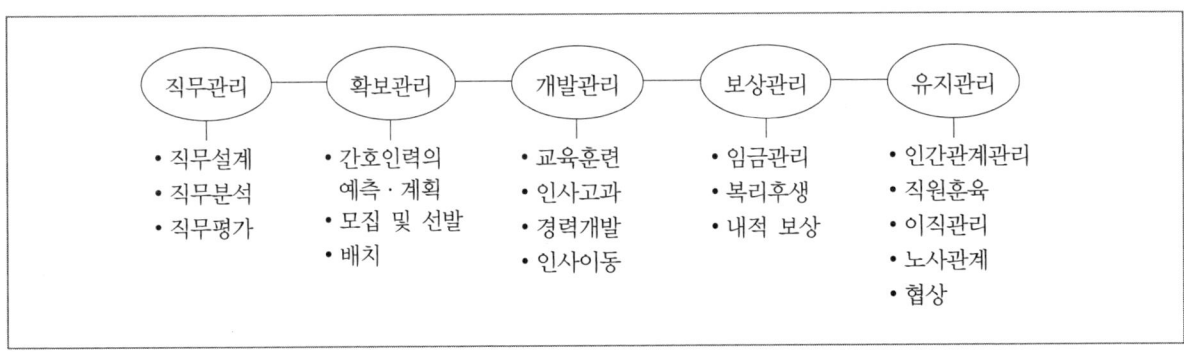

❷ 내용

(1) 직무관리

조직구조를 구성하는 직무설계(job design)를 통해 직무체계를 형성하고, 각 직무분석(job analysis)을 통해 과업내용과 직무를 수행하는 구성원의 자격조건을 설정하고 직무를 평가하는 기능을 포함한다.

(2) 확보관리

조직체에 필요한 인적자원을 확보하는 기능으로서, 조직체의 장기전략과 계획을 중심으로 인적자원계획(human resource planning)에 따라 필요한 인력의 모집과 선발, 배치(placement) 등의 기능을 포함한다.

(3) 개발관리

인적자원의 능력개발을 위한 교육훈련과 경력개발, 인사고과와 이동 및 승진과 같은 인사이동을 포함한다.

(4) 보상관리

조직구성원의 임금관리, 복리후생기능을 포함한다.

(5) 유지관리

조직구성원 간의 인간관계, 직원훈육, 이직, 노사관계 및 협상과 관련된 기능을 포함한다.

최근 기출문제 분석

2025. 6. 21. 제1회 지방직

1 다음을 포함하는 인적자원관리 활동은?

> • 간호인력 산정
> • 인력 모집 및 선발
> • 인력 배치

① 직무관리   ② 확보관리

③ 개발관리   ④ 유지관리

> **TIP** ② 확보관리 : 간호인력 산정, 인력 모집 및 선발, 인력 배치
> ① 직무관리 : 직무설계, 분석, 평가
> ③ 개발관리 : 인력 개발, 승진, 경력 개발, 직무수행 평가
> ④ 유지관리 : 보상 관리, 직원 훈육, 결근 및 이직 관리, 노사 협상
> ③ 체계이론

2023. 6. 10. 제1회 서울특별시

2 리더십 이론을 특성이론, 행동이론, 상황이론으로 구분하였을 때, 그 분류가 다른 것은?

① 관리격자이론   ② 경로-목표이론

③ 배려-구조주의 리더십   ④ 전제형-민주형-자유방임형 리더십

> **TIP** 상황이론에 속하는 경로-목표이론은 리더가 목표달성에 대한 경로를 명확히 하는데 도움을 줌으로써 구성원들의
> 행위에 영향을 미칠 수 있다는 이론이다.
> ① 관리격자이론은 행동이론에 속하는 이론으로 생산에 대한 관심과 인간에 대한 관심의 두 영역으로 나누고 격
>   자로 계량화하여 리더의 행동을 5가지 유형으로 분류하였다.
> ③ 배려-구조주의 리더십은 행동이론에 속하는 이론으로 구조화와 배려라는 이차원으로 요인을 분리하였다.
> ④ 리더의 행동이 리더의 권한과 구성원의 참여도에 따라 여러 가지 형태로 나타난다고 보고 전제형, 민주형, 자
>   유방임형 세 가지로 구분하였으며 행동이론에 속한다.
> ※ 리더십 이론
>   ㉠ 특성이론 : 리더의 능력과 특성은 선천적으로 타고나는 것이다.
>   ㉡ 행동이론 : 리더는 타고난 특성이 아니라 후천적으로 교육하고 개발이 가능하다. 리더가 여러 상황에서 실제
>   로 하는 행동이 가장 중요하다.
>   ㉢ 상황이론 : 상황에 따라 리더십 유형의 효과성과 효용성이 달라진다는 관점이다.

Answer 1.② 2.②

2022. 6. 18. 제2회 서울특별시

3 〈보기〉의 이론에 대한 설명으로 가장 옳은 것은?

> 〈보기〉
>
> 팔로워십은 켈리(Kelly)가 주장한 이론으로 리더와 상호보완적인 차원에서 팔로워가 조직의 목표 달성을 위해 역량을 키워나가고 적극적인 참여를 통해서 주어진 역할에 최선을 다하는 과정으로 볼 수 있다.

① 실무형은 리더를 비판하지 않고 리더가 지시하는 일은 잘 수행하지만 그 이상의 모험을 하지 않는 유형이다.

② 수동형은 독립적이고 비판적인 사고를 하지만 적극적으로 역할 수행을 하지 않는 유형이다.

③ 소외형은 독립적이고 비판적인 사고가 미흡하여 리더의 판단에 의존하고 리더의 권위에 순종하지만 열심히 참여하는 유형이다.

④ 순응형은 깊이 생각하지 않고 열심히 참여하지 않는 유형으로 팔로워십의 진정한 의미를 새롭게 배워야하는 유형이다.

> **TIP** ② 수동형은 깊이 생각하지 않고 열심히 참여하지 않는다. 팔로워십의 진정한 의미를 새롭게 배워야 하는 유형이다.
> ③ 소외형은 독립적이고 비판적인 사고를 하지만 적극적으로 역할수행을 하지 않는다.
> ④ 순응형은 독립적이고 비판적인 사고가 미흡하여 리더의 판단에 지나치게 의존하려는 경향이 있지만 역할수행에 열심히 참여하는 유형이다.

2022. 4. 30. 지방직 8급 간호직

4 협상의 원칙에 대한 설명으로 옳은 것은?

① 항상 승자와 패자가 있다.

② 이익을 극대화하기 위해 경쟁을 촉진한다.

③ 합의점에 도달하도록 양측이 노력해야 한다.

④ 해당 문제보다는 자신의 입장을 확고히 한다.

> **TIP** 상호 간의 양보를 통해 합의점에 도달하도록 한다.
> ① 분배적 협상은 제로섬에 기초하나, 통합적 협상은 공동의 이익을 창출해 내는 협상이다.
> ② 상호이익을 강조하고, 협력을 촉진한다.
> ④ 자신의 입장 보다는 이슈에 초점을 맞춰야 한다.

Answer   3.①   4.③

2022. 2. 26. 제1회 서울특별시

5 시간 – 동작 분석 기술을 활용하여 모든 간호활동을 분석하고 각각의 활동에 소요된 간호시간을 측정하여 각 업무에 필요한 간호인력을 산정하는 방법은?

① 서술적 방법

② 관리공학적 방법

③ 산업공학적 방법

④ 원형평가체계 방법

> **TIP** 간호인력 산정방법
> ㉠ 서술적 방법 : 관리자의 경험을 근거로 하여 주관적으로 간호사의 수와 종류 결정
> ㉡ 산업공학적 방법 : 간호업무량 분석을 통하여 간호 인력수를 결정
> ㉢ 관리공학적 방법 : 환자유형에 따른 간호표준을 근거로 간호 인력수를 결정

2015. 6. 13. 서울특별시

6 인적자원관리의 패러다임 변화에 따른 전략적 인적자원관리(SHRM, strategic human resource management)의 중요 관심은?

① 통제 중심의 인적자원관리

② 활용 중심의 인적자원관리

③ 개발 중심의 인적자원관리

④ 경쟁력 강화의 인적자원관리

> **TIP** 환경이 빠르게 변화하고 세계화 및 무한 경쟁 시대를 맞이하여 현대에 들어 조직의 경쟁력을 강화한다.
> ①②③ 고전적 개념의 관심

Answer 5.③ 6.④

출제 예상 문제

1 환자분류체계 중 원형분류체계에 대한 설명으로 옳은 것은?

> ㉠ 환자의 특성에 따라 분류
> ㉡ 투약과 처치 외의 치료적 요소
> ㉢ 3 ~ 4개 군으로 나누어 각 범주별로 간호요구량은 광범위하게 기술
> ㉣ 직접 간호요구의 대표적 지표설정

① ㉠㉡㉢　　　　　　　　　　② ㉠㉡㉢㉣
③ ㉠㉢　　　　　　　　　　　④ ㉡㉣

TIP ㉣ 요인평가방법의 분류기준이다.
　　　※ 원형분류체계 … 환자를 3 ~ 4개 군으로 나누어 각 범주별 간호요구량을 광범위하게 기술한다. 환자의 특성을 잘 평가할 수 있다는 특성이 있다.

2 다음 중 환자분류체계를 사용하는 목적과 가장 관계가 없는 것은?

① 환자의 간호요구도에 따라 효과적인 간호인력을 산정하는 데 활용된다.
② 환자의 간호요구 만족을 위해 간호사의 간호행위 평가도구로 활용된다.
③ 간호비용분석이나 예산수립에 필요한 정보의 원천으로 이용된다.
④ 간호조직 또는 단위에서 효율적인 간호인력을 배치하는 데 활용된다.

TIP 환자분류체계를 사용하는 목적
　　　㉠ 간호조직 또는 단위에서 각 환자의 간호요구를 만족시킨다.
　　　㉡ 가장 효과적, 효율적으로 간호사의 근무시간을 배치한다.

Answer 1.① 2.②

3 다음 중 병원에서 인사관리가 중요한 이유로서 옳지 않은 것은?

① 다양한 직종에 의해 수행된다.

② 고급인력에 주로 의존한다.

③ 병원조직은 생산집약적이다.

④ 병원운영비 중 인건비가 차지하는 비중이 50% 내외이다.

TIP ③ 병원조직은 노동집약적이므로 인사관리가 중요하다.

4 다음 중 인적자원계획의 기능으로 볼 수 없는 것은?

① 인력부족 및 과잉을 예측할 수 있다.

② 간호연구실적을 향상시킬 수 있다.

③ 인적자원의 모집과 선발에 도움을 준다.

④ 직원에 대한 참고자료를 수집하게 해준다.

TIP ② 간호연구실적은 인력자원계획과 무관하다.

5 다음 중 병원 간호과의 인사행정목적으로 옳지 않은 것은?

① 자격있고 유능한 간호인력의 질적 유지 및 활용

② 직원들의 건강, 능률, 만족, 향상에 기여할 수 있는 혜택 부여

③ 병원간호사업에 동원배치되는 간호인력을 적당한 인원수로 확보

④ 직원들의 사생활을 포함한 모든 개인능력을 파악하여 근무성적평가에 반영

TIP ④ 직원들의 사생활을 파악하지는 않는다.

Answer 3.③ 4.② 5.④

6 다음 중 인적자원관리의 과정을 연결한 것 중 옳지 않은 것은?

① 확보관리 – 간호인력의 배치
② 개발관리 – 인사고과 및 인사이동
③ 유지관리 – 교육훈련 및 협상
④ 보상관리 – 복리후생

TIP ③ 교육훈련은 개발관리과정에 해당한다.

7 다음 중 간호과 인사행정의 목표는 무엇인가?

① 환자간호업무를 효과적이고 능률적으로 실시하며 계속적인 발전을 하기 위하여 능력있는 전문간호사와 기타 직원을 확보하는 일이다.
② 병원직원의 인사조치를 하는 일이다.
③ 직원에게 직업적 성장의 기회를 주는 일이다.
④ 간호업무를 경제적으로 수행하는 일이다.

TIP 병원조직의 계속적인 발전을 위한 조직의 원동력으로서의 인적자원인 유능한 자격있는 전문간호사와 직원을 적절하게 충원·확보함으로써 질적·양적으로 간호인력자원을 유지·활용하게 한다.

8 다음에서 인적자원관리에 포함되는 것을 모두 고르면?

㉠ 인력의 충원	㉡ 교육훈련
㉢ 직원의 업무통제	㉣ 직업만족감의 증진
㉤ 근무의욕의 고취	

① ㉠㉡㉢㉣
② ㉠㉡㉣㉤
③ ㉠㉢㉣㉤
④ ㉡㉢㉣㉤

TIP 인적자원관리
㉠ 조직목적을 달성하기 위해 원동력이 되는 인적자원을 조직의 장기적 전망에 맞추어 확보하고 개인의 개성과 복지를 존중함과 동시에 잠재적인 개인능력의 육성 및 개발을 도모하는 것이다.
㉡ 조직성원으로서 원만한 인간관계를 유지할 수 있는 환경을 조성하여 이러한 환경 속에서 조직에 대해 최대의 공헌을 할 수 있는 장소를 제공하거나 만들어냄으로써 근로의 결과에서 효율적인 조직목표달성과 개인 또는 집단으로서의 최대의 만족감을 얻도록 하기 위한 시스템인 것이다.

Answer 6.③ 7.① 8.②

02 인적자원관리의 실제

01 직무관리

❶ 직무설계

(1) 직무설계의 의의

① 정의
  ㉠ 경영효율의 유지 혹은 개선을 위해 직무의 내용이 직원 개개인의 능력 및 희망과 가능하면 일치하도록 작업, 작업환경 및 노동조건을 조직화하는 것이다.
  ㉡ 조직의 목표를 달성하고, 직무를 맡고 있는 담당자의 개인적 욕구를 만족시키기 위한 직무내용, 직무기능 및 직무 간의 상호관계를 결정하는 것이다.

② 목적 … 모든 계층의 조직구성원으로 하여금 직무 그 자체에서 만족과 의미를 부여받도록 하여 직원의 모티베이션과 생산성을 향상시키는 데 있다.

(2) 직무설계방법

① 직무단순화
  ㉠ 직무단순화의 개념
   • 한 사람이 담당할 과업의 수를 최소한으로 줄여서 직무를 단순화시키는 것이다.
   • 직무를 수행하는 경우에 어려운 부분을 제거시켜 직무를 더 잘할 수 있게 하는 방법이다.
  ㉡ 직무단순화의 특성
   • 과학적 관리의 원리와 산업공학에 근거를 두고 있다.
   • 단순하고 반복적이고 표준적인 방법이므로 각 조직구성원들은 일상적이고 반복적인 직무를 수행한다.
  ㉢ 직무단순화의 예시
   • 정맥주사가 능숙한 간호사를 고용하여 정맥주사가 서투른 다른 간호사들의 수고를 덜어줌으로써 그들로 하여금 다른 업무를 많이 할 수 있도록 하는 방법(업무의 효율화)이다.

• 투약이나 활력증상 측정을 담당하는 간호사를 배치하며 1～2가지의 간호업무를 각 간호사가 수행하도록 하는 방법(기능적인 분담방법)이다.

장점	• 직무에서 복잡성을 제거시킴으로써 작업자는 동일한 일상적인 업무를 능률적으로 수행할 수 있다. • 직무의 전문성과 능률성, 생산성을 강조한다. • 기술수준이 낮은 조직구성원도 단순화된 직무를 수행할 수 있고 조직 전체적으로는 능률이 크게 향상된다. • 약간의 훈련만으로 기술을 습득할 수 있고 약간의 판단력만 있으면 충분히 과업을 수행할 수 있기 때문에 조직구성원 간의 호환성이 높다.
단점	• 직무의 단조로움으로 지루함을 유발시킬 수 있다. • 업무를 덜게 된 만큼 다른 일을 더 많이 맡게 될 수도 있어서 직무 만족도면에서는 큰 의미가 없다. • 사람들은 누구나 일상적이고 반복적인 업무를 싫어하기 때문에 사보타지(Sabortage), 결근, 노동조합 등과 같은 부작용이 발생한다.

② 직무순환

㉠ 직무순환의 개념
• 조직구성원들을 한 직무에서 다른 직무로 체계적으로 순환시킴으로써 다양한 과업을 수행할 수 있도록 하는 것이다.
• 직무의 단조로움을 줄이고 새로운 지식과 기술을 배울 수 있는 기회를 부여하기 위해 직무를 수평적으로 확대시키는 방법이다.

㉡ 직무순환의 특성
• 직무순환의 전제는 직무수행자에 의한 과업은 호환성이 있어서 과업끼리 순환이 가능하다는 것이다.
• 조직구성원들을 다른 직무들 사이에 순환시킴으로써 다른 기능을 개발할 기회를 갖도록 하며 전체 생산과정에 대한 시야를 넓힐 수 있어 권태감과 단조로움을 줄일 수 있다고 보는 것이다.
• 직무순환은 단지 단기적인 해결책 밖에 안 된다는 지적을 받고 있다. 즉 작업자의 기대치나 직무는 크게 바뀌지 않으며 일시적으로는 단조로움이나 권태감이 완화되지만 또 다른 일련의 단조로운 직무가 될 뿐이라는 비판이 있다.

㉢ 예시 : 내과병동에서 근무하던 간호사를 외과병동에 근무하게 하는 방법(근무시간, 근무장소, 간호대상자를 교체시키는 근무방법)이다.

장점	• 업무능률을 향상시키면서 조직구성원들에게 다양한 경험과 자극을 줄 수 있다. • 단조로움을 줄이고 새로운 지식과 기술을 배울 수 있고 직무를 조직 전체의 관점에서 생각할 수 있다.
단점	• 조직구성원들이 처음에는 새로운 직무에 흥미를 느끼지만 업무에 익숙해지면 곧 싫증을 느낄 수 있다. • 직무의 계속성을 보장할 수 없고 업무에 대한 잦은 불연속성으로 인해 근무자가 무력감이나 좌절감을 느낄 수 있다. • 새로운 직무에 익숙해질 때까지 작업진행의 방해요인이 될 수 있으므로 조직 전체의 비용이 증가할 수 있다.

③ 직무확대

　㉠ 직무확대의 개념

　　• 여러 개의 과업을 묶어서 한 개의 새롭고 넓은 직무로 결합하는 것을 말한다.

　　• 여러 명이 나누어 처리하던 여러 개의 과업을 한 명에게 모두 맡기는 방법을 말한다.

　㉡ 직무확대의 특성

　　• 분업이나 전문화에 의해 발생할 수 있는 문제점을 개선하기 위해 고안된 수평적인 직무설계방법 중의 하나이다.

　　• 반복적인 직무수행에서 느끼는 권태감이나 단조로움을 줄여 흥미를 유발시킨다.

　　• 조직구성원의 보다 많은 능력을 이용하도록 직무내용을 확대함으로써 직무만족도를 높이고 결근이나 이직을 줄인다.

장점	• 직무의 단순화로 인한 조직구성원들의 싫증을 해소시키는 것에 효과적이다. • 직무의 다양화를 통해 조직구성원의 도전감을 증대시킬 수 있다. • 직무의 단순성과 지루함을 줄일 수 있으므로 직무만족도가 높아져서 결근율과 이직률을 감소시킬 수 있다.
단점	• 자존심 및 자아실현의 욕구가 높은 사람에게는 적합하지만 그렇지 않은 사람에게는 불만이 늘어날 수 있고 수행할 업무만 추가되었다고 불평할 수 있다. • 직무의 범위를 넓히기 위해서는 보다 긴 오리엔테이션 기간이나 작업의 적응기간이 필요하다.

④ 직무충실화

　㉠ 직무충실화의 개념

　　• 직무충실화는 허츠버그의 2요인 이론에 기초한 접근방법이다.

　　• 조직구성원의 적극적인 동기유발을 위해 직무가 동기부여 요인(만족요인)을 충족시킬 수 있도록 재구성하는 방법을 말한다.

　　• 직무내용과 직무환경을 재설계하는 방법으로 개인의 동기를 유발하고 자아실현의 기회를 부여하는 것을 말한다.

　㉡ 직무충실화의 특성

　　• 직무내용 자체가 조직구성원에게 도전감, 성취감, 안정감, 책임, 발전 및 성장에 대한 기회를 제공할 수 있도록 재구성되어야 한다.

　　• 직무충실화는 더 높은 수준의 직무와 관련된 지식과 시술이 조직구성원들에게 요구된다.

　　• 직무를 충실히 하기 위해서는 직무방법, 작업흐름, 의사소통의 유형, 의사결정방법, 감독 등에 대한 변화가 중요하다. 특정한 직위의 직무를 충실히 하기 위해서는 그 직무와 관련된 다른 모든 직위의 직무기술서를 변경시켜야만 한다.

　　• 직무충실화는 요즘 조직들이 경영에 직면하고 있는 모든 직무설계 문제에 관한 동기부여라는 면에서는 분명히 가치가 있는 방법이다. 복잡한 인간 및 상황변수들을 잘 파악하기 위해 선택적으로 사용되어야만 한다.

　㉢ 직무충실화의 수직적 측면

　　• 직무를 질적으로 재정의하고 재구성하는 것을 말하며 다른 말로 수직적인 직무확대라고도 한다.

　　• 보다 높은 수준의 지식과 기술이 필요하고 조직구성원들이 직무를 수행할 경우에 계획, 지휘, 통제에 대한 자주성과 책임감을 보다 많이 가질 수 있도록 직무수행자 스스로 그 직무를 계획하고 통제하도록 관리적인 기능까지 위임하는 것을 말한다.

② 직무충실화의 장점 및 단점

장점	• 직무수행의 결과로 성취감이나 안정감을 느끼고 개인적인 성장을 경험하게 된다. • 새로운 지식획득의 기회제공, 근무시간의 조정, 결과에 따른 피드백 제공을 통해 심리적인 만족을 유도할 수 있도록 개인의 동기를 유발하거나 개인의 자아실현 기회를 제공해준다.
단점	• 직무에 대한 높은 개인적 자질이 요구되기 때문에 이를 따라가지 못하는 사람에게는 불안, 갈등, 착취당한다는 느낌을 받을 수 있다. • 관련된 직무에 대한 전면적인 검토가 필요하므로 비용이 많이 발생한다. 따라서 비용보다 이점이 많은 경우에 실시하도록 한다.

| 기출예제

2022. 4. 30 지방직 8급

다음에서 설명하는 직무설계 방법은?

> 구성원이 직무를 수행하는 과정에서 성취감, 인정감 및 고차원적인 동기 요인들이 발휘되도록 설계하는 방법으로 수직적으로 직무의 깊이를 늘리는 것이다.

① 직무순환   ② 직무확대
③ 직무단순화   ④ 직무충실화

★ --
① 직무순환 : 직무를 바꾸며 다양한 과업을 수행하도록 설계하는 것이다.
② 직무확대 : 수평적 직무의 확대와 과업 및 종류 등 직무의 범위를 증가시키는 것이다.
③ 직무단순화 : 과업을 세분화, 단순화, 표준화시켜 과업의 수를 감소시키는 것이다.
※ 직무설계 방법
　㉠ 직무단순화 : 과업을 세분화, 단순화, 표준화시켜 과업의 수를 감소시키는 것
　㉡ 직무순환 : 직무를 바꾸며 다양한 과업을 수행하도록 설계하는 것
　㉢ 직무확대 : 수평적 직무의 확대와 과업 및 종류 등 직무의 범위를 증가시키는 것
　㉣ 직무충실화 : 2요인이론에 기초하여 직무내용과 환경을 설계하여 개인의 동기를 유발하는 것
　㉤ 직무특성 모형 : 개인 간 차이에 의한 다양성에 따른 동기부여를 고려하여 직무를 설계하는 것

답 ④

---

⑤ 직무특성모형

㉠ 직무특성모형의 개념

• 핵크만과 올드햄은 직무설계에 관한 연구결과를 종합하여 직무충실화의 문제점을 보완하기 위해 직무특성모형을 개발했다.

• 개인 간의 차이에 의한 다양성을 고려하여 어떠한 직무가 어떠한 사람에게 적합하고 최상의 동기부여를 어떻게 하도록 하며 이러한 결과를 어떠한 방법으로 측정하고 평가할 것인가를 살펴봄으로써 동기부여를 고려하여 직무를 설계하는 방법이다.

[직무특성 모형]

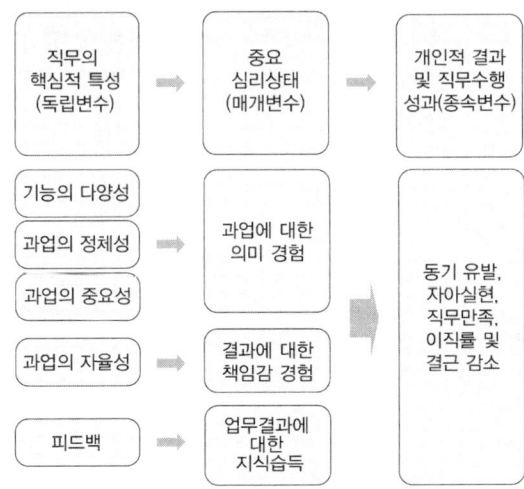

ⓛ **직무특성모형의 특성**
- 조직구성원들에게 더 많은 책임, 자율 및 그들의 직무에 대한 통제권을 주기 위해 직무충실화를 주장하고 있다.
- 직무특성모형의 구성요소는 직무의 핵심적 특성(독립변수), 중요 심리적 상태(매개변수), 개인적 결과 및 직무수행의 성과(종속변수), 조직구성원의 성장욕구 강도의 네 가지로 구성된다.
- 개인적 결과 및 직무수행의 성과는 조직구성원의 중요 심리적 상태에서 얻어지는 것으로 직무의 핵심적 특성의 차원에서 만들어진다.

🔈 **TIP** 직무의 핵심적인 5가지 특성(독립변수)
ㄱ 헥크만과 올드햄은 작업자에게 동기를 부여할 수 있는 직무의 핵심적인 특성을 5가지로 요약하였다.
ㄴ 5가지 핵심적인 특성이 직무설계에 많이 반영될수록 조직구성원에게 더 많은 동기부여가 되고 직무만족도와 직무성과도 높일 수 있다고 주장한다.

기능의 다양성	• 하나의 직무를 수행하는 경우에 필요한 기술이나 재능을 실행할 수 있도록 다양한 활동을 요구하는 정도를 말한다. • 일상적이고 반복적인 직무는 기술의 다양성은 적은 반면에 매일 새로운 문제를 처리해 나가는 연구개발 분야의 직무 다양성은 많다고 볼 수 있다.
과업의 독자성	• 한 명의 조직구성원이 한 개의 업무를 처음부터 끝까지 독자적으로 수행할 수 있는 정도를 말한다. • 해당업무는 조직 전체의 목적을 달성하는 데 이바지하는 정도를 말한다.
과업의 중요성	업무의 중요성은 업무가 기업이나 소비자에게 중요하게 인식되는 정도를 말한다. 🔳 병원의 응급실에서 응급환자를 처방하는 의사나 간호사의 직무
과업의 자율성	한 조직구성원의 직무계획, 방법, 일정 등 직무수행을 위해 필요한 조건들을 선택할 수 있는 자유 재량권을 실현할 수 있는 정도를 말한다.
피드백	조직구성원이 수행한 결과에 관해서 직접적이고 명확하게 정보를 얻을 수 있는 정도를 말한다. 🔳 축구감독은 자기팀이 이기고 지는 것을 즉각적으로 보고 알 수 있지만 생명공학 분야의 과학자는 자신이 연구한 프로젝트가 성공적인지 아닌지를 알기 위해서는 몇 년을 기다려야 하는 인내가 필요하다.

© 직무특성모형의 장점 및 단점

장점	• 직무충실화의 개념적이고 추상적인 점을 벗어나 종업원의 개인차를 고려하여 직무특성과 성과변수 사이의 관계를 제시한 실질적인 직무설계로 평가받고 있다. • 성장욕구가 높은 사람은 다양성, 자율성, 피드백, 과업정체성이 높은 직무에 전부 호의적으로 반응한다. • 핵심적 직무가 높은 직무를 수행하고 있는 사람은 그렇지 않은 사람보다 더 동기유발이 되고 더 만족해하고 더 생산적이다. • 따라서 작업자의 가치체계가 직무차원들에 대한 반응에 영향을 미친다. • 직무설계에 있어서 맹목적으로 모든 종업원들이 직무를 확대하거나 충실화하는 것보다는 직무의 여러 가지 특성과 종업원의 반응 및 개인적인 차이를 고려해야 한다는 것을 일깨워준다.
단점	• 욕구나 동기와 같은 개인적 특성은 대부분 변화무쌍한 것이어서 욕구구조에 작은 변동만 있어도 작업자의 직무에 대한 반응은 만족에서 불만족으로 돌아설 수 있다. • 직무에 대한 의미나 내적 동기부여와 같은 개념들에 대한 정확한 의미나 관련성이 분명하지 않다. • 개인적 특성에 대한 측정이 잘 되어 있지 않다.

⑨ **경력사다리**(career ladder) ⋯ 환자간호를 위해 일선에 남은 간호사들의 능력을 인정해주기 위해서 개발된 수직적 증진단계의 사다리체계로서, 간호사의 전문직업적 성장과 임상능력의 우수성을 인정해주는 업무환경을 조성하기 위한 것이다.

㉠ 특성
• 여러 가지 크기와 형태로 조직되는데 현재 경력사다리의 단계는 3 ~ 5단계가 보통으로 되어 있다.
• 트랙은 몇 개의 분야로 나뉘어져 있는데 보통 임상, 연구, 교육, 행정 등 4개의 분야로 나뉘어 있는 경우가 많다.
• 경력사다리 프로그램의 운영
 −훈련프로그램 : 상위단계로 승진하고자 하는 간호사들을 훈련하기 위한 것
 −자문팀 : 간호부서의 장, 환자간호 코디네이터, 약간 명의 일반간호사로 구성
 −업무수행 평가체계
 −경력자문역

㉡ 장점
• 긍정적 자기이미지와 업무에 대한 동기를 부여한다.
• 개인적·직업적 만족을 증가시키며, 전문직업적 성장의 기회와 성취에 대한 보상체계가 된다.
• 경력간호사의 이직을 줄이고 간호의 생산성을 높일 수 있다.

㉢ 단점
• 경력사다리 체계의 개발이 어렵다.
• 새로 채용되는 경력간호사에서 경험이 없는 신규간호사의 단계로 고용될 수 있다.
• 각 트랙의 임금체계를 정하는 것이 어렵다.
• 각 단계의 능력을 정의하는 것이 어렵다.

⑩ **임상사다리**(clinical ladder) ⋯ 임상실무능력 수준에 따라서 그 단계를 나누어 임상적 승진을 시키는 것을 말한다.

② 직무분석

(1) 직무분석의 의의

① **직무분석의 개념** … 직무를 구성하는 구체적인 과업을 설정하고 직무에 요구되는 기술과 지식 그리고 책임 등 직무수행에 관한 기본정보자료를 수집·분석·정리하는 과정을 말한다.

② **직무분석의 목적**
  ㉠ 조직의 합리화를 위한 기초작업으로 권한과 책임의 한계를 명확하게 한다.
  ㉡ 합리적 채용, 배치, 이동의 기준을 제공한다.
  ㉢ 업무개선의 기초자료를 제공한다.
  ㉣ 직원교육훈련과 직무급 등의 임금결정, 안전관리, 작업조건개선의 기초자료로 활용한다.

(2) 직무분석과정

① **직무분석을 위한 자료수집(1단계)**
  ㉠ **과업자료**(task data) : 실제 수행되는 작업내용과 왜 그것이 수행되어졌는가가 포함된다.
  ㉡ **행위자료**(behavioral data) : 직무상에서 일어나는 행위를 묘사하는 동사를 사용한 행위적 관찰을 보여준다.
  ㉢ **지식 또는 능력자료**(knowledge data) : 직무수행을 위해 담당자가 가져야 할 기본적인 지식 또는 기능을 평가함으로써 자격요건을 강조하게 되는데, 정신운동(psychomotor), 신체적인 능력(physical), 인지적인 능력(cognitive) 등이 포함된다.
  ㉣ **질문지법** : 조사하고자 하는 내용에 관한 질문지를 작성하여 이를 조사대상자에게 보내서 기입하게 하는 조사방법으로 자료수집방법에서 가장 많이 사용된다.
  ㉤ **관찰법** : 조사자가 직접 집무담당자가 업무를 수행하는 것을 관찰하여 자료를 수집하는 방법이다.
  ㉥ **자가보고일기** : 질문지법보다 광범위한 작업정보를 제공한다.
  ㉦ **면접법** : 질문하고자 하는 내용을 조사자가 말로써 물어보고, 그 응답을 통해 자료를 수집하는 것이다.

② **자료의 검토분석(2단계)**
  ㉠ **직무분석의 요소**
    • 직무명칭과 근무위치 : 직무를 적절하게 지정하고 특성을 파악하게 하는 항목으로, 직무내용에 대하여 요약된 설명을 한 것이며, 읽는 사람이 신속하게 직무에 대하여 파악할 수 있도록 해준다.
    • 임무 : 직무담당자가 무엇을 어떻게 수행해야 하는가를 포함하며, 임무를 상세히 열거할 때 각각의 주요 업무에 대한 발생빈도와 시간할당에 대한 백분율을 표시하는 것이 바람직하다.
    • 직무관계 : 직무사회의 관계를 수평적·수직적으로 관련지어 책임과 권한을 분석·비교함으로써 조직 내의 해당 직무의 위치를 설정하는 것을 돕는다.
    • 감독 : 그 직무가 받아야 할 감독과 감독해야 할 사람의 수, 감독책임의 한계를 명확히 한다.

- 정신적 요구 : 창의성, 판단력, 분석능력, 지도력, 집중력, 주의력, 정서 등의 정신적 요구를 분석한다.
- 신체적 요구와 기술 : 직무분석에 요구되는 신체적 활동과 노력, 기능, 눈·손·발 조정 등의 운동능력과 감각·지각 등을 말한다.
- 작업조건 : 직무담당자가 직면하는 환경상태로서 위험의 성격, 발생확률 등이 고려되어야 한다.
  - ⓛ 수집된 자료가 직무의 완전한 실태라고 할 수 없다. 때문에 객관적이고 신뢰성 있는 자료를 추출하기 위해서는 자료를 제공하는 사람의 성질, 숙련도, 조직자료 내의 위치와 분석항목이 조직관계와 일치하는지를 분석하여야 하며, 그 직무에 관련된 많은 관계자들과 검토하여 사실인지, 의견인지, 편견인지의 여부를 분명히 구분하여야 한다.

③ **분석자료의 조직과 분류(3단계)** … 수집된 자료를 분석하여 선별된 자료를 질서있게 체계화하는 것을 조직화라고 한다. 분석된 자료는 그 직무를 잘 모르는 사람도 일의 실체가 잘 떠오르도록 해야 한다.

④ **분석결과의 표현(4단계)** … 조직화된 직무에 관한 자료를 어떤 형식으로 어떤 용어와 표현을 써서 기술하느냐 하는 것이 직무분석의 최종단계를 형성하는 것이다. 이렇게 하여 작성되는 것이 바로 직무기술서와 직무명세서이다. 이 과정에서 직무수행자와 부서장의 협조가 있어야 하며, 또한 최종적으로 이들의 동의를 거쳐 공식문서로 채택된다.

(3) 직무기술서와 직무명세서

① **직무기술서(직무해설서)** … 직무분석을 통해 얻은 어떤 특정 직무에 관한 자료와 정보를 직무의 특성에 중점을 두고 체계적으로 정리·기록한 문서이다.
  - ㉠ **구성** : 직무확인(직무명, 직무번호, 소속부서명), 직무개요(다른 직무와 구별될 수 있는 직무수행의 목적이나 내용의 약술), 직무내용, 직무요건(기술요건, 직무수행에 필요한 책임, 전문지식과 같은 자격요건, 정신적 및 신체적 요건, 작업요건) 등이 포함된다.
  - ㉡ **유의사항**
    - 직무담당자와 감독자는 물론 이에 관련된 사람들이 쉽고 정확하게 이해하여 업무를 수행할 수 있도록 명백하고 간결하게 행동을 기술하여야 한다.
    - 직무기술서를 작성할 때에는 사회기술적 접근방식을 이용하는 것이 좋다.
    - 직무기술서는 규격화된 형태에 따라 작성되어야 한다.
    - 각 직무는 하나의 명칭으로 언급되어야 한다(담당자의 역할, 직무의 책임범위, 직무의 기술수준과 계급적 위치 등).
    - 직무기술서의 요약진술은 그 직무의 목적에 대해 간략하게 하나의 문장으로 만든다.
    - 담당자가 보고해야 할 감독자의 지위명칭을 제시한다.
    - 직무기술서에는 그 직무에 포함되는 과업들이 제시되어야 한다.
    - 직무기술서를 작성할 때 관습적으로 직무과업을 기능으로 분류한다.
    - 직무에 필요한 자원에는 기계, 도구, 과정, 프로그램, 자료, 물자 등이 포함된다.
    - 직무명세서에는 대개 개인적인 자질(요구되는 지식, 기술, 태도, 기질, 경험)에 대한 설명이 포함된다.

- 좋은 직무기술서란 그 직무에 대한 문외한도 그 과업들을 눈으로 그려 볼 수 있도록 충분히 상세하게 논리적으로 그 직무의 책임, 의무, 여건 등을 설명할 수 있는 것이어야 한다.
- 직무기술서 초고가 나오면 분석가는 이것을 면담과 관찰대상이었던 직원과 그 직원의 감독자에게 보여서 비판과 제안을 받도록 한다.
  ⓒ 직무기술서의 재평가 및 수정
  - 급속한 사회적 · 기술적 변화에 대응하기 위해서는 직무기술서가 정기적으로 검토되고 쇄신되어야 한다. 현재의 변화속도로 볼 때 간호부서의 대부분 직무는 3 ~ 4년마다 검토되어야 한다.
  - 직무의 목적 · 방향 · 범위 · 요구조건 등에 대한 중대한 변화가 발견되면 직무기술서를 재작성하고, 그 직무는 요인비교법이나 점수법에 의해 재평가되어야 한다.

② **직무명세서** … 직무분석의 결과 작성되는 직무기술서를 발전시켜서 직무가 요구하는 특성을 보다 구체적으로 명시해 놓은 것이다.
  ㉠ **구성**: 직무를 수행하는 사람에 대한 일반적인 사항, 성격요건, 경험, 지식, 기술숙련, 체력, 교육의 수준 요건 등을 명시한다.
  ㉡ **유의점**: 직무기술서와 직무명세서의 구분, 규정 및 그 구조가 절대적인 것이 아니며, 각 조직에 맞는 형태를 개발하고 각각의 관리목적에 맞도록 작성되어야 한다.
  ㉢ **직무기술서와 직무명세서의 차이**
    - 직무명세서는 직무특성보다는 직무가 필요로 하는 개인적 특성 내지 인적 요건을 명백히 하고 있다.
    - 직무명세서는 주로 모집과 선발에 사용되지만, 직무기술서와 함께 직무개선과 재설계, 경력계획, 경력상담에도 사용된다.
    - 직무기술서는 직무특성에 중점을 둔다.

❸ 직무평가

(1) 직무평가의 개념

① 직무평가는 직무분석의 결과로 작성된 직무기술서나 직무명세서를 기초로 하여 조직 내 각종 직무의 중요성, 직무 수행상의 곤란도, 복잡성, 위험도, 책임 정도 등을 평가하고 다른 직무가 비교한 각 직무의 상대적 가치를 정비하는 체계적인 방법이다.

② 조직구성원이 조직체의 목표 달성에 얼마나 기여하고 있는지를 평가하는 인적자원관리기능으로서 조직구성원의 보상과 동기부여, 능력개발에 결정적인 역할을 한다. 전략적인 인적자원관리에도 많은 영향을 준다.

(2) 직무평가의 목적

① 경영전략과의 연계

ㄱ 조직체의 전략적 목표를 조직구성원들이 과업활동과 연계시켜 그들로부터 성공적인 경영전략의 수행을 위해 요구되는 행동, 활동, 성과를 이끌어내는 것이다.

ㄴ 경영전략과의 연계는 전략적인 인사고과의 가장 중요한 측면이라고 할 수 있다.

② 임금의 공정성 확보

ㄱ 조직체는 조직구성원들의 성과에 대해 정당한 대우를 해주어야 한다. 따라서 성과를 주기적으로 측정하여 그 결과를 기준으로 승진, 승급, 강등, 징계 등의 적절한 결정을 해야 한다.

ㄴ 직무평가의 결과는 이러한 상벌 결정에 가장 중요한 자료로 사용된다.

③ 성과향상

ㄱ 직무평가의 결과를 중심으로 조직구성원의 업무성과를 향상시키는 것이다.

ㄴ 조직구성원의 실적을 평가하는 공식적인 계기로서 인사고과 담당자는 실적평가를 중심으로 하여 앞으로 조직구성원이 성과를 향상시키는 경우에 많은 도움을 줄 수 있다.

④ 인력개발의 합리성 제고

ㄱ 조직구성원이 얼마나 만족한 결과를 거두고 있고 조직체의 기대 수준에 얼마나 접근하고 있는지를 조직구성원에게 알려 주는 것이다.

ㄴ 이러한 성과 피드백은 조직구성원의 동기부여는 물론 그의 성과 향상에도 크게 기여하여 역량개발과 경력개발에도 매우 중요한 역할을 한다.

⑤ 인력의 적재적소 배치

ㄱ 직무평가는 조직구성원과 직무를 매칭시키는 경우에도 유효한 자료를 제공한다

ㄴ 인사고과과정에서 조직구성원 자신에 대한 자기평가는 적재적소 배치와 경력계획에 중요한 자료를 제공한다.

ㄷ 직무평가는 조직구성원의 능력과 성과에 따라서 이에 적합한 직무내용과 직무환경을 모색하는 공식적인 계기가 될 수 있다.

(3) 직무평가방법

① 서열법(Ranking) … 각 직무를 상대적인 숙련, 노력, 책임, 작업조건 등의 요소를 기준으로 종합적으로 판단하여 그 부서의 다른 직무와 비교해서 최상위의 직무에서 최하위의 직무로 순위를 배열하는 것이다. 가장 오래된 방법으로서 간단하고 신속하게 할 수 있는 직무평가방법이다.

예 간호부장, 간호차장, 간호과장, 간호사, 간호조무사 급수조정

ㄱ 장점 : 간편하고 사용이 쉬우며 신속하다.

ⓛ 단점

• 분석가들이 직무내용에 대한 명확한 정보를 숙지하지 않은 채 직무의 서열을 정하기 쉽다.

• 직무가 많을 때는 서열을 매기는 것이 불가능해진다.

┃기출예제   2022. 6. 18 제2회 서울특별시

직무평가(job evaluation) 방법 중 서열법의 장점으로 가장 옳은 것은?

① 직무의 등급을 신속하게 매길 수 있다.

② 직무 간의 차이를 구체적으로 밝혀주고 쉽게 이해할 수 있게 하므로 조직 내의 지위와 급료문제를 쉽게 납득
　시킬 수 있다.

③ 직무의 상대적 차등을 명확하게 제시할 수 있다.

④ 일단 측정척도를 설정해 놓으면 타 직무를 평가할 때 용이하게 이용될 수 있다.

✱
서열법 … 피평정자를 최고부터 최저까지 상대 서열을 결정하는 방법이다. 두 사람씩 짝을 지어 비교하는 쌍대비교법과 평정요소별로 표준 인
물을 선정하여 그 기준으로 평가하는 대인비교법이 있다. 평가가 쉽고 서열에 의해 관대화 및 중심화 경향을 없앨 수 있으나, 규모가 작은
집단에서만 적용이 가능하다.

답 ①

---

② **직무분류(등급)법**(Job Classification) … 직무를 분류하여 유사한 동질적인 직무를 묶어 등급으로 구분하여 평가하는 방법이다. 이 평가방법은 등급기술서를 작성하여 실시한다.

　㉠ **과정**: 직무자료수집 및 직무기술서 작성→보상요인의 결정→등급의 수 결정→등급설명서 작성→기준직무의 결정→선택된 기준직무의 분석→각 기준직무의 가격결정→나머지 직무들의 등급결정→등급배치의 점검

　㉡ **장점**

　• 서열법보다 직무의 차이를 구체적으로 밝혀주며, 직무 사이의 차이점에 대해 쉽게 이해할 수 있다.

　• 직원과 관리자가 여러 직무 사이의 공통요인을 확인하기 쉬우며, 임금이나 급료문제에 대해 쉽게 납득할 수 있다.

　㉢ **단점**: 직무가 갖는 특성이 다양할 때 등급분류의 어려움이 있다. 애매모호한 기술을 하게 되므로 그 해석에 있어 논란이 있게 된다.

③ **요소비교법**(Factor Comparison Method) … 간호부 내의 모든 직무를 요소별로 분해하여 비교하는 직무평가방법이다.

　㉠ **절차**: 기준직무의 선정→각 요소별 기준직무의 등급확정→기준직무임금과 요소별 금액배분→요소별 기준직무의 등급과 요소별 금액배분에 의한 기준직무평가와 비교→기타 직무와 기준직무를 요소별로 비교하여 평가

　㉡ **장점**: 두 가지 방법의 분석을 사용해서 보상요인별로 급료를 매겨 합한 것과 실제 임금이 상당히 다른 모든 계급체계 안에서 세세한 직무를 이용한다.

© 단점 : 요소등급과 요소별 금액배분의 조화를 맞추는 데에 시간이 너무 많이 소모된다.

[요소비교법을 통한 직무평가과정]

1단계	직무분석을 통해 직무기술서 및 직무명세서를 작성한다.
2단계	직무를 구성하는 요소들을 되도록 적게 선택하여 결정한다.
3단계	직무에 관한 기준 직무를 정한다.
4단계	요소의 등급을 중요도에 따라 결정한다.
5단계	직무의 시장임금을 근거로 하여 직무를 구성하는 요소마다 적절한 화폐단위를 분배한다.
6단계	기준 직무에 요소별 금액을 산정하여 그 직무를 화폐적으로 평가한다.
7단계	기준 직무 이외에 기타 직무를 요소별로 비교하여 평가한다.

④ **점수법**(Point System) … 직무평가의 또 다른 하나의 계량화방법으로 각 직무를 요소별로 분류하고 직무 내에서의 상대적 중요도에 따라 요소에 점수를 부과한다.

㉠ 특징
- 평가요소로는 기술, 노력, 책임, 직무조건이 사용되고 있다.
- 평가의 대상이 되는 직무로부터 여러 평가요소를 선정한다.
- 각 직무가 갖는 상대적 중요성은 그 차이가 크기 때문에 선정된 평가요소에 대해서는 평가요소의 중요도에 따라 가중치가 매겨진다.
- 평가요소에 대해 점수를 부여하고 이 점수를 해당 평가요소에 부여된 가중치의 점수로 전환시켜 합산한 총점으로 각 직무의 상대적 가치가 결정된다.
- 각 직무에 대한 전체 점수가 결정된 후에는 한 축은 점수, 다른 한 축은 급여수준으로 되어 있는 그래프를 만들어야 한다.

㉡ 장점
- 분석적으로 설정된 평가척도이므로 어느 정도 신빙성이 있다.
- 직무의 점수에 의해 직무 간의 상대적 차이를 명확하게 할 수 있어 평가결과에 대한 이해와 신뢰를 얻을 수 있다.
- 현존하는 임금률을 알고 있는 분석가에 의해 왜곡될 우려가 적다.

㉢ 단점
- 정확한 평가요소를 선정하고 이들 요소에 따라서 실제로 직무의 상대적 가치를 결정하는 것은 매우 어려우며 고도의 숙련이 요구된다.
- 준비단계가 필요하므로 상당한 시간을 요한다.
- 타 방법보다 비용이 훨씬 많이 든다.

② 점수법의 예시

요소	분류	점수
학력	고등학교 졸업 미만	10
	고등학교 졸업	20
	전문대학 졸업	30
	학사학위	40
	석사학위	50
	박사학위	60

⑪ 점수표의 직무평가기준표

평가요소	단계				
	1	2	3	4	5
숙련 (250) 지식	14	28	13	13	14
경험	22	12	22	22	24
솔선력	14	22	10	12	22

02 확보관리

❶ 간호인력의 예측 및 계획

(1) 인력예측 및 계획

① 의의 … 인력계획은 현재 및 장래의 각 시점에서 조직이 필요로 하는 인력의 종류와 수를 사전에 예측·결정하며, 이를 기초로 조직 내외의 공급인력을 계획하는 것이다.

ㄱ 인력의 수요예측
- 현재 및 장래에 조직이 필요로 하는 종류의 인원을 예측하는 방법이다.
- 거시적 인력예측방법(하향적 인력계획) : 조직 전체의 인력을 예측하여 총원을 정하고 이를 인력의 종류별로 분할한다.
- 미시적 인력예측방법(상향적 인력계획) : 직무나 작업단위별로 계산된 인력을 합하여 총소요인력을 집계한다.

ㄴ 인력의 공급계획
- 내부 인력공급계획 : 조직 내부로부터의 충원으로 승진·재배치 등에 의한다.

• 외부 인력공급계획 : 인력수요예측과 내부 인력공급계획을 바탕으로 순부족인력을 조직 외부로부터 충원하는 것으로 모집·선발에 의한다.

② 기능

㉠ 인력부족이나 인력과잉을 미리 예측하게 함으로써 그 현상이 심각해지기 전에 문제를 해결할 수 있게 한다.

㉡ 조직이 필요로 하는 사람의 수와 지식, 경험, 기능 등의 수준을 미리 결정함으로써 인적자원의 모집과 선발에 도움을 준다.

㉢ 조직의 내부 또는 외부로부터의 충원, 이동, 승진, 이직, 퇴직 등에 대한 참고자료를 수집하게 해준다.

③ 인사계획과정

㉠ 충당되어야 할 직무의 수와 종류를 장·단기로 추정한다.

㉡ 현재의 간호인력의 양과 수준(나이, 경험, 교육, 특수기술 등)을 세심하게 분석한다.

㉢ 인력조사분석을 토대로 총 소요인력을 결정한다.

㉣ 조직 내의 변화(퇴직, 새로운 업무추진, 조직의 성장 등)를 예측하여 필요한 인력을 보충한다.

(2) 간호인력요구 결정에 대한 이해

① 간호인력요구의 접근

㉠ 서술적 접근방법

• 예전에 흔히 사용했던 방법으로 경험있는 간호사들에게 그들이 간호한 환자의 유형을 질문함으로써 간호표준을 완성하고, 그 간호업무를 성취하기 위해 필요한 간호사 대 환자의 비율을 결정하는 방법이다.

　　예 우리나라 의료법의 환자 대 간호사의 비율(입원환자 5명에 간호사 2명, 외래환자 30명에 간호사 1명)

• 간호의 양이나 질에 대한 조사 없이 이루어지므로 배치비율이 합리적으로 이루어지지 않는다.

㉡ 산업공학적 접근방법

• 생산성을 향상시키기 위해 시간 – 동작분석과 같은 기술들을 이용하는 것으로, 간호업무를 확인하고 시간을 측정할 수 있으며, 업무의 흐름을 분석하여 순서적으로 업무나 열을 할 수 있다.

• 각 업무를 수행하는 평균빈도와 소요기간도 정해진다.

• 업무를 수행하는 데 필요한 각 유형의 간호직원 수효를 산출할 수 있다.

㉢ 관리공학적 접근방법

• 일련의 종합적인 데이터에 근거해서 인력상정을 결정하는 것으로, 여기서 데이터란 간호의 질, 돌보아야 할 환자의 유형과 수, 그리고 병원의 인원이나 병상수용능력, 운영예산과 같은 병원의 특징에 관한 정보를 말한다.

• 간호해야 할 환자의 유형에 따라 간호표준을 기술, 그 표준에 따라 정해진 업무수행빈도와 난이도를 기초로 해서 간호사 대 환자비율을 결정한다.

• 계속적인 평가와 질적 통제방식에 따라 필요한 인원을 모집하고 선발하여 오리엔테이션을 하고 근무하도록 하는 것이다.

시간 - 동작 분석 기술을 활용하여 모든 간호활동을 분석하고 각각의 활동에 소요된 간호시간을 측정하여 각 업무에 필요한 간호인력을 산정하는 방법은?

① 서술적 방법　　　　　　　　② 관리공학적 방법
③ 산업공학적 방법　　　　　　　④ 원형평가체계 방법

✳--

간호인력 산정방법
⊙ 서술적 방법 : 관리자의 경험을 근거로 하여 수관적으로 간호사의 수와 증류 결정
⊙ 산업공학적 방법 : 간호업무량 분석을 통하여 간호 인력수를 결정
⊙ 관리공학적 방법 : 환자유형에 따른 간호표준을 근거로 간호 인력수를 결정

답 ③

② **인력배치의 체계적 접근**

㉠ 의료기관에서 각 간호단위에 적합한 간호직원의 수효와 유형을 결정하는 데 유용하다.

㉡ **기본적인 요소**

- 투입 : 매일의 평균통계, 환자의 간호요구, 간호직원의 능력에 대한 정보들이 포함된다.
- 과정 : 특정한 간호단위에 배치될 간호직원의 수효와 유형을 결정하기 위한 계산으로 이루어진다.
- 산출 : 각 간호단위에 배치할 간호직원의 명단을 날짜와 교대근무에 따라 작성하는 것이 포함된다.
- 통제 : 간호사 대 환자의 비율 및 직원의 자격 등이 포함된다.
- 피드백 고리 : 각 직원들의 교대근무 사이에 경과되는 시간, 교대근무나 임시근무에 분담·배치하는 일 또는 회계연도가 시작된 이후 각 직원이 휴일과 주말에 비번을 하는 빈도 등이 포함된다.

③ **간호업무량 측정** … 인사관리의 효율성을 높이기 위해 직원수효와 업무량 간의 균형을 도모하는 일이 중요한데, 간호관리자는 이러한 균형을 이루기 위해서 각 간호단위의 업무량에 대해 필요한 간호직원의 수를 각 교대근무시간보다 앞서 정확히 예측하여서 확보해야 한다.

㉠ **환자수효조사** : 모든 의료기관에서는 환자통계자료를 매일, 매월, 매년을 기초로 계산하게 되는데 이 자료가 업무량을 예측하는 데 이용되는 것이다. 그러나 병원조직의 급격한 외부환경 변화로 인해 지난 해의 통계자료가 현재나 미래의 업무량과 전혀 무관하게 될 수도 있는 것이 오늘날의 현실이다.

㉡ **환자간호요구** : 각 환자에 대한 '총간호요구'는 직접간호, 간접간호 혹은 행정적 처리에 대한 요구, 건강교육에 관한 요구를 모두 합한 것을 말한다.

- 직접간호 : 간호요원이 환자 곁에 머무르면서 신체적·정신적 요구와 관련된 간호를 직접 제공하는 것이다.
- 간접간호
  - 환자를 위해서 제공되기는 하지만 환자가 없는 상황에서도 이루어질 수 있으며, 환경적·사회적·경제적 안녕과 관련하여 제공하는 간호행위이다.
  - 간접간호는 간호계획, 물품이나 기구수집, 간호팀 내의 다른 간호직원들에게 의뢰, 의무기록을 기록하거나 읽는 일, 동료들에게 환자상태를 보고하는 일 등의 업무를 포함한다.

－간접간호요구는 질병의 정도나 간호제공자에 대한 의존도에 따라 달라지지 않기 때문에 각 환자별로 또는 각 환자의 범주별로 달리 사정할 필요는 없다.

• 건강교육

－간호직원들이 환자나 가족들에게 환자간호와 퇴원 후의 관리에 대한 정보를 제공하고 지도하여 동기부여하는 모든 활동을 총칭한다.

－진단명이나 예정된 처치, 생활환경 등에 따라 알맞게 개별화되어야 하나 대부분의 환자에게 공통적으로 필요한 교육은 환자의 활동수준, 투약(약의 부작용, 투약법), 처치, 의학적·간호학적 추후관리, 지역사회의 도움이 되는 기관의 소개 등이다.

ⓒ 업무표본 : 산업공학적 방법으로 특정한 간호단위에서 모든 간호활동에 소요한 시간을 측정할 때 사용된다.

④ 간호직원의 수준결정

ⓗ 간호관리자는 전문간호인력, 보조인력 등을 훈련하는 교육기관에 대해 잘 알고 있어야 하며, 각 프로그램을 수료한 후에 습득하게 될 지식의 정도, 기술수준 및 특별한 태도 등도 예측할 수 있어야 한다.

ⓛ 환자의 간호요구와 직원의 관심, 능력을 신중하게 조화시키면 직원의 생산성과 대상자의 만족감을 동시에 극대화시킬 수 있다.

⑤ 간호직원의 수효결정

ⓗ 관리자는 필요한 간호업무를 수행하기 위해 매일 근무해야 하는 각 범주의 간호직원의 수효를 계산한 후에 채용해야 할 인원수를 결정할 수 있다.

ⓛ 총필요 인원을 결정할 때에는 공휴일, 휴가, 병가율, 결근율, 오리엔테이션 기간, 실무교육 프로그램횟수 등의 요소를 반드시 고려해야 한다.

❷ 모집과 선발

(1) 모집

① 목적 … 질적으로 우수한 인적자원을 조직이 요구하는 적기에 선발할 수 있도록 유능한 인력에게 정보를 제공하고 동기화하는 일차적인 확보과정이다.

② 의의 … 유능하고 자격 있는 간호사들이 병원간호업무에 큰 관심과 의욕을 갖고 응모할 수 있도록 동기화하는 데 의의가 있다.

③ 채용기준설정

ⓗ 직무분석을 통한 인적 자격요건(정신적·기술적·육체적 요건)

ⓛ 인력계획에 의해 필요한 적정인원수 산정

ⓒ 작업을 수행하는 데 필요한 최소한의 능력과 수양기준(체력, 건강, 지능, 성격 등)

ⓔ 있어서는 안될 부적합 기준

ⓜ 조직생활을 영위하는 데 부적합한 특이한 성격이나 사상

④ 모집활동계획
  ㉠ **사직자면담 자료분석** : 모집활동계획을 위한 정보를 수집하기 위하여 최근에 사직한 간호사들과 면담한 자료를 검토하여야 한다.
  ㉡ **통계자료의 확인** : 정부 또는 간호협회에서 실시한 통계를 통하여 주변 지역사회에 채용되어 있는 간호사들의 수효를 확인하고, 간호전문대학 및 간호대학 등의 교육기관에서 배출한 연간 졸업생 수효가 얼마나 되는지 확인하여 기관에 끌어올 응모자수를 파악해 보는 것도 중요하다.
  ㉢ **과거 모집활동방법의 검토** : 응모자들이 인력모집에 대한 정보를 어떻게 알게 되었는지 조사하여 월별, 계절별, 연도별로 총인원수에 대한 비율로 나타낼 수 있다.

⑤ **모집방법** … 선발인원수, 모집지역, 선발시기, 직종, 선발방법 등을 고려하여 가장 적절하고 효과적인 모집방법을 선택해야 한다.
  ㉠ **내부모집** : 조직 자체 내에서 승진·전환·배치 등을 통해 필요로 하는 요원을 보충하는 방법이다.
    • 장점
    −조직구성원의 사기를 높일 수 있고, 동기를 유발시킨다.
    −해당 직원에 적합한 구성원을 배치한다.
    −능력개발을 강화하고 비용이 절약된다.
    −추천직원에 대한 신의 때문에 무책임한 행위가 감소한다.
    • 단점
    −동창, 친족관계, 고향관계 등으로 파벌이 조성될 가능성이 있다.
    −경우에 따라 개인의 능력이 일치하지 못하는 상황이 발생한다.
    −조직이 급속히 성장하는 경우 외부로부터의 인력조달이 불가피하다.
    −창의성의 결여로 조직발전에 장애를 가져온다.
  ㉡ **외부모집** : 필요로 하는 인적자원을 조직 외부로부터 보충하는 방법으로서 일반공모(공개모집)와 연고모집(비공개모집)이 있다.

(2) 선발

① **의의** … 모집활동에 의하여 응모한 지원자 가운데서 조직, 즉 병원이 필요로 하는 직무에 가장 적합한 자질을 갖추었다고 판단되는 간호직원의 채용을 결정하는 과정, 즉 직무가 요구하는 전문적 기술·능력·성격을 갖춘 간호직원을 해당 부서에 배정하기 위하여 뽑는 과정이다.

② **선발과정의 기본원칙**
  ㉠ 관리자는 기관의 이미지에 적합하지 않은 응모자를 탈락시킬 수 있다.
  ㉡ 관리자는 응모자에게 적합한 직무를 가려낸다.
  ㉢ 관리자는 일반적으로 직무에 적합한 응모자를 가려낸다.

③ 선발절차

  ㉠ 지원서 접수

    • 공식적으로 원하는 직위를 밝혀 준다.

    • 면접수행을 위한 기본적인 정보제공이 된다.

    • 선발 후 조직의 인사정보의 일부가 된다.

  ㉡ 예비면접 : 초기에 명백한 무자격자를 탈락시키는 과정이다.

  ㉢ 선발시험 실시 : 지원자의 직무에 대한 전문적 지식의 능력과 기술의 소유 여부를 측정하는 것으로 심리검사, 필기·실기시험, 면접을 실시한다.

  ㉣ 배경조사 및 경력조회 : 지원서에 대한 신뢰도를 조사하는 것이 되며, 또한 지원자에 대한 참고자료나 경력에 관한 보다 많은 정보를 얻고자 하는 것이다.

  ㉤ 최종 면접 : 예비면접, 시험결과, 경력조사 등을 토대로 지원자와의 면접을 통하여 보다 많은 정보를 얻는 동시에 직무에 적합성, 개인의 의사 등을 종합하여 선발의 결정을 위한 자료로 삼는다.

  ㉥ 신체검사 : 조직에서 특별한 신체조건을 필요로 하지 않는 한 선발과정의 마지막 단계, 조직체 생활에 적절한 건강상태를 확인하는 과정이다.

  ㉦ 선발 : 선발된 사람은 우편으로 통보한다.

④ 선발도구

  ㉠ 인사기록자료 : 이력서(학력, 경력 및 기타 부수적인 정보를 기록)

  ㉡ 추천서 : 종전의 관리자, 동료 등의 조언이 중요하다. 이들은 부하직원이나 지인보다 더욱 정확한 평가를 내리는 경향이 있다.

  ㉢ 면접 : 지원자에 대한 모든 정보를 심사할 수 있는 유일한 방법이다.

⑤ 선발시험

  ㉠ 형식에 따른 분류 : 필기시험, 실기시험, 면접시험

  ㉡ 대상에 따른 분류 : 지능검사, 적성검사, 성격검사, 성취도검사, 신체검사

❸ 배치

(1) 배치의 의의 및 정의

① 배치 ··· 선발된 지원자를 조직 내의 각 부서에 배속시켜 직무를 할당하는 것이며, 이때 중요한 것은 적정배치이다. 적정배치란 적재(직무를 수행할 사람)와 적소(적재가 수행해야 할 직무)를 일치시키는 것으로 먼저 직무의 요건과 사람의 요건이 설정되어 있어야 한다.

② 배치 · 이동의 4가지 원칙
　　㉠ **적재적소주의** : 개인이 소유하고 있는 능력과 성격 등의 면에서 최적의 직위에 배치하여 최고의 능력을 발휘하게 하는 것을 의미한다.
　　㉡ **실력주의** : 실력(능력)을 발휘할 수 있는 영역을 제공하며 그 일에 대해서 올바르게 평가하고 평가된 실력과 업적에 대해 만족할 수 있는 대우를 하는 원칙을 말한다.
　　㉢ **인재육성주의** : 사람을 성장시키면서 사용하는 방법으로 상사에 의한 육성뿐만 아니라 본인 자신의 의사와 의욕, 욕망을 중심으로 한 자기 육성의 의욕을 개발하는 것을 뜻한다.
　　㉣ **균형주의** : 전체와 개인의 조화를 고려하는 것을 의미한다. 직장은 사람과 사람의 관계로 이루어진 하나의 사회이기 때문에 배치 및 이동에 대하여 단순히 본인만의 적재적소를 고려할 것이 아니라, 상하좌우의 모든 사람에 대해서 평등한 적재적소와 직장 전체의 적재적소를 고려할 필요가 있다.

(2) 업무분담체계

필요한 간호인력을 예측하기 전에 먼저 각 간호단위의 업무분담을 어떤 방식으로 할 것인지 결정해야 한다. 왜냐하면 업무분담방법(간호전달체계)에 따라 간호업무수행의 양상, 간호사의 직무만족과 권한의 양, 필요한 간호인력의 수가 달라지기 때문이다.

① **사례방법**
　　㉠ 정해진 시간틀 내에서 모든 의료팀원의 노력을 통합하여 환자의 목표를 달성하는 데 초점을 두는 체계로서, 양질의 의료서비스를 제공하고 장소의 이동에 따른 간호사의 분절화를 감소시키며, 환자의 삶의 질을 높이고 건강관리에 필요한 자원활용의 효율화와 비용억제에 목표를 둔다.
　　㉡ 간호학생을 가르치거나 중환자, 격리환자와 같이 위급한 상황인 경우 짧은 기간 동안만 적용한다.
　　㉢ 장점
　　　• 한 환자에게 총체적 간호를 함으로써 환자 – 간호사의 관계가 좋아질 수 있다.
　　　• 입원환자의 재원기간을 단축시키고 비용을 감소시킬 수 있다.
　　　• 의료서비스의 지속성을 확보하고 간호의 질을 보장한다.
　　　• 간호실무의 초점이 단순업무에서 사례에 대한 책임으로 바뀌게 됨으로써 간호사의 책임감과 자율성이 증가된다.
　　㉣ 단점 : 일정 기간 동안 가족에 의해 간호사가 채용되므로 환자의 비용부담이 크다.

② **기능적 간호방법**
　　㉠ 간호사들은 특정한 환자나 대상자를 분담 받는 것이 아니라 수행할 특정한 업무들을 분담 받는다.
　　㉡ 장점
　　　• 간호사가 동일한 업무를 반복적으로 수행함으로써 업무에 숙달되어 업무수행속도가 빨라진다.
　　　• 업무가 명확히 정의되고 분담되어지기 때문에 업무수행에 관한 혼동이 일어나지 않는다.
　　　• 많은 환자수에 비하여 간호인력이 적은 경우와 단시간 내에 업무를 수행하려고 할 때 바람직한 가장 경제적이고 능률적인 방법이다.

© 단점
- 환자간호가 지나치게 단편적으로 제공되기 때문에 총체적 간호(전인간호)가 이루어질 수 없다.
- 실수나 태만으로 인한 책임소재가 불분명하다(한 환자에 여러 명이 관여하므로).
- 환자는 자신의 담당간호사가 누구인지 모르므로 불안정감을 느끼며, 환자간호가 단편적으로 제공되기 때문에 환자의 만족도가 낮다.
- 전체적인 간호실무나 환자파악이 어렵다.
- 업무의 단조로움에 싫증을 느끼고 자신과 타인의 능력개발에 대한 동기부여가 낮다. 동일한 업무를 연속성 없이 반복적으로 수행하기 때문에 어떤 일을 처음에서 끝까지 완성함으로써 경험할 수 있는 만족도가 낮다.

③ 팀간호방법
  ㉠ 사례방법과 기능적 접근법의 장점을 살리면서 개별간호를 하려는 데 그 목적이 있으며, 간호사가 팀을 이루어 목표를 성취하고자 하는 것으로 전문적 간호사가 팀지도자가 되어서 간호를 계획하고 조정하며 팀구성원들을 지도하는 방법이다.
  ㉡ 장점
  - 각 환자에 대한 독특한 개인적 대우를 함으로 환자의 요구를 만족시킨다.
  - 팀원의 참여의식과 소속감이 높아지고 협동과 의사소통이 증진됨으로써 사기가 높아진다.
  - 저임금의 보조인력의 효율적인 이용으로, 전문직과 비전문직 간의 장벽을 최소화시킨다.
  ㉢ 단점
  - 제한된 환자에게 많은 업무를 수행하므로 실수가 많이 생길 수 있다.
  - 간호요원지도 및 위임받은 업무를 조정해야 하기 때문에 시간이 많이 소요된다.
  - 팀구성원이 매일 바뀌게 되면 팀지도자가 팀구성원의 지식과 능력을 파악하여 업무를 지시하는 데 한계가 있다.
  - 팀회의와 간호계획이 부적절하게 운영되면 전인간호가 이루어지기 힘들다.

④ 일차간호방법
  ㉠ 일차간호방법은 환자를 담당하는 간호사가 정해지면 간호사가 환자의 모든 간호를 책임지는 방법으로, 전인간호가 확실하게 이루어질 수 있는 가장 좋은 방법이다.
  ㉡ 환자가 퇴원한 후나 그 기관에 다시 입원한 경우에도 그 환자를 간호할 책임이 있다.
  ㉢ 일차간호사의 역할
  - 환자의 건강상태, 생활실태, 간호요구 등에 대해 사정하고, 간호계획을 세워 실행하며 평가할 책임이 있다.
  - 다른 부서의 건강요원들(의사, 간호사, 사회사업가, 물리치료사, 호흡기치료사 등)에 의한 관리가 잘 이루어지도록 조정한다.
  - 자신이 비번(非番)일 경우에도 담당환자를 돌보아 줄 '도와주는 간호사'를 지정해서 환자를 어떻게 간호해야 할지를 가르쳐야 한다.
  - 환자간호를 위해 자율성, 권위 및 책임감을 갖고 있다.
  ㉣ 도와주는 간호사의 역할 : 일차간호사가 비번일 때 일차간호사가 작성한 간호계획에 의해 간호를 제공하며, 간호계획이 변경되어야 할 필요가 있으면 일차간호사와 서면 또는 구두적인 의사소통으로 해결한다.

ⓜ 장점

- 환자간호에 보다 많은 시간을 할애할 수 있다.
- 의학적 치료 및 간호이론에 대한 철학적 배경을 올바르게 이해하여 간호과정을 적용·활용할 수 있는 조건을 충족시킨다.
- 통제해야 할 직원의 수가 적고 실수가 적다.
- 보조인력들을 융통성 있게 활용할 수 있다.
- 업무수행결과를 환자에게서 확인할 수 있으므로 간호사의 만족도가 증가한다.
- 환자의 만족도를 증가시킨다(환자가 안정감을 느낄 수 있고, 적응해야 할 간호사의 수가 적다).

　　ⓗ 단점

- 유능한 일차간호사일 경우 다른 환자들이 혜택을 받을 수 없으며, 환자가 무능한 간호사를 만나게 되면 여러 사람에게 간호를 받는 것보다 더 좋지 않은 간호를 받게 될 가능성도 있다.
- 도와주는 간호사가 일차간호사에게 이유를 설명하지 않고 맘대로 간호계획을 바꿀 경우 문제가 발생할 수 있다.
- 보조인력들의 직접적 간호활동이 간소화되거나 제거됨에 따라 보조인력들은 상실감을 경험한다.

⑤ **모듈방법** … 팀간호를 정련하고 향상시키기 위해 개발된 방법으로 2 ~ 3명이 팀을 이루어 환자가 입원하여 퇴원할 때까지 간호단위의 특정한 영역에서 환자간호를 제공하고 일차간호방법에서와 같이 팀의 근무시간이 아닌 경우에는 다른 팀에게 인계된다.

⑥ **사례관리** … 환자가 최적의 기간 내에 기대하는 결과에 도달할 수 있도록 고안된 건강관리체계로서, 양질의 의료서비스를 제공하고 장소의 이동에 따른 간호의 분절화를 감소시키며, 환자의 삶의 질을 높이고 건강관리에 필요한 자원활용의 효율화와 비용억제에 목표를 둔다.

┃기출예제　　　　　　　　　　　　　　　　　　　　　　　　　　2024. 6. 22 제1회 지방직

직무수행평가 시 극단적인 평점을 피하려는 평가자의 심리적 현상으로 인해 발생하는 오류는?

① 후광 효과　　　　　　　　　　　② 중심화 경향
③ 시간적 오류　　　　　　　　　　④ 논리적 오류

✱

중심화 경향은 평가자가 극단적인 평점을 피하려고 모든 피평가자에게 중간 정도의 평점을 주는 경향으로 평가자의 심리적 현상으로 인해 발생하는 오류이다.
① 후광 효과 : 평가자가 피평가자의 한 가지 긍정적인 특성에 근거하여 다른 모든 특성도 긍정적으로 평가하는 오류이다.
③ 시간적 오류 : 평가자가 평가 기간 동안의 특정 시점의 사건이나 행동을 지나치게 강조하여 전체 평가에 영향을 미치는 오류이다.
④ 논리적 오류 : 평가자가 두 가지 특성 간의 논리적인 관계를 잘못 이해하여 평가하는 오류이다.

답 ②

03 개발관리

① 교육훈련

(1) 교육훈련의 의의

① 교육훈련은 직원의 행동 · 지식 · 동기를 변화시키는 체계적인 과정이며, 교육훈련을 통해 인재를 육성하고 기술을 축적하게 되며, 의사소통의 원활화로 서로 화합하고 협력하는 조직풍토를 확립할 수 있으며, 직원들의 자기개발욕구 및 능력개발로 성취동기를 육성할 수 있는 것이다.

② 간호관리자는 간호사들의 교육훈련개발에 책임이 있음을 인식하고 인적자본에 투자함으로써 계속적으로 그리고 장기적으로 성장할 수 있도록 해야 하며, 간호사도 훈련은 자기이익 · 자기개발이라는 점을 인식하여 새로운 것을 배우고 활용하는 데 대한 저항을 없애야 한다.

(2) 교육훈련의 체계

① 교육훈련프로그램의 필요성 분석
  ㉠ 교육훈련의 필요성을 조직수준, 직무수준, 개인수준으로 나누어 분석한다.
  ㉡ 훈련참가 대상자와 면담, 설문지를 이용한 요구조사, 인사기록목록이나 성과평가의 결과, 관리층의 기록내용, 직장 내 훈련관찰, 직무분석이나 직무명세서, 외부컨설턴트 등을 이용한다.

② 교육훈련 프로그램
  ㉠ 대상자에 의한 분류
    • 신입자 교육훈련 : 입직훈련(orientation 혹은 introduction training), 기초훈련, 실무훈련
    • 현직자 교육훈련 : 일선직원훈련(employee training), 일선감독자훈련(supervisory training), 중간관리자훈련(management training), 경영자훈련(management development program)
    • 자기개발(SD : self development) : 자신의 책임하에 스스로의 이해와 평가를 통하여 자기개발의욕을 갖고 자주적으로 이에 대한 노력(자기교육 및 자기훈련)을 하는 것을 말한다. 지금까지는 본인 중심의 자기개발방식이 크게 부각되지 않았으나 평생교육의 중요성과 더불어 더욱 강조되고 있다.
  ㉡ 장소에 의한 분류
    • 직장 내 교육훈련(OJT : on-the job training) : 일을 하는 과정에서 직무에 관한 구체적인 지식과 기술을 습득케 하는 방식으로 직속상사가 부하 직원에게 직접적으로 개별지도를 하고 교육훈련을 시키는 방식이다.
    • 직장 외 교육훈련(Off-JT : off-the job training) : 직원을 일단 직무로부터 분리시켜 일정 기간 오로지 교육에만 전념하는 것으로 교육훈련을 담당하는 전문스태프의 책임 아래에 이루어진다.
  ㉢ 내용에 의한 분류 : 훈련이 지니고 있는 구체적인 내용이나 성격에 의해 분류한 것으로, 여기에는 업무와 관련된 전문적인 지식 및 기술교육, 노사관계에 관한 교육, 교양교육 등이 있다.

③ **교육훈련의 방법**

　　㉠ **지시적 방법** : 기능이나 개념, 정보 등을 강의나 다른 매체를 통해 학습하는 방법이다. 여기에는 강의, 시범(demonstration), 시청각 교육방법, 직무순환방법, 프로그램식 학습, 컴퓨터 보조학습이 포함된다.

　　㉡ **시뮬레이션 방법** : 관리자의 문제해결능력을 향상시키기 위한 방법이다.

　　　• 인바스켓 기법(in-basket method) : 관리자의 의사결정능력을 향상시키기 위한 방법으로서 교육훈련상황을 실제상황과 비슷하게 설정한 후 주로 문제해결능력이나 계획능력을 향상시키고자 하는 방법이다.

　　　• 사례연구(case study method) : 주제에 관한 실제의 사례를 작성하여 배부하고 여기에 관해 토론을 함으로써 피교육자의 판단력, 분석능력을 기르고 어떠한 상황에서도 경영·관리문제에 대한 자질을 갖추게 된다.

　　　• 비지니스 게임법(business games) : 조직 내 의사결정과 관련된 중요한 부분을 보다 간단한 형식으로 표현함으로써 쉽게 조직상황을 이해하고 올바른 의사결정을 할 수 있는 일종의 조직관리의 모의연습이다.

　　㉢ **경험적 방법** : 인간관계능력의 향상을 목표로 자신을 개발시키는 방법이다.

　　　• 역할연기법(role playing) : 인간관계에 대한 태도 개선 및 인간관계기술을 재고시키기 위한 기법이다.

　　　• 행동모델법(behavioral modeling) : 관리자 및 일반 직원에게 어떤 상황에 대한 가장 이상적인 행동을 제시하고 피훈련자가 이 행동을 이해하고 그대로 모방케 하는 것이다.

　　　• 감수성 훈련(sensitivity training) : T-그룹(training group) 훈련이라고도 하며, 관리자의 능력개발을 위해 가장 많이 이용되는 방법이다. 타인이 생각하고 느끼는 것을 정확하게 감지하는 능력과 이 능력에 입각하여 적절하고 유연한 태도와 행동을 취할 수 있는 능력을 갖게 한다.

　　　• 교류분석(transactional analysis) : 조직 내 인간관계 개선을 위해 많은 조직들이 사용하는 방법이다. 이 방법은 모든 사람이 공유하고 있는 3가지의 자아상태를 이해하고 이런 상태에서의 대인교류를 분석하게 되며, 피훈련자들은 자아상태에서의 자신과 타인과의 관계를 분석하는 것을 배우게 된다.

④ **교육훈련의 평가** … 교육훈련의 평가는 교육훈련의 내용, 참가자, 교육훈련기법 및 실시자에게 평가의 초점을 두고 실시하되, 평가시기에 따라 사전, 중간 및 사후평가의 방식으로 구분하기도 한다. 하지만 교육훈련의 효과를 평가하기 위해 동원 가능한 자원과 한계를 고려하여 평가수준과 평가영역에 따라 평가방법을 달리 할 수 있다.

❷ 인사고과

(1) 인사고과의 의의

① **인사고과의 개념** … 조직구성원들의 현재 또는 미래의 능력과 업적 및 적성 등을 정확히 평가함으로써 각종 인사관련정책에 필요한 정보를 취득하여 활용하는 것으로 전통적인 인사고과는 과거지향적이고 상벌목적 위주였으나 오늘날은 미래지향적이고 개발목적 위주의 인사고과가 이루어지고 있다.

② **인사고과의 목적**

　　㉠ 직원의 적성, 능력 등을 가능한 한 정확히 평가하여 적재적소 배치를 실시함에 따라 직원의 효과적 활용을 꾀한다(적정배치).

ⓛ 직원의 보유능력 및 잠재능력을 평가하여 조직의 요청 및 직원 각자의 성장기회를 충족시킨다(능력개발).

ⓒ 직원능력 및 업적을 평가하여 급여, 상여, 승격, 승진 등에 반영함으로써 보다 적정한 처우를 실시하여 의욕의 향상이나 업무성적의 증진에 이바지한다(공정처우).

③ 인사고과의 구성요소

ⓐ 능력고과(능력의 발휘도) : 주어진 일을 어떻게 수행하였는가에 관한 것으로 조직의 구성원으로서 직무수행과정에서 얼마만큼 능력을 발휘하였는지를 파악하는 것이다.

ⓛ 태도고과(일에 대한 자세, 근무태도, 노력도) : 주어진 일에 어떻게 임하였는가에 관한 것으로 어떤 자각과 의욕을 가지고 태도와 행동을 보였는지를 파악하는 것이다.

ⓒ 업적고과(일의 달성도) : 능력과 태도를 발휘한 결과로 이루어낸 성과의 양과 질은 어떠하였는가에 관한 것으로 직원 개개인이 달성목표에 대해 일정 기간 내에 얼마만큼 달성하였는지를 파악하는 것이다.

(2) 인사고과의 방법

① 고과자에 의한 분류

ⓐ 자기고과 : 능력개발을 목적으로 자기 스스로를 평가하는 방법이며, 업무수행을 개선하도록 자극하기 위해 주로 관리층을 고과할 때 보충적으로 많이 쓰인다.

ⓛ 상위자에 의한 고과 : 상위자는 하위자를 비교적 잘 알고 있는 장점이 있으나 고과가 주관적으로 되기 쉽다. 인사과에서 흔히 행하는 방법이다.

ⓒ 동료에 의한 고과 : 직장의 동일 계층에 있는 동료가 서로를 평가하는 방법이다. 상사보다는 잠재력을 더 정확히 평가할 수 있다는 생각에서 착안한 방법이다.

ⓡ 하위자에 의한 고과 : 하위자에 의한 고과는 상위자가 '무엇을' 할 것인가의 문제보다는 '어떻게' 할 것인가의 문제를 해결해 주는 방법이 될 수 있다. 하위자 입장에서 좋고 나쁨을 표현할 기회를 가지므로 고과실시로 인해 동적인 상·하관계를 이룩할 수 있다.

ⓜ 고과전문가에 의한 고과 : 조직 내 인사관리자나 외부 인사관리 전문가에 의해 실시되는 방법으로, 개인별 특성파악에 유효하다.

② 인사고과 기법에 의한 분류

구분	평가방법	비고
규범기준에 따른 비교	서열법(석차 또는 등수)	개인 간의 비교에 속함
행동기준 고과방법	• 물리적 관찰 • 대조법 • 평점척도 또는 점수척도 • 중요사건기술법 • 행위기준 평점척도(BARS) • 에세이 / 일기	직무표준과의 비교에 속함
성과기준 고과방법	목표관리(MBO)	합의된 목표와의 비교에 속함

(3) 인사고과 운영상의 원칙

① **고과기준의 명확화** … 목적, 고과방식, 고과구분, 고과요소, 가중치, 고과단계(척도) 등의 내용이 명확하게 설정되어 있어야 한다.

② **고과기준의 준수** … 업적이나 근무태도를 중점적으로 파악하는 고과에서는 고과기간을 엄격하게 준수함으로써 과거의 좋은 업적이나 나쁜 업적이 인사 때마다 계속 따라다니면서 반영되는 것을 막아줄 수 있다.

③ **고과자의 복수화** … 인사고과를 실시할 때 한 사람의 피고과자가 한 사람의 고과자를 평가하지 않고 반드시 두 사람 이상의 고과자에 의해 고과를 하여 고과오류를 줄이고자 한다.

④ **1차 고과의 존중** … 1차 고과자는 피고과자와 일차적으로 접촉을 하고 있기 때문에 그 실태를 가장 잘 알 수 있는 입장이므로 고과내용에서 1차 고과자가 평가한 것이 우선적으로 존중되어야 한다.

⑤ **공사혼동의 배제** … 공적인 입장 이외의 행동장면(사적인 입장)에 의해 감정에 좌우되어서는 안 된다는 것이다.

(4) 인사고과의 오류

① **후광효과** … 현혹효과라고도 하며, 피고과자의 긍정적 인상에 기초하여 평가시 어느 특정 요소의 우수함이 다른 평가요소에서도 높이 평가받는 경향을 의미한다.

② **혼효과** … 후광효과에 반대되는 개념으로 어느 한 평가요소에 대한 부정적인 판단이 다른 면에도 영향을 주어 부정적인 평가를 하는 것을 말한다.

③ **중심화 경향** … 평가자의 평가점수가 모두 중간치에 집중되어 우월의 차이가 나타나지 않는 경향을 말한다.

④ **관대화 경향** … 평가자가 대부분의 피고과자의 실제 능력이나 업적보다도 더 높게 평가를 해버리는 경향을 말한다.

⑤ **논리적 오류** … 고과요소 간의 관련성을 논리적으로 판단하여 관련이 있다고 생각되는 고과요소에는 동일한 평가를 하거나 유사한 평가를 하는 경향을 말한다.

⑥ **근접오류** … 인사고과표상에서 근접하고 있는 고과요소의 평가결과 혹은 특정 평가시간 내에서의 고과요소 간의 평가결과가 유사하게 되는 경향을 말한다.

⑦ **연공오차** … 피고과자의 학력이나 근속연수, 연령 등 연공에 좌우되어서 발생하는 오류를 의미한다.

⑧ **대비오류** … 과거에 낮은 성과를 기록했던 부하가 이번에 성과가 개선되었을 경우 실제로는 중간 정도의 성과를 달성했다 하더라도 고과자에게서 중간 이상의 평가를 받게 되는 경우이다.

⑨ **시간적 오류** … 근시(近視)오류라고도 하는데, 평가 직전에 발생한 최근의 사건들이 평가에 영향을 주는 것을 말한다.

⑩ **개인적 편견에 의한 오류** … 평가요소와 관계없이 인종, 성별, 출신지역, 출신학교 등에 대한 평가자의 개인적 편견이 평가에 영향을 미치는 것을 말한다.

⑪ **평가기준에 의한 오류** … 부하들을 평가하는 데 사용되는 용어들의 의미 해석상의 지각차이에서 발생한다.

⑫ **규칙적 오류** … 가치판단상의 규칙적인 심리적 오류에 의한 것으로서 이를 항상오류라고도 한다.

⑬ **투사(projection)** … 자기 자신의 특성이나 관점을 타인에게 전가시키는 주관의 객관화를 말한다.

04 보상관리

① 임금관리

(1) 임금체계

① **임금의 개념** … 조직구성원이 조직에 대해 제공한 노동의 대가로서 받는 금전적 보상을 말한다.

② **임금의 구조요건**
  ㉠ 납득할 수 있고 정확성이 있는 것이어야 한다.
  ㉡ 간호사의 품위유지에 손상이 없어야 한다.
  ㉢ 간호사의 근무의욕을 향상시키는 데 이바지할 수 있어야 한다.
  ㉣ 가능한 한 단순하고 이해하기 쉬워야 한다. 안정성이 있고 자주 변경할 필요성이 없어야 한다.

③ **임금결정요인**
  ㉠ 병원의 지급능력 : 임금은 조직의 지불능력범위 내에서 결정되어야 조직이 안정된 성장을 계속할 수 있다.
  ㉡ 각 직원의 생계비 : 임금수준은 구성원 가족의 생계유지를 가능하게 하는 수준에서 결정되어야 한다.
  ㉢ 사회적 균형 : 동일 산업에 속하는 다른 조직들의 임금수준에 따라 임금이 결정되어야만 조직에서 필요한 인력을 확보할 수 있다.

④ **임금의 구성** … 임금에는 직원에게 직접 지급되는 실질임금과 간접적으로 혜택을 받는 복리후생금이 있으며, 실질임금은 크게 나누어서 기본급과 부가급(수당)으로 구성된다.

(2) 임금과 작업만족과의 관계

① **허츠버그(Herzberg)** … 급여는 작업불만족의 요인이다(적당한 급여는 불만을 예방하지만 만족을 줄 수 없으며 부적당한 급여는 작업불만족을 야기한다).

② **브룸(Vroom)** … 급여수준은 각 단계별 직원에게 상이한 중요성을 갖는다.

③ **재이퀴즈(Jaques)** … 직원들은 자신의 능력에 맞는 수준에서 일을 할 때 동기부여가 되며 작업만족도는 직원의 능력(C), 생산성(W), 급여수준(P)의 상관관계에 의해 결정된다.

② 복리후생과 내적 보상

(1) 복리후생

① **복리후생의 개념** ··· 복리후생은 구성원의 노동과 직접적으로 연결되지 않는 간접적인 보상이라고 할 수 있다. 간접적 보상으로서의 복리후생은 구성원의 생활안정과 질 향상을 위하여 직접적 보상인 임금 외에 부가적으로 지급되며, 현금뿐만 아니라 다양한 방법으로 실시된다.

② **복리후생의 유형**
   ㉠ **법정복리후생**: 조직이 구성원을 고용하는 한, 법률에 의해서 상세적으로 실시해야 하는 제도나 시설을 말한다. 국가의 사회보장제도의 일환으로서 실시되며, 의료보험 · 재해보험 · 연금보험 등이 이에 속한다.
   ㉡ **법정 외 복리후생**: 법률에 의하지 않고 조직이 임의로 또는 노동조합과의 교섭에 의해 실시하는 제도이다. 조직의 특성, 규모, 환경조건을 고려하여 조직의 필요에 따라 실시되기 때문에 그 종류가 다양하다.

(2) 내적 보상

내적 보상은 비금전적 형태로 지급되는 보상으로서 구성원 개인이 심리적으로 느끼는 보상이다. 주로 직무만족의 결과로서 내적 보상을 획득하게 된다. 탄력적 근무시간제도, 직무재설계를 통한 자율성 및 기능의 다양성 제고, 조직에서의 인정도 부여, 보다 흥미 있는 업무의 수행, 보다 많은 책임감 부여, 개인적 성장기회 제공, 의사결정에의 참여 등이 있다.

05 유지관리

① 인간관계 관리

(1) 인간관계(human relations)의 의의

집단 내의 휴머니즘에 기초를 두고 목표지향적인 협동관계를 구축하는 방법과 기술이다. 조직에서의 인간관계는 조직구성원의 근무의욕을 향상시키고 동시에 협력체계를 확립함으로써 궁극적으로 조직의 성과를 향상시키는 데 그 의의가 있다.

(2) 인간관계 개선을 위한 제도

① **제안제도** ··· 조직구성원들로 하여금 조직관리상의 개선을 위한 여러 가지 제안을 하도록 제도화하여, 채택된 제안에 대해서는 적당한 보상을 해주는 것을 말한다.

② **인사상담제도** … 개별면접을 통해 구성원의 직장생활과 개인생활에 대한 주관적·현실적인 걱정, 불안, 갈등, 불쾌감, 불만 등을 해소시켜줌으로써, 조직상황에의 적응을 돕고 생산성을 향상시키기 위한 제도이다.

③ **고충처리제도** … 구성원의 불평이나 불만을 적절히 해결함으로써, 노사관계의 안정을 도모하고 생산성 향상과 더불어 직무에 대한 만족감과 소속감을 증진시켜 주는 데 그 의의가 있다.

④ **사기조사** … 구성원의 사기를 합리적으로 관리하기 위해서 기초자료를 체계적으로 수집하는 방법이다. 사기조사의 내용으로는 임금, 근무시간, 작업조건, 교육훈련, 감독, 복지후생, 직무만족, 인간관계 등의 조직 및 인사관리활동에 대한 모든 것이 포함된다.

│ 기출예제

2023. 6. 10 제1회 서울특별시

인적자원관리의 각 과정과 그에 포함되는 활동 내용을 옳게 짝지은 것은?

① 확보관리 – 이직관리 ② 개발관리 – 내적보상
③ 보상관리 – 모집, 선발 ④ 유지관리 – 인간관계관리

✱
유지관리에는 인간관계 관리, 직원훈육, 결근 및 이직 관리, 노사관계 관리 등이 포함된다.
① 이직 관리는 유지관리에 해당한다.
② 내적보상은 보상관리에 해당한다.
③ 모집, 선발은 확보관리에 해당한다.
※ 인적자원관리 과정
  ㉠ 직무관리 : 직무 설계, 분석, 평가
  ㉡ 확보관리 : 간호인력의 예측 및 계획, 모집과 선발, 배치
  ㉢ 개발관리 : 교육훈련, 인사고과
  ㉣ 보상관리 : 임금관리, 복리후생과 내적보상
  ㉤ 유지관리 : 인간관계 관리, 직원훈육, 결근 및 이직 관리, 노사관계 관

답 ④

---

② 직원훈육(징계)

(1) 직원훈육의 의의

① **직원훈육의 개념** … 직원이 조직의 규칙이나 규정을 준수하도록 교육하고 이를 위반하지 않도록 통제하며, 기대에 어긋나는 직원을 징계하는 인적자원관리의 한 형태이다.

② **직원훈육의 효과**

  ㉠ **예방효과** : 훈육방침과 규정을 명확히 하고 위반행동이 발생하지 않도록 사전에 충분한 고지와 주의를 촉구함으로써 이의 발생을 사전에 예방하는 효과가 있다.

  ㉡ **개선효과** : 규칙을 위반하는 행동을 하거나 그러한 증상이 보이는 직원에게 훈육규정을 중심으로 상담, 지도, 자기반성의 기회를 제공함으로써 직원의 행동을 바람직한 방향으로 개선하는 효과가 있다.

  ㉢ **처벌효과** : 예방효과나 개선효과가 불가능하다고 판단할 경우에 최종적으로 위반행동을 중단시키거나 재발을 방지할 목적으로 벌칙을 적용하여 강력한 제재조치를 강구한다.

(2) 직원훈육의 진행단계

① **면담** … 관리자는 간호사와 개별적으로 비공식적인 면담을 갖는다. 공식적인 행동규범을 상기시키고 이를 위반했음을 주지시키며 행동을 개선하도록 충고한다.

② **구두견책** … 간호사에게 규칙을 위반하는 행동이 또 다시 발견되는 경우에 구두로 견책을 한다. 구두견책을 할 때는 간호사의 행동이 규칙이나 규정에서 이탈된 행동이며 재발될 경우 해고를 포함한 과중한 징계조치를 받을 수 있다는 사실을 확실하게 말해야 한다.

③ **서면견책** … 간호사의 잘못된 행동이 수정되지 않고 계속 반복될 경우에는 시행한다. 이는 과중한 징계조치와 해고의 가능성을 경고하는 공식적인 문서이다. 서면견책의 사본 한 장을 간호사에게 주고 다른 한 장은 인사기록부에 보관한다. 이 문서에는 간호사의 용납될 수 없는 행동과 그러한 행동이 지속될 경우에 적용되는 벌칙에 대한 명확한 진술이 포함되어야 한다.

④ **정직** … 면담과 견책에도 불구하고 간호사의 위반 행동이 계속된다면, 간호사에게 정직처분을 내린다.

⑤ **해고** … 위의 노력에도 불구하고 간호사의 행동이 개선되지 않으면 그 간호사를 해고한다.

❸ 결근 및 이직관리

(1) 결근관리

① **결근율**

$$결근율 = \frac{결근일수}{평균직원수 \times 근무일수} \times 100$$

② **결근의 영향**

㉠ 결근자를 대신해서 다른 직원이 시간 외 근무를 해야 하며 그에게 1.5배의 임금을 지불해야 하므로 한 자리를 메우기 위하여 2.5배에 해당하는 임금을 지불해야 한다.

㉡ 근무를 대행하는 사람은 수행하는 업무에 익숙하지 않아 비효율적이며 실수하기 쉬워 다른 근무자의 사기저하의 요인이 된다.

③ **결근의 유형과 예시**

㉠ **유형** : 불가피한 결근, 의도적인 결근

㉡ **예시** : 자주 짧은 기간 동안 결근, 잦지는 않지만 긴 기간 동안 결근, 예측할 수 없는 여러 원인으로 인하여 산발적으로 결근, 주말, 공휴일, 휴가기간, 봉급날 등에 결근

④ 결근율 감소방안

    ㉠ 직원의 출근기록을 정확하게 유지 · 점검한다.

    ㉡ 직원의 건강관리를 배려한다. 포상이나 집계방법을 이용한다.

(2) 이직관리

① 이직의 개념 ··· 직원이 조직으로부터 이탈하는 것으로 고용관계의 단절을 의미한다.

② 이직의 종류

    ㉠ 자발적 이직 : 자의로 직장을 떠나는 사직으로 좌절감, 결혼, 임신, 출산, 질병 등의 사유가 있다. 관리자의 노력으로 어느 정도 예방할 수 있는 부분이므로 이직률 감소를 위해서는 자발적 이직에 관심을 두고 관리해야 한다.

    ㉡ 비자발적 이직 : 고용기간 만료, 정년 퇴직, 징계, 인력 감축, 사망 등의 사유로 인한 이직이다.

③ 이직률

$$연간이직률 = \frac{연간\ 이직한\ 간호사\ 수}{연평균\ 간호사\ 수} \times 100$$

④ 이직의 영향

긍정적인 영향	부정적인 영향
• 조직 분위기 쇄신 • 새로운 관리기법 도입 • 승진 또는 이동기회 증가 • 불필요한 인력 제거	• 경제적 손실 : 신규 직원 모집 · 선발 · 예비교육 등에 드는 비용, 미숙함으로 인한 손실 • 사기 저하 : 인력 부족, 과로, 간호의 질 저하 초래 • 구성원 간 협동감, 친밀감 저하 및 관리자의 관리 능력 저하

❹ 노사관계 관리

(1) 노사관계

① 노사관계

    ㉠ 노사관계의 개념 : 고용조건의 결정이라는 문제를 두고 대립적 입장에 있는 사용자 집단과 노동자 집단 (노동조합) 간의 관계를 의미한다.

    ㉡ 노사관계의 특성

      • 이중성 내지 양면성을 지닌다.

      • 노동자는 분배의 원천인 부가가치를 창출하는 데 있어서는 사용자와 협동적 관계를 가지지만, 생산의 성과분배의 측면에서 대립적 관계를 갖는다.

- 노동자들은 사용자(경영자)의 경제적 목적달성을 위해 노동력을 제공하고 그 대가로 임금을 받는다는 점에서 경제적 관계라는 특성을 갖는다. 그러나 집단생활에 따른 사회적 관계가 필연적으로 나타나게 되므로, 경제적 관계인 동시에 사회적 관계라는 이중성을 갖는다.
- 생산목적 달성을 위해 노동자는 사용자의 명령과 지시에 복종하고 따라야 할 의무를 가지게 되므로 종속적인 관계를 맺게 된다. 그러나 노동자는 노동력의 공급자로서 근로조건의 설정과 그 운영에 대하여 사용자와 대등한 입장에서 교섭을 하거나, 나아가 경영에 참여할 수 있도록 제도적으로 보장받고 있다.

② 노사관계 관리 … 사용자(경영자)와 노동조합의 관계에 대한 것으로, 노사의 대립적 관계를 사용자측의 적극적인 태도나 어떤 형태의 제도를 통해 조정·완화시킬 뿐만 아니라, 나아가 이들 상호 간의 협력관계를 형성하기 위하여 수행되는 일체의 계획적이고 조직적인 활동을 말한다.

(2) 노동조합

① 노동조합의 개념
- ㉠ 임금과 근로시간 등과 같은 근로조건에 대해서 사용자측과 교섭함으로써 근로자들의 경제적·사회적 지위를 확보, 유지, 개선하기 위하여 결성된 항구적인 노동자단체를 의미한다.
- ㉡ 근로자의 주체가 자주적으로 단결하여 근로조건의 유지·개선과 근로자의 복지증진 기타 경제적·사회적 지위의 향상을 목적으로 조직하는 단체 혹은 연합체이다(노동법상의 개념).

② 의료조직에서 노동조합운동이 촉진되는 이유
- ㉠ 경영층의 지나친 일방통행식 경영을 해왔기 때문이다.
- ㉡ 계층 간의 갈등이 심하고, 권위적이고 비인격적인 관리가 자주 발생된다.
- ㉢ 의료직 우대현상으로 타직종 종사자들의 불만이 심화되었다.

③ 노동조합의 기능
- ㉠ 경제적 기능
  - 조합원 전체의 노동생활의 조건을 가능한 한 좋은 조건으로 개선하기 위한 가장 기본적인 기능을 의미한다.
  - 경제적 기능은 단체교섭기능, 경영참가기능, 노동쟁의기능, 노동시장의 통제기능 등으로 구분할 수 있다.
- ㉡ 공제적 기능
  - 조합원 전체의 노동생활을 안정시키기 위하여 수행되는 기능이다.
  - 조합원들이 질병·재해·실업·정년퇴직·사망 등으로 노동능력을 일시적 또는 영구적으로 상실하는 경우를 대비하여 노동조합이 기금을 설치하고 이것을 이용하여 상호부조한다.
- ㉢ 정치적 기능 : 노동조합이 조합원을 대신하여 국가나 공공단체를 대상으로 노동관계법의 제정 및 개정, 노동시간의 단축, 사회보험이나 사회보장의 실시 등을 요구하는 기능을 말한다.

≡ 최근 기출문제 분석 ≡

2025. 6. 21. 제1회 지방직

1 **직무수행평가 시 피평가자의 우수한 요소에 영향을 받아 다른 요소도 높게 평가하는 오류는?**

① 혼 효과(horn effect)

② 후광 효과(halo effect)

③ 근접 착오(recency error)

④ 중심화 경향(central tendency)

> **TIP** 후광 효과… 피평가자의 우수한 요소에 영향을 받아 다른 요소도 높게 평가하는 오류
> ① 혼 효과 : 후광 효과와 반대로 피평가자의 특정한 부정적 인상에 기초하여 다른 요소도 부정적으로 평가하는 오류
> ③ 근접 착오 : 시간적으로 근접한 실적이나 능력을 중심으로 평정하는 데서 발생하는 오류
> ④ 중심화 경향 : 가장 무난한 중간 점수로 평정하여 척도상 중간에 절대다수가 집중되는 경향

2025. 6. 21. 제1회 지방직

2 **다음 중 인력 충원을 위한 내부 모집의 장점은?**

① 인력 충원 비용이 절감된다.

② 기관에 대한 홍보 효과가 있다.

③ 조직 내 과도한 경쟁을 예방한다.

④ 유능한 전문가의 영입 가능성이 높아진다.

> **TIP** ②③④ 외부 모집의 장점이다.

Answer 1.② 2.①

2024. 6. 22. 제1회 지방직

3 직무수행평가 시 극단적인 평점을 피하려는 평가자의 심리적 현상으로 인해 발생하는 오류는?

① 후광 효과   ② 중심화 경향

③ 시간적 오류   ④ 논리적 오류

> **TIP** 중심화 경향은 평가자가 극단적인 평점을 피하려고 모든 피평가자에게 중간 정도의 평점을 주는 경향으로 평가자의 심리적 현상으로 인해 발생하는 오류이다.
> ① 후광 효과: 평가자가 피평가자의 한 가지 긍정적인 특성에 근거하여 다른 모든 특성도 긍정적으로 평가하는 오류이다.
> ③ 시간적 오류: 평가자가 평가 기간 동안의 특정 시점의 사건이나 행동을 지나치게 강조하여 전체 평가에 영향을 미치는 오류이다.
> ④ 논리적 오류: 평가자가 두 가지 특성 간의 논리적인 관계를 잘못 이해하여 평가하는 오류이다.

2024. 6. 22. 제1회 지방직

4 허츠버그(Herzberg)의 동기-위생이론에 대한 설명으로 옳은 것은?

① 동기부여가 이루어지는 인지적 과정을 설명한다.

② 동기 요인은 작업 조건 등 외적 요인을 가리킨다.

③ 위생 요인에 집중할 때 직무성과가 향상된다.

④ 직무 불만족을 줄이려면 위생 요인을 개선해야 한다.

> **TIP** 위생 요인은 불만족을 일으키는 급여, 작업 조건, 감독 스타일 등의 외적 요인을 개선하면 직무 불만족을 줄일 수 있다.
> ① 직무 만족과 불만족의 원인을 구분하는 이론이다.
> ② 동기 요인은 주로 성취, 인정, 일 자체, 책임, 발전과 같은 내적 요인이다.
> ③ 위생 요인은 불만족을 예방하지만 위생 요인을 개선한다고 해서 직무 성과가 향상되지는 않는다.

Answer 3.② 4.④

5 다음 사례에서 환자의 의사를 확보하기 위해 적용한 표준은?

> 담당의사와 전문의 1인이 인공호흡기를 착용 중인 A 환자가 현재 임종과정에 있으며 의사능력이 없다
> 고 판단하였다. 또한 연명의료정보처리시스템을 통해 A 환자가 수개월 전 작성한 사전연명의료의향서
> 를 확인하였다. 이를 근거로 '연명의료중단등결정에 대한 환자의사 확인서(사전연명의료의향서)'를 작
> 성하고 A 환자의 연명의료를 중단하였다.

① 대리 판단 표준
② 순수 자율성 표준
③ 합리적 성인 표준
④ 최선의 이익 표준

> **TIP** 순수 자율성 표준은 환자가 사전에 자신의 의사를 명확히 표현한 경우, 그 의사에 따라 결정을 내리는 표준으로
> A 환자가 작성한 사전연명의료의향서를 근거로 환자의 의사를 존중하여 연명의료를 중단한 것은 순수 자율성 표
> 준에 해당한다.
> ① 대리 판단 표준 : 환자가 의사 표현을 할 수 없을 때 환자의 의사를 대리인이 대신 판단하는 표준이다.
> ③ 합리적 성인 표준 : 환자의 상황에서 합리적인 성인이 내릴 법한 결정을 대신 내리는 것이다.
> ④ 최선의 이익 표준 : 환자의 최선의 이익을 위해 결정을 내리는 표준으로, 환자가 의사를 명확히 표현하지 않았을
> 때 주로 사용된다.

6 해크만과 올드햄(Hackman & Oldham)의 직무특성 모형에서 구성원들을 동기부여할 수 있는 직무특성
으로 옳지 않은 것은?

① 과업의 중요성
② 과업의 창의성
③ 자율성
④ 피드백

> **TIP** 해크만과 올드햄은 기술의 다양성, 과업의 독자성, 과업의 중요성, 자율성, 피드백 5가지를 구성원들을 동기부여
> 할 수 있는 직무 특성으로 요약하였다.
> ① 업무가 기업이나 소비자에게 중요하게 인식되는 정도를 말한다.
> ③ 직무수행을 위해 필요한 조건들을 선택할 수 있는 정도를 말한다.
> ④ 조직 구성원이 수행한 결과에 관하여 직접적이고 명확하게 정보를 얻을 수 있는 정도를 말한다.
> ※ 해크만과 올드햄(Hackman&Oldham)의 직무특성모형
> ㉠ 직무충실화의 문제점을 보완하기 위해 개발한 모형으로 조직 구성원에게 더 많은 책임, 자율, 직무에 대한
> 통제권을 주기 위해 직무충실화를 주장하였다.
> ㉡ 직무특성모형의 구성요소는 직무의 핵심적 특성, 직원의 중요 심리적 상태(요소), 개인적 결과 및 직무수행
> 의 결과, 조직 구성원의 성장 욕구 강도의 4가지이다.
> ㉢ 개인적 결과 및 직무 수행의 성과는 조직 구성원의 중요 심리적 상태에서 얻어지는 것으로 직무의 핵심적
> 특성의 차원에서 만들어진다.

Answer 5.② 6.②

7 인적자원관리의 각 과정과 그에 포함되는 활동 내용을 옳게 짝지은 것은?

① 확보관리 – 이직관리

② 개발관리 – 내적보상

③ 보상관리 – 모집, 선발

④ 유지관리 – 인간관계관리

> **TIP** 유지관리에는 인간관계 관리, 직원훈육, 결근 및 이직 관리, 노사관계 관리 등이 포함된다.
> ① 이직 관리는 유지관리에 해당한다.
> ② 내적보상은 보상관리에 해당한다.
> ③ 모집, 선발은 확보관리에 해당한다.
> ※ 인적자원관리 과정
>   ㉠ 직무관리 : 직무 설계, 분석, 평가
>   ㉡ 확보관리 : 간호인력의 예측 및 계획, 모집과 선발, 배치
>   ㉢ 개발관리 : 교육훈련, 인사고과
>   ㉣ 보상관리 : 임금관리, 복리후생과 내적보상
>   ㉤ 유지관리 : 인간관계 관리, 직원훈육, 결근 및 이직 관리, 노사관계 관리

8 인력모집 방법 중 〈보기〉에서 설명하는 유형의 장점으로 가장 옳은 것은?

〈보기〉
〈QI실 간호사 모집〉

원내 간호사 대상으로 적정진료관리실(QI실) 간호사를 모집하오니 관심있는 간호사들은 아래 내용을 참고하여 지원하시기 바랍니다. (담당자 연락처: 원내 ○ ○ ○ ○)

— 지원서 접수 기간: 2023. 6. 1.–15.

— 지원서 접수 사이트: xxx.○○○@xxx

---

① 인력개발 비용이 절감된다.

② 직원의 사기가 향상된다.

③ 모집범위가 넓어 유능한 인재의 확보가 가능하다.

④ 새로운 정보지식이 제공되고 조직에 활력을 불어 넣을 수 있다.

> **TIP** 내부 모집으로 직원의 사기를 높이고 동기 유발이 가능하다.
> ① 인력개발 비용이 절감되는 것은 경력자 채용이 가능한 외부모집의 장점이다.
> ③ 원내 간호사를 대상으로 모집하기 때문에 모집 범위가 좁다.
> ④ 기존 인력을 활용하는 방법이기 때문에 새로운 정보와 지식 제공을 기대하긴 어렵다.

Answer 7.④ 8.②

9 〈보기〉에서 제시하고 있는 직무수행평가 유형으로 가장 옳은 것은?

〈보기〉	
항목	대인관계
기준이하(−1점)	다른 사람과 함께 일하거나 도우려고 하지 않음
불만족(0점)	도움을 요청해야 함
만족(1점)	만족스러운 인간관계를 유지함
매우만족(2점)	원활한 인간관계를 유지하고 적극적으로 매사에 일을 찾아서 시행함

① 강제배분법　　　　　　　　　　② 목표관리법
③ 체크리스트 평정법　　　　　　　④ 행태중심 평정척도법

> **TIP** 피평가자가 직무에서 실제로 실행한 행태를 근거로 평가하는 방법이다.
> ① 직무수행평가에서 흔히 발생하는 집중화 또는 관대화 경향을 제한하기 위해 등급을 강제배분하는 방법이다.
> ② 목표설정을 선행한 후 평가자와 피평가자가 함께 평가하는 방법이다.
> ③ 피평가자의 특성이나 업적에 대한 서술문을 선택, 배열하고 체크하는 방법이다.

10 기본급 유형 중 직무급의 임금 결정요인에 해당하는 것은?

① 직무 수행 능력
② 근속 연수와 학력
③ 직무의 책임성과 난이도
④ 조직에 대한 구성원의 공헌도

> **TIP** 직무급은 직무의 책임성, 난이도에 따라 가치에 맞게 임금을 결정하는 것이다.
> ① 직무 수행능력에 따라 결정하는 것은 직능급에 대한 설명이다.
> ② 구성원의 근속 연수 등에 따라 결정하는 것은 연공급에 대한 설명이다.
> ④ 조직에 대한 구성원의 공헌도 즉 성과에 따라 지급하는 것은 성과급이다.
> ※ 임금 결정 요인 ⋯ 직무급, 직능급, 성과급, 연공급

Answer 9.④ 10.③

11 다음 설명에 해당하는 면접 방법은?

> 다수의 면접자가 한 명의 지원자를 면접하고, 면접자들 간 의견교환을 통해 지원자의 자질과 특징을 광범위하게 평가한다.

① 집단 면접
② 패널 면접
③ 정형적 면접
④ 스트레스 면접

> **TIP** 다수의 면접자가 한 명의 지원자를 면접하는 것은 패널 면접이라고 한다.
> ① 피면접자가 2명 이상으로 다수인 면접유형을 말한다.
> ③ 직무명세서를 참고하여 준비한 질문으로 면접을 하는 유형을 말한다.
> ④ 피면접자가 당황할만한 질문을 던지고 그에 따른 반응을 확인하고 침착하고 유연한 대처의 면접자를 뽑는 방법이다.

12 간호단위 관리자가 산업공학적 방법을 적용해 연간 필요한 간호사 수를 산정할 때, A와 B에 들어갈 말로 바르게 짝 지은 것은?

$$연간\ 필요한\ 간호사\ 수 = \frac{(A \times 일\ 평균\ 환자\ 수 \times 7일 \times 52주) \times 간호사\ 부담률}{B \times 간호사\ 1인당\ 연간\ 근무\ 주\ 수}$$

	A	B
①	환자 1인당 일 평균 간호시간	간호사 1인당 주 근무시간
②	환자 1인당 일 평균 간호시간	간호사 1인당 일 근무시간
③	간호사 1인당 주 근무시간	환자 1인당 일 평균 간호시간
④	간호사 1인당 일 근무시간	환자 1인당 일 평균 간호시간

> **TIP** 연간 필요한 간호사 수 = 연간 간호단위 총 업무량 ÷ 연간 간호사 근무시간
> = {환자 1인당 1일 평균 간호 시간 × 일평균 환자 수 × 7일 ×52주(연간 간호단위 총 업무량)×간호사 부담률}÷{간호사 1인당 주 근무시간 × 간호사 1인당 연간 근무 주수(연간 간호사 근무시간)}

Answer 11.② 12.①

13 길리스(Gillies)의 간호관리 체계모형에서 구성 요인별 예시가 바르게 짝지어지지 않은 것은?

① 생산자 투입 요소 – 간호사 직무만족도, 간호 생산성

② 소비자 투입 요소 – 환자의 중증도, 간호 요구도

③ 변환 과정 – 의사결정, 간호의 질 관리 활동

④ 산출 요소 – 간호사 이직률, 재원일수

> **TIP** ① 생산자 투입 요소에는 인력, 물자, 시설, 자금, 정보 등이 속한다.
> ② 소비자 투입 요소에는 환자의 중증도, 간호 요구도가 있다.
> ③ 변환(전환)과정은 투입을 산출로 바꾸는 과정으로 의사결정, 리더십, 동기부여 등의 관리기능의 지원하에 기획,
> 조직, 인사, 지휘, 통제라는 전환 과정을 통해 산출로 바뀐다.
> ④ 간호조직의 목표와 특성에 따라 달라지며 생산성, 만족, 활성화의 3가지 기준이 이에 속한다.

14 직무설계 방법 중 직무확대의 장점에 해당하는 것은?

① 직무의 능률성이 높아진다.

② 직무에 대한 자율성이 높아진다.

③ 작업 결과에 대한 책임부담감이 감소한다.

④ 반복적인 업무에서 발생하는 단조로움이 감소한다.

> **TIP** 다양한 과업을 수행하기 때문에 단조로움이 감소한다.
> ① 직무 단순화는 과업의 수를 줄이고 직무를 단순화하여 직무의 능률성이 높아진다.
> ② 직무 자율성이 높아지는 것은 직무충실화의 장점이다.
> ③ 직무의 범위가 넓어지므로 책임부담감이 감소한다고 보기 어렵다.

Answer 13.① 14.④

15 직무평가(job evaluation) 방법 중 서열법의 장점으로 가장 옳은 것은?

① 직무의 등급을 신속하게 매길 수 있다.

② 직무 간의 차이를 구체적으로 밝혀주고 쉽게 이해할 수 있게 하므로 조직 내의 지위와 급료문제를 쉽게 납득시킬 수 있다.

③ 직무의 상대적 차등을 명확하게 제시할 수 있다.

④ 일단 측정척도를 설정해 놓으면 타 직무를 평가할 때 용이하게 이용될 수 있다.

> **TIP** 서열법 … 피평정자를 최고부터 최저까지 상대 서열을 결정하는 방법이다. 두 사람씩 짝을 지어 비교하는 쌍대비교법과 평정요소별로 표준 인물을 선정하여 그 기준으로 평가하는 대인비교법이 있다. 평가가 쉽고 서열에 의해 관대화 및 중심화 경향을 없앨 수 있으나, 규모가 작은 집단에서만 적용이 가능하다.

16 A보건소의 보건소장은 보건인력들의 효과적인 인력 배치를 위해 〈보기〉와 같은 인력배치 원칙을 준용하였다. 〈보기〉의 설명에 해당하는 인력배치의 원칙으로 가장 옳은 것은?

〈보기〉

보건소의 목적을 효율적으로 달성하고 보건소 내 구성원들의 능력과 잠재력을 최대한으로 발휘할 수 있도록 구성원들의 능력과 직무의 특성을 동시에 고려하여 적합성을 최대화하도록 노력하였다.

---

① 균형의 원칙

② 적재적소의 원칙

③ 능력주의의 원칙

④ 인재육성의 원칙

> **TIP** 적재적소의 원칙은 개인이 가진 능력과 성격 등을 고려하여 최적의 직위에 구성원을 배치하고 능력을 발휘하게 하는 것을 말한다.
> ① 균형의 원칙 : 전체와 개인의 조화, 즉 모든 구성원들에 대한 평등한 적재적소 및 직장 전체의 적재적소를 고려하는 것을 말한다.
> ③ 능력주의의 원칙 : 개인이 가진 능력을 발휘할 수 있도록 영역을 제공하고 만족할 수 있는 보상을 제공한다.
> ④ 인재육성의 원칙 : 구성원들을 성장시키기 위한 방법으로, 구성원 당사자의 의욕과 욕망을 고려한다.

Answer 15.① 16.②

17 〈보기〉에서 설명하는 활동방법으로 가장 옳은 것은?

〈보기〉

• 각 집단이 경쟁하며 의사결정 결과를 비교, 평가하는 과정에서 의사결정 능력을 향상시키기 위해 실시하는 방법이다.

• 몇 개의 집단으로 나누어 각 집단에게 동일한 문제를 제공한 후 각 집단별로 문제를 해결하도록 한다.

---

① 감수성훈련
② 비즈니스게임법
③ 인바스켓기법
④ 브레인스토밍

TIP ① 감수성훈련 : 관리자의 능력개발을 위해 사용되는 방법으로, 외부환경과 차단시킨 상태에서 스스로를 돌아보며 자신의 경험을 공유하고 비판함으로써 타인에 대한 이해와 감수성을 높인다. 전인격적인 통찰 학습으로 태도변화를 유도한다.
③ 인바스켓기법 : 관리자의 의사결정 능력을 향상시키기 위한 모의훈련이다. 실제 상황과 비슷하게 설정한 후 문제 해결 능력이나 계획 능력을 향상시킨다. 발생 가능한 여러 문제를 쪽지에 적어 바구니 속에 넣고 그중 하나를 꺼내 조직의 기존 자원을 활용하여 문제를 해결하도록 유도한다.
④ 브레인스토밍 : 자유로운 분위기 속에서 진행되며 아이디어를 모아 합의하고 수정하는 과정을 거친다. 집단의 합의를 중시하며 짧은 시간에 많은 양의 아이디어를 도출할 수 있다. 조직 구성원들의 창의성을 증진하는 데 목적이 있다.

18 신규 간호사 대상 유도훈련(induction training)의 교육내용으로 적절한 것은?

① 인수인계 방법
② 조직의 이념
③ 업무분담 방법
④ 환자간호 방법

TIP 유도훈련(induction training) … 신규 간호사에게 진행하는 예비교육 중 하나로, 채용 후 약 3일가량 진행한다. 조직의 목적이나 이념, 구조, 목표, 방침 등 조직의 정보 등을 교육한다.

Answer 17.② 18.②

19 다음에 해당하는 환자안전과 관련된 용어는?

> • 사망, 심각한 신체적·심리적 상해 또는 그러한 결과를 초래할 수 있는 위험성을 포함한 기대하지 않았던 사건
> • 발생 시 강제적(mandatory)으로 보고해야 하는 사건

① 실수
② 근접 오류
③ 잠재적 오류
④ 적신호 사건

TIP 보기는 의료 대상자에게 장기적이고 심각한 위해를 가져온 위해사건으로 강제적 보고의 대상이 된다. 잘못된 수술이나 투약 오류 등으로 인해 심각한 장애 혹은 사망에 이를 수 있는 사건이다.
① 의도치 않게 우발적인 손상을 일으키는 행위이다.
② 의료오류가 발생하여 환자 위해 가능성이 있지만, 예방되어 위해를 가져오지 않는 사건이다.
③ 사고에 대한 근본적인 원인이 조직에 있는 경우 발생하는 오류이다.

20 다음에서 설명하는 직무설계 방법은?

> 구성원이 직무를 수행하는 과정에서 성취감, 인정감 및 고차원적인 동기 요인들이 발휘되도록 설계하는 방법으로 수직적으로 직무의 깊이를 늘리는 것이다.

① 직무순환
② 직무확대
③ 직무단순화
④ 직무충실화

TIP ① 직무순환: 직무를 바꾸며 다양한 과업을 수행하도록 설계하는 것이다.
② 직무확대: 수평적 직무의 확대와 과업 및 종류 등 직무의 범위를 증가시키는 것이다.
③ 직무단순화: 과업을 세분화, 단순화, 표준화시켜 과업의 수를 감소시키는 것이다.
※ 직무설계 방법
　㉠ 직무단순화: 과업을 세분화, 단순화, 표준화시켜 과업의 수를 감소시키는 것
　㉡ 직무순환: 직무를 바꾸며 다양한 과업을 수행하도록 설계하는 것
　㉢ 직무확대: 수평적 직무의 확대와 과업 및 종류 등 직무의 범위를 증가시키는 것
　㉣ 직무충실화: 2요인이론에 기초하여 직무내용과 환경을 설계하여 개인의 동기를 유발하는 것
　㉤ 직무특성 모형: 개인 간 차이에 의한 다양성에 따른 동기부여를 고려하여 직무를 설계하는 것

Answer 19.④ 20.④

21 간호사 보수교육에 대한 설명으로 옳은 것은?

① 보수교육은 면대면 교육인 경우에만 인정된다.

② 간호대학원 재학 중에도 보수교육을 받아야 한다.

③ 간호사는 보수교육을 매년 6시간 이상 받아야 한다.

④ 간호사 보수교육의 이수는 의료법령에 명시된 의무이다.

> **TIP** ① 명시되어 있지 않다.
> ② 해당 연도의 보수교육을 면제할 수 있다.
> ③ 8시간 이상 받아야 한다.
> ※ 보수교육〈의료법 시행규칙 제20조〉
>   ㉠ 중앙회는 법 제30조 제2항에 따라 다음의 사항이 포함된 보수교육을 매년 실시하여야 한다.
>   • 직업윤리에 관한 사항
>   • 업무 전문성 향상 및 업무 개선에 관한 사항
>   • 의료 관계 법령의 준수에 관한 사항
>   • 선진 의료기술 등의 동향 및 추세 등에 관한 사항
>   • 그 밖에 보건복지부장관이 의료인의 자질 향상을 위하여 필요하다고 인정하는 사항
>   ㉡ 의료인은 ㉠에 따른 보수교육을 연간 8시간 이상 이수하여야 한다.
>   ㉢ 보건복지부장관은 ㉠에 따른 보수교육의 내용을 평가할 수 있다.
>   ㉣ 각 중앙회장은 ㉠에 따른 보수교육을 다음의 기관으로 하여금 실시하게 할 수 있다.
>   • 법 제28조 제5항에 따라 설치된 지부 또는 중앙회의 정관에 따라 설치된 의학·치의학·한의학·간호학 분야별 전문학회 및 전문단체
>   • 의과대학·치과대학·한의과대학·의학전문대학원·치의학전문대학원·한의학전문대학원·간호대학 및 그 부속병원
>   • 수련병원
>   • 「한국보건복지인력개발원법」에 따른 한국보건복지인력개발원
>   • 다른 법률에 따른 보수교육 실시기관
>   ㉤ 각 중앙회장은 의료인이 ㉣의 다른 법률에 따른 보수교육 실시기관에서 보수교육을 받은 경우 그 교육이수 시간의 전부 또는 일부를 보수교육 이수시간으로 인정할 수 있다.
>   ㉥ 다음의 어느 하나에 해당하는 사람에 대하여는 해당 연도의 보수교육을 면제한다.
>   • 전공의
>   • 의과대학·치과대학·한의과대학·간호대학의 대학원 재학생
>   • 영 제8조에 따라 면허증을 발급받은 신규 면허취득자
>   • 보건복지부장관이 보수교육을 받을 필요가 없다고 인정하는 사람
>   ㉦ 다음의 어느 하나에 해당하는 사람에 대하여는 해당 연도의 보수교육을 유예할 수 있다.
>   • 해당 연도에 6개월 이상 환자진료 업무에 종사하지 아니한 사람
>   • 보건복지부장관이 보수교육을 받기가 곤란하다고 인정하는 사람
>   ㉧ ㉥ 또는 ㉦에 따라 보수교육이 면제 또는 유예되는 사람은 해당 연도의 보수교육 실시 전에 보수교육 면제·유예 신청서에 보수교육 면제 또는 유예 대상자임을 증명할 수 있는 서류를 첨부하여 각 중앙회장에게 제출하여야 한다.
>   ㉨ ㉧에 따른 신청을 받은 각 중앙회장은 보수교육 면제 또는 유예 대상자 여부를 확인하고, 보수교육 면제 또는 유예 대상자에게 보수교육 면제·유예 확인서를 교부하여야 한다.

Answer 21.④

22 일반병동에 근무하는 일반간호사의 직무분석을 하려고 한다. 시간적 압박이 있는 상황이라 되도록 많은 간호사를 대상으로 빠르게 직무에 관한 정보를 수집하고자 할 때 가장 적절한 방법은?

① 관찰법   ② 면접법
③ 질문지법   ④ 작업표본방법

> **TIP** 질문지법은 현장의 직무 수행자 또는 감독자에게 설문지를 배부하고 이들로 하여금 직무의 내용을 기술하게 하는 방법으로 빠르게 직무에 관한 정보를 수집할 수 있다.
> ① 관찰법 : 분석자가 직무 담당자의 업무 수행을 관찰하여 자료를 수집하는 방법이다.
> ② 면접법 : 직무 분석을 위한 자료를 직무 담당자와 직접적인 면담을 통하여 수집하는 방법으로 가장 많이 이용되는 방법이다.
> ④ 작업 표본방법 : 분석자가 특정기간동안 작업 중인 직원을 일정 간격을 두고 짧은 기간 동안 관찰하는 방법이다.

23 직무수행평가를 실시할 때 고려해야 할 사항으로 가장 옳은 것은?

① 구성원의 강점이 아닌 약점을 평가한다.
② 기대되는 수행 표준이나 목표를 평가 과정 중에 생성한다.
③ 1차 평가자는 피평가자와 직접적인 접촉을 하지 않는 사람으로 한다.
④ 적어도 두 사람 이상의 평가자가 한 사람의 피평가자를 평가하도록 한다.

> **TIP** 직무수행평가 … 구성원이 가지고 있는 능력과 근무성적, 자질 및 태도 등을 객관적으로 평가함으로 조직 내에서 구성원의 가치를 평가하는 절차이며 일정 기간에 직원들이 자신의 업무를 얼마나 잘 수행하는지에 대한 정기적, 공식적인 평가를 말한다. 직무수행평가 시 개인평가와 조직 목표를 위한 기준 사이에 적합성이 있어야 하며, 평가 업무 내용은 기대되는 수행 표준이나 목표에 직접 적용되어 사전에 결정되어야 한다. 행위적 기대는 평가자와 피평가자 서로 합의하에 개발되어야 하며, 평가자는 평가과정을 이해하고 절차도 효과적으로 사용해야 한다. 일반적으로 피평가자의 직속상관이 일차 고과자로서의 평가를 담당하고 평가는 약점뿐만 아니라 강점에 대한 부분도 포함되어야 한다.

Answer   22.③   23.④

24 〈보기〉에서 설명하는 인력개발 프로그램은?

〈보기〉

• 신규간호사가 담당할 구체적인 직무를 효과적으로 수행할 수 있도록 한다.

• 일반적으로 3 ~ 6개월까지 교육기간이 다양하다.

• 교육 내용은 간호표준, 투약 관리, 검사물 관리, 간호과정 적용, 환자교육, 인수인계, 간호기록 등이다.

---

① 실무교육

② 유도교육

③ 보수교육

④ 직무 오리엔테이션

TIP 직무 오리엔테이션은 주어진 특정 업무 대한 교육훈련으로, 유도교육 후에 이루어지며 직무 오리엔테이션 후에 평가를 통해 신규 직원의 업무 수행 능력을 확인하고 그에 따라 적정하게 인력을 배치할 수 있다.

25 다음 글에서 설명하는 직무수행평가 오류는?

A간호관리자는 간호사의 직무수행을 평가하면서 정해진 시간보다 일찍 출근하는 간호사가 업무를 더 잘 수행한다고 판단하여 직무수행능력을 '우수'로 평가하였다.

---

① 혼효과   ② 근접오류

③ 규칙적 착오   ④ 논리적 오류

TIP ④ 논리적 오류 : 논증을 구성하거나 추론을 진행하는 데 있어 그 과정이 바르지 못하여 생긴 잘못된 추리나 판단
① 혼효과 : 평정자가 지나치게 비평적인 경우로 피평정자의 실제 능력보다 더 낮게 평가하는 경향을 말한다.
② 근접오류 : 사고가 발생했으나 환자에게 도달하지 않음
③ 규칙적 착오 : 어떤 평정자가 다른 평정자들보다 언제나 후한 점수 또는 나쁜 점수를 줌으로써 나타나는 오류

Answer 24.④ 25.④

26 직무관리 과정 중 직무설계의 방법에 관한 설명으로 가장 옳지 않은 것은?

① 직무 충실화는 맥클리랜드(McClelland)의 성취동기 이론을 기초로 적극적인 동기유발을 위하여 직무수행자 스스로가 그 직무를 계획하고 통제하는 기법이다.

② 직무 단순화는 과학적 관리의 원리와 산학공학 이론을 기초로 과업을 단순하고 반복적이고 표준적으로 설계하여 한 사람이 담당할 과업의 수를 줄여 직무를 단순화시키는 기법이다.

③ 직무순환은 조직구성원들을 한 직무에서 다른 직무로 체계적으로 순환시킴으로써 다양한 과업을 수행할 수 있도록 하는 기법이다.

④ 직무확대는 과업을 수평적으로 확대하는 기법으로, 수행하는 과업의 수를 증가시켜서 과업의 단순함이 감소함으로써 직무에 대한 만족도를 높이고 결근이나 이직을 감소시키려는 기법이다.

> **TIP** 직무 충실화…직무확대방법의 단점을 보충할 수 있는 방식으로 근로자에게 동기를 부여하고 직무만족과 성과를 높이기 위해서는 단순히 직무의 수를 늘리는 것이 아니라, 직무내용을 더욱 다양하게 하고 자율성과 책임을 더 많이 부여하여 개인적인 성장과 일 자체에서 의미 있는 경험을 할 수 있는 기회를 제공해 주어야 한다는 것이다.

27 환자분류체계의 목적으로 가장 옳지 않은 것은?

① 간호수가의 산정을 위한 정보를 제공한다.

② 간호인력의 배치에 활용한다.

③ 병원표준화 실현에 활용한다.

④ 간호사의 승진체계 책정에 활용한다.

> **TIP** 환자분류체계는 상병·시술·기능상태 등을 이용해 외래나 입원환자를 자원소모나 임상적 측면에서 유사그룹으로 분류하는 시스템으로, 적정 간호인력 배치, 환자 간호요구도 측정, 차등화된 간호수가 산정 등의 이점이 있다.

Answer 26.① 27.④

2020. 6. 13. 서울특별시

28 〈보기〉의 상황에서 간호관리자가 수행해야 할 간호사 훈육 진행과정에 대한 설명으로 가장 옳은 것은?

보기

내과병동 간호관리자는 병동에 배치된 지 1달 된 신규 간호사가 아무런 연락 없이 결근하여 면담을 시행하였다. 그러나 면담 1주일 후 신규 간호사는 사전 연락 없이 낮번 근무 출근을 하지 않았다.

① 면담 후에도 규칙을 위반하였기 때문에 일정 기간 동안 정직시킨다.

② 무단 결근 문제뿐만 아니라 평상시 행동에도 문제가 있다는 점을 포함해서 훈육한다.

③ 규칙을 위반하는 행동이 또 다시 발견되었기 때문에 신규 간호사에게 구두로 경고한다.

④ 면담을 했음에도 불구하고 간호사의 행동이 개선되지 않았기 때문에 다른 부서로 이동시킨다.

> **TIP** 직원훈육의 진행과정 … 직원훈육은 다음과 같은 진행단계로 이루어진다.
> ㉠ 면담 : 관리자는 간호사와 비공식적인 면담을 통해 공식적인 행동규범을 상기시키고 이를 위반했음을 주지시키며 행동을 개선하도록 충고한다.
> ㉡ 구두견책 : 간호사의 규범위반 행동이 재발되는 경우에 관리자는 간호사에게 구두로 견책을 하고, 이때에는 간호사의 위반행동이 재발될 경우 해고를 포함한 과중한 징계조치를 받을 수 있다는 사실을 확실하게 말해야 한다.
> ㉢ 서면견책 : 간호사의 규범위반 행동이 계속 반복될 경우 서면견책을 하게 되는데, 이는 과중한 징계조치와 해고의 가능성을 경고하는 공식적인 문서로서 간호사의 위반 행동과 그러한 행동이 지속될 경우에 적용되는 벌칙에 대한 명확한 진술이 포함되어야 한다.
> ㉣ 정직 : 면담과 견책에도 불구하고 간호사의 규범위반 행동이 계속될 경우에는 수일 또는 수주간의 정직 처분을 내린다.
> ㉤ 해고 : 면담, 견책, 정직에도 불구하고 간호사의 행동이 개선되지 않을 경우에는 그 간호사는 해고될 것이다.

2019. 2. 23. 서울특별시

29 직무수행평가에서 강제배분법을 사용함으로써 감소시킬 수 있는 평가 상의 오류 유형은?

① 후광 효과

② 논리적 오류

③ 규칙적 오류

④ 관대화 경향

> **TIP** 강제배분법은 직무수행평가에서 흔히 발생하는 집중화 또는 관대화 경향을 제한하기 위해 등급을 강제배분하는 방법이다.
> ① 후광 효과 : 어떤 대상이나 사람에 대한 일반적인 견해가 그 대상이나 사람의 구체적인 특성을 평가하는 데 영향을 미치는 현상
> ② 논리적 오류 : 논증을 구성하거나 추론을 진행하는 데 있어 그 과정이 바르지 못하여 생긴 잘못된 추리나 판단
> ③ 규칙적 오류 : 어떤 평정자가 다른 평정자들보다 언제나 후한 점수 또는 나쁜 점수를 줌으로써 나타나는 오류
> ④ 관대화 경향 : 평정자가 피평가자의 수행이나 성과를 실제보다 더 높게 평가하는 오류

Answer 28.③ 29.④

30 〈보기〉의 간호전달체계의 종류는?

보기

전문직 간호사와 간호보조인력이 함께 팀을 이루어 일을 하는 것으로, 일반적으로 2~3명의 간호요원이 분담 받은 환자들의 입원에서 퇴원까지 모든 간호를 담당한다.

① 팀간호   ② 일차간호
③ 모듈간호   ④ 사례관리

> **TIP** 간호전달체계는 간호사가 대상자에게 간호를 제공하기 위하여 책임과 권한을 분담하는 조직 구조로서 간호단위라는 물리적 공간을 중심으로 간호서비스를 전달하기 위하여 구성 인력들에게 업무를 할당하거나 조직화하는 방법을 말한다.
> ③ 모듈간호는 팀 간호를 정련하고 향상시키기 위해 개발된 방법으로 2~3명의 간호사가 환자들이 입원하여 퇴원할 때까지 모든 간호를 담당한다. 팀을 작게 유지함으로써 간호계획 수립과 조정활동에 전문직 간호사가 더 많이 관여가 가능하며, 팀원들 간의 의사소통에 소요되는 시간을 줄여 환자의 직접간호에 더 많은 시간을 할애한다.

31 보상제도에 대한 설명으로 가장 옳은 것은?

① 성과급은 직무내용, 근무조건 등의 특수성에 따라 지급된다.
② 복리후생은 임금 외 부가적으로 지급되며, 보험·퇴직금 등이 포함된다.
③ 직능급은 직원의 근속 연수, 학력 등을 기준으로 지급된다.
④ 임금은 근로에 대한 대가를 말하며, 기본급 외에 수당과 상여금은 제외된다.

> **TIP** ① 성과급은 작업의 성과를 기준으로 지급하는 임금이다.
> ③ 직능급은 직무를 수행하는 능력에 따라 임금을 지급하는 방식으로, 기능, 자격, 지식, 숙련도, 경험 따위의 일정한 판정 기준에 의하여 서열을 정하고 임금을 정한다.
> ④ 임금은 근로자가 노동의 대가로 사용자에게 받는 보수로, 기본급 외에 수당, 상여금 따위가 있으며 현물 급여도 포함된다.

Answer 30.③ 31.②

2019. 2. 23. 서울특별시

32 직무수행평가는 구성원이 가지고 있는 능력, 근무성적, 자질 및 태도 등을 객관적으로 평가하는 것이다. 직무수행평가 유형에 대한 설명으로 가장 옳은 것은?

① 도표식 평정척도법(graphic rating scale)은 최고부터 최저 순위까지 상대서열을 결정하는 방법이다.

② 강제배분법(forced distribution evaluation)은 각 평정 요소마다 강약도의 등급을 나타내는 연속적인 척도를 도식하는 방법이다.

③ 중요사건기록법(critical incident method)은 논술 형태로 조직구성원의 성과에 관해 강점과 약점을 기술하는 방법이다.

④ 행위기준고과법(BARS, behaviorally anchored rating scale)은 전통적인 인사고과시스템이 지니고 있는 한계점을 극복 · 보완하기 위해 개발된 평가기법이다.

> **TIP** ④ 행위기준고과법은 중요사건기록법과 도표식 평정척도법을 결합한 방식으로 두 방법의 장점을 강화한 것이다. 주관적 판단 배제를 위해 직무분석에 기초하여 직무와 관련된 중요 과업분야를 선정하고, 각 분야에 대해 이상적인 과업 형태에서 바람직하지 못한 행태까지로 등급 구분된 평정표를 사용한다.
> ① 도표식 평정척도법은 가장 보편적으로 사용하는 방식으로 실적, 능력, 태도 등 평정요소를 나열하고 다른 한편에 각 평정요소마다 그 우열을 나타내는 척도인 등급을 표시한다. 직무분석보다는 직관을 바탕으로 평정요소가 결정되어 평정표 작성이 쉽다는 장점이 있으나, 연쇄효과나 집중과 · 관대화 경향 등 오류가 발생할 수 있다는 단점이 있다.
> ② 강제배분법은 도표식 평정척도법에서 흔히 나타날 수 있는 관대화 경향이나 집중화 경향을 줄이기 위해 사용되는 방법으로, 미리 평점점수의 분포비율을 정해 놓는 방법이다.
> ③ 중요사건기록법은 근무평정기간 중에 일어난 근무실적에 영향을 주는 중요사건들을 기록해 두었다가 이를 중심으로 피평가자를 평가하는 방법이다.

2019. 6. 15. 지방직

33 다음 글에서 설명하는 환자분류방법은?

> 간호서비스 유형과 양을 결정하는 환자군별 특징을 광범위하게 기술하고 이를 기준으로 유사성에 기초하여 환자를 분류한다.

① 요인평가법   ② 원형평가법
③ 점수평가법   ④ 서술평가법

> **TIP** 원형평가법 … 환자를 3~4개의 군으로 나누어 군별 전형적인 특성을 광범위하게 기술하고, 이를 기준으로 유사성에 기초하여 환자를 분류하여 간호서비스 유형과 양을 결정한다.

Answer 32.④ 33.②

34 직무평가방법에 대한 설명으로 옳은 것은?

① 서열법 – 표준 척도 없이 직무별 중요도와 가치를 종합적으로 비교하는 방법

② 점수법 – 중요도가 유사한 직무를 묶어서 분류 후 그룹별 특성을 기술하고 점수를 부여하는 방법

③ 직무등급법 – 기준이 되는 특정 직무를 선정하고 다른 직무를 기준 직무와 비교하여 등급을 결정하는 방법

④ 요소비교법 – 직무평가 요소별로 중요도에 따라 점수를 부여하고 직무별 총점을 산출하는 방법

> **TIP** ② 점수법 : 직무와 관련된 각 요소들을 구분하여 그 중요도에 따라 평가한 다음 점수를 합산하여 각 직무의 가치를 매기는 방법
> ③ 직무등급법 : 서열법보다 좀 더 발전한 것으로 사전에 직무등급표를 만들고 각 직무를 직무등급표의 분류기준과 비교 검토하여 해당 등급에 편입시키는 방법
> ④ 요소비교법 : 가장 핵심이 되는 몇 개의 기준직무를 선정하고 각 직무의 평가요소를 기준직무의 평가요소와 결부시켜 비교함으로써 모든 직무의 상대적 가치를 결정하는 방법

35 조직 내 간호인력 수요예측에 관한 설명으로 옳지 않은 것은?

① 간호업무량을 파악하기 위해 시간–동작 분석 결과를 활용한다.

② 간호인력 수요는 환자 수, 환자 요구도, 병상점유율의 영향을 받는다.

③ 사전에 직무분석을 통해 직무 내용 및 해당 인력의 자격요건을 결정한다.

④ 간호 업무의 난이도와 중요도를 반영하기 위해 서술적 방법으로 인력을 산정한다.

> **TIP** ④ 서술적 방법은 환자를 유형에 따라 분류하여 설정한 간호표준에 따라 간호인력을 산정한다. 산정과정이 비교적 쉽고 빨리 수행할 수 있지만 환자의 중증도와 그에 따른 간호인력 요구의 증감 반영할 수 없다.

Answer 34.① 35.④

2019. 6. 15. 서울특별시

36 신입간호사의 새로운 역할 습득과 성공적인 조직사회화를 도와주는 프리셉터(preceptor)에 대한 설명으로 가장 옳은 것은?

① 신입간호사의 선택에 따라 프리셉터가 결정된다.

② 프리셉터는 신입간호사와 비공식적인 관계를 맺고 보이지 않게 심리적 지원을 한다.

③ 신입간호사의 '현실충격(reality shock)'을 인정하고 1:1 교육으로 가장 효과적인 학습기회를 제공한다.

④ 신입간호사가 새로운 역할을 습득하여 독립적으로 업무 수행을 할 수 있을 때까지 프리셉터가 지속적으로 교육한다.

> **TIP** 프리셉터십(preceptorship)은 숙련된 간호사가 학습자와의 1:1 상호작용을 통해 간호실무 능력을 지도, 감독, 평가하는 것이다. 신규간호사들은 간호대학에서의 교육과 임상현장 간의 격차, 실무현장에서 필요한 전문지식 및 기술 부족, 상황 판단력 미숙 등으로 인해 현실충격을 겪고 있다. 프리셉터십을 통해 신규간호사가 현실충격을 극복하고 효율적으로 임상실무에 적응해 역할을 해나갈 수 있도록 도울 수 있다.

2018. 5. 19. 제1회 지방직

37 다음 설명에 해당하는 간호전달체계 유형은?

> • 비용의 절감과 질 보장을 목적으로 환자가 최적의 기간 내에 기대하는 결과에 도달할 수 있도록 고안됨
> • 모든 의료팀원들의 다학제적 노력을 통합하여 환자결과를 향상시키는 데 초점을 둠

① 사례관리   ② 팀간호방법

③ 일차간호방법   ④ 기능적분담방법

> **TIP** 제시된 내용은 사례관리에 대한 설명이다.
>
> ※ 간호전달체계 유형
>   ㉠ 전인간호방법 : 가장 오래된 간호전달체계로, 간호사가 각자에게 할당된 환자의 요구를 충족시키기 위해 모든 책임을 담당한다.
>   ㉡ 기능적 간호방법 : 간호인력 별로 특정 업무를 배정하여 그 업무만을 기능적으로 수행하도록 하는 방법으로, 환자가 필요로 하는 간호를 총체적으로 수행하는 것과는 거리가 멀다.
>   ㉢ 팀간호방법 : 보조 인력들이 정규 간호사의 지시 아래 환자간호에 참여하는 것으로, 간호사는 팀 리더로서 팀에 할당된 모든 환자의 상태와 요구를 알아야 하며 간호대상자의 개별적인 간호 계획을 수립한다.
>   ㉣ 일차간호방법 : 일차 간호사는 한 명 이상의 환자를 입원 혹은 치료 시작부터 퇴원 혹은 치료를 마칠 때까지 24시간 내내 환자 간호의 책임을 담당한다.
>   ㉤ 사례관리방법 : 환자가 최적의 기간 내에 기대하는 결과에 도달할 수 있도록 고안된 건강관리체계로 모든 의료팀원의 노력을 통합하여 환자의 목표를 달성하는 데 초점을 두는 방법이다.

Answer   36.③   37.①

38 내부모집과 외부모집의 일반적인 특징의 비교로 바르게 연결한 것은?

	내부모집	외부모집
① 모집 범위	넓다	좁다
② 모집 비용	많다	적다
③ 인력개발 비용	적다	많다
④ 신규직원 적응 기간	짧다	길다

TIP 내부모집과 외부모집의 장단점

구분	내부모집	외부모집
장점	• 고과기록으로 적합한 인재를 적재적소에 배치 → 검증된 인재 • 직원의 사기 향상, 동기유발 • 훈련과 사회화 기간 단축 • 재직자의 직장안전 제공 • 신속한 충원과 비용 절감	• 모집범위가 넓어 유능한 인재 영입 • 인력개발 비용절감(경력자) • 새로운 정보와 지식의 도입이 용이 → 조직에 활력을 북돋움 • 조직 홍보 효과
단점	• 모집범위의 제한으로 유능한 인재영입이 어려움 • 조직 내부정치와 관료제로 인한 비효율성 • 내부 이동의 연쇄효과로 인한 혼란 • 급속한 성장기 조직의 인력부족 • 창의성 결여로 조직 발전을 저해 • 다수 인원 채용 시 인력공급 불충분	• 권력에 의한 부적격자 채용 가능성 • 안정되기까지는 비용 시간 소모 • 내부 인력의 사기 저하 • 채용에 따른 비용 부담 • 신규직원 적응기간의 장기화

39 간호 인력예산 수립 시 고려해야 할 것만을 모두 고른 것은?

㉠ 입원 환자 수	㉡ 결근 · 이직률
㉢ 간호전달체계	㉣ 간호소모품 사용량

① ㉠, ㉡   ② ㉡, ㉢

③ ㉠, ㉡, ㉢   ④ ㉠, ㉢, ㉣

TIP 인력예산이란 조직을 운영하는 데 필요한 노동력을 조달하기 위해 소요되는 비용으로, 간호 인력예산 수립 시에는 환자의 수와 환자의 간호요구도, 간호시간, 간호 인력의 결근 · 이직률 등을 종합적으로 고려해야 한다.

Answer 38.④ 39.③

2017. 6. 17. 제1회 지방직

40 다음 글에서 설명하는 길리스(Gillies)의 간호인력 산정에 대한 접근 방법은?

> K병원의 간호부장은 환자분류체계에 따른 환자유형별 간호표준을 정하고, 그 표준에 따라 정해진 업무 수행빈도와 난이도를 기초로 하여 필요한 간호 인력의 수요를 예측하였다.

① 서술적 접근방법　　　　　　　　　② 원형적 접근방법
③ 산업공학적 접근방법　　　　　　　④ 관리공학적 접근방법

> **TIP** 간호인력 산정
> ㉠ 서술적 접근방법 : 간호제공자 입장에서 환자의 유형을 확인하여 간호표준을 설정하고, 그 간호업무를 수행하기 위해 필요한 간호사 대 환자의 비율을 결정하는 방법
> ㉡ 산업공학적 접근방법 : 간호업무를 통하여 인력의 수를 결정하는 방법으로 생산성 향상을 위해 시간-동작분석 과 같은 기술들을 이용하여 모든 간호활동을 분석하고 각각의 활동에 소요된 간호시간을 측정하여 간호업무의 흐름을 분석하고 각 업무에 필요한 간호인력을 산정하는 방법
> ㉢ 관리공학적 접근방법 : 계획, 조직, 인사, 통제 등 관리과정 도입하여 간호표준을 정하고 그에 따라 업무 수행 빈도와 난이도를 기초로 하여 간호인력을 산정하는 방법

2017. 6. 17. 제1회 지방직

41 다음 글에서 설명하는 직무수행평가의 오류 유형은?

> 수간호사는 우연하게 A간호사의 부정적인 면을 보게 되었다. 수간호사는 그 일로 인하여 A간호사에 대하여 불신을 하게 되었고, 다른 업무요소도 부족하다고 판단하여 직무수행평가 점수를 실제 능력보다 낮게 주었다.

① 후광효과(halo effect)　　　　　　② 혼효과(horn effect)
③ 중심화경향(central tendency)　　　④ 관대화경향(leniency tendency)

> **TIP** ② 혼효과 : 평정자가 지나치게 비평적인 경우로 피평정자의 실제 능력보다 더 낮게 평가하는 경향을 말한다.
> ① 후광효과 : 어떤 대상을 평가할 때 그 대상의 어느 한 측면의 특질이 다른 특질에까지 영향을 미치는 것으로 어떤 특정 요소가 탁월하게 우수하여 다른 평정요소도 높게 평가하는 경향을 말한다.
> ③ 중심화경향 : 극단적인 평가를 기피하여 평균치로 집중해서 평가하는 경향이다.
> ④ 관대화경향 : 실제 능력이나 업적보다 높게 평가하는 경향이다.

Answer 40.④ 41.②

2017. 6. 17. 제1회 지방직

42 다음 글에서 설명하는 직무설계 방법은?

> • K병원 간호부는 간호·간병통합서비스를 시행하려고 한다. 이에 따라 기능적 간호업무 분담체계를
>   팀 간호체계로 전환하고자 한다.
> • 이때 단순업무를 담당하는 간호사에게 난이도가 높고 보다 질적인 간호업무를 수행하도록 하여 성취
>   감을 발휘할 수 있도록 한다.

① 직무충실화   ② 직무순환

③ 직무확대   ④ 직무단순화

TIP 직무설계 방법
  ㉠ 직무전문화(직무단순화) : 아담 스미스의 분업의 원리에 따라 작업을 가능한 한 단순화, 전문화시켜 노동의 효
     율성을 증대하는 직무설계를 말한다.
  ㉡ 직무순환 : 종업원들에게 직무전문화의 결과인 단일 과업만을 수행토록 하는 것이 아니라 다양한 경험을 위해
     다른 직무를 순환하여 수행하게 하는 것을 말한다.
  ㉢ 직무확대 : 다양성과 재량권을 높이기 위해 전문화된 단일 과업을 수평적으로 확대하는 것으로 직무를 이루는
     과업의 수를 늘리는 것을 말한다.
  ㉣ 직무충실화 : 단순히 직무의 경험이나 수를 늘리는 것이 아니라 과업을 수직적으로 확대하여 권한과 책임을 부
     여함으로써 직무내용을 풍부하게 하는 것을 말한다.

2016. 6. 18. 제1회 지방직

43 직무분석에 대한 설명으로 옳은 것은?

① 직무분석 방법에는 설문지법, 면접법, 관찰법 등이 있다.

② 직무분석은 유사 직무들과 비교하여 특정 직무가 갖는 상대적 가치를 측정하는 것이다.

③ 직무분석은 담당할 과업의 수를 줄여 직무를 단순화시키거나 직무의 범위를 확대시키는 과정이다.

④ 직무분석의 결과로 도출되는 직무의 개요, 내용, 특성, 근무 조건은 직무명세서(job specification)
   에 기술한다.

TIP 직부분석은 작업 내용, 책임, 일의 난이도, 그 일을 하는 데 필요한 경비, 능률 등을 밝히는 것으로 다음과 같은
   목적을 갖는다.
   ㉠ 권한과 책임의 한계를 명확히 한다.
   ㉡ 합리적 채용, 배치, 승진 등의 기초자료를 제공한다.
   ㉢ 인사고과와 업무개선을 위한 기초자료를 제공한다.
   ㉣ 임금결정, 안전관리, 작업조건개선의 기초자료로 활용한다.

Answer 42.① 43.①

44 직무수행평가 방법에 대한 설명으로 옳은 것은?

① 강제배분법은 소수의 피평가자를 대상으로 할 때 유용하다.

② 도표식 평정척도법은 평가자의 관대화 또는 가혹화 경향을 예방한다.

③ 목표관리법은 장기적인 목표를 위주로 하여 정성적 평가 기준을 주로 활용한다.

④ 행위기준 평정척도법(BARS)은 직무와 관련된 구체적 행동 기준을 척도로 사용한다.

> **TIP** ① 강제배분법은 다수의 피평가자를 대상으로 할 때 유용하다.
> ② 도표식 평정척도법의 단점으로 평정요소의 선택 곤란, 집중화·관대화·연쇄효과의 발생을 꼽는다.
> ③ 목표관리법은 측정이 가능한 단기 목표를 위주로 한다.

45 다음 글에 해당하는 직무 수행평가 방법은?

> 관리자가 직무에 해당하는 중요 영역들을 추출하여 몇 개의 범주 또는 차원으로 나눈 다음 각 범주의 주요 직무내용을 6~10개 정도의 항목으로 나누어 평가하는 방법으로, 장점과 개선점을 제시할 수 있고 평가 시 주관성을 줄여 나갈 수 있는 방법이다.

① 서열법

② 중요사건 기록법

③ 강제 배분법

④ 행위기준 평정척도법

> **TIP** 행위기준 평정척도법 … 평가직무를 관찰 가능한 행위의 성과로 측정할 수 있도록 척도화한 방법으로 교육이나 임금 등의 자료로 이용될 수 있는 실제 직무 행위를 계량적으로 파악할 수 있다. 도표식과 중요사건 기록법으로, 직무분석에 기초하여 주요과업분야를 선정하고 이 과업 분야별로 바람직한 또는 바람직하지 않은 행태의 유형 및 등급을 구분하여 제시한 뒤 각 등급마다 중요행태를 명확하게 기술하여 점수를 부여하는 방법이다.

2015. 6. 13. 서울특별시

46 A노인요양병원 간호부에서 경력간호사를 선발하기 위해 '병원경력 5년, 석사 이상, 노인전문간호사 자격증 취득자 우대'의 조건으로 간호사 외부모집공고를 시행하였다. 이러한 공고 내용은 다음 중 무엇으로부터 얻을 수 있는가?

① 직무설계   ② 직무평가
③ 직무기술서   ④ 직무명세서

> **TIP** ① 직무설계 : 조직의 과업을 세분화하여 부서나 개인에게 과업을 배정하는 과정
> ② 직무평가 : 다른 직무들과 비교하여 특정한 직무가 갖는 상대적 가치를 측정하는 과정
> ③ 직무기술서 : 직무를 수행하는데 요구되는 사항들을 구체적으로 서면화한 것(포함되어야 할 내용으로는 직무명, 근무위치, 직무개요, 직무내용, 기구와 장비, 물품과 서식, 감독, 근무조건, 위험 등이 있다)
> ④ 직무명세서 : 각 직무에 필요한 자격요건을 직무기술서에서 찾아내어 더욱 상세하게 기술한 것. 직무를 수행하는 사람의 인적특성(성격, 경험, 지식, 교육수준 등)

2014. 6. 21. 제1회 지방직

47 환자분류체계에 대한 설명으로 옳은 것은?

① 원형평가체계는 직접간호시간과 간접간호시간을 측정하여 환자를 분류한다.
② 요인평가체계는 환자의 간호의존도를 영역별로 점수화하여 총점으로 환자를 분류한다.
③ 원형평가체계는 직접간호요구에 대한 대표적 지표를 설정하고 이를 평가하여 환자를 분류한다.
④ 요인평가체계는 환자를 3 ~ 4개의 군으로 나누어 군별 전형적인 특성을 광범위하게 기술하고, 이를 기준으로 환자를 분류한다.

> **TIP** 환자의 분류체계는 환자의 간호요구에 따라 환자를 분류한 후, 환자분류에 따라 필요한 간호시간을 산출하여 간호 인력의 산정근거로 사용하는 방법으로 원형평가제, 요인평가제, 실시간요인별 전산화체계로 나뉘어진다.
> ① 실시간요인별 전산화체계에 대한 설명이다.
> ④ 원형평가체계에 대한 설명이다.

Answer 46.④ 47.②

48 다음 글에서 설명하는 직무 수행 평가의 오류는?

입사 동기인 A 간호사와 B 간호사는 비슷한 정도의 양과 난이도의 간호 업무를 성실히 수행하고 있다. 간호단위관리자는 직무수행 평가 바로 전날 한 번 지각한 A 간호사를 석 달 전에 두 번 지각한 B 간호사보다 더 낮게 평가하였다.

① 혼 효과   ② 근접 착오
③ 가혹화 경향   ④ 선입견에 의한 착오

> **TIP** ① 혼 효과 : 한 분야를 잘못하면 모두 가혹하게 평가하는 경향(↔ 후광 효과)
> ② 근접 오류 : 최근의 실적이나 능력을 중심으로 평가하는 것
> ③ 가혹화 경향 : 평가자 자신의 고유 가치를 나타내지 못할 때 피평가자를 불리하게 생각하는 경향
> ④ 선입견에 의한 오류 : 평가 외적인 요소(성별, 종교, 출신학교 등)가 평가에 영향을 미치는 것

49 다음에서 설명하는 환자간호전달체계는?

포괄적인 의료 서비스와 양질의 의료를 제공하고, 진료비용의 지불과 효과적이면서 가장 적절한 시간 및 자원으로 환자의 삶의 질을 높이고 자원 효율화를 위한 추후관리 시스템이다.

① 1차 간호방법   ② 사례관리
③ 모듈간호방법   ④ 팀간호 방법
⑤ 개별간호방법

> **TIP** ① 1차 간호방법 : 1명의 간호사가 4~6명의 입원환자에게 총체적 간호를 제공하고 24시간 책임지는 것이 특징이다.
> ③ 모듈간호방법 : 팀간호와 1차 간호를 합친 것으로 2~3명이 팀을 구성하여 8~12명의 정해진 지역에 따라 분배한다.
> ④ 팀간호 방법 : 팀 리더가 업무를 분담, 업무 안내, 환자 간호에 대한 결정, 환자의 개별적 간호계획을 수립하고 팀원을 돕는다.
> ⑤ 개별간호방법 : 한 명의 간호사에게 한 명의 환자를 분담하여 그들이 필요한 모든 간호를 제공하는 전인적 환자간호방법이다.

Answer 49.② 49.②

출제 예상 문제

1 다음 중 사례방법에 관한 설명으로 가장 옳은 것은?

① 입원환자의 재원기간을 늘릴 수 있는 단점이 있다.

② 격리환자의 경우에도 모든 간호를 한 간호사가 24시간 동안 책임을 진다.

③ 다학제 접근이 용이하고 사례관리자가 필요하다.

④ 환자의 비용부담이 크다.

TIP ④ 일정 기간 동안 가족에 의해 간호사가 채용되므로 환자의 비용부담이 크다.
① 입원자의 재원기간을 단축시키고 비용을 감소시킬 수 있다.
② 간호학생을 가르치거나 중환자, 격리환자와 같이 위급한 상황인 경우 짧은 기간 동안만 적용한다.
③ 사례관리에 관한 설명이다.

2 직무설계에 대한 설명 중 가장 옳지 않은 것은?

① 직무재설계를 통한 자율성 및 기능의 다양성 제고는 외적 보상의 형태이다.

② 직무설계의 방법으로는 시간연구와 동작연구가 있다.

③ 조직의 목표를 달성하고, 직무를 맡고 있는 담당자의 개인적인 욕구를 만족시키기 위한 직무내용, 직무기능 및 직무 간의 상호관계를 결정하는 것이다.

④ 모든 계층의 조직구성원으로 하여금 직무 그 자체에서 만족과 의미를 부여받도록 하여 직원의 모티베이션과 생산성을 향상시키는 데 직무설계의 목적이 있다.

TIP 내적 보상의 형태이다.

Answer 1.④ 2.①

3 다음 중 훈육의 과정으로 옳은 것은?

> ㉠ 면담
> ㉡ 구두견책
> ㉢ 서면견책
> ㉣ 정직
> ㉤ 해고

① ㉠→㉡→㉢→㉣→㉤
② ㉠→㉢→㉡→㉣→㉤
③ ㉡→㉠→㉢→㉣→㉤
④ ㉡→㉢→㉠→㉣→㉤

TIP 직원훈육의 진행과정
    ㉠ **면담**: 관리자는 간호사와 비공식적인 면담을 통해 공식적인 행동규범을 상기시키고 이를 위반했음을 주지시키며 행동을 개선하도록 충고한다.
    ㉡ **구두견책**: 간호사의 규범위반 행동이 재발견되는 경우에 관리자는 간호사에게 구두로 견책을 하고, 이때에는 간호사의 위반 행동이 재발될 경우 해고를 포함한 과중한 징계조치를 받을 수 있다는 사실을 확실하게 말해야 한다.
    ㉢ **서면견책**: 간호사의 규범위반 행동이 계속 반복될 경우 서면견책을 하게 되는데, 이는 과중한 징계조치와 해고의 가능성을 경고하는 공식적인 문서로서 간호사의 위반 행동과 그러한 행동이 지속될 경우에 적용되는 벌칙에 대한 명확한 진술이 포함되어야 한다.
    ㉣ **정직**: 면담과 견책에도 불구하고 간호사의 규범위반 행동이 계속될 경우에는 수일 또는 수주간의 정직 처분을 내린다.
    ㉤ **해고**: 면담, 견책, 정직에도 불구하고 간호사의 행동이 개선되지 않을 경우에는 그 간호사는 해고될 것이다.

4 사례관리에 관한 설명 중 옳지 않은 것은?

① 의사와 간호사만이 사례관리자로서 업무계획에 참여할 수 있다.
② 다학제 접근이 용이하다.
③ 환자가 최적의 기간 내에 기대하는 결과에 도달할 수 있도록 고안된 건강관리체계이다.
④ 의료팀 간의 효과적·효율적인 의사소통이 이루어진다.

TIP 의사와 간호사만이 사례관리자로서 업무계획에 참여할 수 있는 것은 아니며, 의료기관에 따라 의료팀의 일원인 사회사업가나 타 건강전문가가 사례관리자로서의 역할을 수행하기도 한다.

Answer 3.① 4.①

5 직무만족 성과를 높이기 위해 직무의 내용을 더욱 다양화하고 자율성과 책임을 더 많이 부여하는 직무설계 방법은?

① 직무확대

② 직무순환

③ 직무충실화

④ 직무전문화

> **TIP** **직무확대** … 과도한 전문화를 통한 작업의 비인간화와 관련된 비판에 대응하여 조직구성원의 보다 많은 능력을 이용하도록 직무내용을 확대함으로써 직무에 대한 만족을 높이고 결근이나 이직이 줄어들 것이라 보는 것이다.
> ㉠ 장점
>   • 전문화에 의한 직무설계와 달리 직무의 단조로움을 줄여줄 수 있기 때문에 직무만족감을 높여 준다.
>   • 과도한 전문화로 인해 작업의 비인간화와 관련된 비판에 대응하여 조직구성원의 보다 많은 능력을 이용하도록 직무내용을 확대함으로써 직무에 대한 만족감을 높이고 결근율과 이직률을 감소시키는 효과가 있다.
> ㉡ 단점
>   • 관심의 범위가 적거나 복잡성을 이해하지 못하는 직원들은 확대된 작업에 적응할 수 없다.
>   • 직무의 본질적인 성격은 그대로 남아 있으면서 직원이 해야 할 일거리만 늘었다는 불평도 있을 수 있다.

6 다음 중 노조에 가입하거나 가입하지 않거나 근무조건에 영향을 주지 않는 시스템은?

① agency shop

② closed shop

③ open shop

④ union shop

> **TIP** ① 에이전시 숍(agency shop) : 종업원들 중에서 조합가입의 의사가 없는 자에게는 조합가입이 강제되지 아니하나 조합가입에 대신하여 조합비를 조합에 납입하여야 하는 제도를 말한다.
> ② 클로즈 숍(closed shop) : 사용자가 종업원을 고용할 때 노동조합의 조합원에 한하고 종업원이 조합으로부터 제명되거나 탈퇴하면 해고시킬 의무를 지는 제도를 말한다.
> ③ 오픈 숍(open shop) : 종업원 자격과 노동조합원 자격과의 관계를 완전히 자유롭게 하는 제도로서 종업원은 노동조합 가입이 자유이며 탈퇴하거나 제명당해도 종업원 자격을 상실하지 않는다.
> ④ 유니온 숍(union shop) : 노동자를 신규채용할 때는 노동조합원인지의 여부와 관계없이 누구나 채용할 수 있지만 일단 채용된 사람은 일정 기간 안에 조합에 가입하지 않으면 해고당하고 또한 조합원 자격을 상실한 사람도 해고되는 제도를 말한다.

Answer 5.① 6.③

7 직무기술서 중 허츠버그의 2요인론을 바탕으로 직원들에게 동기를 부여하여 직무만족과 성과를 높이기 위해 고안된 방법은?

① 직무순환   ② 직무확대

③ 직무단순화   ④ 직무충실화

TIP 직무충실화는 허츠버그의 2요인이론에 기초하여 구성한다. 적극적인 동기유발을 위하여 직무가 동기부여요인을 충족시킬 수 있도록 재구성하는 방법을 말한다.

8 甲병원 소아과에 신규배치된 김 간호사가 아기의 울음소리와 칭얼거림으로 인해 정서적인 불안정을 보이자, 간호부에서는 이를 고려하여 근무부서 변동에 반영하기로 하였다. 이때 고려하여야 할 가장 객관적인 자료는?

① 작업조건   ② 직무명세서

③ 직무분류서   ④ 직무기술서

TIP ② 직무명세서란 직무분석의 결과 작성되는 직무기술서를 발전시켜서 직무가 요구하는 특성을 보다 구체적으로 명시해 놓은 것으로, 직무를 수행하는 사람에 대한 일반적인 사항, 성격요건, 경험, 지식, 기술숙련, 체력, 교육의 수준요건 등을 명시한다.

9 다음 중 직무기술서에 명시되어야 할 내용으로 볼 수 없는 것은?

① 소속부서 · 직무명, 직무번호

② 직무개요, 책임, 기구와 장비

③ 정신적 및 신체적 요건, 위험성

④ 경험, 지식, 교육의 수준요건

TIP ④ 직무명세서에 명시되어야 할 내용이다.
※ 직무기술서 … 직무분석을 통해 얻은 어떤 특정 직무에 관한 자료와 정보를 직무의 특성에 중점을 두고 체계적으로 정리 · 기록한 문서로서 직무확인(직무명, 직무번호, 소속부서명), 직무개요(다른 직무와 구별될 수 있는 직무수행의 목적이나 내용의 약술), 직무내용, 직무요건(기술요건, 직무수행에 필요한 책임, 전문지식과 같은 자격요건, 정신적 및 신체적 요건, 작업요건) 등이 포함된다.

Answer   7.④   8.②   9.④

10 다음 중 직무명세서에 대한 설명으로 옳은 것은?

① 직무기술서라고 한다.

② 직무의 특성에 대한 일종의 설명서이다.

③ 직무명세서의 내용은 조직원 모두에게 공개해서는 안된다.

④ 직무수행에 필요한 개인적 특성이나 인적요건을 밝힌다.

> **TIP** 직무명세서란 그 직무를 수행하는 사람의 성격요건, 경험, 지식, 기술, 체력, 교육수준 등을 구체적으로 계량화하여 명시하는 것이다.

11 다음 중 직무설계에 대한 설명으로 옳은 것은?

① 구성원의 만족이나 개인의 만족의 필요성에 관계없이 조직에 맞게 설계한다.

② 직원들의 만족이나 업무수행요구에 부흥하도록 설계한다.

③ 경제적인 효율보다는 조직구성원의 동기화를 추구한다.

④ 직무설계시 구성원의 개인차는 고려할 수 없다.

> **TIP** 직무설계의 정의
> ⊙ 경영효율의 유지 및 개선을 위해 직무의 내용이 직원 개개인의 능력 및 희망과 가능하면 일치하도록 작업, 작업환경 및 노동조건을 조직화하는 것이다.
> ⓛ 조직의 목표를 달성하고, 직무를 맡고 있는 담당자의 개인적 욕구를 만족시키기 위한 직무내용, 직무기능 및 직무 간의 상호관계를 결정하는 것이다.

12 간호조직에 있어서 직무평가위원회의 구성원이라 할 수 없는 사람은?

① 직원   ② 환자
③ 간호관리자   ④ 인사전문가

> **TIP** 간호부의 최고책임자는 작업이 평가되고 있는 몇 명의 직원, 1명의 간호관리자, 1명의 인사전문가, 1명의 작업분석가가 포함되어 있는 6~7명으로 구성된 직무평가위원회를 임명해야 한다.

Answer 10.④ 11.② 12.②

13 직무관련정보(직무분석을 위한) 수집방법으로 옳지 않은 것은?

① 자가보고일기 – 관찰이 어려운 직무분석에 많이 활용한다.

② 면접법 – 작업정보를 얻는 가장 효과적인 방법이다.

③ 질문지법 – 빠른 정보수집이 가능하다.

④ 관찰법 – 가장 시간소모적인 방법이다.

TIP ② 관찰법에 관한 설명이다.

※ 관찰법

ⓐ 작업정보를 얻는 가장 효과적인 방법으로, 조사자가 직접 직무담당자가 수행하는 것을 관찰하는 가장 시간 소모적인 방법
이다.

ⓑ 관찰법에는 한 사람이 한 번에 한 사람의 직원만을 관찰하는 방법과 한 사람이 여러 직원을 관찰·기록하는 방법이 있다.

ⓒ 직무수행을 관찰할 때 업무의 성질에 따라서 계속적으로 관찰할 것인지, 시간간격을 두고 관찰할 것인지를 결정해야 한다.

ⓓ 정확한 정보를 수집할 수 있지만 시간과 노력이 많이 든다.

14 다음 중 직무평가와 관련된 설명으로 옳지 않은 것은?

① 직무평가의 과정에는 작업을 분석하는 과정이 포함된다.

② 직무설명서는 직무분석이 끝난 후 작성되어야 한다.

③ 직무평가는 공정한 급여체계와 효과적인 승진제도의 필수조건이다.

④ 직무평가는 한 특정 직무가 갖는 가치를 다른 직무와 비교해서 체계적으로 평가하는 것이다.

TIP ② 직무설명서는 작업분석을 하면서 작성되어야 한다.

15 다음 중 직무평가의 목적으로 볼 수 없는 것은?

① 인력개발의 합리성 제고   ② 효과적인 승진제도의 필수조건

③ 공정한 급여체계의 확립   ④ 징계조치

TIP 직무평가는 공정한 급여체계와 효과적인 승진제도의 근거자료로 직무의 난이도, 책임, 중요성, 학력, 능력, 경험, 업무시간 등을
비교·평가하며 각 직무의 상대적인 가치를 결정하고, 공정한 급여의 차이에 대한 근거로 삼기 위해서이다.

Answer 13.② 14.② 15.④

16 다음 중 직무기술서 작성요령으로 옳지 않은 것은?

① 직무기술서는 규격화된 형태에 따라 작성되어야 한다.

② 각 직무는 그 직무의 기술수준과 계급적 위치를 시사할 수 있도록 다양한 명칭으로 언급되어야 한다.

③ 직무환경에는 물리적 · 심리적 · 감정적 환경과 다른 직무와의 상호관계 등이 포함된다.

④ 직무기술서는 그 직무에 포함되는 과업들이 제시되어야 한다.

> **TIP** ② 각 직무는 직원과 관리자가 혼동하지 않도록 하나의 명칭으로 언급되어야 한다.

17 직무평가방법 중 가장 단순하고 신속하나 가장 부정확성이 따르는 방법은?

① 점수법   ② 요인비교법
③ 직무분류법   ④ 직무서열법

> **TIP** 직무서열법 … 각 직무를 그 부서의 다른 직무와 비교해서 최상위의 직무에서 최하위의 직무로 순위를 배열하는 것으로, 직무평가를 가장 간단하고 신속하게 할 수 있는 방법이나 직무평가를 대충하기 때문에 가장 부정확한 방법이다.

18 다음 중 직무의 내용, 직무의 기능, 직무 간의 관계를 규정하는 단계는?

① 직무설계   ② 직무분석
③ 직무기술   ④ 직무평가

> **TIP** 직무설계 … 업무에 대해서 수행자를 고려하며 직무의 내용, 직무의 기능, 직무 간의 관계를 규정하는 것을 말한다.

19 Hackman이 개발한 '직무특성모형'에 의한 다섯 가지 직무차원이 아닌 것은?

① 기능다양성   ② 과업정체성
③ 불확실성   ④ 피드백

> **TIP** Hackman과 Oldham은 기능다양성, 과업정체성, 직무중요성, 자율성, 피드백의 다섯 가지 직무특성을 파악하여 이러한 직무특성 간의 상호관련성과 직원의 성과, 동기유발 및 만족에 미치는 영향관계를 설명하였다.

Answer   16.② 17.④ 18.① 19.③

20 다음 중 점수법의 장점에 해당하는 것은?

① 직무평가가 쉽고 단순하다.

② 평가결과에 대한 이해와 신뢰를 얻을 수 있다.

③ 임금이나 급료문제에 대해 쉽게 납득할 수 있다.

④ 여러 직무 사이의 공통요인을 확인하기 쉽다.

> **TIP** ①③④ 직무등급법의 장점에 해당한다.
>
> ※ 점수법
>   ⊙ 의의 : 직무평가의 또다른 하나의 계량화방법으로 각 직무를 요소별로 분류하고 직무 내에서의 상대적 중요도에 따라 요소에 점수를 부과한다.
>   ⓒ 장점
>   • 분석적으로 설정된 평가척도이므로 어느 정도 신빙성이 있다.
>   • 각 직무의 점수에 의해 직무 간의 상대적 차이를 명확하게 할 수 있어 평가결과에 대한 이해와 신뢰를 얻을 수 있다.
>   • 현존하는 임금률을 알고 있는 분석가에 의해 왜곡될 우려가 적다.
>   • 임금률은 여러 직원노조들이 협상하는 힘에 의해 더 영향을 받는다.

21 단순하고 반복적인 직무를 다양하게 변화시키기 위하여 직무의 범위를 늘리는 방법은?

① 직무확대   ② 직무충실화

③ 직무순환   ④ 직무전문화

> **TIP** 직무확대 … 작업의 흐름 중에서 작업자가 맡은 직무를 보다 다양하게 하기 위해 직원이 수행하는 과업의 수와 종류를 증가시키는 것이다. 즉, 과도한 전문화를 통한 작업의 비인간화와 관련된 비판에 대응하여 조직구성원의 보다 많은 능력을 이용하도록 직무내용을 확대함으로써 직무에 대한 만족을 높이고 결근이나 이직이 줄어들 것이라 보는 것이다.

22 다음 중 직무순환의 장점은?

① 비용을 감소시킬 수 있다.   ② 변화에 적응하여 융통성을 갖는다.

③ 효율성을 증가시킬 수 있다.   ④ 작업진행을 원활히 할 수 있다.

> **TIP** 직무순환의 장점
>   ⊙ 관리자가 작업의 일정계획을 수립하고 변화에 적응하고 결원을 보충하는 데 융통성을 가질 수 있다.
>   ⓒ 직원의 활동을 다양화함으로써 지루함과 싫증을 감소시켜 준다.

Answer   20.②   21.①   22.②

23 다음 중 직무특성모형에 대한 설명으로 옳지 않은 것은?

① 작업결과에 대해 책임감과 실제적인 인식을 하게 되면 될수록 직원의 동기유발, 직무성과, 직무만족 등은 커질 것이다.

② 핵심적 직무차원들과 결과의 관계에 있어서 지식과 기능, 종업원의 성장욕구 강도, 상황(환경)에 대한 만족도의 3요소가 조절 내지는 조정역할을 하는 매개변수로 작용한다.

③ 기능다양성, 자율성, 피드백의 특성이 직무에 존재하게 되면 그 작업자는 자기의 직무를 중요하고 가치있고 보람있게 생각한다고 예측할 수 있다.

④ 자율성이 있는 직무는 담당자에게 작업결과에 대한 책임감을 부여한다.

TIP ③ 작업자가 직무를 중요하고 가치있고 보람있게 생각한다고 예측할 수 있는 것은 기능다양성, 과업정체성, 직무중요성 등이 직무에 존재하게 될 경우이다.

24 다음 중 직무분석에 대한 설명으로 옳지 않은 것은?

① 직무의 특성을 결정하기 위해 분석한다.

② 직무가 요구하는 개인적 특성을 결정하기 위해 연구된다.

③ 직무수행시 알아야 할 권한체계를 나타내기 위한 것이다.

④ 결과로 직무기술서와 직무명세서가 개발된다.

TIP 직무분석 … 직무내용, 근무조건, 다른 직무와의 관계 등 직무의 특성과 직무를 수행하는 데 필요한 기술, 태도, 적성 등 직무가 요구하는 개인적 특성을 결정하기 위해서 직무를 연구 · 분석하는 것이다.

25 다음 중 직무명세서에 해당하는 내용은?

① 직무에 대한 성격조건, 경험, 지식, 기술숙련 등이 기술된다.

② 책임, 기구와 장비, 사용될 물품과 서식, 감독내용 등이 기술된다.

③ 부서, 직무명, 근무위치, 직무개요 등이 포함된다.

④ 명백하고 간결하게 행동을 기하는 동사를 사용하여 설명되어야 한다.

TIP 직무명세서에는 직무수행인의 일반적인 사항, 성격요건, 경험, 지식, 기술숙련도, 체력, 교육수준 등을 명시한다.
②③④ 직무기술서의 내용이다.

Answer 23.④ 24.③ 25.①

26 다음 중 직무기술서의 용도에 포함되지 않는 것은?

① 직원들의 신규임용
② 노사문제 대처방안의 자료
③ 인력계획에 대한 근거제공
④ 직무평가를 위한 기록자료

TIP 직무기술서는 직무평가를 위한 기록자료, 임금과 급료행정의 활성화, 인력계획에 대한 근거제공, 직원들의 신규임용, 선발 등에 도움을 준다.

27 다음 간호업무분담체계 중 기능적 분담방법의 장점은?

① 전인간호가 이루어질 수 있다.
② 실수나 태만으로 인한 실수의 책임소재가 분명하다.
③ 전체적인 간호실무나 환자파악이 용이하다.
④ 업무숙달에 도움이 된다.

TIP 기능적 분담방법의 장점
ⓐ 업무를 손쉽게 할 수 있다.
ⓑ 업무숙달에 도움이 된다.
ⓒ 업무수행의 속도가 빨라진다.

28 간호업무분담체계 중 기능적 분담방법의 단점이 아닌 것은?

① 간호실무나 환자파악이 어렵다.
② 직원의 잠재력 개발이 어렵다.
③ 업무수행에 있어 시간과 비용이 많이 든다.
④ 책임소재가 불분명하다.

TIP 기능적 분담방법의 단점
ⓐ 전체적인 간호실무나 환자파악이 어렵다.
ⓑ 전인간호가 이루어질 수 없다.
ⓒ 직원의 잠재력 개발이 어렵다.
ⓓ 책임소재가 불분명하다.

Answer 26.② 27.④ 28.③

29 환자의 요구가 여러 수준으로 복잡 다양하며 구성원들이 비전문요원과 전문간호사들로 나뉘어 구성되어 있고 간호사실에서 같은 거리에 환자병실이 존재하며 요구되는 기구와 물품을 모두 사용할 수 있을 때 어떤 간호분담방법을 사용하는 것이 좋은가?

① 팀간호방법과 일차간호방법의 조합　　② 사례접근법
③ 일차간호방법　　　　　　　　　　　④ 팀간호방법

> **TIP** 팀간호방법(team nursing method) … 전문직 간호사와 비전문직 직원들로 이루어진 팀에 의한 간호제공방법이다. 팀원 모두가 공동목적의 성취를 위해 협력한다는 가정 아래 수행되며, 팀은 분담받은 환자의 모든 간호에 대한 책임을 진다.

30 환자를 담당하는 간호사가 정해지면 입원에서부터 퇴원 후까지도 환자를 전담하여 간호하고 '도와주는 간호사(associate nurse)'를 지정하여 자신이 없는 동안에도 환자를 간호할 수 있도록 하는 간호업무 분담방법은?

① 사례접근법　　　　　　　　　　　② 일차간호방법
③ 기능적 분담방법　　　　　　　　　④ 팀간호방법

> **TIP** 일차간호방법 … 환자를 담당하는 간호사가 정해지면 그 간호사가 환자의 모든 간호를 책임지는 방법으로, 전인간호가 확실하게 이루어 질 수 있는 가장 좋은 방법이다.

31 다음 중 일차간호방법의 장점이 아닌 것은?

① 환자간호에 보다 많은 시간을 할애할 수 있다.
② 지휘과정에서 통제해야 할 직원의 수가 적고, 지시과정에서 발생하는 실수를 줄일 수 있다.
③ 간호사들이 각자 맡은 업무를 손쉽고 빠르게 수행할 수 있다.
④ 간호사와 환자의 만족도를 증가시킬 수 있다.

> **TIP** ③ 기능적 분담방법의 장점이다.

Answer 29.④ 30.② 31.③

32 다음 중 팀간호방법의 단점으로 옳지 않은 것은?

① 팀 리더가 팀 구성원의 재능을 환자의 요구에 맞추기가 어렵다.

② 각 간호요원이 제한된 환자들에게 많은 업무를 수행하기 때문에 실수가 많다.

③ 직원의 잠재력 개발이 어렵다.

④ 간호집담회와 간호계획이 부적절하게 운영되면 전인간호가 이루어지기 힘들다.

TIP 팀간호방법의 단점

ⓐ 전문직 간호사가 제공하는 간호보다 비전문직 요원이 제공하는 간호가 더 많아서 환자간호의 질이 낮아질 수 있다.

ⓑ 팀이 매일 같은 환자들을 맡지 않으면 개별적이고 지속적인 간호를 제공하기가 어렵다.

ⓒ 업무량이 많을 때는 팀간호를 계획하거나 팀원 간의 의사소통을 할 시간이 부족하여 분담된 업무만을 기능적으로 수행하게 되며, 팀원의 자질이 부족할 경우에도 기능적 분담방법과 유사해진다.

ⓓ 책임과 실수의 소재가 불분명하다.

ⓔ 팀원이 매일 달라지게 되면, 팀 리더가 팀원 개인의 지식과 능력을 파악하여 업무를 지시하는데 한계가 있다.

ⓕ 팀간호가 효과적으로 이루어지려면 팀 리더는 의사소통기술, 조직력, 리더십, 동기부여, 우수한 실무능력을 갖추어야 한다. 그러나 대체로 팀 리더인 간호사의 이러한 능력에는 한계가 있다.

ⓖ 팀 리더가 팀원들의 활동을 조정·감독하는 데 많은 시간을 소비한다.

33 전문적 간호의 초점을 '업무'가 아닌 '환자'에 두어야 한다는 철학에 기초하고 업무분담에 있어서도 모두 간호사로 된 조직에서 가장 적합한 간호전달체계는?

① 모듈방법   ② 기능적 분담방법

③ 팀간호방법   ④ 일차간호방법

TIP 일차간호방법 … 환자를 간호하는 간호사가 정해지면 그 환자의 모든 간호를 책임지고 전인간호를 수행하는 방법이다. 퇴원 후와 재입원시도 책임을 지게 되고 일차간호사는 각 교대 근무시마다 담당환자를 돌보아 줄 일반간호사를 지정하고 교육을 시켜야 한다.

34 중간관리자들을 대상으로 간호업무에 대한 가치관과 태도, 습관, 행위의 변화 등의 지도를 목적으로 실시하는 교육은?

① 현장훈련   ② 입직훈련

③ 일선감독자 훈련   ④ 중간관리자 훈련

TIP 중간관리자 훈련 … 조직의 관리적 의사결정을 담당하는 중간관리자를 대상으로 하는 교육훈련으로 관리자로서 필요한 관리지식 및 기술, 작업지도 및 개선, 인간관계의 조정, 리더십, 생산성 향상 등의 지도를 목적으로 한다.

Answer 32.③ 33.④ 34.④

35 간호인력배치의 원칙으로 옳은 것을 모두 고르면?

㉠ 적재적소주의	㉡ 실력주의
㉢ 인재육성주의	㉣ 균형주의

① ㉠㉡ ② ㉠㉣

③ ㉡㉣ ④ ㉠㉡㉢㉣

TIP 배치·이동의 4가지 원칙

㉠ 적재적소주의 : 개인이 소유하고 있는 능력과 성격 등의 면에서 최적의 직위에 배치하여 최고의 능력을 발휘하게 하는 것을 의미한다.

㉡ 실력주의 : 실력, 즉 능력을 발휘할 수 있는 영역을 제공하며 그 일에 대해서 올바르게 평가하고 평가된 실력과 업적에 대해 만족할 수 있는 대우를 하는 원칙을 말한다.

㉢ 인재육성주의 : 사람을 사용하는 방법에는 사람을 소모시키면서 사용하는 방법과 사람을 성장시키면서 사용하는 방법이 있다. 후자에 의한 방법으로 상사에 의한 육성뿐 아니라 본인 자신의 의사와 의욕, 욕망을 중심으로 한 자기 육성의 의욕을 개발하는 것을 뜻한다.

㉣ 균형주의 : 전체와 개인의 조화를 고려하는 것을 의미한다. 직장은 사람과 사람의 관계로 이루어진 하나의 사회이기 때문에 배치 및 이동에 대하여 단순히 본인만의 적재적소를 고려할 것이 아니라, 상하좌우의 모든 사람에 대해서 평등한 적재적소와 직장 전체의 적재적소를 고려할 필요가 있다.

36 다음 중 인사고가자가 피고가자의 한 가지 단점 때문에 모든 것을 나쁘게 평가하는 오류는?

① 후광효과 ② 혼효과

③ 논리적 오류 ④ 개인적 편견에 의한 오류

TIP ① 후광효과(halo effect) : 현혹효과라고도 하며, 피고과자의 긍정적 인상에 기초하여 평가시 어느 특정 요소의 우수함이 다른 평가요소에서도 높이 평가받는 경향을 말한다.

② 혼효과(horn effect) : 사물을 평가할 때 범하기 쉬운 오류로 대상의 나쁜 점이 눈에 띄면 그것을 그 대상의 전부로 인식하는 현상을 말한다.

③ 논리적 오류(logical errors) : 고과요소 간의 관련성을 논리적으로 판단하여 관련이 있다고 생각되는 고과요소에는 동일한 평가를 하거나 유사한 평가를 하는 경향을 말한다.

④ 개인적 편견에 의한 오류(personal bias errors) : 평가요소와 관계없이 인종, 성별, 출신지역, 출신학교 등에 대한 평가자의 개인적 편견이 평가에 영향을 미치는 경향을 말한다.

Answer 35.④ 36.②

37 관리자가 근무성적평정시 모든 성적을 중간 점수대로 주는 경향을 무엇이라 하는가?

① 관대화 경향   ② 중심화 경향

③ 규칙적 착오   ④ 자기확대효과

> **TIP** ① 평가자가 대부분의 실제 능력이나 업적보다도 더 높게 평가를 해버리는 경향이다.
> ② 평가자의 평가점수가 모두 중간치에 집중되어 우열의 차이가 나타나지 않는 경향으로 이러한 결점을 보완하기 위해 강제할당법과 서열법 등을 활용하거나, 고과자의 평가훈련을 강화한다.
> ③ 고과자가 다른 고과자에 비해 후한 평정을 한다든가 혹은 이에 반대경향을 나타내는 경우이다.
> ④ 관리자가 자신의 리더십 유형을 창출하기 위해 직원평가를 조작하는 것이다.

38 간호계획을 세울 때 주의해야 할 것으로 옳지 않은 것은?

① 성취할 수 있는 목표를 세워 도덕적 문제가 발생하지 않도록 한다.

② 간호계획은 집단적 수행을 위한 것이어야 한다.

③ 환자뿐 아니라 가족도 간호계획에 포함시킨다.

④ 환자의 사회적·정신적·신체적 요구를 모두 총체적으로 반영해야 한다.

> **TIP** ② 간호계획은 개별적이어야 한다.

39 다음 중 간호인력의 수를 산정하는 데 필요한 것이 아닌 것은?

① 간호해야 할 환자의 총수효

② 간호업무량 예측

③ 인사관리철학

④ 간호요원의 수준(태도, 지식정도, 기술수준)

> **TIP** 간호인력의 수를 산정하는 데 필요한 것
> ㉠ 간호해야 할 환자의 총수효
> ㉡ 진단이나 간호범주에 따른 환자의 수효
> ㉢ 간호업무량 예측
> ㉣ 간호요원의 수 결정
> ㉤ 간호요원의 수준(태도, 지식정도, 기술수준)

Answer   37.②   38.②   39.③

40 간호관리자가 환자간호를 위해 필요한 간호인력을 예측하기 위한 주의사항이 아닌 것은?

① 간호사의 1일 간호시간

② 공휴일수

③ 실무교육 프로그램 횟수

④ 간호사의 인품

> **TIP** 간호인력 예측시의 주의사항
> ㉠ 전문 간호시간
> ㉡ 비전문 간호시간
> ㉢ 비번
> ㉣ 휴가
> ㉤ 간호사 1일 간호시간
> ㉥ 실무교육 프로그램 횟수
> ㉦ 공휴일수

41 다음 중 환자간호요구에서 건강교육에 관한 요구를 바르게 설명한 것은?

① 간호요원이 환자 곁에 머무르면서 신체적 · 정신적 · 요구와 관련된 간호를 직접 제공하는 것이다.

② 간호요원이 환자나 가족에게 환자간호와 퇴원 후의 관리에 대한 정보를 제공하고, 간호방법을 지도하고 동기부여하는 모든 활동을 총칭한다.

③ 질병의 정도나 간호제공자에 대한 의존도에 따라 달라지지 않기 때문에 각 환자별로 또는 각 환자의 범주별로 달리 사정할 필요는 없다.

④ 환자를 위해서 제공되기는 하지만 환자가 없는 상황에서도 이루어질 수 있다.

> **TIP** ① 직접간호 ③④ 간접간호

42 일정 기간 근무일정표에 의해 되풀이되므로 안정되어 미리 계획할 수 있으나 근무일정표가 작성되면 개인적인 사정이 통하지 않아 융통성이 없는 근무일정표는?

① 주기적 근무표 　　　　　　　　② 순환번표

③ 고정근무표 　　　　　　　　　④ 집권적 근무표

> **TIP** ② 낮번과 초번, 낮번과 밤번 또는 3가지 전체의 번표가 교대로 바뀌는 것으로 근무번이 너무 빨리 바뀌어 스트레스를 받는다.
> ③ 간호사가 개인의 생활에 가장 알맞은 근무번을 택하여 근무함으로써 자신이 원하는 사회적 활동에 참여할 수 있다.
> ④ 직원에 대한 배치 · 조정을 중앙화한 것으로 각 간호단위에 배치되는 간호직원이 평형을 이루도록 하는 방법이다.

Answer 40.④ 41.② 42.①

43 다음 중 채용관리의 일반적인 전제조건에 해당하지 않는 것은?

① 작업수행을 위한 최소한의 능력과 소양 ② 직무분석을 통한 인적자격요건

③ 있어서는 안 될 부적합기준 ④ 부적합한 용모

TIP 채용관리의 전제조건
　　ⓐ 작업을 수행하는 데 필요한 최소한의 능력과 소양
　　ⓑ 조직생활을 영위하는 데 부적합한 특이성격이나 사상
　　ⓒ 직무분석을 통한 인적자격요건
　　ⓓ 인력계획에 의해 필요한 적정인원수 산정
　　ⓔ 있어서는 안 될 부적합기준

44 다음 중 일반공고에 의한 모집방법에 대한 내용으로 옳은 것은?

① 이직했던 간호사를 모집하는 경우 직위와 부서가 문제화될 수 있다.

② 교육기관과의 협조를 통한 모집이 있다.

③ 의료기관이 요구하는 능력을 갖춘 자격자가 많다고 볼 수 있다.

④ 익숙한 간호사 확보가 용이하다.

TIP ①③④ 연고모집에 대한 설명이다.
　　※ 공개모집(일반공고)
　　　ⓐ 교육기관과의 협조를 통하여 모집한다(매년 일정수의 구성원 선발시).
　　　ⓑ 신문, 잡지, 라디오, TV 등에 의한 광고를 통해서 모집한다. 많은 경비가 들지만 효과가 크다.
　　　ⓒ 게시광고를 통한 모집(일정한 기간에 게시하는 방법)한다. 신속성이 약하고 광범위하지 않다.

45 근무일정표를 작성할 때 지켜야 할 원칙으로 옳지 않은 것은?

① 종합적인 근무일정표 작성시는 업무수행을 위한 직원규모의 변화를 최소한으로 줄여야 한다.

② 직원을 임의로 이동해서는 안 된다.

③ 직원의 유급휴가, 공휴일 및 평균결근율을 고려할 때, 1년 계획으로 인원충원시 정규직원의 2.5 배 가량의 예산을 세워야 한다.

④ 비상상태에 대비하여 근무일정표를 신속히 조정할 수 있도록 배려한다.

TIP ③ 1년 동안의 간호직을 충원하려면 정규직원의 1.4 ~ 1.6배 가량의 예산을 세우는 것이 바람직하다.

Answer 43.④ 44.② 45.③

46 모집활동에 응모한 지원자들 가운데 직무에 적합한 자질을 갖추었다고 판단되는 간호요원을 선택하는 선발절차가 바르게 연결된 것은?

⊙ 예비면접   ⓒ 선발시험
ⓒ 조회   ② 면접
⑩ 신체검사   ⑪ 선발
ⓢ 지원서 접수

① ⓢㄱⓒㄷㄹ⑩⑪   ② ⓢㄱㄴㄹㄷ⑩⑪
③ ⓢㄱㄴㄹ⑩ㄷ⑪   ④ ⓢㄴㄱㄹㄷ⑩⑪

TIP 간호요원 선발절차
⊙ 지원서 접수
ⓒ 예비면접(서류심사)
ⓒ 선발시험
② 조회
⑩ 면접
⑪ 신체검사
ⓢ 선발

47 다음 중 오리엔테이션의 목적으로 옳은 것은?

① 간호사가 병원에 취직되기 전에 일정 기간을 통해 교육받아야 일을 파악할 수 있다.
② 각종 직원에게 교육내용을 동일하게 하고 그들을 위한 교육계획을 공통되게 한다.
③ 직원들이 새로운 환경에 적응할 수 있도록 도우며 병원에서의 자신의 위치를 인식하게 하기 위함이다.
④ 간호과의 목표를 이해하고 협조체계를 교육하기 위해서이다.

TIP 오리엔테이션 … 신규채용자가 병원에 대한 인식을 정립할 수 있도록 내용을 제공하고, 자신의 위치와 역할에 관한 명확한 이해를 할 수 있도록 공식적인 정보를 제공하는 것이다.

Answer   46.① 47.③

48 모집방법 중 내부모집에 대한 설명이 아닌 것은?

① 파벌이 조성될 가능성을 줄일 수 있다.

② 조직성원의 기능을 자세히 분석할 수 있는 계기가 된다.

③ 창의성의 결여로 조직발전에 장애가 될 수 있다.

④ 유능한 인재모집에 한계가 있다.

> **TIP** 내부모집 … 내적 원천, 즉 조직 자체 내에서 승진, 전환, 배치 등을 통해 필요로 하는 요원을 보충하는 방법이다.
> ㉠ 장점
> • 조직성원의 사기를 높일 수 있고, 동기를 유발시킨다.
> • 해당 직원에 적합한 성원을 배치한다.
> • 능력개발을 강화한다.
> • 비용이 절약된다.
> • 추천직원에 대한 신의 때문에 무책임한 행위가 감소된다.
> ㉡ 단점
> • 동창, 친족관계, 고향관계 등으로 파벌이 조성될 가능성이 있다.
> • 경우에 따라 개인의 능력이 일치하지 못하는 상황이 발생한다.
> • 조직이 급속히 성장하는 경우 외부로부터의 인력조달이 불가피하다.
> • 창의성 결여로 조직발전에 장애를 가져온다.

49 다음 중 분산된 근무일정표에 대한 설명으로 옳지 않은 것은?

① 작은 영역에 한해서 근무계획이 이루어지므로 보다 쉽고 덜 복잡하다.

② 자원을 보다 잘 활용함으로써 비용절감의 기회가 될 수 있다.

③ 직원은 이를 통해 보다 인격적인 관심을 받는다고 느낀다.

④ 각 일선 간호관리자가 주관에 의해 자기 간호단위에 배당된 간호직원의 근무일정표를 작성한다.

> **TIP** ② 집권적 근무표의 장점이다.

50 신입간호사를 위한 오리엔테이션 중 유도훈련에 관한 것으로 옳지 않은 것은?

① 직원이 채용된 후 2~3일 이내에 실시하는 것이 좋다.

② 조직의 표준화되어 있는 일반적인 원리를 가르치는 것이다.

③ 직원의 특정 업무수행에 대한 오리엔테이션이다.

④ 기관의 목적, 규칙 및 모든 직원에게 적용되는 절차 등을 알리기 위한 것이다.

TIP 예비교육
    ㉠ 유도훈련(전반적인 내용)
    ㉡ 직무 오리엔테이션 과정(특정 내용)

51 다음 중 적절한 예비교육이 이루어짐으로써 가져오는 장점이 아닌 것은?

① 조기이직률이 감소된다.

② 신규직원이 막연하게 갖게 되는 실패의 불안이 감소되고 직무상의 자신감이 생긴다.

③ 직무에 부적합한 자를 탈락시킬 수 있다.

④ 강한 조직문화 형성 및 유지에 도움이 된다.

TIP 예비교육의 장점
    ㉠ 신규직원이 일을 시작하기까지의 비용 및 시간이 절약된다.
    ㉡ 신규직원이 막연하게 갖게 되는 실패의 불안이 감소되고 직무상의 자신감이 생긴다.
    ㉢ 강한 조직문화 형성 및 유지에 도움이 된다.
    ㉣ 조기이직률을 감소시킨다.

52 다음 중 교육훈련의 목적으로 옳지 않은 것은?

① 좋은 지식과 기술 및 관리능력의 발전을 도모한다.

② 경험이 많은 간호사를 능력있는 전문직으로 이끌 수 있다.

③ 최신의 간호기술 시행으로 사기가 앙양된다.

④ 근무태도, 습관, 행위에 영향을 준다.

TIP ② 교육훈련은 경험이 적은 간호사와 경험이 많은 간호사의 격차를 좁힐 수 있다.

Answer 50.③ 51.③ 52.②

53 다음 중 보다 효율적인 직무를 수행하기 위해 관리자에게 행해지는 현장교육은?

① 예비교육

② 관리자 교육훈련

③ 실무교육

④ 평생교육

TIP ② 간호관리자를 대상으로 지도력 향상을 위한 교육이다.

54 다음 중 실무교육에 대한 설명이 아닌 것은?

① 새로운 환자간호절차, 기구의 적절한 관리와 조작법이 포함된다.

② 간호사의 전반적인 성장과 개발에 초점을 둔다.

③ 고용기관이 직원의 직무수행을 강화하기 위해 제공하는 모든 현장교육이다.

④ 현 직무수행에 필요한 지식과 기술을 유지하기 위한 교육이다.

TIP ② 간호사가 졸업 후에도 전반적인 성장과 개발에 초점을 두는 것은 보수교육이다.

55 다음 중 유도훈련에 대한 설명으로 옳지 않은 것은?

① 조직의 역사 · 목적 · 구조에 대해 설명한다.

② 채용조건, 근무시간, 휴일, 급여일, 직무명세서 등에 대해 설명한다.

③ 신규채용직원에게 직무책임, 근무장소 및 조직내 소속감을 느낄 수 있도록 개별화된 훈련프로그램이다.

④ 채용 후 2 ~ 3일 이내에 실시하는 것이 좋다.

TIP ③ 오리엔테이션에 대한 설명이다.

Answer 53.② 54.② 55.③

56 인사고과 중 평가자와 피평가자가 함께 직무수행목표를 설정하고, 수행 후 이를 기준으로 평가하여 회환하는 방법을 무엇이라 하는가?

① 체크리스트 평가법　　　　　　　② 목표관리법

③ 주요사건기록법　　　　　　　　④ 강제배분법

> **TIP** ① 표준업무수행목록을 미리 작성해 놓고 여기에 수행의 가부를 표시하는 방법이다.
> ③ 조직목표 달성의 결과에 영향이 큰 주요 사건을 중심적으로 기록 · 검토하는 방법이다.
> ④ 사전에 인위적으로 각 평가등급에 분포될 피평가자의 비율을 정한 후에 강제로 배분하는 방법이다.

57 인사고과에 발생할 수 있는 오류로 피평가자의 특정 요소가 매우 우수하여 다른 평가요소도 높게 평가받는 경향을 무엇이라 하는가?

① 개인적 편견에 의한 착오　　　　② 혼(horn)효과

③ 연공오차　　　　　　　　　　　④ 후광(halo)효과

> **TIP** ① 평가요소와 관계없이 인종, 성별, 출신지역, 출신학교 등에 대한 평가자의 개인적 편견이 평가에 영향을 미치는 것이다.
> ② 평가자가 지나치게 비판적이어서 피고과자의 실제 능력보다 낮게 평가되는 것을 말한다.
> ③ 피고과자의 학력이나 근속연수, 연령 등 연공에 좌우되어서 발생하는 오류이다.

58 간호사의 임금구조에서 구비되어야 할 요건이 아닌 것은?

① 정확성이 있는 것이어야 한다.

② 안정성이 있어야 한다.

③ 가능한 한 복잡해야 한다.

④ 간호사의 품위유지에 손상이 없어야 한다.

> **TIP** ③ 임금구조는 가능한 한 단순하고 이해하기 쉬운 것이어야 한다.

Answer　56.②　57.④　58.③

59 다음 중 임금수준을 결정하는 요인에 포함되지 않는 것은?

① 종업원의 생계비

② 병원의 지급능력

③ 연령

④ 사회적 균형

TIP 임금수준을 결정하는 요인은 병원의 지급능력, 각 종업원의 생계비, 사회적 균형 등이다.

60 임금의 종류 중 기본급에 해당되는 것은?

① 성과급

② 특별근무수당

③ 상여금

④ 부가급

TIP 임금체계
ㄱ 기본급 : 연공급, 직무급, 직능급, 성과급
ㄴ 수당(부가급) : 정상근무수당, 특별근무수당
ㄷ 상여금

Answer 59.③ 60.①

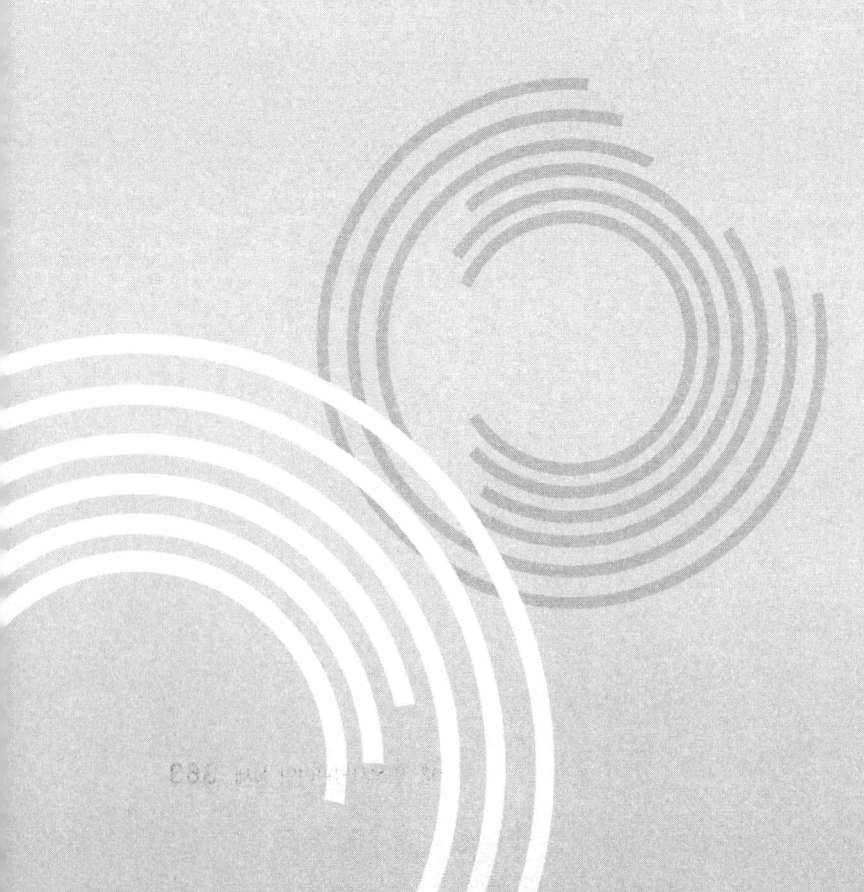

PART

05

지휘와 통제 기능의 실제

01 지휘기능의 실제

01 지휘

❶ 지휘의 이해

(1) 지휘의 개념

① 조직의 목표 달성을 위해 조직구성원들이 과업을 적극적으로 수행하도록 유도하는 관리기능이다.

② 리더가 조직구성원들에게 동기를 부여하고 생산성 향상을 위해 상호작용하는 과정이다.

(2) 지휘의 기능

① 지시기능, 감독기능, 조정기능을 갖는다.

② 동기부여가 가능하다.

③ 권력과 권한을 적절하게 활용해야 한다.

(3) 지휘의 활동

① 지시
  ㉠ **구두지시** : 직접적인 대면을 통해 이루어지는 지시로, 즉각적인 전달이 가능하나 내용이 왜곡될 가능성이 있으므로 서면지시와 병행해야 한다.
  ㉡ **서면지시** : 전달 내용이 중요하거나 기록으로 남겨야 할 때, 수신자가 멀리 있을 때 이루어지는 지시로, 업무 처리가 늦어질 수 있다.

② **명령** ··· 부하직원에게 특정한 방식으로 지시하는 것으로 구두나 서면으로 요구할 수 있다.

③ **감독** ··· 업무 조사 및 확인, 업무수행의 적합성을 평가하고 결과를 인정 또는 교정해주는 활동이다.

④ **조정** ··· 구성원들이 조화를 이루고 일을 할 수 있도록 하는 활동이다.

⑤ **동기부여** ··· 목표 달성을 위해 구성원들에게 동기를 부여하는 활동이다.

02 리더십

❶ 리더십의 개요

(1) 리더십의 의의

① 리더십의 개념 … 일정한 상황하에서 목표달성을 위하여 개인이나 집단의 행위에 영향력을 행사하는 과정이라고 할 수 있다. 리더십의 중요사항은 영향력 행사의 과정이며 리더가 영향력을 행사할 수 있는 것은 힘(power)의 요소를 소유함으로써 가능하며 이를 통해 지휘기능이 이루어진다.

② 리더십의 기능
  ㉠ 개개인의 역량을 결집시켜 집단의 역량이 단순한 개인 역량의 합 이상의 힘을 갖도록 하는 시너지효과를 촉진시킨다.
  ㉡ 집단은 물론 조직목표를 달성할 수 있게 도와주는 기능을 한다.
  ㉢ 구성원들이 목표달성에 적극적으로 기여하도록 동기화시키는 요인이다. 효과적인 리더십은 구성원들에게 목표달성에 기여할 수 있도록 동기를 부여하고 사기를 높이며, 업무에 몰입할 수 있는 여건을 조성하는 데 중요한 역할을 한다.
  ㉣ 조직의 외부환경 변화에 대한 적응을 촉진시키며 조직발전을 위한 변화를 주도한다.
  ㉤ 상황에 관한 정확한 정보를 기초로 하여 분석·판단하는 상황판단의 기능을 한다.
  ㉥ 조직 내의 의견, 목표 등을 조정하고 통일성을 확보·유지하는 집단통일의 유지기능을 한다.
  ㉦ 구성원들의 개인 능력을 함양하도록 촉진시키는 역할을 한다.

(2) 관리자와 리더의 특징

관리자	리더
• 공식적 조직 내 지위와 책임을 가진다. • 직위에 부여된 공식적인 권한에서 영향력이 나온다(합법적 권력). • 질서와 안전성을 유지한다. • 통제, 의사결정, 의사분석, 결과를 강조한다. • 조직 구성원을 부하직원으로 여기는 수직적 관점을 갖는다. • 현 상태를 수용한다. • 언제, 어떻게 할 것인가에 관심을 둔다. • 영향력 : 직위에서 부여된 공식적 권한이기 때문에 조직구조 안에서 질서유지, 문제해결, 계획과 통제 등을 촉진시킨다.	• 위임된 권한은 없지만 다른 의미의 권력을 가진다. • 단호하며, 올바른 일을 한다. • 변화와 발전을 추구한다. • 조직 외부를 바라본다. • 조직 구성원을 동료로 여기는 수평적 관점을 갖는다. • 현 상태에 도전한다. • 무엇을, 왜에 관심을 둔다. • 영향력 : 리더 개인의 가치관, 인격, 전문지식 등에서 영향력이 나오기 때문에 조직의 비전설정, 창의력 발휘, 조직의 변화와 혁신 등을 촉진시킨다.

② 리더십이론

(1) 특성이론

① **특성이론의 개념** … 사회나 조직에서 인정되고 있는 성공적인 리더들은 어떤 공통된 특성을 가지고 있다는 전제하에 이들 특성을 집중적으로 연구하여 개념화한 이론이다.

② **특성이론의 특성**

    ㉠ 자질 획득에 대한 관점의 차이를 가지고 있으며 특정한 자질을 가지고 있기 때문에 지도자가 될 수 있다는 공통된 가정하에 하급자들로부터 존경과 신뢰를 받을 수 있는 우수성이 리더십의 결정요인이라고 여긴다.

    ㉡ 리더의 자질은 선천적으로 타고나는 것이라고 생각한다.

    ㉢ 지도자와 비지도자를 구별할 수 있는 자질이나 특징이 분명히 존재한다는 사고방식에 근거를 두고 이를 바탕으로 인성적 특성이 리더십에 중요요소가 된다는 점을 인식시켜 주었다는 점에서 널리 인정되어 진다.

    ㉣ 성공적인 리더의 육체적, 지능적, 성격적 그리고 관리능력상의 특성과 더불어 실질적으로도 조직체에서의 선발과 능력개발 등 인사관리에 직접적으로 도움을 주고 있다.

③ **특성이론의 한계**

    ㉠ 리더의 특성도 점차 증가되어 연구가 복잡해지고 어려워진다.

    ㉡ 리더의 특성은 처한 상황에 따라 그 효과가 다르게 나타난다.

    ㉢ 상황적 요인이 리더십에 영향을 주므로 특성에 관한 연구는 전체과정을 이해하는 데 크게 도움이 되지 못한다.

    ㉣ 정확한 판단이 어렵기 때문에 성공적인 리더와 그렇지 않은 리더의 구분이 불분명해진다.

(2) 행동이론

① **행동이론의 특징**

    ㉠ 행동과학의 영향으로 1950 ~ 1960년대 주종을 이루고 지도자의 행위를 강조한다.

    ㉡ 지도자의 특성보다는 실제 상황에서 나타나는 지도자의 행위가 성공을 결정하는 수단이다.

    ㉢ 지도자의 어떤 행동, 어떤 유형의 행동이 개인 및 집단의 성과에 어떻게 반영되는지 연구한다.

    ㉣ 조직의 생산성, 구성원의 만족감에 영향을 주는 성과의 주요 변수를 초점으로 한다.

② 행동이론의 3원론적 관점

구분	권위형(전제형) 리더십	민주형 리더십	자유방임형 리더십
특징	• 독단적 의사결정 • 업무중심적, 권위주의적 • 처벌로 구성원 억압 • 직위 차이 강조	• 통제 최소화 • 경제적 보상, 자아보상으로 동기부여 • 구성원의 참여로 의사결정 • 수평적 의사소통 • 팀워크 중시	• 통제가 전혀 없음 • 구성원의 지도 절제 • 비지시적
장점	• 응급 또는 위기상황 시 효과적 • 구성원이 미숙할 때 유용	• 구성원의 자율성 및 책임감, 만족감 증가 • 팀워크 형성	• 구성원의 업무수행이 뛰어날 때 유용 • 창의성 및 생산성 증가
단점	• 창의성, 자율성 감소 • 구성원들의 불만 야기 • 일체감 형성 어려움	• 의사결정 시 많은 시간 할애 • 신속한 대응 어려움	• 불안정 및 혼돈 초래 • 협조심 결여로 의견 수렴 어려움

③ 행동이론의 한계
  ㉠ 행동유형을 측정하고 분류하는 데 있어서 객관적이고 정확하며 또 신빙성 있는 측정방법이 개발되지 않았다.
  ㉡ 리더의 행동유형 이외에도 많은 변수들이 작용하고 있으므로 리더십의 효과는 현실적으로 리더의 행동보다 상황적 변수에 의하여 결정되는 경우가 많다.
  ㉢ 리더십에서 작용하는 조직체의 상황적 변수를 고려하지 않고서는 효율적 리더행동에 대한 결론을 지을 수 없다.

(3) 상황이론

① 상황이론의 특징
  ㉠ 상황요소가 리더십의 효율성에 크게 작용을 미친다고 여겼다.
  ㉡ 리더십의 유효성은 행위유형뿐만 아니라 리더십 환경을 이루는 상황에 의해서도 결정된다.
  ㉢ 상황요소란 지도자와 하급자의 행동적 특성, 과업의 성격, 집단의 구조와 성격, 지도자의 권위기반과 지위권한, 기술, 의사결정상의 시간적 압박, 조직 내의 구성원의 관계 등이 있다.
  ㉣ 상황적 요인들이 지도자의 행위와 그 성과 등에 영향을 준다고 생각하면 이 요인들의 관계를 과학적 방법론에 입각하여 접근한다.

② 피들러의 리더십 상황모형(상황적합성이론)
  ㉠ 리더십 상황모형은 상황을 고려한 최초의 리더십이론으로 집단의 성과는 과업동기 또는 관계동기라고 부르는 '리더의 성격 특성'과 '리더십 상황의 호의성' 간의 적합정도에 달려 있다고 주장한다. 즉 리더의 성격 특성과 리더십 상황의 호의성 간의 적합정도에 따라 리더십의 효과가 달라진다는 의미이다.

ⓛ 리더의 성격 특성 : LPC 설문의 평가점수
  • 리더십 상황모형에서의 리더의 성격 특성은 LPC(Least Preferred Co-worker)설문에 의해 특정된다.
  • LPC 점수는 리더가 가장 싫어하는 동료에 대해 평가한 점수를 의미한다. 항목에 대한 수치가 높을수록 '관계
    지향적 리더십'에 해당하고 항목에 대한 수치가 낮을수록 '과업지향적 리더십'에 해당한다.
ⓒ 리더십의 상황변수
  • 피들러의 리더십 상황모형의 특이한 점은 관계지향적 리더십과 과업지향적 리더십을 단일 차원의 양극점으로
    보고 있다는 것이다.
  • 리더와 구성원 간의 관계
  −리더에 대해 구성원들이 가지는 신뢰나 존경 등의 정도를 의미한다.
  −구성원이 리더를 받아들이는 정도를 반영한 것으로 가장 중요한 상황변수이다.
  −구성원들로부터 신뢰와 지지를 많이 받는 리더, 즉 구성원들과의 관계가 좋은 리더는 구성원들에게 많은 영
    향을 행사할 수 있다.
  • 과업의 구조화
  −과업의 일상성 또는 복잡성을 의미한다.
  −과업의 목표 명확성, 목표-경로의 다양성, 의사결정의 변동성, 의사결정의 구체성에 의해 리더십 상황이 결
    정된다.
  −과업의 내용과 목표가 뚜렷하고 업무수행의 방법과 절차도 간단하며 과업의 달성을 측정할 수 있다.
  −구제적인 의사결정이 항상 반복되면 '과업이 구조적이다', '과업이 구조화되어 있다', '과업구조가 높다' 등의 평
    가를 할 수 있다.
  • 직위권한
  −리더가 구성원들을 징계, 처벌 또는 보상할 수 있는 정도를 의미한다.
  −리더가 구성원들로 하여금 명령이나 지시를 수용하도록 할 수 있는 정도를 의미한다.
  −흔히 공식적, 합법적, 강압적 권력으로 표현한다.
  −리더의 직위권한이 강할수록 리더십의 발휘가 용이하다.
ⓒ 리더의 상황 호의성
  • 상황 호의성이란 그 상황이 리더로 하여금 자신의 집단에 대해 자신의 영향력을 행사할 수 있게 하는 정도를
    의미한다.
  • 리더에 대한 상황의 호의성은 3가지 상황적 조건 즉 상황변수에 의해 결정된다.
  • 상황이 리더에게 매우 호의적이거나 또는 비호의적인 경우에는 과업지향적인 리더십 유형의 효과적이지만 상
    황이 호의적이지도 비호희적이지도 않은 경우에는 관계지향적인 리더십이 효과적이다.
ⓡ 리더십 효과를 높이는 방법
  • 리더의 리더십 유형을 바꾸는 방법
  • 상황을 리더의 특성에 맞게 바꾸는 방법

③ 하우스의 경로 – 목표이론
　㉠ 경로–목표이론의 개념
　　• 기대치, 수단성, 유의성을 종합적으로 구성원들이 자기 자신, 업무, 관리층에게 갖는 기대감이라고 표현한다면 리더가 구성원들의 기대감에 영향을 미치는 과정을 설명하려고 했던 것이 경로–목표이론이다.
　　• 리더십 과정의 중요한 상황요소들을 정립했을 뿐만 아니라 여러 상황에서 효과적인 리더십 유형을 제시하여 복잡한 조직환경 속에서 리더십을 이해하는 경우에 도움이 된다.
　㉡ 경로–목표이론의 특성
　　• 리더의 행동이 구성원들의 동기부여, 만족 및 직무수행능력 등에 어떤 영향을 끼치는가를 밝히고자 하는 것이다.
　　• 리더가 구성원들로 하여금 목표를 인지하게 하고 목표를 스스로 개발하게 하며 목표를 달성하기 위한 경로를 찾는 일에 영향을 미치게 하는 것에 중점을 두고 있다.
　　• 구성원들의 과업성과에 대한 유의성을 높이고 과업성과를 달성하는 경우에 필요한 모든 상황적 조건을 조성함으로써 과업달성에 대한 기대감을 높이는 것을 리더의 주요한 기능으로 보고 있다.
　　• 리더는 구성원들의 특성과 환경적 요소를 고려하여 적절한 리더십 행동유형을 선택, 활용함으로써 구성원들의 성취동기를 자극하고 성과와 만족감을 높일 수 있도록 해야 한다.
　㉢ 지시적 리더십
　　• 도구적 리더십이라고도 부른다.
　　• 구성원의 통제, 조직화, 감독 등과 관련되는 리더의 행위이다. 즉 리더가 구성원들의 활동을 기획, 조직, 통제하는 구조주도적인 리더십을 말한다.
　　• 구성원들에게 기대하고 있는 것을 알려주고 구체적으로 지시하며 구성원들의 질문에 답하는 리더십 유형이다.
　　• 규정을 마련하여 준수하도록 하고 부과된 작업일정을 수립하든가 직무를 명확히 해주는 등의 리더 행위를 포함한다.
　㉣ 후원적 리더십
　　• 구성원들의 욕구와 복지에 관심을 보이고 언제든지 친구처럼 대해 주며 동지적 관계를 중시하는 리더의 행위이다.
　　• 구성원들과의 우호적인 분위기 조성과 작업집단의 만족을 위해 노력하는 리더십 유형이다.
　　• 후원적 리더십이 효과적인 경우 : 공식적 권한체계가 명확하고 관료적인 경우, 과업이 구조화되어 있는 경우, 구성원들이 높은 사회적 욕구를 갖고 있는 경우, 구성원들 간에 상호작용이 필요한 경우
　㉤ 참여적 리더십
　　• 의사결정을 할 때 구성원들과 상의하고 그들의 아이디어를 진지하게 고려해 주는 리더의 행위이다.
　　• 구성원들에게 정보를 제공하고 그들의 아이디어를 공유할 것을 권유하며 의사결정 과정에서 구성원들의 의견이나 제안을 고려하는 리더십 유형이다.
　　• 참여적 리더십이 효과적인 경우 : 과업이 내재적 동기를 유발할 수 있는 특성을 가진 경우, 구성원들의 자존심과 성취욕이 강한 경우, 개인과 조직의 목표가 양립하는 경우

ⓑ 성취지향적 리더십
- 결과지향적 리더십이라고도 부른다.
- 도전적인 목표를 설정하고 최우수를 지향하며 구성원들이 자신의 능력에 자신감을 가지도록 해주는 리더의 유형이다.
- 구성원들이 도전적인 목표를 달성하기 위해 최대한의 능력을 발휘할 것이라고 기대하는 리더십 유형이다.
- 구성원들이 최고의 성과를 달성할 수 있도록 하는 리더의 유형으로 목표 달성에 대한 책임은 구성원들에게 있다.
- 성취지향적 리더십이 효과적인 경우는 참여적 리더십의 경우와 유사하다.
ⓢ 경로-목표 이론의 문제점
- 하우스는 어떠한 리더십 유형이 유효한가는 구성원들의 특성과 환경적 요인에 달려 있다고 주장했지만 상황적 특성하에서 어떤 리더십 유형이 보다 효과적인가를 피들러만큼 자세히 밝히지는 못했다.
- 제시하는 상황변수들이 차이가 나며 특히 피들러처럼 이러한 상황변수들을 조합한 구체적 경우에서의 리더십 유형의 선택방법을 제시하지 않고 있다.
- 이론에 포함된 변수들에 대한 정의가 분명하지 않고 변수들 간의 인간관계도 명확하지 않다.
- 리더 행동유형의 측정에 대한 신뢰성이 낮다.
ⓞ 상황에 따른 리더십 유형의 효과

지시적 리더십	• 직무가 애매하여 무엇을 해야 할지 모르는 상황에서는 리더가 목표 달성에 이르는 길을 명확히 설명하고 지시해준다.
후원적 리더십	• 구성원들에게 목표 달성에 대한 자신감을 회복시켜 줌으로써 구성원들의 불안감을 감소시키고 만족도를 높여준다. • 구성원들이 일에 대한 자신감이 없을 때는 후원적 리더십이 효과적이다.
참여적 리더십	• 구성원들에 대한 보상이 부적절한 상황에서 보상에 대한 불만을 가진 구성원들을 참여시켜, 주어진 범위 내에서 보상받을 수 있는 방안을 함께 모색하는 상황에서 효과적이다.
성취지향적 리더십	• 구성원들이 매일 같은 일만 반복하고 도전이 없는 생활을 하는 상황에서 리더가 높은 이상과 도전의 필요성을 일깨워주고 높은 목표를 설정해 줄 수 있기 때문이다.

④ 허쉬와 블랜차드의 상황적 리더십이론
　㉠ 개념 : 리더와 구성원들의 관계에서 리더는 구성원의 성숙도에 따라 점진적으로 구성원에게 권한을 넘겨줘야 한다고 주장한다.
　㉡ 주요내용 : 과업행위(구조주도)와 관계행위(배려)로 설정하고 각 축을 고·저로 나누어 네 가지 리더십 유형을 산출하였다.
　㉢ 구성원의 성숙도
　- 성숙도의 개념
　-구성원들의 일에 대한 능력과 의지
　-구성원들이 달성 가능한 범위 내에서 높은 목표를 세울 수 있는 역량
　-구성원들이 자신의 일에 대해서 책임을 지려는 의지와 능력
　-구성원들이 갖는 과업과 관련된 교육과 경험 등의 특징

• 성숙도의 단계

R1	구성원들의 능력이 부족하고 동기나 자신감도 부족한 상태의 단계
R2	구성원들의 능력이 부족하지만 어느 정도의 자신감과 동기를 갖고 있는 상태의 단계
R3	구성원들의 능력은 갖추었으나 동기가 낮은 상태의 단계
R4	구성원들이 능력과 동기가 모두 성숙된 상태의 단계

㉣ 상황적 리더십의 유형

S1(지시적, telling리더)	• 구성원들에게 기준을 제시해주고 가까이서 지도하며 일방적인 의사소통과 리더 중심의 의사결정을 하는 유형이다. • 과업수준은 높게 요구되고 관계성 수준은 낮게 요구되는 경우이다.
S2(설득적, selling리더)	• 결정사항을 구성원들에게 설명하고 구성원들이 의견을 제시할 기회를 제공하는등 쌍방적 의사소통과 집단적 의사결정을 지향하는 유형이다. • 과업수준과 관계성 수준이 모두 높게 요구되는 경우이다.
S3(참여적, participating리더)	• 아이디어를 구성원들과 함께 공유하며 의사결정 과정을 촉진하며 구성원들과의 인간관계를 중시하며 구성원들을 의사결정에 많이 참여케 하는 유형이다. • 과업수준은 낮게 요구되고 관계성 수준은 높게 요구되는 경우이다.
S4(위임적, delegating리더)	• 의사결정과 과업수행에 대한 책임을 구성원들에게 위임하여 구성원들이 스스로 자율적 행동과 자기통제하에 과업을 수행하도록 유형이다. • 과업수준과 관계성 수준이 모두 낮게 요구되는 경우이다.

㉤ 상황적 리더십이론의 문제점

• 성숙도 개념이 애매하고 보다 중요한 상황변수들이 제외된 채 단지 성숙도 하나의 상황변수에만 의존함으로써 지나치게 현상을 단순화시켰다. 따라서 타당성이 취약한 것으로 나타났다.
• 리더 행위와 유효성 간의 관계를 규정하는 가설에 대한 논리적인 배경의 설명이 제대로 되어 있지 않았다.
• 상황적 리더십이론에 대한 정리

구성원들의 성숙수준이 R1 단계인 경우	• 구성원들의 성숙도가 R1일 때 그에 맞는 리더십 유형을 과업행위 高, 관계행위 低인 '지시형'으로 제시하고 있다. • 구성원들이 능력도 없고 의지나 자신감도 부족한 상황에서는 지시와 감독에 의한 방법이 가장 적합하다는 뜻이다.
구성원들의 성숙수준이 R2 단계인 경우	• 구성원들이 리더의 능력개발 덕택에 능력은 아직 모자라지만 의지와 어느 정도의 자신감을 갖게 되면 R2의 성숙수준에 이르게 된다. • R2일 때의 상황을 사분면에서 S2로 표시하고 이때의 최적 리더십을 과업행위 高, 관계행위 低인 '판매형 또는 지도형'으로 제시하고 있다. • R2 단계는 계획된 참여의 단계 또는 구조화된 참여의 단계라고 볼 수 있다.
구성원들의 성숙수준이 R3 단계인 경우	• R3 단계는 구성원들이 능력은 갖추었으나 의지가 낮은 상태의 단계를 말한다. • 이 단계에서 리더는 가능한 한 구성원들을 의사결정에 참여시키고 지원해줌으로써 구성원들의 과업의지를 북돋아 주어야 한다. • 즉 리더의 과업행위보다는 관계행위가 더 유효한 단계이다.

구성원들의 성숙수준이 R4 단계인 경우	• 구성원들이 능력과 의지 차원에서 완전히 성숙한 R4 단계에서는 과업행위든 관계행 위든 관계없이 리더의 간섭을 가능한 한 배제할 수 있도록 '위임형(S4 상황)'을 사용 하라고 추천하고 있다.

⑤ 새로운 리더십이론

ⓐ 거래적 리더십(Transactional Leadership) : 일반적으로 반복적인 상황, 기대된 성과의 수준의 측정될 수 있는 상황에서 효과적인 리더십이다.

• 거래적 리더십의 진행과정 : 2단계 과정을 통해 구성원들에게 보상의 가치를 명확히 인식시켜 줌으로써 자신들에게 기대된 성과를 달성하도록 한다.

1단계 과정	구성원들이 원하는 보상을 얻기 위해 무엇을 해야 하는지와 구성원들의 역할을 명확히 한다.
2단계 과정	구성원들의 욕구를 인식하여 구성원들이 노력을 기울일 때 이러한 욕구가 어떻게 충족될 것인지를 명확히 한다.

• 거래적 리더의 특성

현상	현상을 유지하기 위해 노력한다.
목표지향성	현상과 너무 괴리되지 않은 목표를 지향한다.
시간	단기적 전망이다. 기본적으로 가시적인 보상으로 동기부여를 한다.
동기부여 전략	구성원들에게 즉각적이고 가시적인 보상으로 동기부여를 한다.
행위 표준	구성원들은 규칙과 관례를 따르기를 좋아한다.
문제해결	구성원들을 위해 문제를 해결하거나 해답을 찾을 수 있는 곳을 알려준다.

┃기출예제

2022. 2. 26 제1회 서울특별시

거래적 리더십을 보이는 관리자 유형으로 가장 옳은 것은?

① 간호사들이 보다 창의적인 관점을 개발하도록 격려한다.

② 간호사들이 무엇을 해야 그들이 원하는 보상을 받을 수 있는지를 알려준다.

③ 간호사들이 개인적 성장을 할 수 있도록 알맞게 임무를 부여한다.

④ 간호사들에게 자신감을 심어주고 비전을 제시한다.

❋ ┄┄┄┄┄┄┄┄┄┄┄┄┄┄┄┄┄┄┄┄┄┄┄┄┄┄┄┄┄┄┄

거래적 리더십 … 보수적이며, 현상을 유지하게 노력한다. 현상과 너무 괴리되지 않는 목표지향성을 보이며 단기적인 전망, 기본적으로 가시적인 보상으로 동기를 부여한다. 부하들에게 즉각적이고 가시적인 보상으로 동기부여를 하며 부하들은 규칙과 관례를 따르기 좋아하는 특성이 있다. 부하들을 위해 문제를 해결하거나 해답을 찾을 수 있는 곳을 알려주며 리더는 보다 높은 산출, 더 많은 매출액, 생산원가의 절감 등 요구되는 결과의 달성을 위해 부하가 해야 할 일이 무엇인지 명확히 하도록 도움으로써 인간의 자아개념과 자존욕구를 배려한다.

답 ②

ⓛ 변혁적 리더십(Transformational Leadership)
- 변혁적 리더십의 차원별 정의 : 정치지도자들을 대상으로 한 연구에서 변혁적 리더십을 아래와 같은 차원에서 정의하였다.

미시적 차원	변혁적 리더십은 개인 간의 영향력을 행사하는 과정이다.
거시적 차원	변혁적 리더십은 사회적 체계를 변화시키고 조직을 혁신할 수 있는 힘을 동원하는 과정이다.

- 변혁적 리더의 특성

현상	현상을 변화시키고자 노력한다.
목표 지향성	현상보다 매우 높은 이상적인 목표를 지향한다.
시간	• 장기적 전망이다. • 구성원들에게 장기적 목표를 위해 노력하도록 동기부여를 한다.
동기부여전략	구성원들에게 자아실현과 높은 수준의 개인적 목표를 동경하도록 동기부여를 한다.
행위 표준	변혁적이고도 새로운 시도에 도전하도록 구성원들을 격려한다.
문제 해결	질문을 하여 구성원들이 스스로 해결책을 찾도록 격려하거나 함께 일한다.
추구하는 방향	• 변혁적 리더들은 구성원들의 의식, 가치관, 태도의 혁신을 추구하며 자유, 평등, 정의, 평화, 인본주의 등과 같은 가치에 호소한다. • 공포, 탐욕, 시기, 증오 등의 감정에 의존하지 않는다.

- 변혁적 리더십의 특성
- Burns에 따른 변혁적 리더십은 조직계층에 관계없이 발휘가 가능하다.
- 변혁적 리더십은 개인의 이해관계에 호소하는 거래적 리더십과 구별되고 합법적 권력이나 규칙, 전통 등을 강조하는 관료적 권한체계와도 다르다.
- 변혁적 리더십은 카리스마 이외에도 지적 자극, 개별적 관심을 포함한다.
- 변혁적 리더십은 구성원들에게 권력과 힘을 심어 주고 그들의 위상을 제고시키려는 반면에 거래적 리더십은 종종 구성원들에게 비전보다는 리더 자신에게 충성과 헌신을 보이도록 요구함으로써 나약하고 의존적인 구성원들을 산출하는 경우가 있다.

[거래적 리더십과 변혁적 리더십의 구성요소 비교]

리더십 구분	구성요소	내용	측정문항의 예
거래적 리더십	성과와 연계된 보상	리더는 구성원들에게 무엇을 해야 그들이 원하는 보상을 받을 수 있는지를 알려준다.	그는 내가 무엇을 해야 하는지와 그 노력의 결과로 어떤 보상을 줄 수 있는지를 내가 확실히 알고 있는지 확인한다.
	예외적 관리	• 리더는 구성원들이 부여 받은 임무를 수행하도록 하고 적절한 시기에 적절한 비용으로 목표가 달성될 때까지 간섭하지 않는다. • 예외적 사건이 발생했을 때에만 간섭한다.	그는 내가 실수를 저질렀을 때에만 관여한다.
변혁적 리더십	카리스마	리더는 바람직한 가치관, 존경심, 자신감 등을 구성원들에게 심어줄 수 있어야 하고 비전을 제시할 수 있어야 한다.	그는 어떤 장애물도 스스로의 능력으로 극복할 수 있다고 나는 신뢰한다.
	개별적 관심	리더는 구성원들이 개인적 성장을 이룩할 수 있도록 그들의 욕구를 파악하고 알맞은 임무를 부여해야 한다.	그는 내가 필요한 경우 나를 코치해준다.
	지적자극	리더는 구성원들이 상황을 분석하는 경우에 기존의 합리적 틀을 뛰어넘어 보다 창의적인 관점을 개발하도록 격려한다.	그는 내가 고민해 온 고질적인 문제를 새로운 관점에서 생각해 볼 수 있게 해준다.

ⓒ 섬기는 리더십
• 섬기는 리더십의 내용

I(Inspire, 영감)	다른 사람에게 주는 영감 및 감화
S(Support, 지지)	정서적 지원, 물리적 지원, 정신적 지원
T(Train, 훈련)	• 앞선 기술, 핵심능력, 최선의 업무 수행방법 • 질적 서비스 • 대상자 중심의 훈련
A(Acknowledge, 인정)	개인과 팀의 노력 및 결과의 인정
R(Reward, 보상)	유형의 보상과 무형의 보상(기쁨, 자긍심, 팀정신 등)

• 섬기는 리더의 특성
-섬김과 지도를 끊임없이 이어가기
-마음을 열고 듣기
-동정심, 개념화하기
-치유력
-예지력, 공동체 형성하기
-청지기로서 살기, 타인을 성장시키는 일에 몰두하기

02 집단과 팀

❶ 집단

(1) 집단의 이해

① **집단의 개념** … 두 사람 이상이 모여 어떤 공동목표를 달성하기 위해 공통의 규범, 서로의 역할과 신분을 인정하면서 상호작용하며, 유기적인 관계를 형성하고 있는 개인들의 집합체를 말한다.

② **집단의 조건**
   ㉠ 상호교환을 통한 공동목표를 추구해야 한다.
   ㉡ 각기 분담된 역할과 신분을 서로 알고 있어야 한다.
   ㉢ 공통규범, 가치관, 행동양식을 서로 공유해야 한다.

③ **집단의 발달단계**
   ㉠ **형성단계** : 구성원들이 집단목표와 과업에 대하여 충분한 지식을 가지고 있지 못하므로, 리더는 구성원들에게 집단에 대한 지식을 제공함으로써 구성원들을 집단의 목표에 부합시키는 단계이다.
   ㉡ **갈등단계** : 형성단계에서 내재되어 있는 집단 내의 갈등이 본격적으로 가시화되는 단계이다.
   ㉢ **규범확립단계** : 갈등이 해소된 후에 형성된 상호작용패턴에 따라 업무를 수행하면서 구성원간의 관계가 서로 밀접해지고 동료의식이 싹트며, 상호 간에 이득이 될 수 있는 해결방안을 찾으려고 노력하는 시기이다.
   ㉣ **과업수행단계** : 구성원의 관심이 상호인식과 이해에서 집단의 성과달성으로 옮아가는 단계로, 집단구성원들은 주어진 일을 효과적으로 달성하기 위해 모든 노력을 기울이게 된다.

(2) 집단의 유형

① **공식집단** … 공식집단은 조직 내에 지위, 부서, 계층 등을 가지고 형성된 집단으로 조직의 특정한 과업을 수행하기 위하여 이루어진 집단이다.
   ㉠ **명령집단** : 관리자와 그 구성원으로 구성된 형태의 집단으로 다른 명령집단과의 상호작용이 활발하게 일어난다.
   ㉡ **과업집단** : 특정한 과업이나 프로젝트를 수행하기 위하여 조직 내에서 새로 구성되는 집단을 말한다.

② **비공식집단** … 비공식집단은 조직 내에서 공식목표나 과업에 관계없이 자연적으로 형성된 집단으로 조직 전체의 만족보다는 구성원 개개인의 만족을 위하여 구성된다.
   ㉠ **이익집단** : 조직 내에서 구성원들이 자신들의 개인적인 목표나 이익을 얻기 위하여 참여하게 되는 집단으로, 전체 조직의 목표보다는 자신들이 속한 이익집단의 목표를 우선하여 행동하게 된다.

ⓒ **우호집단** : 조직의 구성원들 간의 공통된 특성이 비슷한 사람들끼리 모여 구성하는 집단으로, 조직의 목표보다는 개인적인 관심사에 따라 행동하게 되는 집단이다.

❷ 팀

(1) 팀에 대한 이해

① **팀의 의미** … 상호관련되어 있고 의존적인 인간의 상호작용을 총체적으로 이해하게 해주는 시스템, 또는 일반적인 목표를 성취하기 위해 함께 작업하는 상호연관된 사람들의 관점이다.

② **팀의 유형**

ⓐ **과업 팀** : 생산이나 서비스 제공 등의 일상적인 업무를 수행할 목적으로 구성된 팀을 의미한다.

ⓑ **개선 팀** : 업무처리과정의 비효율과 비용 등을 개선할 목적으로 구성된 팀을 말한다.

ⓒ **임시 팀** : 일시적으로 발생한 문제를 해결하기 위하여 구성되었다가 해결되고 나면 해체되는 팀이다.

ⓓ **영구 팀** : 조직이 존재하는 한 계속적으로 존재하는 팀이다.

ⓔ **작업집단 팀** : 집단구성원을 위해서 리더가 결정을 내리고 통제하는 팀이다.

ⓕ **자율관리 팀** : 팀원들이 자율적으로 중요한 의사결정을 내릴 수 있다.

ⓖ **단순기능 팀** : 유사하고 공통된 기능과 역량을 가지고 있는 구성원들로 이루어졌다.

ⓗ **다기능 팀** : 상호보완적인 서로 다른 기능을 가진 구성원들로 구성되어 있다.

(2) 팀 구축(team building)

① **팀 구축의 개념** … 팀이 형성되고 발전되어 가는 과정을 자연적인 프로세스에 맡기지 않고 인위적인 개입을 통해 팀의 형성과 발전과정을 도와주고 촉진시켜 주는 활동이다.

② **팀 구축의 단계**

ⓐ **팀 사명과 활동규칙의 설정** : 팀 활동을 건전하게 수행하는 데 필요한 행동방식과 효과적 운영을 위해 지켜야 할 지침을 정한다.

ⓑ **팀원의 역할과 책임을 규정** : 팀의 효과성을 높이기 위해 과제를 결정한다. 모든 팀원을 포함시켜서 각 팀원의 역할에 대한 기대를 표명하게 한 후, 가능하면 내용을 객관화시키고 철저한 책임의식을 요구한다.

ⓒ **팀워크의 촉진**
- 피드백을 장려한다.
- 갈등을 해결한다.
- 창의력을 조성하기 위해 노력한다.
- 참여적인 의사결정을 한다.

ㄹ 팀 성과의 확인과 동기유지

- 공동목표의 달성정도, 팀원들의 의사소통수준, 갈등해결과 팀워크의 유지수준, 결정사항에 대한 팀원의 만족도 등에 대해 평가하고 성과를 공유한다.
- 팀원의 동기를 계속 유지시키기 위해 팀원의 직책을 서로 바꿈으로써 팀원의 참여를 지속적으로 고무시키고, 또한 팀원의 관심을 유지시킬 수 있는 과제를 발굴하여 팀에 활력을 불어넣는다.

(3) 브루스 터크만의 팀 발달 단계

① 형성기

- ㄱ 팀이 처음 결성되는 시기로, 서로를 탐색하며 새로운 상황에 적응하는 단계다.
- ㄴ 팀원들은 지도자의 지시를 받고 지침에 따르며 서로를 평가한다.
- ㄷ 팀원들의 역할과 책임이 명확하지 않으며 친밀감이 형성되지 않아, 외부 인식에 의존한다.
- ㄹ 지도자가 주도적으로 방향을 설정해야 한다.

② 갈등기

- ㄱ 서로의 자아가 충돌하고, 성격차이가 명확해지면서 의견충돌과 갈등이 발생하는 단계다.
- ㄴ 역할 분배와 의사결정 방식 등에 대한 논쟁이 생긴다.
- ㄷ 지도자의 효과적인 갈등관리가 중요하다.

③ 규범형성기

- ㄱ 합의를 거쳐 갈등을 해결하고 규범을 형성하는 단계다.
- ㄴ 팀원 간 신뢰와 협력이 쌓이고 팀워크가 강화된다.
- ㄷ 목표 달성을 위한 공동의 전략이 정립된다.
- ㄹ 지도자는 팀의 규범과 절차를 강화하고 팀원들이 자율적으로 협력할 수 있도록 한다.

④ 성과기

- ㄱ 팀이 최고 효율로 작업을 수행하는 단계다.
- ㄴ 자율적으로 문제를 해결하고 창의적인 아이디어를 내며 목표 달성에 집중한다.
- ㄷ 지도자는 조정자의 역할을 수행하며 필요시 피드백을 제공한다.

⑤ 해체기

- ㄱ 목적이 달성되고 팀 활동이 종료되는 마지막 단계이다.
- ㄴ 이 단계에서 팀 해산 또는 재구성을 대비한다.
- ㄷ 성취를 돌아보고 평가하며 새로운 기회를 모색한다.

03 동기부여

❶ 동기부여의 이해

(1) 동기부여의 의의

① 동기부여의 개념
　㉠ 조직구성원으로 하여금 조직에서 바라는 결과를 산출할 수 있는 방식으로 행동하도록 구성원의 자발적이고 지속적인 노력을 효과적으로 유도하는 관리활동을 지칭한다.
　㉡ 관리자나 조직구성원 모두의 입장에서 개개인의 근로의욕을 불러일으키는 동기부여는 매우 중요하다.

② 동기부여의 중요성
　㉠ 동기부여는 개인이 일을 통해 자아실현을 할 수 있는 기회를 제공한다.
　㉡ 동기부여는 개개 구성원으로 하여금 맡은 바 업무를 해낼 수 있다는 업무수행에 대한 자신감과 자긍심을 갖게 한다.
　㉢ 동기부여는 자발적인 업무수행노력을 촉진시킴으로써 개인의 직무만족과 생산성을 높이고 나아가 조직유효성을 제고시키는 데 적극 기여한다.

ⓔ 동기부여는 조직을 변화시키는 추진력이 된다.

ⓜ 경쟁우위의 원천으로서 인적자원의 중요성이 커지고 있는 상황에서, 구성원 개개인에 대한 동기부여는 조직의 경쟁력을 제고시키는 열쇠가 된다.

③ **내적 동기부여** … 성취감, 도전감 등의 내재적 보상들이 촉진 요소가 되는 동기부여다.

④ **외적 동기부여** … 급여나 승진 등 외부 요인에서 발생하는 동기부여다.

⑵ 동기부여와 성과의 관계

① 개인의 직무성과는 그의 직무수행능력과 동기부여에 의해 결정된다.

　㉠ **직무수행능력** : 개인이 직무를 수행하는 데 활용할 수 있는 육체적·정신적 기술(skills), 지식 및 경험을 포함한다.

　㉡ **동기부여** : 직무수행에 활용하려는 노력의 크기를 말한다.

$$P = F(A \times M) \quad [P : 성과(performance), \ A : 능력(ability), \ M : 동기부여(motivation)]$$

② 능력이 적은 사람보다 능력이 많은 사람의 경우에 동기부여수준이 높아짐에 따라 성과의 차이는 더 커지게 된다.

❷ 동기부여이론

⑴ 내용이론

① 욕구단계이론(매슬로우)

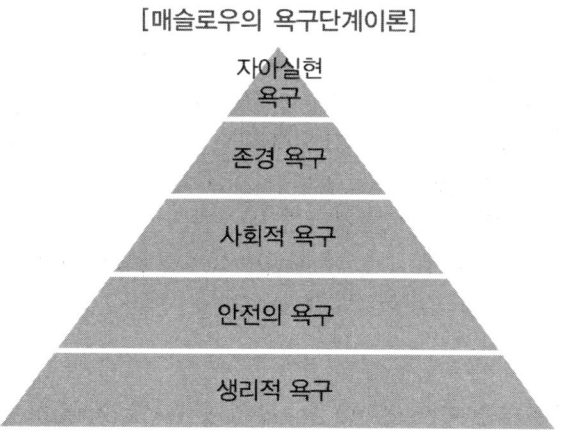

[매슬로우의 욕구단계이론]

　㉠ 인간의 욕구는 타고 났으며, 인간에게 동기부여할 수 있는 욕구는 단계적이다.

ⓒ 가장 높은 수준의 자아실현욕구에서 가장 낮은 수준의 욕구인 생리적 욕구까지 다섯 단계로 분류한다.

ⓒ 욕구가 충족된 상태에서는 동기유발이 불가능하며 아무런 행동도 일어나지 않는다. 반대로 욕구가 결핍된 상태에서는 욕구를 충족시키려고 한다.

ⓔ 욕구단계이론의 가정
- 만족된 욕구는 더 이상 동기부여 요인이 아니다.
- 상위수준의 욕구가 개인의 행동에 영향을 미치기 위해서는 하위수준의 욕구가 우선적으로 충족되어야 한다.
- 하위수준보다 상위수준의 욕구에 더 많은 충족 방법이 있다.
- 두 가지 이상의 욕구가 동시에 작용할 수 없다.

ⓜ 단계별 욕구

단계별 욕구		내용	적용
성장 욕구	1단계 생리적 욕구	의식주와 관련된 가장 기초적 욕구	휴식, 최저임금, 환기 등
	2단계 안전의 욕구	육체적 안전과 심리적 안정에 대한 욕구, 외부 위협으로부터의 안전 욕구	고용 안정, 안전한 작업 조건 등
결핍 욕구	3단계 사회적 욕구	집단 소속 또는 친교를 나누고 싶은 욕구	우호적인 업무 관계, 친교 분위기 등
	4단계 존경 욕구	내적으로 자존과 자율을 성취하면서 타인으로부터 존경, 인정을 받고자 하는 욕구	직위, 성과급 증가, 승진의 기회, 책임감 부여 등
	5단계 자아실현 욕구	지속적인 자기 발전을 통해 잠재능력을 최대한 발휘하고자 하는 요구	승진, 기술향상, 창의성 개발, 잠재능력 발휘 등

② ERG 이론(엘더퍼)

ⓐ 욕구단계이론에 대한 한계를 극복하기 위해 개발되었다.

ⓑ 욕구 충족의 과정은 하위 단계에서 상위 단계로 진행된다.

ⓒ 하나 이상의 욕구가 동시에 작용 가능하며, 상위욕구가 좌절되는 경우, 하위욕구를 추구한다.

ⓓ 개인적 차이를 인정하고 통합적인 욕구 충족을 강조한다.

ⓔ ERG 이론의 세 가지 욕구

욕구	내용
존재욕구	• 가장 하위 욕구, 생리적 욕구, 안전 욕구와 같이 존재 확보를 위해 필요한 욕구 • 조직 내 임금이나 작업 조건에 해당하는 생리적, 물질적 형태 욕구
관계욕구	• 안전의 욕구 일부, 사회적 욕구, 존경 욕구와 유사한 욕구 • 조직 내 타인과의 대인관계와 관련된 욕구
성장욕구	• 가장 상위 욕구, 존경 욕구, 자아실현 욕구와 유사한 욕구 • 개인적 성장을 위한 노력과 관련된 욕구

③ 성취동기이론(맥클리랜드)

ⓐ 욕구단계 이론 중 상위 욕구가 인간 행동의 80%를 설명한다고 주장하며 성취 욕구, 권력 욕구, 친교 욕구로 구분한다.

ⓛ 개인적 욕구에 적합한 업무를 할당하고, 직무를 배치할 때 구성원의 욕구를 고려해야 한다.

ⓒ 성취욕구가 높을수록 조직과 개인이 성장할 수 있다.

ⓔ 조직의 성공 요인은 성취욕구가 높은 사람들로 조직을 구성하고 성취동기를 유지시키는 것이다.

ⓜ 성취동기이론의 세 가지 욕구

욕구	내용
친교 욕구	타인과 우호적인 감정 관계 확립 및 유지, 회복하려는 욕구
권력 욕구	타인에게 영향력을 행사하고 통제하려고 하는 욕구
성취 욕구	독립적으로 문제를 해결하거나, 도전적 업무를 수행하여 목표를 달성하려는 욕구

④ X-Y이론(맥그리거)

㉠ X이론적 인간관
- 인간은 안정을 추구하며 변화를 싫어하고 수동적으로 행동한다.
- 선천적으로 일하기를 싫어하며, 책임 회피와 명령받기를 좋아한다.
- 전통적 인간관으로, 하위 욕구를 중시한다.
- 생리적, 안전의 욕구에서 동기부여가 이루어지며 강압적인 관리전략으로 동기를 부여한다.

㉡ Y이론
- 인간은 일을 좋아하고 자율적이며 능동적으로 행동한다.
- 책임감과 창의력이 있으며 조직 목적 달성에 자기 통제의 필요성을 인지한다.
- 조직 목적에 적극 참여하여 자아실현을 추구한다.
- 현대적 인간관으로, 모든 욕구를 중시한다.
- 잠재능력 개발로 동기를 부여한다.

⑤ 동기-위생이론(허츠버그)

㉠ 욕구단계이론을 확대하여 2요인 이론으로 제안한 것으로, 인간에게는 이질적인 두 가지 욕구가 동시에 존재한다.

㉡ 동기부여 수단으로 중요한 것은 위생요인이 아닌 동기요인이므로 동기요인 충족에 집중해야 한다.

㉢ 만조요인과 불만요인은 반대관계가 아닌 별개의 개념이다.

㉣ 위생요인(직무환경)
- 직무환경과 관련된 불만 요인
- 직무불만을 예방하는 기본 기능
- 단기적 변화를 초래
- 생리적 욕구, 안정의 욕구, 사회적 욕구와 유사
- 요인의 충족은 불만의 감소일 뿐 만족 증가와 다름
- 대인관계, 작업조건, 안전, 지위, 보수 등

㉤ 동기요인(직무내용)
- 직무내용과 관련된 만족 요인

- 자아존중과 자아실현 욕구와 유사
- 충족되지 않아도 불만은 없지만, 충족되면 적극적인 업무 수행 태도를 유도할 수 있음
- 성취감, 직무 자체, 도전, 인정 등

(2) 과정이론

① 성숙-미성숙이론(아지리스)
ㄱ 개인과 조직 욕구 사이 불일치가 클수록 긴장, 갈등, 불만족이 커져 미성숙 상태에 머무르게 된다.
ㄴ 개인의 성숙을 위해서는 능동적 활동, 독립적 활동, 자기의식 등이 필요하다.

② 강화이론(스키너)
ㄱ 강화란 행위자의 일정한 행위 반응을 얻기 위해 보상을 제공하여 동기를 부여하는 것이다.
ㄴ **긍정적 강화** : 바람직한 행위 후 행위에 대한 칭찬이나 금전 등 보상을 제공하여 계속해서 행위를 유발시키려는 시도를 말한다.
ㄷ **부정적 강화** : 행위에 대한 불쾌한 자극을 회피, 제거하기 위해 바람직한 행위를 강화하는 것이다.

③ 기대이론(브룸)
ㄱ 행동결정에 있어 여러 가지 가능한 행동대안을 평가하여 자기 자신이 가장 중요하고 가치 있는 결과를 가져오리라고 믿는 것을 선택한다.
ㄴ M(동기부여) = E(기대감) × I(수단성) × V(유의성)
ㄷ **동기부여 결정요인**
- 기대감 : 노력하면 필요한 성과를 달성할 수 있으리라는 주관적 확률
- 수단성 : 일정한 성과를 달성하면 보상을 얻을 것이라는 주관적인 믿음
- 유의성 : 보상에 대해 느끼는 매력의 정도
- 결과 : 개인행동의 성과인 1차적 결과와 그 결과에 따른 2차적 결과인 성과에 따른 보상과 승진
- 행동패턴 : 행동대안과 기대되는 결과 및 중요성을 모두 비교·평가한 후 자신의 행동을 선택

[브룸의 기대이론 모형]

노력 ➡ 성과 ➡ 보성 ➡ 개인의 목표

⬆ 기대　　⬆ 수단성　　⬆ 유의성

④ 공정성이론(아담스)
ㄱ 직무 만족은 지각된 보상의 공정성에 따라 결정된다.
ㄴ 타인과 비교했을 때 느끼는 공정성에 따라 영향을 받는다.

 © 투입과 산출 요소
- 투입 요소 : 교육, 경험, 훈련, 사회적 지위, 직무에 대한 노력 등
- 산출 요소 : 급여, 내적 보상, 직업 조건 등

② 불공정성 감소 방안
- 투입과 산출 변경
- 인지적 왜곡
- 비교 대상의 변경

┃ 기출예제   2022. 6. 18 제2회 서울특별시

동기부여이론 중 아담스(Adams)의 공정성 이론에 근거하여 자신이 비교대상보다 과소 보상을 받는다고 인식할 때 지각된 불공정성을 감소시키기 위해 취하는 행동으로 가장 옳지 않은 것은?

① 자신의 업무량을 줄인다.

② 비교대상을 바꾼다.

③ 타부서로의 이동을 건의하거나, 결근 및 이직을 고려하면서 그 상황을 벗어나려고 한다.

④ '내가 더 중요하고 가치 있는 일을 했으니까'하고 위안한다.

✱

비교대상이 더 열심히 일하거나 많은 일을 해서 더 많은 보상을 받는다고 생각하거나 자신의 업무가 더 중요하므로 다른 사람들보다 보상을 더 많이 받아도 된다고 생각한다.

※ 공정성이론 ⋯ 노력의 결과인 보상을 동일조건에 있는 타인과 비교했을 때, 자신이 느끼는 공정성에 따라 행동동기에 영향을 받는다. 공정성을 느끼면 동기부여가 되어 생산성이 향상되지만 불공정성을 느낄 경우 조직이탈이나 동기·생산성 감소 등을 초래한다.

답 ④

❸ 동기부여의 증진방안

(1) 개인차원의 동기유발

① 적극적 업무자세의 함양
 ㉠ 정기적으로 자신의 업무성과에 대한 피드백을 자발적으로 구한다.
 ㉡ 훌륭한 역할모델을 설정하여 모델로 삼아 따르도록 한다.
 ㉢ 적절한 도전과 책임을 추구한다.
 ㉣ 현실적인 관점에서 사고하고 목표성취방법에 대해 적극적으로 탐색한다.

② 명확한 자기경력의 구상
 ㉠ 실현 가능하면서도 도전적인 목표를 세운다.
 ㉡ 자신의 경력에 대한 애착과 조직의 경력개발 프로그램에의 참여를 통해 자신이 세운 목표에 몰두한다.
 ㉢ 목표를 추구하고 실천할 때, 불안감이나 실패에 대한 두려움으로부터 과감히 벗어나야 한다. 이를 위해 다른 간호사들로부터 조언과 도움을 얻는 것이 유용하다.

(2) 조직차원의 동기부여 증진방안

① 직무재설계

　　㉠ **직무충실화의 실행**: 직무충실화는 개인이 업무수행에 있어서 자신의 성과를 계획·지시·통제할 수 있는 자율성과 책임감을 갖고, 성장에 대한 기회나 의미있는 직무경험과 같은 동기요인을 경험할 수 있도록 직무의 내용을 재편성하는 것이다.

　　㉡ **탄력적 근무시간제의 운영**: 구성원들의 새로운 욕구충족뿐만 아니라, 생산성 향상을 촉진하기 위한 방안으로서 고안된 경쟁력 있는 직무재설계방안이다.

② **성과·보상의 합치프로그램** … 구성원에게 조직목표 달성에 기여한 만큼의 대가가 주어지는 성과와 보상의 합치프로그램이 마련되어야 한다. 또한 동기부여를 증진시키려면 공정성을 제고할 수 있는 임금체계를 개발해야 한다.

③ **개인의 임파워먼트의 실행** … 구성원의 자긍심, 책임감, 자신감을 향상시키기 위해서는 우선 구성원 개개인의 무력감을 유발하는 요인들을 파악하고 개인들의 무력감을 유발하는 요인들을 제거한다.

④ **인사관리제도의 개선** … 인사관리의 기본원칙을 확립하는 것이 바람직하다. 내부승진기준의 명확화, 채용·승진·보상기준의 합리화, 평가제도(평가요소, 평가방법, 평가결과의 조정)의 합리화, 경력관리제도의 확립, 근무부서 이동기준의 명확화, 인사관리자의 역할정립과 같은 구체적인 인사관리활동이 이루어져야 한다.

04 권력과 임파워먼트

❶ 권력

(1) 권력

① **권력의 개념** … 권위, 힘, 강압, 영향력 등의 개념과 구분 없이 사용하는 경우도 있으며 권력은 사회적 관계 속에서 존재하는 실제적인 능력뿐만 아니라 잠재적인 능력까지도 포함한다. 버나드는 권력을 '비공식적인 권한'이라고 정의하였고 권한은 '합법적인 권력'이라고 정의하였다.

② 권력 · 권한 · 영향력의 구분

권력(power)	권한(authority)	영향력(influence)
• 2명 이상의 사람들 또는 집단 간의 관계를 전제로 함 • 사회적 관계 속에 존재하는 실제적인 능력과 잠재적인 능력까지를 포함함 • 한 개인 또는 집단을 그들의 의사와 관계없이 자신의 의지대로 유도하거나 변화시킬 수 있는 능력임	• 한 개인이 조직 내에서 차지하고 있는 위치를 통해 갖게 되는 공식적인 힘을 의미함 • 조직 내에서 상급자는 하급자에 대해 합법적인 권력을 가짐 • 권한은 권력의 한 요소라고 볼 수 있으며 합법성이 강조됨 • 권한은 한 개인이나 집단을 지배할 수 있는 권리임 • 권한은 일반적으로 위에서 아래로의 하향적인 권한을 의미함	• 권력과 동의어로 사용되기도 함 • 한 사람 또는 집단이 타인 및 다른 집단의 태도, 가치관, 지각, 행동 등에 변화를 가져오도록 움직일 수 있는 힘의 총량을 의미함 • 권력의 상위 개념임 • 리더십이라는 수단을 통해 행사되는 경우가 많으므로 리더십의 개념과 관련이 많음

(2) 권력의 원천

① **보상적 권력** … 권력자가 타인에게 원하는 보상을 해 줄 수 있는 자원과 능력을 갖고 있을 때 발생한다.

  ㉠ 급여 인상, 승진, 호의적인 인사고과, 업무할당, 책임부여

  ㉡ 인간적인 인정, 격려

  ㉢ 보상적 권력은 동료들에 대한 영향력의 원천이기도 하다.

  ㉣ 상급자의 급여 인상과 승진 가능성에 간접적인 영향을 줄 수 있다.

② **강압적 권력** … 처벌이나 위협을 전제로 한다.

  ㉠ 조직 내에서 강압적 권력을 발휘하려는 상급자는 하급자들에게 해고, 원치 않는 부서로의 발령, 승진누락 등의 불이익을 줄 수 있어야 한다.

  ㉡ 하급자들은 상급자의 의도대로 추종 당하며 강압적 권력의 행사는 여러 문제점을 유발할 수 있다.

  ㉢ 가장 흔히 사용되지만 가장 통제하기 힘들다.

③ **합법적 권력**

  ㉠ 권한과 유사한 개념으로 볼 수 있으며, 권력 행사에 대한 정당한 권리를 전제로 한다.

  ㉡ 세 가지 원천

  • 사회의 구조

  • 한 개인이 권력을 가진 개인 · 집단의 대표자 또는 대리인으로서의 선출

  • 사회, 조직, 집단의 보편적인 문화적 가치가 합법적이라는 결정

④ **준거적 권력**

  ㉠ 보상적 권력, 강압적 권력, 합법적 권력과는 큰 차이가 있다.

  ㉡ 사람들은 자신보다 뛰어나다고 인식되는 사람을 닮고자 하는데 이때 준거적 권력이 발생한다.

  ㉢ 기업 내에서 준거적 권력을 가진 상급자는 하급자들로부터 절대적인 존경을 받는다.

⑤ 전문적 권력

    ㉠ 전문적인 기술이나 지식 또는 독점적 정보를 전제로 한다.

    ㉡ 특수한 분야에 탁월한 능력이나 정보를 갖고 있는 사람은 전문적 권력을 갖는다.

    ㉢ 조직계층의 상하에 관계없이 발생할 수 있다.

| 기출예제   2019. 6. 15 서울특별시

권력의 유형에 대한 설명으로 가장 옳은 것은?

① 다른 사람에게 가치가 있다고 인정되는 상을 주거나 보상을 할 수 있는 능력은 보상적 권력이다.

② 지식, 전문성과 경험 등에 의해 얻어지며 특정 전문분야에 한정되는 권력은 준거적 권력이다.

③ 해고, 징계와 같은 처벌에 대한 두려움에 근거하여 발생되는 권력은 합법적 권력이다.

④ 특별한 자질을 갖고 있거나 다른 사람들이 권력 행사자를 닮고자 할 때 발생하는 권력은 전문가 권력이다.

＊ ---

② 지식, 전문성과 경험 등에 의해 얻어지며 특정 전문분야에 한정되는 권력은 전문가 권력이다.

③ 합법적 권력은 법규, 제도, 공식적 규칙에 의해 선출되거나 임명된 리더가 행사하는 권력이다. 해고, 징계와 같은 처벌에 대한 두려움에 근거하여 발생되는 권력은 강압적 권력이다.

④ 특별한 자질을 갖고 있거나 다른 사람들이 권력 행사자를 닮고자 할 때 발생하는 권력은 준거적 권력이다.

※ 미국의 사회심리학자인 프렌치와 레이븐이 제시한 다섯 가지 권력 유형은 준거적 권력, 전문적 권력, 합법적 권력, 보상적 권력, 강압적 권력이 있다.

                                                            답 ①

---

(3) 권력과 리더십

① 권력과 리더십의 관계

    ㉠ 권력은 타인에 대한 영향력의 원천이므로 권력이 존재하지 않으면 리더십을 발휘하기 어렵다.

    ㉡ 리더십의 유효성은 권력의 크기와 어떤 유형의 권력을 사용하느냐에 달려 있다.

② 구조적 차원과 개인적 차원에서의 권력

    ㉠ 구조적 차원의 권력과 개인적 차원의 권력은 분리되기보다는 서로 연관되어 있다.

    ㉡ 시기와 상황에 따라 권력의 근원은 달라질 수 있다.

③ 권력과 리더십의 유형

    ㉠ 관리자의 개인적인 특성으로 발생하는 권력이 중요하다.

    ㉡ 리더가 전문적인 지식이나 준거적 권력을 갖고 있는 경우에는 부하들이 조직의 목표달성을 위한 자발적인 참여를 유도할 수 있다.

    ㉢ 리더가 보상적 권력이나 합법적 권력을 갖고 있는 경우에는 부하들의 자발적인 참여는 기대할 수 없다.

    ㉣ 리더가 강압적 권력을 갖고 있는 경우에는 부하들의 반발 및 저항을 가져오기도 하므로 세심한 주의가 필요하다.

(4) 간호직의 권력

① 간호직의 권력 신장방법

    ㉠ 시간, 노력, 헌신 등의 대가를 치를 준비가 되어 있어야 한다.

    ㉡ 전문직을 통해 계속 배우고자 하고 전문직 향상에 대한 강한 의지를 가지고 있어야 한다.

    ㉢ 전문직의 특성 중에서 자율성이 강조되는 것으로 이는 정당한 권력을 행사하는 자유를 의미한다.

    ㉣ 권력이 증가할수록 자율성도 많아지며 자율성이 적다는 것은 권력도 적다는 것을 의미한다.

    ㉤ 전문직 간호사가 환자를 위한 질적인 간호서비스의 제공에서부터 병원의 정책 수립에 이르기까지 자율적인 참여를 하기 위해서는 권력이 필요하다.

    ㉥ 간호관리자는 구성원들의 작업을 조정하고 지지하기 위해 자신의 권력을 인정하고 개발해야 할 책임이 있다.

② 간호사의 권력과 간호개념

    ㉠ 간호사들은 권력이라는 개념과 도와주는 전문직으로서의 간호개념이 일치할 수 없다고 생각하는 경향이 있다.

    ㉡ 권력과 간호개념이 일치할 수 없는 이유는 간호사들이 대부분 여성이고 여성들은 권력을 갖기 위해 투쟁하는 남성들과는 달리 사회화되기 때문이다.

    ㉢ 간호교육 및 간호실무 자체가 간호행위와 관련된 의사결정활동이기보다는 의사의 지시에 따른 업무중심으로 이루어지기 때문이다.

    ㉣ 의료 소비자에게 간호의 전문지식과 기술을 인정받지 못하고 있기 때문이다.

❷ 임파워먼트

(1) 개념

구성원들 스스로가 조직을 위해 많은 중요 업무를 수행할 수 있는 권력, 힘, 능력을 갖고 있다는 확신을 심어주는 과정으로 구성원들의 모습에서는 힘차고 싱싱한 면모를 느낄 수 있다.

(2) 전제조건

① 구성원들이 능력과 의지를 키워야 한다.

② 구성원들에게 공식적인 권력을 위임해 주어야 한다.

③ 구성원들이 조직의 실제 의사결정과정에 깊이 참여하도록 함으로서 자신의 영향력을 체험하도록 해야 한다.

(3) 특징

① 조직 내 권력의 분배문제를 뛰어넘어 권력의 증대문제에 초점을 두고 있다.

② 구성원 스스로 리더처럼 권력을 갖고 있다고 느끼도록 하는 것이다.

③ 다음과 같은 경우에 권력을 갖고 있다고 느낀다.
   ㉠ 구성원 자신이 보람 있는 일을 하고 있다고 느끼는 경우
   ㉡ 구성원 스스로 결정해서 어떤 일을 할 수 있다고 느끼는 경우
   ㉢ 구성원 스스로 일을 잘 수행할 수 있는 능력이 있다고 느끼는 경우

(4) 구성요소

① **의미성**
   ㉠ 의미성은 일에 대해 느끼는 가치를 말한다.
   ㉡ 개인이 자신의 일에 대해 의미를 느끼지 못한다면 임파워먼트가 없는 상태이다.
   ㉢ 일 자체가 주는 내적 동기는 임파워먼트의 핵심에 해당한다.
   ㉣ 개인이 심리적인 힘을 느끼도록 하는 것이 가장 기본적인 조건이다.

② **역량감**
   ㉠ 자신의 일을 효과적으로 수행하기 위해 필요한 능력에 대한 개인적인 믿음을 말한다.
   ㉡ 믿음이 없으면 임파워먼트의 수준은 높아질 수 없다.

③ **자기결정력**
   ① 자기결정력은 개인이 자신의 판단과 결정에 따라 행동할 수 있는 정도를 말한다.
   ② 상사의 명령에 복종하기만 하는 사람은 자기결정력이 낮은 사람이다.
   ③ 자기결정력이 낮은 사람은 명령이나 지시가 없으면 불안해하고 자신의 선택에 따라 성과를 낼 수 없다.

④ **영향력** … 개인이 조직의 목표 달성에 기여할 수 있다고 느끼는 정도를 말하며 개인이 조직에 기여를 할 수 없다고 느낀다면 임파워먼트에 문제가 있는 것이다.

(5) 중요성

① 자율과 책임을 기본으로 하는 임파워먼트의 중요성이 커지고 있다.

② 조직의 구성원은 자신의 능력을 향상시켜서 스스로의 가치를 높이지 못한다면 조직에서 도태될 수밖에 없다는 사실을 인식해야 한다.

③ 조직의 관리자는 자신이 먼저 임파워먼트가 되지 못한다면 타인을 임파워먼트시킨다는 것이 불가능하다는 것을 인식해야 한다.

④ 상호작용을 통한 권력증대에 초점을 두기 때문에 개인이 스스로 힘을 쌓아가는 개인차원에서뿐만 아니라 집단·조직 차원에서도 임파워먼트는 중요하다.

(6) 효과

① 구성원들의 업무수행능력을 제고할 수 있다.

② 관리자들이 갖고 있는 권한을 구성원에게 이양하여 그들의 책임 범위를 확대할 수 있다.

③ 구성원이 갖고 있는 잠재능력 및 창의력을 최대한 발휘할 수 있다.

④ 조직에게는 성과를 높여 줄 수 있고 구성원에게는 진정한 만족, 보람, 즐거움을 가져다 줄 수 있다.

⑤ 구성원의 직무 몰입을 극대화할 수 있다.

⑥ 업무 수행상의 문제점과 그 해결방안을 가장 잘 알고 있는 구성원들이 대상자들에게 적절한 대응을 하게 됨으로써 품질과 서비스 수준을 제고할 수 있다.

⑦ 고객 접점에서의 시장 대응이 보다 신속하고 탄력적으로 이루어질 수 있다.

⑧ 지시, 점검, 감독, 감시, 연락, 조정 등에 필요한 노력과 비용이 감소하므로 비용을 줄일 수 있다.

(7) 성공적인 임파워먼트를 위한 전략

① **정보의 공개** ⋯ 정보는 직무를 완성하기 위해 필요한 기술적이고 전문적인 지식, 자료, 정보를 포괄하는 개념을 의미하며 일반적으로 권력의 기본을 제공한다.

② **참여 기회의 유도**
  ㉠ 참여 기회는 현 지위에서의 성장과 발전을 위한 기대와 관련된 것이다.
  ㉡ 권력과 기회에 접근한 사람은 임파워먼트됨을 느끼게 되어 조직에 생산적으로 공헌하게 된다.
  ㉢ 권력과 기회에 접근한 사람은 조직활동에 더 능동적으로 참여하고 높은 의욕을 나타내어 더 몰입하게 된다.

③ **권한의 위임**
  ㉠ 새로운 개념을 시도해 볼 수 있도록 권한이 위임되어야 한다.
  ㉡ 관료적인 병폐들을 극복할 수 있도록 실질적인 권한과 힘을 간호사들에게 위임해 주어야 한다.
  ㉢ 간호사들에게 권한과 힘을 부여함과 동시에 책임감을 느끼도록 하는 것도 중요하다.

④ **지지**
  ㉠ 지지는 회환, 안내, 직접 도와주는 것을 의미한다.
  ㉡ 회환은 업무를 잘하고 향상될 수 있도록 하는 것에 대한 특별한 정보로 구성된다.
  ㉢ 업무 가능성, 교육의 필요성, 문제 해결의 조언 등에 대한 정보는 효율적인 업무환경을 창조하기 위해 필요하다.
  ㉣ 지지가 있는 구성원은 힘을 느끼게 되고 조직의 목표에 도달하려고 노력한다.
  ㉤ 지지가 없는 구성원은 진공상태, 격리, 연결이 되지 않는 것을 느끼게 되어 조직에 몰입하지 않는 행위를 한다.

❸ 권한위임

(1) 권한위임의 개념

권한위임은 하위자에게 수행할 과업을 할당하고 과업의 수행들을 책임지고 할 수 있도록 하기 위한 재량권을 부여하는 과정을 의미하며, 조직의 모든 활동을 한 사람의 힘만으로 수행하는 것은 불가능하다는 사회적 배경으로부터 생긴 개념이다.

(2) 권한위임의 필요성

① 권한위임을 함으로써 관리자는 업무영역을 확대하고 고차원적인 업무에 매진할 수 있다.

② 권한위임은 전체적인 업무활동을 감독할 수 있는 여유를 확보할 수 있다.

③ 권한이 하위자에게 위임되면 그 하위자가 장래에 관리자로 성장할 수 있는 훈련의 계기가 된다.

④ 관리자로 성장할 수 있는 잠재력을 갖추고 있는지를 시험할 수 있는 기회가 된다.

⑤ 업무의 특정한 분야에 대해서는 하위자가 상위자보다 더 나은 지식과 전문적 식견을 갖고 있는 경우도 있으므로 권한위임이 이루어진다.

⑥ 업무의 전문화를 기하기 위해서도 권한위임이 필요하다.

(3) 권한위임의 기준 및 자격

① **간호실무지침** ··· 위임을 허가하며 과업에 권한을 주거나 위임을 수락하는 간호사에게 권한을 준다.

② **위임의 자격** ··· 위임하는 권한의 범위에 포함되며 적절한 교육, 기술, 경험이 필요하다.

③ **피위임의 자격** ··· 적절한 교육, 훈련, 기술이 필요하고 최근의 능력을 증명할 근거가 필요하다.

(4) 권한위임의 5가지 원칙

적절한 과업	특정 환자나 과업의 권한위임
적절한 상황	여러 요소가 고려된 상황
적절한 사람	적절한 사람에 의해 수행되는 알맞은 과업의 권한위임
정확한 지식 및 의사소통	과업의 목표, 제한점, 기대를 포함한 과업의 명확하고 간결한 기술
적절한 감독	적절한 모니터링, 평가, 중재, 피드백

④ 간호업무의 권한위임

(1) 간호업무의 권한위임 고려사항

① 환경

② 손상의 잠재성

③ 사정의 복잡성

④ 과업의 복잡성

⑤ 중증도나 합병증을 고려한 환자의 상태

⑥ 과업의 대표성

⑦ 보조요원의 능력

⑧ 요구되는 기술의 양

⑨ 감염통제와 안전사고

⑩ 간호사가 제공할 수 있는 감독의 수준

⑪ 결과의 예측성

⑫ 환자와의 상호작용의 한계

(2) 권한위임의 정도를 결정하는 요인

① **조직의 규모** … 조직의 규모가 클수록 권한위임의 정도가 높아진다.

② **사안의 중요성** … 비용이나 조직의 장래에 미칠 영향 등의 측면에서 볼 때 의사결정의 내용이 중요한 것일수록 의사결정에 대한 권한위임의 정도가 적어진다.

③ **과업의 복잡성** … 복잡한 과업을 수행하기 위해 필요한 여러 자원을 활용할 수 있는 권한은 전문적인 식견을 갖춘 사람들에게 위임되어야 한다.

④ **조직의 문화** … 관리자들이 하위자들의 능력을 인정하고 신뢰하는 조직의 문화가 조성된 조직에서는 권한위임의 정도가 높아진다.

⑤ **하위자의 자질** … 하위자의 능력과 기술, 동기부여의 정도, 즉 하위자의 자질 정도에 따라 권한위임의 정도도 함께 달라진다.

(3) 권한위임의 효과

① 관리자가 조직 내부의 중요 문제를 해결할 수 있는 시간적 여유를 가질 수 있다.

② 하급관리자 또는 부하 직원의 능력과 잠재력을 개발할 수 있는 계기가 된다.

③ 조직 내 구성원들의 사기를 높일 수 있다.

④ 조직 내 구성원들과의 인간관계를 증진시킬 수 있다.

⑤ 특정 업무가 해당 전문 담당자에게 주어지기 때문에 효과적이고 효율적인 업무를 수행할 수 있다.

⑥ 상위계층과 하위계층의 모든 구성원들이 자신의 전문성을 살릴 수 있다.

(4) 효과적인 권한위임의 방법

① 이용 가능성을 명확히 하기

② 긍정적인 태도로 시작하기

③ 지시를 어떻게 줄 것인지를 신중하게 고려하기

④ 지시를 분명하게 하기

⑤ 지시의 우선순위를 분명히 하기

⑥ 피드백 주고받기

05 의사소통과 자기주장행동

❶ 커뮤니케이션의 이해

(1) 커뮤니케이션의 이해

① 커뮤니케이션(의사소통)의 개념 … 개인 상호 간, 집단 상호 간 또는 개인과 집단 상호 간에 정보 또는 의미를 주고받는 과정이다.

② 커뮤니케이션의 의의
  ㉠ 조직활동의 기본이 될 뿐만 아니라 조직성공의 시발점이 된다.
  ㉡ 조직에서 커뮤니케이션은 조직구성원들 간의 상호관계를 조정하고 구성원들의 업무성과는 물론 직무만족에도 많은 영향을 준다.

(2) 커뮤니케이션의 과정

① **전달자** … 아이디어를 제공하거나 정보를 전달하는 등의 의사전달을 시도하는 사람으로서, 전달자는 자신의 의도를 수신자에게 정확하게 적시에 전달하기 위한 노력을 기울여야 한다.

② **전달내용(메시지)** … 전달자가 수신자에게 전하려는 내용이다.

③ **매체** … 부호화된 메시지를 어떤 경로를 거쳐 수신자에게 전달하느냐 하는 것이다. 직접 대면, 전화, 집단토의, 팩시밀리, 메모, 정책규정집, 업무계획, 그리고 화상회의 등의 방법들이 포함된다. 전달내용에 따라 적절한 매체를 선택해야만 정확하고 효과적인 커뮤니케이션이 이루어질 수 있다.

④ **수신자** … 전달자에 의해 전달되는 메시지를 수신하는 사람을 말한다. 수신자가 메시지의 의미를 제대로 받아들이기 위해서는, 전달자의 의미를 정확히 파악하려는 노력을 해야 한다.

⑤ **피드백** … 일방적인 커뮤니케이션에서는 전달하려는 내용과 수신자가 받아들이는 내용 사이에 왜곡의 가능성이 높다. 그리고 수신자의 반응이 없으면 내용이 잘 전달되었는가를 확인할 수가 없다. 그러므로 효과적인 커뮤니케이션이 이루어지기 위해서는 피드백 과정이 반드시 필요하다.

(3) 커뮤니케이션의 유형

① **대인 간 커뮤니케이션**
　㉠ **구두적 커뮤니케이션** : 정보와 의사전달에 있어서 가장 빈번히 사용되는 방법이다.
　㉡ **문서적 커뮤니케이션** : 전달내용이 중요하거나 기록으로 남겨 두어야 하는 경우에는 문자를 이용하는 커뮤니케이션이다. 편지, E-mail, 보고서, 안내서, 협조공문, 회람 등이 포함된다.
　㉢ **비언어적 커뮤니케이션** : 언어적 수단인 어휘(word)를 사용하지 않고 제스처, 얼굴표정, 눈 접촉, 목소리, 억양, 자세, 걸음걸이, 옷차림 등의 비언어적 수단을 사용하는 커뮤니케이션이다.

② **조직차원의 커뮤니케이션**
　㉠ **공식적 커뮤니케이션**
　　• **수직적 커뮤니케이션(vertical communication)** : 조직의 위계상 상하 간에 이루어지는 커뮤니케이션이다.
　　　– **하향적 커뮤니케이션(downward communication, top-down)** : 업무와 관련된 상급자의 의견이나 전달사항이 공식적인 경로를 거쳐 구성원에게 전달되는 것으로, 업무지시, 정책제시, 성과 피드백, 메모, 조직의 간행물, 안내서 등이 이에 포함된다.
　　　– **상향식 커뮤니케이션(upward communication, bottom up)** : 하급자로부터 의사나 제반 정보가 상급자에게로 흘러가는 것으로 제안제도나 상향적 보고, 여론조사, 인사상담 등이 있다.
　　• **수평적 커뮤니케이션(horizontal communication)** : 조직 내에서 같은 지위에 있는 구성원끼리의 커뮤니케이션이나 동등한 부서 간의 커뮤니케이션을 의미한다.
　　• **대각적 커뮤니케이션(diagonal communication)** : 조직구조상 부서나 직급이 다른 사람들간의 커뮤니케이션을 말한다. 라인과 스텝 간의 커뮤니케이션이 대표적인 예이다.

ⓛ 그레입바인(grapevine) : 조직에서의 비공식 커뮤니케이션의 일종인데 인사이동이 임박해서 발생하는 여러 가지 소문들이나 동료와 상사에 대한 입바른 평가나 불평 등은 모두 그레입바인의 예에 속한다.
- 전달속도가 빠르다.
- 정보전달에 있어서 선택적이고, 임의적이다.
- 공식적 커뮤니케이션과 그레입바인은 상호보완적이다.
- 조직구성원들을 포함한 모든 사람들이 불안하거나 변화에 직면했을 때 사용된다.
- 약 75%의 정확성을 보인다.
- 구성원들의 약 50%는 그레입바인을 통해서 직무에 관한 정보를 얻는다.

② 의사소통

(1) 간호관리에서의 개념

① 간호관리가 대인관계적이고 조직적인 목적을 성취하는 것이라는 점에서 볼 때 의사소통은 전형적인 환자간호의 역할모델이다.

② 의사소통은 간호의 중간관리자로 하여금 일반 간호사를 지휘하고 더 나은 간호관리를 지지하게 하는 중요한 과정이다.

③ 의사소통의 기술은 간호관리자가 리더십을 발휘할 때 매우 중요한 기능을 한다.

④ 넓은 의미에서는 의사소통은 임상의 복지모형을 지향하는 행위에 영향을 주는 것을 의미한다.

⑤ 간호관리자가 정보를 효과적으로 의사소통하는 경우에 영향력 있는 관리자로 인식된다.

⑥ 간호는 건강관리에서 효과적인 변화를 초래할 잠재력을 갖는다.

(2) 의사소통의 일반원칙(레드필드)

① 일관성 … 전달 내용이 논리적인지 사전에 검토한다.

② 명료성 … 수신자가 명확히 이해할 수 있도록 용어가 정확해야 하고 문맥을 고려해야 한다.

③ 적시성 … 너무 늦거나 이르지 않도록 해야 한다.

④ 적응성 … 전달 내용은 구체적 상황과 시기에 대응할 수 있도록 융통성과 신축성을 지녀야 한다.

⑤ 분배성 … 전달 내용은 극비사항을 제외하고 모두에게 널리 알려야 한다.

⑥ 적정성 … 전달하고자 할 때 그 양과 규모는 적절해야 한다.

⑦ 수용성 … 수신자가 적극적인 반응을 보이고 수용할 수 있는 내용이어야 한다.

(3) 의사소통의 유형

① 상향적 의사소통

ㄱ 개념 : 공식적인 경로를 통한 수직적 의사소통의 하나로 메시지의 흐름이 하위계층에서 상위계층으로 전달되는 의사소통을 의미한다.

　예 업무 보고, 제안제도, 여론조사, 인사담당 등

ㄴ 목적 : 하급자의 자발적인 의사전달, 일선 경험을 통한 실무적인 아이디어의 창출

ㄷ 개선방안

- 일상적인 행동이나 의사결정은 일정한 규범을 정하여 이에 준하도록 유도한다.
- 전달되는 정보의 내용을 잘 요약하여 핵심만을 전하거나 전달에 소요되는 시간을 최소화하여 공급되는 정보의 효율성을 높인다.
- 정보의 양이 많을 경우는 순서를 정하여 보고의 차례를 만든다.
- 하급자가 상급자에게 보고하는 자체에 대한 두려움을 없애는 노력이 무엇보다 중요하다.
- 상급자에게 보고되는 정보의 내용은 조직화되어야 한다.

② 하향적 의사소통

ㄱ 개념

- 지시적 의사소통으로 가장 널리 사용되는 전통적인 의사소통의 일종이다.
- 업무와 관련된 상급자의 의견이나 전달사항이 공식적인 경로를 거쳐 하급자에게 전달되는 것이다.

　예 업무 지시, 메모, 정책 지시, 회사 간행물, 안내서 등

ㄴ 목적 : 명령의 일원화, 책임 소재의 분명성 확보

ㄷ 개선방안

- 공식적인 경로를 이용하고 수신자에게 직접 전달되도록 한다.
- 의사소통의 경로를 다양화한다.
- 하급자가 담당할 직무에 대해 충분히 알려 주고 직무의 배경을 설명해 주면서 이해시킨다.
- 중요한 내용은 반복하면서 전달한다.
- 업적과 관련된 회환(피드백)을 계속적으로 제공하여 목표달성의 효과를 높인다.

③ 수평적 의사소통

ㄱ 개념

- 수평적 의사소통은 조직 내의 동등한 지위에 있는 구성원 간의 의사소통을 말한다.
- 동등한 부서 간의 의사소통을 말하기도 한다.

　예 사전협조제도, 사후통지제도, 회의, 위원회 등

ㄴ 목적

- 효과적인 조직 목표를 달성하는 수단
- 동료 간의 업무 협조를 증진시키는 수단

ⓒ 개선방안
- 상급자에 대한 신뢰가 있어야 한다.
- 부서 간에 형평의 원리가 적용되어야 하며 원활한 교환이 이루어져야 한다.
- 조직구조의 변화가 신축성을 가지고 환경에 맞는 조직구조를 이룰 때 효과적이다.

④ 병원조직에서의 효과적인 의사소통 방안
   ㉠ 상위직과의 의사소통 : 상급자에게 의견을 전할 때는 요구를 명확히 하고 요구하는 근거를 설명하며 상급자의 반응을 객관적으로 받아들이고 타부서와 상충되는 요구일 수도 있음을 이해한다.
   ㉡ 하위직과의 의사소통 : 하급자에게 지시할 때는 누가, 언제까지, 무엇을 할지를 단계별로 명확히 지시해야 하며 정보의 배경을 설명하고 일의 중요성을 정당성 근거로 설명해준다.
   ㉢ 의료직과의 의사소통
   - 의사와 간호사 상호 간에 인간으로서 존중하고 동등한 의료 파트너로 인식한다.
   - 의사소통 기술을 함양한다.
   - 공식적, 비공식적 모임을 주선하고 참여할 기회를 갖는다.
   ㉣ 동료와의 의사소통 : 서로 격려와 힘이 되어 주는 협력자로 인식하며 자존심을 지켜주고 좋은 점을 인정해준다.

⑤ 의사소통 분류
   ㉠ 경로에 따른 분류 : 공식적 의사소통(상향적·하향적 의사소통, 수평적 의사소통), 비공식적 의사소통
   ㉡ 방향성에 따른 분류 : 상향적·하향적 의사소통, 수평적 의소소통
   ㉢ 기호에 따른 분류 : 언어적 의사소통, 비언어적 의사소통

⑥ 의사소통 네트워크
   ㉠ 개념 : 조직구성원 간의 반복적인 상호작용 패턴으로 구성원 간의 의사소통 경로의 구조이며 구성원들 간에 이루어지는 의사소통의 패턴을 보여주는 그림이다.
   ㉡ 유형

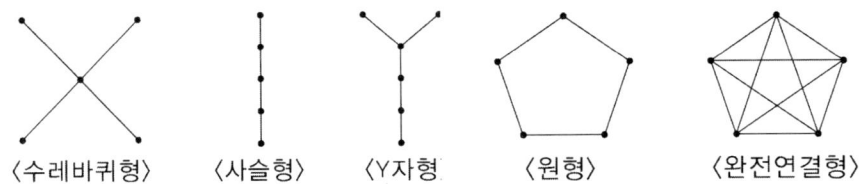

〈수레바퀴형〉 〈사슬형〉 〈Y자형〉 〈원형〉 〈완전연결형〉

• 사슬형

개념	특성
• 공식적인 계통과 수직적인 경로를 통해 의사전달이 이루어지는 형태 • 명령과 권한의 체계가 명확한 공식적 조직에서 사용하는 의사소통 네트워크 　　📕 조직의 라인 • 관료적 조직이나 공식화가 진행된 조직에서 쉽게 찾을 수 있다.	• 일원화되어 있는 계통을 통해 최고경영자의 의사가 일선작업자까지 전달되며 그 반대의 경우도 똑같은 명령사슬을 통한다. • 간호부장이 직접 간호사에게 전달하는 것이 아니라 연쇄적으로 지시가 전달된다. • 쇠사슬의 길이가 길수록 정보왜곡의 가능성이 커진다. • 쇠사슬형을 단순업무에 사용하면 의사소통의 신속성과 효율성이 비교적 높다.

• Y형

개념	특성
• 집단 내에 특정의 리더가 있는 유형이 아니다. • Y형은 집단을 대표할 수 있는 인물이 있을 때 나타나는 의사소통 네트워크이다.	• 단순한 문제를 해결하는 경우에 정확도가 비교적 높다. • 서로 다른 집단에 속한 사람들 간의 의사소통과정에서 조정자가 필요할 때 사용할 수 있다.

• 수레바퀴형

개념	특성
수레바퀴형은 집단 내에 특정한 리더가 있을 때 나타나는 의사소통 네트워크	특정 리더를 통해 모든 정보의 전달이 이루어지기 때문에 정보가 특정 리더에게만 집중되는 현상이 발생한다.

• 원형

개념	특성
원형은 문제 해결을 위해 구성된 조직에서 나타나는 의사소통 네트워크로 권력의 집중도 없고 구성원 간의 신분적 서열도 없고 중심인물이 없는 상황에서 나타나는 유형이다. 　　📕 위원회 조직, 태스크포스 조직	• 원형에서는 문제의 해결과정이 상당히 민주적이라고 할 수 있다. • 집단사고의 문제점 및 차선의 결정을 내릴 위험성은 남아 있다.

• 완전 연결형

개념	특성
• 완전 연결형은 구성원 전체가 서로의 의견이나 정보를 자유의지에 따라 교환하는 유형의 의사소통 네트워크이다. • 비공식적 의사소통의 방법으로 오늘날 조직에서 많이 시도되고 있는 의사소통 유형이다.	• 일정한 규칙 없이 자유로운 의견교환을 할 수 있기 때문에 참신하고 창의적인 아이디어 산출이 가능하다. • 광고문안을 만들거나 새로운 대안을 찾아내려고 하는 경우에 브레인스토밍 과정에서 많이 사용된다.

2019. 6. 15 지방직

다음 글에서 설명하는 의사소통 네트워크의 유형은?

- 구성원들 간 의사소통에 대한 만족도가 낮다.
- 조직 내 강력한 리더가 있고 모든 구성원이 그 리더와 의사소통한다.
- 구성원의 과업이 복잡할 경우에 의사소통 속도가 느리고 정보 공유가 어렵다.

① 원형   ② 사슬형
③ 수레바퀴형   ④ 완전연결형

✱
수레바퀴형은 조직 내 강력한 리더가 있고 리더를 중심으로 의사소통을 하는 유형으로, 구성원들 간 정보 공유가 어렵고 의사소통에 대한 만족도가 낮다.

답 ③

❸ 자기주장

(1) 자기주장의 행동유형

① **주장행동** … 의사소통과정에서 상대방의 권리를 침해하거나 상대방을 불쾌하게 하지 않는 범위 내에서 자신의 권리, 욕구, 의견, 생각, 느낌 등 자신이 나타내고자 하는 바를 직접적이고 적절한 방법으로 표현하는 행동을 말하며 공감적 주장행동을 의미한다.

② **소극적 행동** … 자신의 솔직한 감정, 사상, 신념을 표현하지 못함으로써 자신의 권리를 타인으로 하여금 침해하도록 허용하는 행동을 의미한다.

③ **공격적 행동** … 타인의 인격과 권리를 침해하면서까지 자신의 의사와 주장을 표현하는 행동을 의미한다.

(2) 자기주장적인 사람이 되기 위한 훈련방법

반영	상대방이 말한 내용을 상대방에게 그대로 반복해서 말하기
반복적인 자기주장	원래 주장하는 메시지를 계속해서 주장하기
지적	상대방의 이야기를 가까이서 세심하게 듣고 자신이 귀담아 들었음을 상대방이 알도록 하기
재진술	상대방의 말투를 다시 구사하는 경우에 자기주장적인 언어를 사용함으로써 공격을 진정시키기
질문	공격자가 공격적이 되는 비언어적인 단서를 사용하는 경우에 자기주장적인 사람은 질문의 형태로 행동에 직면하기

❹ 주장행동

(1) 주장행동의 목적

① 인간관계의 개선
  - ㉠ 인간은 바람직하게 적응을 할 권리와 그 권리가 행사될 수 있도록 주장할 권리를 가지고 태어났다.
  - ㉡ 주장훈련은 상대방의 권리를 침해하지 않으면서 자신의 의사를 솔직하게 나타내기 때문에 상대방과 보다 생산적인 인간관계를 지속시켜 준다.

② 간호업무의 향상
  - ㉠ 간호는 인간관계의 상황 속에서 인간관계의 상호작용을 통해 이루어질 수 있는 것이므로 인간관계의 개선은 간호업무의 향상을 가져올 수 있다.
  - ㉡ 지도자적인 역할모델을 하도록 도와주고 자신을 긍정적으로 수용하도록 도와주어 상대방에게 좋은 인상을 줄 뿐만 아니라 스스로 간호표준을 향상시킬 수 있도록 도와준다.

③ 자기능력의 신장 … 상대방과 보다 생산적인 인간관계의 지속은 자신의 능력을 최대로 발휘할 수 있게 하는 자기성장의 터전을 마련해 준다.

(2) 주장행동의 구성요소

긍정적인 요소	부정적인 요소
• 상대방에 대한 칭찬, 애정, 친밀감을 나타낸다. • 상대방에게 먼저 대화를 시도하거나 유지한다.	• 상대방의 요구를 거절한다. • 상대방과 다른 의견을 제시한다. • 상대방의 어떤 행동 때문에 당연히 나타날 수 있는 괴로움, 불쾌감, 노여움을 적절하게 표현한다.

❺ 갈등의 이해

(1) 갈등의 개념

① 상반되는 두 개 이상의 욕구 혹은 동시에 존재하여 한쪽을 만족시키고자 하면 다른 한쪽이 만족하지 않는 상태와 개인, 집단, 조직의 심리, 행동 또는 그 양면에서 일어나는 대립적 교호작용 및 개인 또는 집단 사이의 생각, 태도, 느낌, 행위에 차이가 있을 때 일어나는 과정이다.

② 의사결정과정에 고장이 생겨 행동대안 선택에 있어서 개인이나 집단이 곤란을 겪는 상황이다.

(2) 갈등의 원인

① 조직수준별 갈등원인

㉠ **개인 내 갈등** : 개인이 의사결정을 할 때 우선순위 기준이 애매한 경우 발생하는 갈등이다.

㉡ **개인 간 갈등** : 두 개인이 동일한 문제에 대해 일치하지 않을 때 발생하는 갈등이다.

㉢ **집단 간의 갈등** : 조직 내에서 집단 간에 발생하는 갈등이다.

㉣ **조직 간 갈등** : 조직과 경쟁조직 간의 갈등(노동조합과 조직과의 갈등)이다.

② 상황적 요인별 갈등원인

㉠ **목표의 차이** : 개인이 여러 가지 목표를 갖고 있을 때 이러한 목표들이 상반되거나 차이가 있을 때 개인 내부에서 그리고 개인 또는 집단 사이에서 갈등이 일어날 수 있다.

㉡ **모호한 업무한계** : 업무의 한계가 애매하고 불명확할 때 갈등이 발생된다.

㉢ **가치관과 태도, 인지의 차이** : 개인 또는 집단의 가치관과 태도, 윤리적 책임에 대한 지각, 문제에 대한 인지가 서로 다를 때 문제해결방법이 달라지게 되므로 갈등이 발생된다.

㉣ **자원의 희소** : 자원이 희소할 때 자원을 서로 확보하기 위해 갈등이 발생된다.

㉤ **의사소통의 장애** : 의사소통이 잘 이루어지지 않을 때 개인과 집단 간의 이해가 어렵고 협조보다는 분열이 조장되고 따라서 갈등이 일어날 수 있다.

(3) 갈등의 기능

① 순기능

㉠ 조직의 균형을 깨뜨려 불안과 무질서를 일으키기도 하지만 경우에 따라서는 조직의 동태적인 발전의 자극제로서 작용할 수 있다(조직의 균형과 갈등).

㉡ 오히려 조직의 발전을 위하여 필요한 개인적·사회적인 비용이라고 할 수 있다.

㉢ 조직에 새 바람을 불러일으키고 동태성을 부여할 수도 있다(조직 내의 창의성과 쇄신성의 갈등).

㉣ 조직이나 집단의 통합과 응집력을 파괴할 수 있으나, 갈등이 원만히 해결될 경우에는 조직의 통합과 발전에 기여하게 된다(조직의 통합과 갈등).

② 역기능

㉠ 직원의 사기를 저하시킨다.

㉡ 조직구성원의 편협성을 조장한다.

㉢ 조직의 위계질서를 파괴시키고 안정성을 파괴하여 관리통제를 어렵게 한다.

㉣ 변화와 쇄신에 저항한다.

갈등의 순기능	갈등의 역기능
• 문제의 인식	• 직원의 사기저하
• 활동력의 강화	• 독재자의 출현
• 충성심의 증가	• 편견의 증가
• 다양성 및 창조성의 증대	• 공식화의 증가
• 혁신 풍토 및 도전적인 분위기 조성	• 파벌의식 및 경제의시기의 증가

≡ 최근 기출문제 분석 ≡

2025. 6. 21. 제1회 지방직

1 피들러(Fiedler)의 상황적합성 이론에 근거할 때, 다음 설명에서 상황 호의성과 효과적인 리더를 바르게 연결한 것은?

> • 간호관리자와 구성원 간의 관계는 좋다.
> • 간호업무의 구조화 정도가 높다.
> • 간호관리자의 직위 권한이 약하다.

	상황 호의성	효과적인 리더
①	비호의적 상황	과업지향적 리더
②	비호의적 상황	관계지향적 리더
③	호의적 상황	과업지향적 리더
④	호의적 상황	관계지향적 리더

> **TIP** 피들러의 상황적합성 이론 … 상황에 따라 리더십이 다르게 적용되어야 한다는 상황 중심 리더십 이론이다. 과업 지향적 리더십과 관계 지향적으로 구분하는데, 과업 지향적 리더십은 업무 목표 달성, 성과, 효율성, 구조화된 업무 프로세스 등을 중요하게 생각하며 관계 지향적 리더십은 구성원과의 좋은 관계 유지, 신뢰, 협력 등을 중요시 한다. 리더십 상황을 호의적·비호의적 상황에 따라 세 가지 변수로 분석했는데, 구성원들이 리더를 신뢰하고 존중하는 정도인 리더-구성원 관계(좋을수록 호의적)와 과업의 목표, 절차, 평가 기준 등이 명확하게 정의되어 있는 과업 구조화(구조화된 과업일수록 호의적), 리더 지시하고 통제하며 보상 또는 처벌할 수 있는 공식적인 권한의 정도인 직위 권력(권력이 강할수록 호의적)이 있다.
> • 간호관리자와 구성원 간의 관계는 좋다. → 호의적
> • 간호업무의 구조화 정도가 높다. → 호의적
> • 간호관리자의 직위 권한이 약하다. → 비호의적
> 이므로, 호의적 상황에 해당하며 과업지향적 리더가 가장 효과적이다.

Answer 1.③

2 의료법령상 간호 · 간병통합서비스를 제공할 수 있는 의료기관이 아닌 것은?

① 치과병원
② 한방병원
③ 요양병원
④ 종합병원

> **TIP** 보건복지부령으로 정하는 병원급 의료기관은 간호 · 간병통합서비스를 제공할 수 있도록 노력하여야 한다〈「의료법」
> 제4조의2(간호 · 간병통합서비스 제공 등) 제2항〉.
> 법 제4조의2 제2항에서 "보건복지부령으로 정하는 병원급 의료기관"이란 병원, 치과병원, 한방병원 및 종합병원을
> 말한다〈「의료법 시행규칙」 제1조의4(간호 · 간병통합서비스의 제공 환자 및 제공 기관) 제2항〉.

3 다음 사례에 나타난 의사소통 네트워크 유형은?

> • 간호부는 '환자경험평가'에 대비하여 각 병동 파트장이 참여하는 팀을 구성하였다.
> • 팀원 모두가 자유롭게 정보를 교환하고 의사소통하고 있다.

① Y형
② 사슬형
③ 수레바퀴형
④ 완전연결형

> **TIP** 지문은 완전연결형에 대한 설명이다.
> ① Y형 : 확고한 중심이 존재하지 않지만, 대다수의 구성원을 대표하는 리더가 존재하는 유형
> ② 사슬형 : 공식적, 수직적인 명령계통으로 위-아래로만 이루어지는 형태
> ③ 수레바퀴형 : 정보가 특정 리더에 집중되는 형태로, 집단 내 강력한 리더가 있을 때 나타나는 유형

4 다음에 해당하는 동기부여 이론은?

> • 자신이 받은 보상이 비교 대상보다 과다하다고 지각하여 더 많은 업무를 맡으려고 한다.
> • 자신이 받은 보상이 비교 대상보다 과소하다고 지각하여 추가적인 보상 기회를 찾는다.

① 브룸(Vroom)의 기대이론
② 아담스(Adams)의 공정성이론
③ 로크(Locke)의 목표설정이론
④ 맥클리랜드(McClelland)의 성취동기이론

Answer 2.③ 3.④ 4.②

TIP 아담스의 공정성이론 … 조직 내의 개인과 조직 간의 교환관계에 있어서 공정성 문제와 공정성이 훼손되었을 때 나타나는 개인의 행동유형을 제시하였다. 구성원 개인은 직무에 대하여 자신이 조직으로부터 받은 보상을 비교함으로써 공정성을 지각하며, 자신의 보상을 동료와 비교하여 공정성을 판단하는데 이때 불공정성을 지각하게 되면 이를 감소시키기 위한 방향으로 모티베이션이 작용하여 균형을 찾는다고 보았다.

※ 동기부여 이론
  ㉠ 과정이론 : 정보처리나 인식 혹은 직무환경 요인과 상황 등 인식변수(cognitive variables)가 동기 유발에 '어떻게, 그리고 왜' 영향을 미치는지에 많은 관심을 둔다.
    • 브룸의 기대이론
    • 포터 및 롤러의 업적만족이론
    • 조고풀로스 등의 통로−목표이론
    • 애트킨슨의 기대이론
    • 아담스의 공정성이론
  ㉡ 내용이론 : 무엇이 개인의 행동을 유지 혹은 활성화시키는가, 혹은 환경 속의 무슨 요인이 사람의 행동을 움직이게 하는가에 관한 이론을 말한다.
    • 매슬로우의 욕구단계이론
    • 앨더퍼의 ERG이론
    • 허즈버그의 2요인이론
    • 맥클리랜드의 성취동기이론

2024. 6. 22. 제1회 지방직

5 간호단위의 약품 관리 방법으로 옳지 않은 것은?

① 혼동하기 쉬운 유사 발음 약품을 서로 다른 장소에 보관하였다.

② 약품 보관 냉장고의 온도를 섭씨 2 ~ 8도로 유지하였다.

③ 환자에게 사용하지 않은 혼합 조제 항암제를 재사용하도록 반납약 처리하였다.

④ 응급 상황에서 비품약 사용 시 처방을 받아 다시 채워 놓았다.

TIP 혼합 조제 항암제를 재사용하는 것은 감염 및 안전 문제를 야기할 수 있기 때문에 위험하다. 항암제는 반드시 폐기한다.

Answer 5.③

6 스키너(Skinner)의 강화이론을 간호실무의 인적자원 관리에 적용하려고 한다. '소거'의 유형을 적용한 사례로 가장 옳은 것은?

① 친절간호사로 선정되어 상품권을 제공하였다.

② 잦은 지각이 개선되어 수간호사가 꾸중을 멈추었다.

③ 동료 간호사와 잦은 문제를 야기시켜 특별수당을 줄였다.

④ 투약오류가 발생되어 벌을 주었다.

> **TIP** 강화를 중지하는 것이 소거이다. 특별수당(강화)을 줄이는 것은 소거에 해당한다.
> ① 상품권을 제공하는 것은 긍정적 강화에 해당한다.
> ② 꾸중 등 해가 되는 것을 제거해주는 것은 부정적 강화에 해당한다.
> ④ 벌은 소거에 해당하지 않으며 혼을 내거나 긍정적 강화를 없애는 것을 말한다.
> ※ 스키너(skinner)의 강화이론
> ⊙ 강화 : 긍정적 강화와 부정적 강화가 있으며 동기부여를 위해 보상을 제공한다.
> ⓛ 소거 : 강화를 중지하는 방법이다.
> ⓒ 벌 : 긍정적 강화를 없애거나 부정적 사건에 대한 표현을 하는 방법이다.

7 고위험 약품 관리에 대한 설명으로 가장 옳은 것은?

① 다른 의약품과 함께 보관하며, 고위험 표시를 한다.

② 고농도전해질 제제 보관장소에 '반드시 희석 후 사용'과 같은 라벨링을 한다.

③ 원칙적으로 사용하고 남은 약은 약국으로 반납한다.

④ 고위험 약물 처방 시에는 환자명, 보호자명, 병명, 주소, 약명, 처방의사 서명이 포함된 고위험 약물 처방전이 반드시 필요하다.

> **TIP** 고농도전해질 제제 보관장소에 '반드시 희석 후 사용'이라는 경고문을 부착한다.
> ① 다른 의약품과 따로 보관하며 고위험 표시를 한다.
> ③ 사용하고 남은 고위험 약품은 즉시 폐기한다.
> ④ 약물 처방전에 주소와 보호자명이 들어가는 경우는 없다.

Answer 6.③ 7.②

2023. 6. 10. 제1회 서울특별시

8 브루스 터크만(Bruce Tuckman)의 팀 발전단계 중 〈보기〉의 상황에 해당하는 것은?

〈보기〉

E병원은 새로운 인사평가제도를 마련하기 위하여 프로젝트 팀을 구축하였다. 이 프로젝트 팀의 구성원은 각자의 의견과 생활방식의 차이로 혼란을 겪고 있다.

---

① 규범기　　　　　　　　　　② 형성기
③ 갈등기　　　　　　　　　　④ 성취기

> **TIP**　새로 만들어진 팀이 적응하기 위한 단계로 팀원 간의 갈등이 발생한다.
> ① 갈등을 극복하고 팀원 간의 결속력이 생기는 단계이다.
> ② 팀이 만들어지고 얼마 안 된 시기로 팀원 간의 탐색이 진행되며 갈등을 피하려는 경향이 있다.
> ④ 모든 팀원이 동기부여 되어 그동안의 지식과 경험과 자발적인 노력으로 더 높은 성취를 이루는 시기이다.
> ※ 브루스 터크만(Bruce tuckman)의 팀 발달 단계는 총 4단계로 형성기, 갈등기, 규범기, 성취기로 이루어지며 모든 팀이 4단계에 이르는 것은 아니며 단계를 건너뛰거나 순서가 바뀌는 경우도 있다.

2023. 6. 10. 제1회 지방직

9 상황별로 효과적인 토마스 – 킬만(Thomas–Kilmann)의 갈등 해결전략을 바르게 짝지은 것은?

① 자신에게 사소한 사안인 경우 – 경쟁형
② 자신이 옳다고 확신하는 경우 – 회피형
③ 자신보다 상대방에게 더 중요한 사안인 경우 – 수용형
④ 중요한 사안에 대해 통합적 해결책을 찾고자 할 경우 – 타협형

> **TIP**　상대방의 사안을 수용해 줄 수용형이 알맞다.
> ① 자신에게 사소한 사안일 경우에는 상대의 말을 수용해주는 수용형이 비교적 알맞다.
> ② 자신이 옳다고 확신하는 경우는 자신의 주장을 강력하게 어필할 수 있는 경쟁형이 알맞다.
> ④ 중요한 사안에 통합적인 해결책을 찾을 경우에는 최고의 이익을 도출하는 협력형이 알맞은 방법이다.
> ※ 토마스 – 킬만(Tomas–Kilmann)의 갈등해결전략 5가지 유형
> 　㉠ 경쟁형: 독단적인 유형으로 갈등의 승패가 중요하기 때문에 자신의 의견을 강요하는 비협력적 유형이다.
> 　㉡ 회피형: 갈등을 회피하려고만 하는 유형으로 자신의 주장도 없고, 해결할 의지도 없다.
> 　㉢ 협력형: 타협형과 유사하지만 모두 이익을 보기 위해 적극적으로 노력한다.
> 　㉣ 타협형: 서로 조금씩 양보하길 원하는 유형으로 서로 조금씩 손해 보고 조금씩 이득 보길 원한다.
> 　㉤ 수용형: 갈등이 싫어서 자기주장 없이 협력적으로 행동하는 유형으로 타인의 의견을 따라간다.

Answer　8.③　9.③

2023. 6. 10. 제1회 지방직

10 「마약류 관리에 관한 법률」상 마약류취급자가 소지하고 있는 마약류에 대하여 해당 허가관청에 지체 없이 보고하여야 하는 사유만을 모두 고르면?

> ㉠ 분실 또는 도난   ㉡ 파손
> ㉢ 재해로 인한 상실(喪失)   ㉣ 변질·부패

① ㉠, ㉡   ② ㉡, ㉢

③ ㉠, ㉢, ㉣   ④ ㉠, ㉡, ㉢

> **TIP** 재해로 인한 상실, 분실 또는 도난, 변질, 부패 또는 파손의 경우 지체 없이 보고하여야 한다.
> ※ 사고 마약류 처리…마약류취급자 또는 마약류취급승인자는 소지하고 있는 마약류에 대하여 다음의 어느 하나에 해당하는 사유가 발생하면 총리령으로 정하는 바에 따라 해당 허가관청에 지체 없이 그 사유를 보고하여야 한다〈마약류 관리에 관한 법률 제12조 제1항〉.
> ㉠ 재해로 인한 상실
> ㉡ 분실 또는 도난
> ㉢ 변질·부패 또는 파손

2023. 6. 10. 제1회 지방직

11 변혁적 리더십의 특성을 보여주는 행동은?

① 구성원에게 단기적 목표와 전망을 강조한다.
② 구성원에게 어려움이 예상될 때 미리 문제해결방법을 알려준다.
③ 구성원의 직무 성과에 대해 가시적인 보상을 제공한다.
④ 구성원을 개별적으로 배려하고 자아 성장 기회를 제공한다.

> **TIP** 구성원의 자아실현 같은 높은 수준의 개인적 목표를 동기 부여하는 것은 변혁적 리더십의 특징이다.
> ① 단기적 전망, 달성 가능한 목표를 강조하는 것은 거래적 리더십의 특징이다.
> ② 문제해결 방법을 알려주는 것은 거래적 리더십의 특징이다.
> ③ 가시적인 보상으로 동기부여를 하는 것은 거래적 리더십의 특징이다.
> ※ 변혁적 리더십의 특성
> ㉠ 현상을 변화시키고자 노력한다.
> ㉡ 현상보다 매우 높은 이상적인 목표를 지향한다.
> ㉢ 장기적 전망을 가지고 구성원들이 장기적 목표를 위해 노력하도록 동기부여를 한다.
> ㉣ 변혁적이고도 새로운 시도에 도전하도록 구성원들을 격려한다.
> ㉤ 구성원들이 자아실현과 높은 수준의 개인적 목표를 동경하도록 동기부여를 한다.
> ㉥ 질문을 하여 구성원들이 스스로 해결책을 찾도록 격려하거나 함께 일한다.
> ㉦ 변혁적 리더들은 구성원들의 의식, 가치관, 조직의 혁신을 추구하며 자유, 평등, 정의, 평화, 인본주의 등의 가치에 호소한다.
> ㉧ 공포, 탐욕, 시기, 증오 등의 감정에 의존하지 않는다.

Answer 10.④ 11.④

2022. 6. 18. 제2회 서울특별시

12 동기부여이론 중 아담스(Adams)의 공정성 이론에 근거하여 자신이 비교대상보다 과소 보상을 받는다고 인식할 때 지각된 불공정성을 감소시키기 위해 취하는 행동으로 가장 옳지 않은 것은?

① 자신의 업무량을 줄인다.

② 비교대상을 바꾼다.

③ 타부서로의 이동을 건의하거나, 결근 및 이직을 고려하면서 그 상황을 벗어나려고 한다.

④ '내가 더 중요하고 가치 있는 일을 했으니까'하고 위안한다.

> **TIP** 비교대상이 더 열심히 일하거나 많은 일을 해서 더 많은 보상을 받는다고 생각하거나 자신의 업무가 더 중요하므로 다른 사람들보다 보상을 더 많이 받아도 된다고 생각한다.
>
> ※ 공정성이론 … 노력의 결과인 보상을 동일조건에 있는 타인과 비교했을 때, 자신이 느끼는 공정성에 따라 행동 동기에 영향을 받는다. 공정성을 느끼면 동기부여가 되어 생산성이 향상되지만 불공정성을 느낄 경우 조직이 탈이나 동기·생산성 감소 등을 초래한다.

2022. 4. 30. 지방직 8급 간호직

13 허쉬와 블랜차드(Hersey & Blanchard)의 상황대응 리더십이론을 적용할 때, A 간호사의 간호관리자에게 적합한 리더십 유형은?

> A 간호사는 간호에 대한 지식, 기술이 뛰어나며 동료들로부터 신임도 받고 있다. 하지만 간호관리자와 면담에서 자신의 간호업무 수행에 대한 자신감과 의지가 없다고 호소하고 있다.

① 지시형 리더

② 설득형 리더

③ 참여형 리더

④ 위임형 리더

> **TIP** 허쉬와 블랜차드(Hersey & Blanchard) 상황모형에 기초하여 참여형 리더는 의사결정 과정에서 부서와 의견을 교환하고 조정한다. A 간호사는 능력은 있지만 동기가 부족하므로 참여를 격려하여 동기를 높일 수 있는 참여형 리더십이 적합하다.
>
> ① 구체적인 업무 지시를 내리고 과업수행을 감독한다.
>
> ② 결정 사항을 설명하며 부하직원이 이해할 수 없는 부분을 이해할 수 있도록 한다.
>
> ④ 의사결정 및 책임을 부하직원에게 위임한다.
>
> ※ 구성원 성숙도에 따른 리더 유형(Hersey & Blanchard)

구분		내용
M1	능력 부족, 동기 및 자신감 부족	지시형 리더
M2	능력 부족, 동기 및 자신감 성숙	설득형 리더
M3	능력 성숙, 동기 및 자신감 부족	참여형 리더
M4	능력 성숙, 동기 및 자신감 성숙	위임형 리더

Answer 12.④ 13.③

14 거래적 리더십을 보이는 관리자 유형으로 가장 옳은 것은?

① 간호사들이 보다 창의적인 관점을 개발하도록 격려한다.

② 간호사들이 무엇을 해야 그들이 원하는 보상을 받을 수 있는지를 알려준다.

③ 간호사들이 개인적 성장을 할 수 있도록 알맞게 임무를 부여한다.

④ 간호사들에게 자신감을 심어주고 비전을 제시한다.

> **TIP** 거래적 리더십 … 보수적이며, 현상을 유지하게 노력한다. 현상과 너무 괴리되지 않는 목표지향성을 보이며 단기적 인 전망, 기본적으로 가시적인 보상으로 동기를 부여한다. 부하들에게 즉각적이고 가시적인 보상으로 동기부여를 하며 부하들은 규칙과 관례를 따르기 좋아하는 특성이 있다. 부하들을 위해 문제를 해결하거나 해답을 찾을 수 있는 곳을 알려주며 리더는 보다 높은 산출, 더 많은 매출액, 생산원가의 절감 등 요구되는 결과의 달성을 위해 부하가 해야 할 일이 무엇인지 명확히 하도록 도움으로써 인간의 자아개념과 자존욕구를 배려한다.

15 맥클리랜드(McClelland)의 성취동기이론을 간호실무의 인적자원관리에 적용한 사례로 가장 옳은 것은?

① 성취 욕구에 따른 업무 분담 및 배치　② 좌절 – 퇴행의 요소를 고려한 보상

③ 성과와 보상의 연계　④ 사회적 비교 과정을 고려한 대우

> **TIP** 맥클리랜드의 성취동기이론 … 조직 내 개인의 동기부여와 관련하여 모든 인간은 3가지 기본욕구를 가지고 있음을 제시하였으며, 성취동기 이론의 3가지 욕구는 성취욕과 권력욕, 친교욕구이다. 성취욕구는 인간이 인간다울 수 있 는 가장 바람직한 욕구로 성취동기가 높을수록 성취가 가능하여 조직과 자신의 성장에 이르게 된다는 내용이다.

16 다음 글에서 설명하는 리더십 이론은?

> • 소수의 사람은 위대해질 수 있는 자질을 가지고 태어난다는 이론
> • 리더십이란 타고난 것이지 개발될 수 없는 것으로 간주하는 이론

① 행동이론　② 특성이론

③ 상황이론　④ 거래적 리더십이론

> **TIP** 특성이론 … 사회나 조직에서 인정되고 있는 성공적인 리더들은 어떤 공통된 특성을 가지고 있다는 전제하에 이들 특성을 집중적으로 연구하여 개념화한 이론이다.

Answer 14.② 15.① 16.②

2020. 6. 13. 지방직
17 A병동 간호사들은 업무에 대한 능력은 낮고, 의지가 높은 상태이다. 이 경우, 허쉬와 블랜차드(Hersey & Blanchard)의 상황적 리더십 이론(situational leadership theory)을 적용할 때, A 병동 간호관리자의 효과적인 리더십 유형과 리더십 행동 유형으로 옳은 것은?

	리더십 유형	리더십 행동 유형	
		관계지향 행동	과업지향 행동
①	설득형 리더	높음	높음
②	설득형 리더	높음	낮음
③	참여형 리더	낮음	낮음
④	참여형 리더	낮음	높음

> **TIP** 허쉬–블랜차드 모델…리더십 차원을 과업중심과 관계중심 차원으로 나눈 피들러의 상황이론을 발전시킨 것으로 과업과 관계 중심 행동을 각각 고, 저로 세분화 하여 지시형, 설득형, 참여형, 위임형의 4가지 특정한 리더십 유형을 제시하였다.
> ㉠ 지시형 리더십 : 능력과 의지가 모두 낮은 상태 – R1단계
> ㉡ 설득형 리더십 : 능력은 낮으나 의지는 강한 상태 – R2 단계
> ㉢ 참여형 리더십 : 능력은 뛰어나나 의지가 약한 상태 – R3 단계
> ㉣ 위임형 리더십 : 능력과 의지 모두 높은 상태 – R4 단계

2020. 6. 13. 서울특별시
18 블레이크와 모튼(R. Blake and J. Mouton)의 관리격자 리더십이론 중 〈보기〉에 해당하는 리더십 유형으로 가장 옳은 것은?

보기

인간과 생산성에 관한 관심이 모두 높으며, 구성원들에게 공동목표와 상호의존관계를 강조하고 상호신뢰와 상호존중의 관계 속에서 구성원들의 몰입을 통하여 과업을 달성한다.

① 팀형   ② 타협형
③ 과업   ④ 인기형

> **TIP** 관리격자이론…블레이크와 모튼(R. Blake & J. Mouton, 1964)이 정립한 이론으로서, 관리자가 목적을 달성하는 데 필요한 요인을 제시하면서 그것은 생산과 인간에 대한 관리자의 관심이 중요하다는 것을 강조하고 있다.
> 특히 팀형은 생산에 대한 관심과 인간에 대한 관심이 모두 높은 9.9형으로서, 조직의 목표와 인간에 대한 신뢰를 모두 갖춘 사람에 의해 조직의 목표가 달성되며 근로자의 참여를 강조하는 팀 중심적인 지도자다. 팀형이 이 이론에서 가장 이상적인 지도자형이라 할 수 있다.

Answer   17.①   18.①

19 갈등은 둘 이상의 개인, 집단 또는 조직이 상호작용하는 과정에서 발생할 수 있다. 갈등의 원인에 대한 설명으로 가장 옳지 않은 것은?

① 갈등은 둘 이상의 서로 다른 행동 주체가 양립될 수 없는 목표를 동시에 추구할 수 있다.

② 갈등은 의사결정의 과정에서 집단 간에 정보의 교환이나 의사소통이 충분히 이루어지지 않을 때 발생할 수 있다.

③ 갈등은 후배가 상관으로 승진하는 경우, 업무나 기술적인 면에서 앞서가는 부하의 지시를 받게 되는 경우 발생할 수 있다.

④ 작업의 상호의존성이 작을수록 과업수행 과정에서 갈등이 발생할 위험이 커진다.

> **TIP** 갈등의 원인
> ① 조직수준별 갈등원인
>   ㉠ 개인 내 갈등: 개인이 의사결정을 할 때 우선순위를 결정할 수 있는 기준이 애매한 경우 발생하는 갈등이다.
>   ㉡ 개인 간 갈등: 두 개인이 동일한 문제에 대해 일치하지 않을 때 발생하는 갈등이다.
>   ㉢ 집단 간의 갈등: 조직 내에서 집단 간에 발생하는 갈등이다.
>   ㉣ 조직 간 갈등: 조직과 경쟁조직 간의 갈등(노동조합과 조직과의 갈등)이다.
> ② 상황적 요인별 갈등원인
>   ㉠ 목표의 차이: 개인이 여러 가지 목표를 갖고 있을 때 이러한 목표들이 상반되거나 차이가 있을 때 개인 내 부에서 그리고 개인 또는 집단 사이에서 갈등이 일어날 수 있다.
>   ㉡ 모호한 업무한계: 업무의 한계가 애매하고 불명확할 때 갈등이 발생된다.
>   ㉢ 가치관과 태도, 인지의 차이: 개인 또는 집단의 가치관과 태도, 윤리적 책임에 대한 지각, 문제에 대한 인지가 서로 다를 때 문제해결방법이 달라지게 되므로 갈등이 발생된다.
>   ㉣ 자원의 희소: 자원이 희소할 때 자원을 서로 확보하기 위해 갈등이 발생된다.
>   ㉤ 의사소통의 장애: 의사소통이 잘 이루어지지 않을 때 개인과 집단 간의 이해가 어렵고 협조보다는 분열이 조장되고 따라서 갈등이 일어날 수 있다.

Answer 19.④

2019. 2. 23. 서울특별시

20 관리자와 리더의 특성에 대한 설명 중 가장 옳은 것은?

① 관리자는 직위에 따르는 권한과 합법적인 권력을 갖는다.

② 리더는 주로 시간과 비용, 급여, 재고물품에 대한 통제를 강조한다.

③ 관리자는 수평적인 관점을 갖고, 리더는 수직적인 관점을 갖는다.

④ 관리자는 신뢰로 이끌어 가고, 리더는 통제하려고 한다.

> **TIP** ② 관리자는 주로 시간과 비용, 급여, 재고물품에 대한 통제를 강조한다.
> ③ 리더는 수평적인 관점을 갖고, 관리자는 수직적인 관점을 갖는다.
> ④ 리더는 신뢰로 이끌어 가고, 관리자는 통제하려고 한다.

2019. 2. 23. 서울특별시

21 A간호사는 간호학과 졸업 후 중소규모의 재활병원에 취업하여 3년째 근무 중으로, 최근에 상급종합병원 경력직 간호사 모집에 지원하여 합격하였다. 그러나 현재 근무하는 재활병원 수간호사와 면담 후, A간호사는 상급종합병원 입사를 포기하고 그대로 재활병원에 남아 있기로 하였다. ERG이론에 근거하여 볼 때, 이후 A간호사의 욕구변화로 가장 옳은 것은?

① 존재욕구 충족으로 인하여 관계욕구 증대

② 관계욕구 충족으로 인하여 성장욕구 증대

③ 성장욕구 좌절로 인하여 관계욕구 증대

④ 관계욕구 좌절로 인하여 존재욕구 증대

> **TIP** 상급종합병원으로의 이직을 포기하였으므로 성장욕구 좌절이며, 현재 근무하는 재활병원에 남았으므로 관계욕구의 증대라고 할 수 있다.
> ※ ERG이론 … Maslow의 5단계 욕구이론을 수정해서 개인의 욕구 단계를 3단계로 단순화시킨 Alderfer의 욕구이론
> ㉠ 생존욕구(existence needs) : 육체적인 생존을 유지하고자 하는 다양한 유형의 물리적 · 생리적 욕구
> ㉡ 관계욕구(relatedness needs) : 타인과의 관계를 유지하고자 하는 인간의 기본 욕구
> ㉢ 성장욕구(growth needs) : 자신의 성장과 발전을 도모하고자 하는 인간의 기본 욕구

Answer 20.① 21.③

2019. 2. 23. 서울특별시

22 조직구성원 간의 반복적인 상호작용 패턴으로 의사소통 경로의 구조를 의미하는 의사소통 네트워크(의사소통망)에 대한 설명으로 가장 옳은 것은?

① 사슬형은 집단 내에 특정 리더가 있는 것은 아니지만 집단을 대표할 수 있는 인물이 있는 경우에 나타난다.

② Y형은 특정 리더에 의해 모든 정보가 전달되기 때문에 리더에게 정보가 집중되는 현상을 보인다.

③ 수레바퀴형(윤형)은 공식적인 리더나 팀장은 있지만 지위나 신분의 서열이 뚜렷하지 않고 특정 문제의 해결을 위한 조직에서 나타난다.

④ 원형은 구성원 간의 상호작용이 한곳에 집중되지 않고 널리 분산되어 있어서 수평적 의사소통이 가능하다.

> **TIP** 의사소통 네트워크의 유형
> ㉠ 수레바퀴형 : 집단 구성원 간에 리더가 존재하는 경우에 나타나는 형태로, 구성원들의 정보전달이 한 사람의 리더에 집중된다.
> ㉡ 사슬형 : 의사소통이 공식적인 명령계통과 수직적인 경로를 통해서 이루어지는 형태로, 구성원들 간의 커뮤니케이션이 연결되지 않는다.
> ㉢ Y형 : 사슬형과 수레바퀴형이 혼합된 유형으로, 수레바퀴형에서처럼 확고한 리더가 존재하지는 않지만 비교적 집단을 대표할 수 있는 인물이 있는 경우에 나타난다.
> ㉣ 원형 : 구성원 간에 뚜렷한 서열이 없는 경우에 나타나는 형태로, 위원회나 태스크포스의 구성원들 사이에 이루어지는 커뮤니케이션 유형이다.
> ㉤ 개방형 : 리더가 존재하지 않고 구성원 누구나 다른 구성원과 커뮤니케이션을 주도할 수 있는 형태로, 구성원들 간 정보교환이 완전히 이루어져 완전연결형이라고도 한다.

2019. 6. 15. 지방직

23 다음 글에서 설명하는 의사소통 네트워크의 유형은?

> • 구성원들 간 의사소통에 대한 만족도가 낮다.
> • 조직 내 강력한 리더가 있고 모든 구성원이 그 리더와 의사소통한다.
> • 구성원의 과업이 복잡할 경우에 의사소통 속도가 느리고 정보 공유가 어렵다.

① 원형   ② 사슬형
③ 수레바퀴형   ④ 완전연결형

> **TIP** 수레바퀴형은 조직 내 강력한 리더가 있고 리더를 중심으로 의사소통을 하는 유형으로, 구성원들 간 정보 공유가 어렵고 의사소통에 대한 만족도가 낮다.

Answer 22.④ 23.③

24 허즈버그(Herzberg)의 동기-위생 이론에 대한 설명으로 옳은 것은?

① 직무수행을 향상시키기 위해 위생요인을 개선한다.

② 위생요인을 개선하면 직무만족이 높아진다.

③ 작업조건 향상을 통해 동기요인을 개선한다.

④ 직무충실화를 통해 동기요인을 개선한다.

> **TIP** 허즈버그의 2요인 이론은 인간의 욕구 가운데는 동기요인과 위생요인의 두 가지가 있으며, 이 두 요인은 상호 독립되어 있다고 주장한다.
> ㉠ 동기요인(만족요인): 조직구성원에게 만족을 주고 동기를 유발하는 요인
> 　예) 성취, 인정, 직무 내용, 책임, 승진, 승급, 성장 등
> ㉡ 위생요인(불만요인): 욕구 충족이 되지 않을 경우 조직구성원에게 불만족을 초래하지만 그러한 욕구를 충족시켜 준다 하더라도 직무 수행 동기를 적극적으로 유발하지 않는 요인
> 　예) 조직의 정책과 방침, 관리 감독, 상사/동료/부하직원과의 관계, 근무환경, 보수, 지위, 안전 등

25 변혁적 리더십(transformational leadership)의 구성 요소만을 모두 고르면?

㉠ 개별적 배려	㉡ 영감적 동기부여
㉢ 보상 연계	㉣ 지적 자극

① ㉠, ㉡　　　　　　　　　　　② ㉠, ㉣

③ ㉠, ㉡, ㉣　　　　　　　　　④ ㉡, ㉢, ㉣

> **TIP** 변혁적 리더십은 카리스마와 개별적 배려, 지적 자극을 통한 구성원들의 자아개념 자극하는 것으로 구성원에 대한 높은 기대의 표현을 통하여, 구성원들의 성과를 이끌어낸다.
> ㉠ 카리스마: 리더의 이상적인 공약, 구성원들에 대한 높은 기대감, 리더 자신의 확신감과 구성원들에 대한 리더의 신뢰감에 의해 형성되는 것으로 구성원들은 리더 계획에 대한 강력한 지지와 몰입을 통해 리더와 자신 동일시 함
> ㉡ 지적 자극: 부하들에게 문제점을 새로운 방식으로 보도록 시도하는 것으로 구성원은 스스로 문제에 대한 해결책을 탐구, 구성원들의 문제해결능력이 높아짐
> ㉢ 개별적 배려: 리더의 관심사항과 부하들의 관심사항을 공유하는 것으로 구성원들이 개인적 욕구를 스스로 확인하게 만들고, 보다 높은 차원의 욕구를 가질 수 있도록 함
> ㉣ 영감적 동기부여: 큰 변화를 이룩해야 할 책무를 수행하는 리더로서 변화를 성공적으로 이룩하기 위하여 구성원들로 하여금 정상의 노력과 헌신을 이끌어 낼 수 있어야 함

Answer 24.④ 25.③

26 〈보기〉에서 제시된 간호관리자의 리더십 유형은?

───────── 보기 ─────────

중환자실에 간호관리자가 새로 부임하였다. 이 간호관리자는 병동회의에서 앞으로 모든 간호사가 병동 운영 시 의사결정에 함께 참여하고 병동이 나아가야 할 목표를 함께 만들어 가야한다고 제시하였다.

① 민주적 리더십

② 전제적 리더십

③ 상황적합적 리더십

④ 자유방임적 리더십

> **TIP** 민주적 리더십은 의사결정 전 과정에 조직구성원 참여시키는 유형으로, 명령보다는 조언을 통한 인간관계와 팀워크를 중시한다.

27 동기부여 이론을 적용한 관리자의 수행으로 가장 옳은 것은?

① 맥그리거(McGregor)의 XY이론에 따라 X이론 관점을 가진 관리자가 구성원들에게 성장과 발전의 기회로 자율성을 확대하였다.

② 매슬로우(Maslow)의 욕구단계이론에 따라 구성원의 '안정과 안전욕구' 충족을 위해 '사회적 욕구'를 먼저 충족시켜 주었다.

③ 허츠버그(Herzberg)의 동기-위생이론에 따라 구성원의 동기요인을 충족시키기 위해 작업조건을 향상시켜 주었다.

④ 아담스(Adams)의 공정성 이론에 따라 구성원의 조직 몰입을 위해 업무성과에 대한 평가를 객관화하고, 성과와 보상을 합치시키려고 노력하였다.

> **TIP** ① 구성원들에게 성장과 발전의 기회로 자율성을 확대하는 것은 Y이론 관점에 해당한다.
> ② 매슬로우(Maslow)의 욕구단계이론은 하위욕구가 충족되어야 상위욕구가 일어난다고 본다. 따라서 안정과 안전욕구를 먼저 충족시켜야 한다.
> ③ 작업조건 향상은 위생요인을 충족시키는 사항이다.

Answer 26.① 27.④

2019. 6. 15. 서울특별시

28 권력의 유형에 대한 설명으로 가장 옳은 것은?

① 다른 사람에게 가치가 있다고 인정되는 상을 주거나 보상을 할 수 있는 능력은 보상적 권력이다.

② 지식, 전문성과 경험 등에 의해 얻어지며 특정 전문분야에 한정되는 권력은 준거적 권력이다.

③ 해고, 징계와 같은 처벌에 대한 두려움에 근거하여 발생되는 권력은 합법적 권력이다.

④ 특별한 자질을 갖고 있거나 다른 사람들이 권력 행사자를 닮고자 할 때 발생하는 권력은 전문가 권력이다.

> **TIP** ② 지식, 전문성과 경험 등에 의해 얻어지며 특정 전문분야에 한정되는 권력은 전문가 권력이다.
> ③ 합법적 권력은 법규, 제도, 공식적 규칙에 의해 선출되거나 임명된 리더가 행사하는 권력이다. 해고, 징계와 같은 처벌에 대한 두려움에 근거하여 발생되는 권력은 강압적 권력이다.
> ④ 특별한 자질을 갖고 있거나 다른 사람들이 권력 행사자를 닮고자 할 때 발생하는 권력은 준거적 권력이다.
> ※ 미국의 사회심리학자인 프렌치와 레이븐이 제시한 다섯 가지 권력 유형은 준거적 권력, 전문적 권력, 합법적 권력, 보상적 권력, 강압적 권력이 있다.

2019. 6. 15. 서울특별시

29 간호사와 의사 간 업무에 대한 의견 차이로 인해 갈등이 발생했을 때, 대상자의 결과 향상을 위해 할 수 있는 최선의 일이 무엇인지 생각하고, 문제의 근본 원인을 규명하여 통합적 대안을 도출함으로써 갈등을 해결하고자 하는 방법은?

① 회피   ② 수용

③ 타협   ④ 협력

> **TIP** 둘 다 만족할 수 있는 통합적 대안을 도출함으로써 갈등을 해결하고자 하는 방법은 협력이다.
> ① 회피 : 갈등이 없었던 것처럼 행동하여 이를 의도적으로 피하는 방법
> ② 수용 : 자신의 욕구충족은 포기하더라도 상대방의 갈등이 해소되도록 노력하는 방법
> ③ 타협 : 양보를 통해 절충안을 찾으려는 방법

Answer   28.①   29.④

30 〈보기〉에서 설명하는 의사소통 네트워크 방법에 해당하는 것은?

───────── 보기 ─────────

- 권한의 집중도는 낮음
- 의사결정의 수용도가 높음
- 의사소통의 속도가 빠름
- 구성원의 만족도가 높음

① 사슬형   ② Y형
③ 수레바퀴형   ④ 완전연결형

TIP ④ 완전연결형은 개방형이라고도 하며 구성원 누구나 다른 구성원과 커뮤니케이션을 주도할 수 있는 형태로 구성원들 간 정보교환이 완전히 이루어진다. 따라서 수용도가 높고 구성원의 만족도가 높다.

31 동기부여 이론을 두 가지 군으로 분류할 때, 다음 설명에 해당하는 군에 속하는 이론은?

- 무엇이 조직구성원들의 동기를 불러일으키는가를 다룬다.
- 조직구성원들의 행동을 유발시키는 인간의 욕구나 만족에 초점을 맞춘다.

① 공정성 이론   ② ERG 이론
③ 기대 이론   ④ 목표설정 이론

TIP 동기부여 이론
ㄱ 과정이론 : 동기 유발의 과정을 설명하는 이론
　　예 브룸의 기대 이론, 포터 및 롤러의 업적만족 이론, 조고풀러스 등의 통로-목표 이론, 애트킨슨의 기대이론, 애덤스의 공정성 이론 등
ㄴ 내용이론 : 동기를 유발하는 요인의 내용을 설명하는 이론
　　예 매슬로우의 욕구단계 이론, 앨더퍼의 ERG 이론, 허즈버그의 2요인 이론, 맥클리랜드의 성취동기이론 등

Answer 30.④ 31.②

32 직무충실화에 의하여 동기부여가 효과적인 사람은?

① 존재욕구가 강한 사람

② 친교욕구가 강한 사람

③ 자아실현욕구가 강한 사람

④ 소속욕구가 강한 사람

> **TIP** 직무충실화 … 직무내용을 고도화해 직무의 질을 높이는 것을 의미한다.
>
> ③ 일반적으로 종업원은 스스로에게 부과된 직무가 양적, 질적으로 충실하며 의미 있고 책임감을 느낄 수 있는 일이라고 생각되는 경우에 동기가 부여된다.

2018. 5. 19. 제1회 지방직

33 피들러(Fiedler)의 상황적합성 이론에서 제시한 리더십 상황에 따른 효과적인 리더십 행동유형의 연결이 옳은 것은?

	리더십 상황			리더십 행동유형
	리더-구성원관계	과업구조	리더의 직위권력	
①	나쁨	높음	강함	과업지향적 리더십
②	나쁨	낮음	약함	과업지향적 리더십
③	좋음	높음	강함	관계지향적 리더십
④	좋음	높음	약함	관계지향적 리더십

> **TIP** 피들러의 상황적합성 이론

리더-구성원 관계	좋음	좋음	좋음	좋음	나쁨	나쁨	나쁨	나쁨
과업구조	높음	높음	낮음	낮음	높음	높음	낮음	낮음
리더의 직위권력	강함	약함	강함	약함	강함	약함	강함	약함
리더십 행동유형	과업중심				관계중심		과업중심	

Answer 32.③ 33.②

34 거래적 리더십을 발휘하는 리더의 특성으로 옳은 것은?

① 주변 사람의 의견에 귀를 기울이고 새로운 업무에 도전하여 배움의 기회로 활용한다.

② 구성원의 욕구나 능력 수준에 따라 개별적으로 배려하여 높은 차원의 욕구를 갖도록 자극한다.

③ 구성원이 목표를 달성하면 원하는 보상을 얻는다는 확신을 갖게 함으로써 동기를 부여한다.

④ 구성원에게 자율과 책임을 부여하여 스스로 책임지고 행동하게 한다.

> **TIP** 거래적 리더십은 리더가 구성원들과 맺은 거래적 계약 관계에 기반을 두고 영향력을 발휘하는 리더십을 의미한다. 따라서 거래적 리더십을 발휘하는 리더는 구성원이 목표를 달성하면 원하는 보상을 얻는다는 확신을 갖게 함으로써 동기를 부여한다.

35 동기부여 이론에 따른 관리 전략의 설명으로 옳은 것은?

① 동기 · 위생 이론 − 조직의 정책, 복리후생제도, 작업조건을 개선함으로써 구성원의 동기를 부여한다.

② 기대 이론 − 구성원이 기대하는 명확하고 구체적인 목표를 설정하게 하고, 직무 수행에 대해 즉각적인 피드백을 제공한다.

③ 공정성 이론 − 구성원이 공정하다고 인식할 수 있는 직무수행평가 과정과 보상 체계를 마련한다.

④ 성취동기 이론 − 친화 욕구가 가장 높은 구성원에게 대규모 프로젝트의 리더 역할을 부여한다.

> **TIP** ① 동기 · 위생 이론은 성취, 인정, 직무내용, 책임 등 동기이론을 통해 구성원의 동기를 부여한다. 조직의 정책, 복리후생제도, 작업조건 등은 위생이론으로 욕구 충족이 되지 않을 경우 조직구성원에게 불만족을 초래하지만 욕구를 충족시켜준다 해도 직무수행 동기를 적극적으로 유발하지 않는다.
> ② 목표설정이론에 대한 설명이다. 기대이론에 의하면 동기의 강도는 유의성(특정 보상에 대해 갖는 선호의 강도), 기대(어떤 활동이 특정 결과를 가져오리라고 믿는 가능성), 수단(어떤 특정한 수준의 성과를 달성하면 바람직한 보상이 주어지리라고 믿는 정도)의 영향을 받는다.
> ④ 친화 욕구가 높은 사람은 다른 사람들과 좋은 관계를 유지하려고 노력하며 타인들에게 친절하고 동정심이 많고 타인을 도우며 즐겁게 살려고 하는 경향이 크다. 대규모 프로젝트의 리더 역할은 권력 욕구가 높은 구성원에게 부여하는 것이 동기부여가 된다.

Answer 34.③ 35.③

2017. 6. 17. 제1회 지방직

36 간호사들의 능력은 높으나 동기가 낮은 A 간호단위에 허쉬(Hersey)와 블랜차드(Blanchard)의 상황대응 리더십이론을 적용했을 때 수간호사의 지도유형은?

① 관계지향성은 낮고 과업지향성이 높은 리더유형

② 과업지향성과 관계지향성이 모두 높은 리더유형

③ 관계지향성은 높고 과업지향성이 낮은 리더유형

④ 과업지향성과 관계지향성이 모두 낮은 리더유형

> **TIP** ③ 간호사들의 능력은 높으나 동기가 낮을 때에는 참여형 리더십으로 관계지향성은 높고 과업지향성이 낮은 리더유형이 요구된다.
>
> ※ 허쉬와 블랜차드의 상황적 리더십

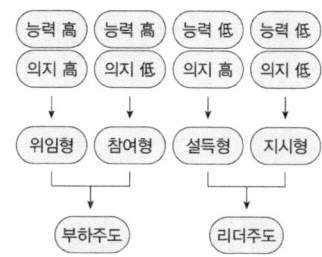

2017. 6. 17. 제1회 지방직

37 다음 글에서 설명하는 간호사의 권력유형에 해당하지 않는 것은?

> • A간호사는 신경외과 중환자실 20년 경력의 중환자 전문간호사로서 유용하거나 희소가치가 있는 정보를 소유하고 있다.
> • A간호사는 임상수행능력이 탁월하여 임상수행에 어려움을 겪는 신규간호사에게 도움을 주고 동료간호사들로부터 닮고 싶다는 얘기를 많이 듣는다.

① 전문적 권력   ② 정보적 권력

③ 준거적 권력   ④ 연결적 권력

> **TIP** ④ 연결적 권력 : 중요인물이나 조직 내의 영향력 있는 사람과의 연계능력
> ① 전문적 권력 : 특정 분야에 대한 전문적인 지식이나 정보에 바탕을 둔 권력
> ② 정보적 권력 : 유용하거나 희소가치가 있는 정보를 소유·접근할 수 있을 때 생기는 권력
> ③ 준거적 권력 : 그 사람이 갖고 있는 특별한 자질에 기반을 둔 권력

Answer 36.③ 37.④

2016. 6. 25. 서울특별시

38 A 대학병원에 노인 병동을 신축 증설함에 따라 신규 간호사들이 많이 근무하게 되었다. 노인 병동에서 일하게 된 간호사들은 노인 간호 경험이 없어 힘들어하지만 발전하는 병원에 근무한다는 자부심으로 열심히 일하고 있다. 다음 중 허쉬와 블렌차드 리더십 관점에서, 현재 노인 병동을 이끌어가는 데 가장 적합한 리더 유형은?

① 의사결정과 과업수행에 대한 책임을 부하에게 위임하여 부하들이 스스로 자율적 행동과 자기통제하에 과업을 수행하도록 하는 리더

② 결정사항을 부하에게 설명하고 부하가 의견을 제시할 기회를 제공하는 쌍방적 의사소통과 집단적 의사결정을 지향하는 리더

③ 아이디어를 부하와 함께 공유하고 의사결정 과정을 촉진하며 부하들과의 인간관계를 중시하여 의사결정에 많이 참여하게 하는 리더

④ 부하에게 기준을 제시해 주고 가까이서 지도하며 일방적인 의사소통과 리더 중심의 의사결정을 하는 리더

> **TIP** ② R2 단계로 설득형 리더십이 효과적이다.
> ※ 허쉬–블랜차드(Hersey–Blanchard) 모델 ··· 리더십 차원을 과업중심과 관계중심 차원으로 나눈 피들러의 상황이론을 발전시킨 것으로 과업과 관계 중심 행동을 각각 고, 저로 세분화 하여 지시형(telling), 설득형(selling), 참여형(participating), 위임형(delegating)의 4가지 특정한 리더십 유형을 제시하였다.
> ㉠ 지시형 리더십 : 능력과 의지가 모두 낮은 상태 – R1 단계
> ㉡ 설득형 리더십 : 능력은 낮으나 의지는 강한 상태 – R2 단계
> ㉢ 참여형 리더십 : 능력은 뛰어나나 의지가 약한 상태 – R3 단계
> ㉣ 위임형 리더십 : 능력과 의지 모두 높은 상태 – R4 단계

2016. 6. 18. 제1회 지방직

39 구성원의 임파워먼트(empowerment)에 대한 설명으로 옳은 것은?

① 제로섬(zero-sum) 관점에서 권력을 분배하는 것이다.

② 직위에 임명됨으로써 공식적으로 권력을 부여받는 것이다.

③ 개인의 역량을 향상시키고, 맡은 일에 대한 통제감을 높여준다.

④ 변혁적 리더십보다 거래적 리더십이 임파워링(empowering)에 효과적이다.

> **TIP** 임파워먼트(empowerment)의 개념과 특성
> ㉠ 임파워먼트는 '권한부여', '권한이양'으로 권력의 분권화를 꾀한다.
> ㉡ 임파워먼트는 인간본성에 대한 Y이론적 인간관을 기초로 한다.
> ㉢ 임파워먼트는 협동, 나눔 등으로 권력을 발전시킨다.
> ㉣ 임파워먼트는 개인, 집단 및 조직의 세 수준이 상호작용하는 변혁과정이다.

Answer 38.② 39.③

2016. 6. 18. 제1회 지방직

40 다음 글의 내용과 같이 간호관리자를 선발할 때 적용한 리더십이론은?

> 1단계 : 관리자들의 리더십 유형을 파악한다.
> 2단계 : 간호업무의 구조화 정도, 관리자－간호사 관계, 관리자의 직위 권한을 기준으로 간호조직의 상황 호의성을 파악한다.
> 3단계 : 상황 호의성에 효과적인 리더십을 가진 관리자를 선발·배치한다.

① 블레이크와 머튼의 관리격자이론(managerial grid)

② 하우스의 경로－목표이론(path-goal theory)

③ 허시와 블랜차드의 상황적 리더십이론(situational leadership theory)

④ 피들러의 상황적합성이론(contingency model of leadership)

> **TIP** 상황적합성이론 … 리더에게 호의적인가를 결정하는 리더십 상황은 리더와 구성원의 관계, 과업구조, 리더의 직위권한의 3가지 요소로 결정되며, 상황의 호의성이란 리더로 하여금 구성원들에게 영향력을 행사할 수 있게 하는 정도를 말하는 것이다.

2016. 6. 18. 제1회 지방직

41 동기부여이론에 대한 설명으로 옳은 것은?

① 허츠버그(Herzberg)의 2요인이론 : 직무 만족과 불만족은 각각 독립된 차원으로 존재하며, 각 차원에 영향을 미치는 주요 요인이 다르다.

② 브룸(Vroom)의 기대이론 : 자신이 타인과 동등하게 대우받을 것으로 예상할 때 동기 부여된다.

③ 맥클랜드(McClelland)의 성취동기이론 : 성취 욕구가 강한 사람은 쉽게 완수할 수 있는 과업을 선호한다.

④ 매슬로우(Maslow)의 욕구단계이론 : 전체적 욕구 개념으로 두 가지 이상의 욕구가 동시에 작용하여 개인 행동을 유발한다.

> **TIP** ② 브룸의 기대이론은 개인의 동기는 그 자신의 노력이 어떤 성과를 가져오리라는 기대와 그러한 성과가 보상을 가져다주리라는 수단성에 대한 기대감의 복합적 함수에 의해 결정된다고 본다.
> ③ 맥클랜드의 성취동기이론에 따르면 성취 욕구가 강한 사람일수록 쉽게 완수할 수 있는 과업을 선호하지 않는다.
> ④ 매슬로우의 욕구단계이론은 하위단계의 욕구가 해결되어야만 상위단계의 욕구로 넘어간다고 보았다.

Answer 40.④ 41.①

2015. 6. 27. 제1회 지방직

42 하우스(House)의 경로-목표이론에서 제시한 리더십 유형에 대한 설명으로 옳은 것은?

① 지시적(directive) 리더십은 구성원에게 무엇을 기대하며 어떻게 과업을 성취할 것인가에 대한 지침을 제시하는 유형이다.

② 참여적(participative) 리더십은 구성원의 복지와 욕구에 관심을 보이며 구성원에게 진실된 관심을 보이는 유형이다.

③ 성취지향적(achievement-oriented) 리더십은 구성원에게 최대의 자유를 허용하며 구성원에 대한 통제가 없는 유형이다.

④ 후원적(support) 리더십은 구성원에게 높은 수준의 목표에 도전하고 최고 수준의 업적을 달성하도록 자극하는 유형이다.

> **TIP** ② 후원적 리더십에 대한 설명이다.
> ③ 참여적 리더십에 대한 설명이다.
> ④ 성취지향적 리더십에 대한 설명이다.
> ※ 지시적 리더십 … 리더가 부하의 활동을 기획, 조직, 통제하는 구조주도적인 리더십으로 부하에게 기대하고 있는 것을 알려주고, 구체적으로 지시하며 부하의 질문에 답하는 유형이다. 과업목표를 설정하고 개인에게 책임을 할당하기에 과업구조가 모호하거나 부하가 리더에게 복종적이고 의존적인 경우나 리더가 강력한 직위권한을 가지고 있는 경우 효과적이다.

2015. 6. 13. 서울특별시

43 거래수단을 사용하여 리더십의 유효성을 제고한 전통적 리더십과 달리 현대의 리더십은 구성원을 변화시키는 리더십을 요구한다. 현대의 리더십 이론으로 옳은 것은?

① 변혁적 리더십은 구성원의 가치와 신념을 바꾸어 조직의 근본적인 변화를 이끈다.

② 슈퍼 리더십은 기존의 리더십보다 더욱 강력하게 조직 전체를 이끄는 영향력을 갖는다.

③ 교환적 리더십은 리더와 부하사이의 교환 관계로 인하여 부하들이 리더의 영향력을 받아들인다.

④ 셀프 리더십은 리더 자신을 스스로 리드하고 부하직원을 셀프리더로 만들어 조직 전체를 자율경영체제로 만들어 가는 리더이다.

> **TIP** ② 슈퍼 리더십 : 조직 구성원 개개인을 스스로 리드하고 관리할 수 있는 능력을 갖춘 인재로 양성하는 행위 내지 과정
> ③ 교환적 리더십(거래적 리더십) : 조직의 목표를 달성하기 위해 구성원들의 노력을 얻어내 그들에게 보상이나 지식, 아이디어 등을 제공하여 구성원들의 욕구를 충족시켜주는 거래관계로 파악하는 리더십
> ④ 셀프 리더십 : 구성원들 자신이 자기규제와 자기통제에 의해 스스로 이끌어 나가는 것으로서 이 과정에서 리더는 부하들이 그러한 능력을 갖도록 촉진하고 지원하는 것

Answer 42.① 43.①

424 PART 05. 지휘와 통제기능의 실제

44 과학적 관리론에서 생산성 향상을 위해 제안된 '성과에 의한 보상' 원칙을 최근에 인센티브제도로 적용하는데 이 제도의 효과를 거두기 위해서 반드시 고려해야 할 동기부여이론은?

① 2요인이론

② 공정성이론

③ 욕구단계이론

④ 성취동기이론

> **TIP** ② 공정성이론 : 인센티브제도가 공정하다고 인식되면 공정성을 유지하기위해 동기부여 된다.
> ※ 동기부여이론
> ㉠ 내용이론 : 무엇이 사람들을 동기부여 하는가를 밝혀내고자한다. 욕구단계이론, ERG이론, 2요인이론,성취동기이론, X-Y이론
> ㉡ 과정이론 : 동기부여과정에서 발생하는 제 변수와 이들 변수들의 상호연관성에 초점을 둔다. 기대이론, 공정성이론, 목표설정이론, 강화이론 등

45 다음 중 동기부여 이론에 대한 설명으로 옳은 것은?

① 기대이론에서 유의성은 특정한 행동을 통하여 어떤 것을 얻고자 하는 확률로 설명된다.

② 긍정적 강화이론에서 바람직하지 못한 행동을 감소시키고 새로운 행동을 가르쳐주는 처벌의 효과를 설명한다.

③ X-Y 이론에서 관리자는 X이론 또는 Y이론으로 구분되는 이분적인 성향을 가진다고 설명한다.

④ 동기-위생이론에서 동기요인이 충족되지 못하면 불만족의 원인이 된다고 설명한다.

⑤ ERG 이론에서 높은 단계의 욕구가 충족되지 못하면 낮은 단계의 욕구단계로 방향이 전환된다고 설명한다.

> **TIP** ① 어떤 것을 얻고자 하는 확률은 기대감에 관한 것으로 유의성은 보상의 중요성에 대한 주관적인 선호도를 말한다.
> ② 바람직하지 못한 행동을 감소시키는 것은 부정적 강화이론이다.
> ③ X-Y이론은 관리자의 성향과 관련없다.
> ④ 충족되면 만족감이 부여되고, 충족되지 않으면 만족을 느끼지 못하나 불만이 발생하지는 않는다.

Answer 44.② 45.⑤

46 동기부여에 대한 과정 이론에 속하는 것은?

① 존재욕구, 관계욕구, 성장욕구를 가지며 높은 단계의 욕구가 충족되지 않을 때 낮은 단계의 욕구로 퇴행한다.

② 직무에 만족하게 하는 동기 요인과 불만족하게 하는 위생요인이 있다.

③ 자신이 조직에 투입하여 얻은 보상이 비슷한 상황에 있는 타인이 얻은 보상과 비교하여 공정하다고 생각할 때 동기가 부여된다.

④ 성취욕구, 친교욕구, 권력욕구가 있으며 동기를 유발하는 주된 욕구가 사람마다 다르다.

> **TIP** ①번은 ERG이론(내용이론)에 대한 설명이며, ②번은 2요인이론(내용이론)에 관한 것이고, ③번은 공정성이론(과정이론)에 대한 부분이며, ④번은 성취동기이론(내용이론)에 관련된 내용이다.

47 허시(Hersey)와 블랜차드(Blanchard)의 상황적 리더십 이론에서 구성원 특성과 리더십 유형의 연결이 옳은 것은?

	구성원 특성		리더십 유형
	직무수행능력	직무수행의지	
①	낮음	낮음	설득형 리더십
②	높음	높음	위임형 리더십
③	높음	낮음	지시형 리더십
④	낮음	높음	참여형 리더십

> **TIP** ①번은 지시형 리더십, ③번은 참여형 리더십, ④번은 설득형 리더십이다.

Answer 46.③ 47.②

2013. 4. 20. 서울특별시

48 변혁적 리더십의 특징인 것을 모두 고르면?

> ⊙ 질문을 통해 부하들이 스스로 해결책을 찾도록 격려한다.
> ⓒ 현상보다 매우 높은 이상적인 목표를 추구한다.
> ⓒ 부하에게 자아실현과 같은 개인적 목표를 동경하도록 동기부여를 한다.
> ⓔ 즉각적 · 가시적 보상으로 동기를 부여한다.

① ㉠, ㉡   ② ㉡, ㉢

③ ㉠, ㉡, ㉢   ④ ㉡, ㉢, ㉣

⑤ ㉠, ㉡, ㉢, ㉣

> **TIP** ㉣ 거래적 리더십의 특징이다.

2013. 4. 20. 서울특별시

49 하우스(House, R.)의 경로-목표 이론에 의한 지도성 유형으로 과업이 구조화가 잘 되어 있고 조직화되어 있으며 부하직원이 높은 사회적 욕구를 지니고 있을 때 필요한 리더십은?

① 참여적 리더십

② 지원적 리더십

③ 성취 지향적 리더십

④ 지시적 리더십

⑤ 변혁적 리더십

> **TIP** 하우스(House, R.)의 경로-목표 이론
> ㉠ 지시적(directive) 리더십 : 구체적 지침과 표준, 작업스케줄 등을 제공하고 규정을 마련하여 직무를 명확히 해 주는 리더 행동이다.
> ㉡ 지원적(supportive) 리더십 : 부하의 욕구와 복지에 관심을 쓰며, 이들과 상호 만족스런 인간관계를 강조하면서 후원적인 분위기 조성에 노력하는 행동이다.
> ㉢ 참여적(participative) 리더십 : 부하들에게 자문을 구하고 그들의 제안을 끌어내어 이를 진지하게 고려하며, 부하들과 정보를 공유하려는 행동이다.
> ㉣ 성취 지향(achievement oriented) 리더십 : 도전적인 작업 목표를 설정하고 성과개선을 강조하며 하급자들의 능력발휘에 대해 높은 기대를 갖는 리더 행동이다.

Answer 48.③ 49.②

출제 예상 문제

1 피들러 리더십 상황(Contingency)모델의 상황적 요소에 해당하는 것으로 옳게 짝지어진 것은?

| ㉠ 리더와 구성원의 관계 | ㉡ 리더의 직위권력 |
| ㉢ 과업구조 | ㉣ 구성원의 능력 |

① ㉠㉡

② ㉠㉡㉢

③ ㉡㉢

④ ㉡㉢㉣

TIP 피들러의 리더십 상황유형

㉠ **리더와 구성원의 관계**: 집단의 분위기를 의미하는 요소로서 구성원들이 리더를 좋아하고 신뢰하며 리더의 말을 기꺼이 따르려는 정도를 의미하여 가장 중요한 상황변수이다.

㉡ **과업구조**: 과업이 얼마만큼 명확하고 구체적으로 규정되어 있는가를 의미한다.

㉢ **리더의 직위권력**: 리더가 집단의 구성원들을 지도·평가하고 상과 벌을 줄 수 있는 권한이 부여된 정도를 의미하며, 공식적·합법적·강압적 권력 등을 포함한다.

2 다음 중 행위이론에 관한 설명으로 옳지 않은 것은?

① 민주형 리더십은 많은 사람의 참여 속에서 의사결정을 하므로 시간이 적게 들고 효율성이 높다.

② 권위형 리더십은 의사결정을 하는데 있어서 집단의 참여가 최소한이다.

③ 행동의 일관성이 필요한 경우에 자유방임형 리더십 유형은 효율성을 증진시키지 못한다.

④ 민주적 리더십의 경우 리더와 집단과의 관계는 호의적이다.

TIP 민주형 리더십의 경우 다수의 구성원에 의한 토의를 통해서 의사결정을 하므로 보통 혼자 결정하는 것보다 많은 시간을 필요로 하게 되고 효율성이 결여될 수 있다.

Answer 1.② 2.①

3 집단응집력의 효과에 대한 설명으로 옳지 않은 것은?

① 응집력이 높은 집단은 구성원의 만족도가 높다.

② 응집력이 높은 집단일수록 생산성이 높다.

③ 응집력이 높은 집단은 구성원들의 참여도와 충성도가 높다.

④ 응집력이 높은 집단은 구성원들 간의 커뮤니케이션이 활발하다.

TIP ② 집단응집력이 생산성(성과)과 반드시 직결되는 것은 아니다. 집단의 목표와 조직의 목표가 상충될 경우에는 높은 집단응집력은 역기능을 초래할 수도 있다. 집단응집력이 높은 경우 때때로 구성원들이 뭉쳐서 리더에게 저항하거나 집단파업을 일으킬 수도 있으며, 집단 내에서 의사결정을 할 때도 반대의견이나 건설적 비판 없이 획일적인 결정을 내릴 수 있다. 즉, 집단 내의 목표 달성에 대한 열망이 없다면 집단응집력은 오히려 부정적으로 작용한다.

4 다음 중 리더십의 본질에 관한 내용이 아닌 것은?

① 상황변화에 따라 적절하고 다양한 동기를 부여할 수 있는 능력

② 구성원들의 창의성을 키울 수 있도록 하는 능력

③ 절망적이거나 공포 등의 상황에서도 구성원들에게 동기를 부여할 수 있는 능력

④ 수행과정시 모든 능력을 발휘하도록 활기를 불어넣는 능력

TIP 리더십의 본질
  ㉠ 시간이나 상황의 변화에 따라서 적절하고 다양한 동기를 부여할 수 있는 능력이다.
  ㉡ 과업수행능력을 발휘할 수 있도록 성원들에게 감정, 즉 생동감을 줄 수 있는 능력이다.
  ㉢ 동기부여에 대한 반응이 나타나도록 조직분위기를 이끌 수 있는 능력이다. 모든 인간은 자기자신의 목표를 만족시켜 줄 수 있는 사람을 따르는 경향이 있기 때문에 조직구성원들의 동기를 유발시키는 방법과 그 작용결과를 잘 아는 사람일수록 효과적인 리더가 될 수 있고 관리행위를 잘 수행할 수 있다.

5 목표달성을 위하여 개인이나 집단의 행위에 영향력을 행사하는 과정은 무엇인가?

① 리더십   ② 기획
③ 권력   ④ 권한

TIP 리더십은 조직의 목표달성을 위해 개인과 집단 사이에 동기를 부여하고 능동적으로 활동을 촉진하여 조정하는 기술 및 영향력을 말한다.

Answer 3.② 4.② 5.①

6 특정한 사람은 특정 자질을 가지고 있기 때문에 상황변화가 있어도 어디서든지 리더가 될 수 있다는 리더십 이론은?

① 수명주기이론　　　　　　　　　　② 자질이론
③ 행동이론　　　　　　　　　　　　④ 경로 − 목표이론

> **TIP** 자질이론은 고유한 리더의 특성이 자질을 가지고 있다면 그가 처한 상황이나 환경에 관계없이 항상 리더가 될 수 있다는 것을 나타낸다.

7 다음 중 지휘의 기능이 아닌 것은?

① 업무를 관찰하고 평가하며 시정을 통해 인정해주는 기능
② 업무를 지시하고 방향을 제시하면서 인도하는 기능
③ 목표달성을 위한 업무를 조직하고 배분하는 기능
④ 목표지향적인 행동을 할 수 있도록 동기를 부여하는 기능

> **TIP** 지휘과정은 동기를 부여하고 하급자에게 지시·명령을 통해서 업무를 감독, 조정하는 것이다.

8 집단행동에 영향을 주는 것끼리 묶인 것은?

㉠ 리더십	㉡ 구성원의 수
㉢ 집단규범	㉣ 집단응집력

① ㉠㉡　　　　　　　　　　　　　　② ㉠㉡㉢
③ ㉠㉢㉣　　　　　　　　　　　　　④ ㉠㉡㉢㉣

> **TIP** 집단행동과 성과에 영향을 주는 요인들은 집단구성원의 특성(능력, 성격, 가치관, 나이, 성별, 교육수준 등), 집단규모(집단구성원의 수), 지위와 역할, 집단규범, 집단응집력, 리더십 등이다.

Answer　6.②　7.③　8.④

9 집단의 문제해결에 있어서의 리더의 역할로 옳지 않은 것은?

① 문제를 제시할 때 그 문제의 원인이나 가능한 해결방안을 설명해준다.

② 중요한 문제해결과제가 있을 때는 여러 안건을 다루지 않고 중요안건에만 전력을 기울인다.

③ 문제제시는 행동적 언어보다 상황적 언어의 형태로 표현되어야 한다.

④ 리더는 혼자서 해결책을 강구하기보다 문제진단과 해결책의 모색에 여러 지식을 통합하고 효과적으로 활용한다.

TIP ① 리더가 문제를 제시할 때 문제상황의 원인이나 가능한 해결방안을 설명해 버리면 집단에 의한 다양한 문제집단이나 고려사항이 제한된다.

10 간호집단을 효과적으로 관리하기 위하여 리더가 해야 할 일을 모두 고르면?

> ㉠ 건설적 논쟁을 활성화시킨다.
> ㉡ 집단의 임무를 분명히 한다.
> ㉢ 협동과 협조를 촉진시킨다.
> ㉣ 집단목표를 개인목표에 맞추어 집단의 임무를 변화시킨다.

① ㉠㉡

② ㉠㉡㉢

③ ㉠㉢

④ ㉠㉡㉢㉣

TIP 리더가 집단을 효과적으로 이끌기 위하여 해야 할 일
　㉠ 안정성, 신뢰, 지지, 창조성을 독려한다.
　㉡ 개인의 목표와 집단의 목표를 조화시키도록 그룹의 임무를 변화시킨다.
　㉢ 집단에서의 지도력과 책임감을 공유하도록 집단구성원들을 교육시킨다.
　㉣ 집단구성원들에게 문제해결방법과 집단의 기능 및 결과적 성과를 평가하는 법을 교육시킨다.

Answer 9.① 10.②

11 다음 중 경로 – 목표이론에 대한 설명으로 옳지 않은 것은?

① 리더는 성원들이 목표를 달성할 수 있도록 경로를 제시하거나 쉽게 해주는 것이다.

② 개인은 자신의 노력이 원하는 결과를 얻을 수 있다고 확신할 때 열심히 일한다.

③ 기대이론에 기반을 두고 있다.

④ 성원들의 리더에 대한 기대가 높으면 보상의 유의성은 증가한다.

> **TIP** 경로–목표 이론 … 동기이론인 기대이론에 근거하여 하우스(R.J. House)가 제시한 이론으로, 리더의 행동이 구성원들의 동기를 유발시킬 수 있으려면 구성원들의 목표성취에 방해가 되는 요소들을 제거해주어야 하고, 그들이 필요로 하는 지원과 도움을 줄 수 있어야 하며, 목표성취에 따른 유의한 보상을 연결시켜 주어야 한다는 이론을 말한다.

12 다음 중 피들러의 상황이론에 대한 설명과 관련 없는 것은?

① 리더의 상황과 특성의 모든 측면을 고려한 것이다.

② 구성원들이 싫어하는 리더는 공식적인 권한에 의존하려 한다.

③ 효과적인 리더십 유형은 리더 – 성원관계, 과업구조, 동기부여에 의해 결정된다.

④ 집단의 성과가 리더십 유형과 리더에 대한 상황의 호의정도에 따라 다르게 나타난다.

> **TIP** ③ 리더십 유형은 리더 – 성원관계, 과업구조, 직위권한에 의해 결정된다.

13 상황이론에 대한 설명이 아닌 것은?

① 지도자와 하급자의 행동적 특성, 과업의 성격, 집단의 구조와 성격 등이 상황적 요인에 포함된다.

② 리더의 유형에 따라 상황이 변화한다.

③ 과학적 방법론에 입각하여 상황적 요인들의 관계를 접근한다.

④ 환경적 상황요소가 리더십의 효율성에 크게 작용한다.

> **TIP** ② 상황이 요구하는 바에 따라 리더는 결정을 내린다. 즉, 특정 상황이 요구하는 리더의 유형이 존재하는데 리더가 그 상황에 적응하게 되면 성공을 이끄는 효과적인 지도성이 발휘될 수 있다는 것이다.

Answer 11.④ 12.③ 13.②

14 조직구성원이 능력발휘를 할 수 있도록 하는 지도자의 유형이 아닌 것은?

① 구성원에 대한 긍정적 태도를 가진 지도자

② 구성원의 욕구를 파악할 수 있는 지도자

③ 구성원을 의사결정에 참여시키는 지도자

④ 미숙련된 구성원에게 직무적 권한을 허용하는 지도자

> **TIP** Hersey와 Blanchard의 상황적 리더쉽 이론 … 미숙련된 구성원에게는 부하에게 기준을 제시해주고 가까이에서 지도하면서 일방적인 의사소통과 리더중심의 의사결정을 하는 리더의 유형이 적합하다.

15 ERG이론에 대한 설명 중 옳은 것은?

① 어떤 행동을 일으키는 욕구가 단계적으로 나타난다.

② 존재욕구에는 자아실현 및 전문직으로의 성장욕구가 포함된다.

③ 관계욕구에는 자아실현 및 전문직으로의 성장욕구가 포함된다.

④ 성장욕구가 충족되지 않으면 관계욕구로 퇴행할 수도 있다.

> **TIP** ① ERG이론은 매슬로우의 요구단계이론과는 달리 어떤 행동을 일으키는 욕구가 단계적으로 나타나는 것이 아니라 두 가지 이상의 욕구가 동시에 일어난다고 본다.
> ② 존재욕구는 배고픔이나 목마름과 같은 모든 형태의 생리적 · 물리적 욕망으로 자신의 존재를 확보하는데 필요한 욕구로서 욕구단계이론의 생리적 욕구나 안전욕구와 유사하다.
> ③ 관계욕구는 주변 사람들과의 대인관계에 관련된 모든 것들을 포괄하는 욕구로서 욕구단계이론의 안전욕구의 일부나 소속 및 애정욕구와 유사하다.

16 허츠버그의 동기 – 위생요인 중 동기(만족)요인은?

① 정책   ② 보수

③ 안전   ④ 책임

> **TIP** 허츠버그 동기–위생 이론 … 직무불만족은 직무의 환경(위생)과 관계가 있으며 직무만족은 직무의 내용(동기)과 관련이 있다는 것을 말한다.
> ㉠ 위생요인 : 직무에 대한 불만족을 미리 예방할 수 있는 환경적인 조건이라는 의미에서 불만족 요인이라고도 불리며, 조직의 정책 · 관리 · 감독 · 작업조건 · 인간관계 · 임금 · 보수 · 지위 · 안전 등이 이에 속한다.
> ㉡ 동기요인 : 충족되지 않아도 불만은 없지만 일단 충족되게 되면 만족에 적극적인 영향을 주고 일에 대한 적극적인 태도를 유도할 수 있다는 특성을 지니며 만족요인이라고도 불리고, 성취감 · 인정 · 도전성 · 책임감 · 성장과 발전 · 직무 자체에 대한 흥미 등이 이에 속한다.

Answer 14.③ 15.④ 16.④

17 공정성이론에 대한 설명으로 옳은 것은?

> ㉠ 개인은 결과로 얻어지는 보상을 다른 사람과 비교하여 얻어지는 공정성의 영향을 받는다.
> ㉡ 대인관계에 만족을 느끼면 모두 공정성을 느낀다.
> ㉢ 다른 사람과의 투입 및 산출 비율과의 상대적 관계의 개념이다.
> ㉣ 공정성을 느끼는 사람은 일에 만족감을 느끼고 이에 맞는 임금인상을 요구한다.

① ㉠㉡㉢
② ㉠㉢
③ ㉡㉢
④ ㉢㉣

TIP 공정성이론
㉠ 아담스(Adams)가 주장하였다.
㉡ 노력과 직무만족은 업무상황의 지각된 공정에 의해 결정된다.
㉢ 자신이 느끼는 공정성에 따라 행동동기에 영향을 받는다.
㉣ 개인의 투입 – 산출과 다른 사람의 투입 – 산출비율과의 상대적인 개념이다.

18 여러 상황에서 리더가 실제하는 행위가 리더십의 가장 중요한 역할을 한다고 여기는 이론은?

① 동기 – 위생이론
② ERG이론
③ X, Y이론
④ 행동이론

TIP 리더십 행동이론은 리더가 실제로 어떤 행동을 하는가에 따라서 집단의 생산성과 집단구성원의 만족감 등이 변수로 작용하는 이론이다.

19 동기부여이론 중 내용이론이 아닌 것은?

① 공정성이론
② ERG이론
③ X, Y이론
④ 2요인이론

TIP 동기부여이론 중 과정이론에는 성숙 – 미성숙이론, 공정성이론, 강화이론 등이 있다.

Answer 17.② 18.④ 19.①

20 성취동기이론에서 성취욕구에 해당하지 않는 것은?

① 장애를 이겨내고 높은 수준을 유지하려는 욕구

② 사회적으로 높은 직위를 얻으려는 욕구

③ 어려운 일을 해결하려는 욕구

④ 자신을 한층 뛰어나게 만들려는 진취적인 욕구

TIP ② 권력욕구이다.

※ 성취욕구(need for achievement) … 무엇을 이뤄내고 싶은 욕구로서 어떤 문제를 혼자서 해결해 보려고 하거나 장애를 극복하여 목표를 달성하려는 욕구, 다른 사람과 경쟁하여 능가하려는 욕구, 자신의 능력을 유감없이 발휘하여 자신의 가치를 높이려는 욕구이다.

21 다음 중 공정성이론에 대한 내용으로 옳지 않은 것은?

① 불공정성을 지각하면 이를 감소시키는 쪽으로 동기부여가 된다.

② 사람들의 행위가 다른 사람들과의 관계에서 공정성을 이루는 쪽으로 동기부여가 일어난다.

③ 절대적인 가치에 의해 개인의 행위를 자극하는 동기가 결정된다.

④ 다른 사람들에 비해 얼마나 공정하게 대우받느냐에 대한 느낌을 중요시한다.

TIP ③ 개인의 행위는 동기를 자극하는 욕구나 유인 등의 중요한 요인들이 절대적 가치에 의해 작용하는 것이 아니라 산출과 투입의 상대적 비율에 의해 작용된다.

22 동기부여의 내용이론에 대한 설명으로 옳지 않은 것은?

① 맥그리거의 전통적 관리이론의 인간적인 X이론, 현대적인 인간관의 Y이론으로 구성된 X, Y이론

② 알더퍼의 생존, 관계, 성장의 3요소로 분류되는 ERG이론

③ 허즈버그의 동기요인과 위생요인인 2요인이론

④ 스키너의 연구와 학습이론을 바탕으로 한 강화이론

TIP ④ 스키너의 강화이론은 동기부여이론 중 과정이론이다.

Answer 20.② 21.③ 22.④

23 인간의 본성에 대한 기본적인 가정을 조직의 활동과 관련시킨 X이론의 특징으로 옳지 않은 것은?

① 관리자는 엄격히 통제, 감독을 하고 권한위임을 피한다.
② 동기부여는 생리적 욕구, 안전욕구 이외에도 소속감, 애정, 자아실현의 욕구단계에서도 가능하다.
③ 조직목표의 달성을 위해 강제, 명령, 위협, 처벌이 강구된다.
④ 인간은 일하기를 싫어하고, 가장 먼저 안전을 추구한다.

TIP ② X이론에서의 동기부여는 생리적·안전적 욕구단계에서 가능하다.

24 매슬로우의 욕구단계이론에 대한 설명으로 옳지 않은 것은?

① 낮은 단계의 욕구가 충족되면 다음 단계의 욕구가 가능하게 된다.
② 어느 최상 단계의 욕구가 만족되면 그 전 단계의 욕구는 더 이상 동기부여요인으로 되지 않는다.
③ 물질적인 만족만으로 동기부여가 완전할 수 없다는 점을 알려 준 이론이다.
④ 최상 단계의 욕구는 안전에 대한 욕구이다.

TIP ④ 최상 단계의 욕구는 자아실현의 욕구이다.

25 다음 중 권력에 관한 설명으로 옳지 않은 것은?

① 권력의 소재는 개인과 집단이며, 지배관계는 인간 상호 간의 관계에서 일어난다.
② 권력은 조직이나 집단, 그리고 개인의 지배기능이고 지배는 조직이나 집단 내에서 개인이 수행하는 역할에 의해서 나타나는 특성이다.
③ 조직의 규범에 의하여 그 정당성이 인정되지 않는 비합법적인 권력이 권한이다.
④ 권력은 영향력의 행사에 있어서 잠재적인 힘이 되며, 권한은 조직의 직위에 부여된 힘이라 할 수 있다.

TIP ③ 권한은 조직의 규범에 의해서 그 정당성이 인정된 합법적 권력이다. 따라서 권한은 공식적인 조직에서 부하에 대한 권력행사의 양상을 띠게 된다. 권한은 규칙, 역할, 관계 등 조직구조에 의해서 형성되는 것으로 조직 내의 직위가 부여하는 권력인 것이다.

Answer 23.② 24.④ 25.③

26 다음 중 합법적 권력을 설명하고 있는 것은?

① 그 사람이 가지고 있는 전문성, 기술, 지식 등에 기반을 둔 권력

② 임금인상, 승진, 인정, 과업배당 등을 통제할 수 있는 권력

③ 불리한 과업할당, 해고 및 징계와 같은 처벌을 지시할 수 있는 권력

④ 권력행사자가 보유하고 있는 지위에 바탕을 둔 권력

TIP ① 전문적 권력 ② 보상적 권력 ③ 강압적 권력

27 개인이 다른 사람에게 호기심과 존경심을 가질 때 확보되는 권력은?

① 강압적 권력   ② 보상적 권력

③ 준거적 권력   ④ 전문적 권력

TIP 준거적 권력은 다른 사람들이 그 사람에게 호감과 존경심을 가지고 닮으려 할 때 생기는 권력을 말한다.

28 권력과 리더십의 관계에 대한 설명으로 옳지 않은 것은?

① 권력은 어떻게 사용하느냐가 리더의 영향력 행사의 성공과 질이 결정된다.

② 리더십은 반드시 조직목표와 일치해야 하지만 권력은 조직목표와 일치할 수도 있고 일치하지 않을 수도 있다.

③ 리더십 연구는 상사와 부하, 그리고 상황에 초점을 맞추나 권력연구는 복종을 얻어낼 수 있는 전술이나 조직 사이의 힘 등의 보다 넓은 차원에 초점을 맞춘다.

④ 리더십은 리더 – 구성원 간의 쌍방향적인 개념인데 비해, 권력은 리더가 구성원에게 미치는 일방향적인 개념이다.

TIP ④ 리더십은 특별한 경우를 제외하고는 리더가 구성원에게 영향을 미치는 일방향적인 개념인 반면에, 권력은 상하구별없이 모든 방향으로 영향을 미친다.

Answer 26.④ 27.③ 28.④

29 의사의 지시를 환자가 의존하며 수행하려 한다면 이는 어떠한 권력에 기인한 것인가?

① 정보적 권력   ② 보상적 권력

③ 전문적 권력   ④ 강압적 권력

TIP 의사는 전문성, 기술을 가진 전문가이다.

30 권력의 종류와 그 원천 간의 관계가 적절히 연결된 것은?

㉠ 강압적 권력	㉮ 자질
㉡ 준거적 권력	㉯ 지식
㉢ 합법적 권력	㉰ 승진
㉣ 보상적 권력	㉱ 벌
㉤ 전문적 권력	㉲ 권한

① ㉠ – ㉱, ㉡ – ㉮, ㉢ – ㉯, ㉣ – ㉰, ㉤ – ㉲

② ㉠ – ㉱, ㉡ – ㉮, ㉢ – ㉲, ㉣ – ㉰, ㉤ – ㉯

③ ㉠ – ㉲, ㉡ – ㉮, ㉢ – ㉰, ㉣ – ㉱, ㉤ – ㉯

④ ㉠ – ㉲, ㉡ – ㉮, ㉢ – ㉱, ㉣ – ㉰, ㉤ – ㉯

TIP 권력의 유형
㉠ 보상권 권력 : 권력행사자의 보상능력에서 기인하는 권력으로 권력수용자가 보상의 의미를 갖는 상황에서만 영향력이 발휘된다.
㉡ 강압적 권력 : 권력행사자가 권력수용자에게 벌을 줄 수 있다고 인식하는 데 기초하고 있다. 즉, 해고나 징계, 승진에서의 누락 등의 불이익을 줄 수 있는 능력에서 기인하는 권력을 말한다.
㉢ 합법적 권력 : 권력수용자가 권력행사자의 정당한 영향력 행사권을 인정하고 그것에 추종해야 할 의무가 있다고 지각하는 것을 바탕으로 한 권력이다.
㉣ 준거적 권력 : 어떤 사람이 특별한 자질을 갖고 있어서 다른 사람들이 그를 닮으려고 할 때 생기는 권력이다.
㉤ 전문적 권력 : 다른 사람이 권력행사자가 특정 분야나 상황에 대하여 높은 지식을 갖고 있다고 느낄 때 발생한다.

Answer   29.③   30.②

31 조직갈등의 순기능으로 옳게 짝지어진 것은?

> ○ 건설적인 갈등은 조직의 발전을 가져온다.
> ○ 적당한 갈등은 변화와 쇄신에 저항한다.
> ○ 적당한 갈등은 생산성을 증대시킨다.
> ○ 생동감 있는 조직이 되게 한다.

① ○
② ○○
③ ○○
④ ○○○

TIP 갈등의 순기능
> ○ 조직의 균형을 깨뜨려 불안과 무질서를 일으키기도 하지만 경우에 따라서는 동태적인 발전의 자극제로서 작용할 수 있다(조직의 균형과 갈등).
> ○ 다소의 갈등은 오히려 조직의 발전을 위하여 필요한 개인적, 사회적인 비용이라고 할 수 있다.
> ○ 다소의 갈등은 조직에 새 바람을 불러일으키고 동태성을 부여할 수도 있다(조직 내의 창의성과 쇄신성의 갈등).
> ○ 조직이나 집단의 통합과 응집력을 파괴할 수 있으나, 갈등이 원만히 해결될 경우에는 조직의 통합과 발전에 기여하게 된다(조직의 통합과 갈등).

32 다음 중 조직관리에서 커뮤니케이션의 주요 기능이 아닌 것은?

① 협동과 조정을 위한 수단
② 통제를 위한 수단
③ 합리적 의사결정의 전제
④ 조직원의 사기 제고

TIP 커뮤니케이션의 주요 기능에 통제를 위한 수단은 포함되지 않는다.

33 간호부서와 타 부서 간의 갈등을 무엇이라 하는가?

① 계층적 갈등
② 기능적 갈등
③ 라인 – 스탭 갈등
④ 공식 – 비공식 집단 간의 갈등

TIP 집단갈등의 유형
> ○ 계층적 갈등 : 조직의 계층 간에 발생하는 갈등으로서, 경영층과 구성원들 간의 갈등이나 상위관리층과 하위관리층 간의 갈등 등이 이에 속한다.
> ○ 기능적 갈등 : 여러 기능부서 간의 갈등으로서 간호부서와 타 부서 간의 갈등이 전형적인 예이다.
> ○ 라인 – 스탭 갈등 : 조직의 라인부서와 전문스탭부서 간의 갈등으로서, 예컨대 예산문제와 관련하여 기획실과 실무부서 간의 갈등이나 인사문제와 관련하여 인사부서와 실무부서 간의 갈등이다.
> ○ 공식 – 비공식 집단 간의 갈등 : 공식 집단과 비공식 집단 간의 갈등으로서, 공식적 집단의 목적과 비공식 집단의 규범 간의 갈등 등이 이에 속한다.

Answer 31.④ 32.② 33.②

34 다음 중 의사결정이 빠르고 직원들의 만족도가 높으며 권한의 집중도가 아주 낮은 의사결정의 형태는?

① 완전연결형   ② 쇠사슬형
③ Y형   ④ 수레바퀴형

TIP 커뮤니케이션 네트워크의 유형 및 특성

구분	사슬형	수레바퀴형	Y형	원형	완전연결형
커뮤니케이션 속도	중간	• 단순과업 : 빠름 • 복잡과업 : 늦음	빠름	• 모여 있는 경우 : 빠름 • 떨어져 있는 경우 : 늦음	빠름
커뮤니케이션 정확성	• 문서 : 높음 • 구두 : 낮음	• 단순과업 : 높음 • 복잡과업 : 낮음	• 단순과업 : 높음 • 복잡과업 : 낮음	• 모여 있는 경우 : 높음 • 떨어져 있는 경우 : 낮음	중간
구성원의 만족도	낮음	낮음	중간	높음	높음

35 갈등의 순기능과 역기능에 관한 설명 중 옳지 않은 것은?

① 갈등은 순기능과 역기능을 동시에 가지지만 적절한 무질서를 통해 오히려 조직의 안정성을 공고히 한다.
② 조직에서 갈등관리의 기본 방향은 집단의 유효성을 극대화할 수 있는 적정수준의 갈등유지이다.
③ 갈등은 순기능보다 역기능이 많으므로 없는 것이 좋다.
④ 갈등을 부정적으로 보던 종전의 관점과 달리 최근에는 오히려 갈등의 긍정적인 면을 극대화하기 위해 이를 조장하기도 한다.

TIP ③ 갈등을 부정적으로 보는 전통적 관점과 갈등은 자연적인 것이며 피할 수 없으므로 갈등의 존재를 인정하고 갈등과 더불어 사는 방법을 터득해야 하며 상호공존하기 위해 갈등 당사자들이 서로 양보할 것을 주장하는 행동과학적 관점과는 달리, 현대적 관점에서는 갈등의 절대적 필요성을 인정하고 건설적인 대립과 갈등을 조장하면서 갈등의 효과적 관리를 주장한다.

36 다음 중 갈등에 대한 설명으로 옳은 것은?

① 갈등은 빨리 해결하여야 하고 가능한 한 일어나지 않는게 좋다.
② 관리자가 해결을 하는 데에는 집단갈등보다 개인적 갈등이 해결이 쉽다.
③ 갈등관리는 갈등해결보다 갈등의 적정수준을 유지하는 것이다.
④ 집단 간에 갈등이 생겼을 때는 관리자들끼리 만나서 해결한다.

TIP 조직의 갈등관리는 집단이나 조직의 유효성을 높이는 혁신과 변화는 낮은 수준의 갈등하에서는 촉진되지 않기 때문에 관리자는 어느 정도의 갈등을 조성해줄 필요가 있으며, 반면에 높은 수준의 갈등은 부정적인 결과를 야기하므로 관리자는 이를 감소시키려는 노력을 기울여야 한다. 그러므로 갈등관리란 갈등의 해결이 아닌 적정수준의 갈등유지를 말한다.

Answer 34.① 35.③ 36.③

37 다음은 효과적인 의사소통 개선방안을 설명한 것이다. 옳은 것을 모두 고르면?

⊙ 수신자는 송신자의 의사를 정확히 파악하도록 적극 노력해야 한다.
ⓒ 하향적 의사소통의 활성화를 위해 직무에 대한 기대를 명확하게 제시하고 업무와 관련된 피드백을
계속적으로 제공한다.
ⓒ 효과적인 상향적 의사소통을 위해서는 일상적인 보고사항은 일정한 규범을 정하여 이에 따라 전달
한다.
ⓔ 송신자는 의사소통하고자 하는 목적을 명확히 한다.

① ⊙ⓒ   ② ⊙ⓒ
③ ⊙ⓒⓔ   ④ ⊙ⓒⓒⓔ

TIP 의사소통과정의 일반적인 원칙은 일관성, 명료성, 적시성, 적정성, 분배성, 적응성, 수용성 등이 있다.

38 다음은 갈등의 원인을 나열한 것이다. 옳지 않은 것은?

① 애매한 업무의 한계   ② 풍부한 자원
③ 목표의 차이   ④ 가치관이나 태도 차이

TIP 갈등의 원인
⊙ 목표의 차이 : 개인이 여러 가지 목표를 가지고 있을 때 이러한 목표들이 상반되거나 차이가 있을 때 개인 내부에서, 개인 또
는 집단 사이에서 갈등이 일어날 수 있다.
ⓒ 가치관과 태도, 인지의 차이 : 개인 또는 집단의 가치관과 태도, 윤리적 책임에 대한 지각, 문제에 대한 인지가 서로 상충되거
나 다를 때 문제해결을 위한 행위와 방법이 달라지므로 갈등이 발생될 수 있다.
ⓒ 자원의 희소 : 자원의 희소할 때 자원을 서로 확보하려고 하기 때문에 갈등이 발생될 수 있다.
ⓔ 애매한 업무한계 : 업무의 한계가 애매하고 불명확할 때 갈등이 발생될 수 있다.

Answer 37.④ 38.②

39 집단 간 갈등을 해결하기 위한 방안으로 옳지 않은 것은?

① 직무분석에 의한 합리적 업무분담과 구체적인 규정과 절차를 만든다.

② 조직 내부의 의사소통을 활성화한다.

③ 갈등을 겪고 있는 집단 간의 공동목표를 설정해준다.

④ 갈등을 겪고 있는 집단들을 직접적으로 대면시키면 갈등문제가 더욱 증가되므로 집단 간의 직접적인 대면(confrontation)기회를 줄인다.

TIP ④ 집단간 갈등을 해결하기 위한 방안은 대면, 공동목표 설정, 자원의 확충, 제도화, 커뮤니케이션의 활성화, 조직구성의 혁신이다.

40 다음과 같은 갈등상황에 대처하는 방식으로 옳은 것은?

> ㉠ 신속하고 결단성 있는 행동이 요구될 때
> ㉡ 비용절감이나 규칙강요와 같은 인기 없는 조치를 시행할 때

① 협력 ② 수용
③ 강압 ④ 회피

TIP 갈등관리 유형과 적절한 상황

갈등대처방식	적절한 상황
협력	• 양측의 관심사가 너무 중요하며, 통합적인 해결안을 발견해야 할 때 • 양측의 관여를 확보하고자 할 때
수용	• 논제가 다른 상대방에게 더욱 중요할 때 • 다음 논제에 대한 사회적 신용을 얻을 필요가 있을 때
강압	• 신속하고 결단성 있는 행동이 요구될 때 • 비용절감이나 규칙강요와 같은 인기 없는 조치를 시행할 때
회피	• 논제가 사소하고 다른 논제가 더 긴급할 때 • 사람들을 진정시키고 생각을 가다듬게 할 필요가 있을 때

Answer 39.④ 40.③

41 다음은 어떤 종류의 갈등을 의미하는 것인가?

> 개인이 의사결정을 할 때 우선순위를 결정할 수 있는 기준이 애매할 경우 발생하는 갈등이다.

① 개인 내 갈등　　　　　　　　② 개인 간 갈등
③ 집단 간 갈등　　　　　　　　④ 조직 간 갈등

> **TIP** 조직수준별 갈등원인
> ㉠ 개인 내 갈등 : 개인이 의사결정을 할 때 우선순위를 결정할 수 있는 기준이 애매할 경우 발생하는 갈등이다.
> ㉡ 개인 간 갈등 : 두 개인의 의사가 동일한 문제에 대해 일치하지 않을 때 발생하는 갈등으로 관리자에 의한 갈등해결이 요구된다.
> ㉢ 집단 간 갈등 : 조직 내에서 집단 간에 발생하는 갈등이다.
> ㉣ 조직 간 갈등 : 조직과 경쟁조직 간의 갈등(노동조합과 조직과의 갈등)이다.

42 다음 중 집단 간 갈등의 원인으로 옳지 않은 것은?

① 한 개인이나 집단의 과업이 다른 개인이나 집단의 성과에 의해 좌우될 때
② 조직 내 집단들이 자신들의 역할을 수행함에 있어 방향이 분명치 못하거나 목표나 과업 또는 책임이 명료하지 않을 때
③ 부서 간의 권력, 지위, 가치가 다를 때
④ 조직이 성장하고 발전함에 따라 각 부, 과 또는 업무단위가 통합될 때

> **TIP** 집단 간 갈등의 원인은 작업흐름의 상호의존성, 영역의 모호성, 권력·지위·가치의 차이, 자원의 부족과 분배의 불일치, 조직 내 각 부서의 부문화의 진전과 전문화이다.

Answer　41.① 42.④

⊖2 통제기능의 실제

01 통제기능의 이해

❶ 통제

(1) 통제의 의의

① **통제의 개념** ··· 조직구성원들이 조직목표의 달성을 위해 행동하고 있는가를 확인하는 시스템이라 할 수 있으며, 계획한 업무를 행하고 있는가의 여부를 확인하고 계획과 실시간의 차이를 시정하는 관리활동이다.

② **계획과 통제와의 관계** ··· 통제는 조직의 목적, 계획, 기준에 적절한 행위와 업무수행을 보장하기 위해 사용하는 수단 또는 메커니즘이며, 계획된 방향으로 일이 진행되도록 확인·감독하는 행위이기 때문에 계획과 통제는 상호분리될 수 없다.

(2) 간호조직에서 통제

① 간호사들의 제 활동이 일정한 표준을 따르고 있는가의 여부를 검토·분석하여 처음 계획에서 차이가 생긴 경우에 이것을 시정하는 관리기능이다.

② 간호조직에서의 통제의 필요성
- ㉠ 조직의 목표와 개인의 목표가 일치하지 않는 경우가 많으므로 조직의 목표달성에 효과적으로 기여할 수 있도록 공식적인 통제시스템이 필요하다.
- ㉡ 의료수요의 증가, 양질의 의료요구의 증가, 의료비의 상승, 의료조직의 효과와 효율성에 대한 필요성 증대와 같은 다양한 사회적 요인으로 인해 비용효과적인 관리혁신이 요구되어 통제가 더욱 필요하다.

(3) 통제 원칙

① 특수 상황에 대하여 설계되어야 하며 미래지향적이어야 한다.

② 모니터링 체계가 초기와 중요시점에 확인되어야 한다.

③ 목적적이어야 하며, 조직문화에 알맞아야 한다.

④ 업무 책임소재를 확인하고 교정행동이 가능해야 한다.

⑤ 실제적, 잠재적인 차이를 신속하게 보고해야 한다.

⑥ 조직구성원들이 이해할 수 있어야 한다.

⑦ 융통성 있는 대안으로 유연한 통제가 이루어지도록 해야 한다.

❷ 통제과정

(1) 표준의 설정

① 표준은 업무수행의 질을 측정하는 데 사용되는 준거로서 간호조직의 목적이나 목표로부터 꼭 성취해야 할 내용과 성취 가능한 목표를 표시한 것이므로 간호사의 행위방향을 제시해준다.

② 정책과 절차는 간호를 측정하는 표준의 기초가 될 수 있으며, 기관 외부에서 온 자료도 표준으로 설정할 수 있다.

③ 이상적 표준

    ㉠ 책임의 소재가 명백해야 한다.

    ㉡ 구체적이며 계량적이어야 한다(산출된 물량, 예산, 활동시간수, 기간목표로서의 소요시간수 등으로 표시).

    ㉢ 노력에 의해 달성될 수 있도록 적정수준으로 규정되어야 한다.

    ㉣ 성취감을 느낄 수 있을 정도로 진보적 수준에서 설정되어야 한다.

    ㉤ 과거의 실적을 참고하여 과학적 조사에 의해 설정되어야 한다.

(2) 성과의 측정

① 행동과 성과를 측정하는 단계로서 간호목적이 달성되는 정도를 측정하고 필요한 행동수정을 목적으로 환자에게 제공한 간호에 대한 자료를 수집한다.

② 측정에는 객관성이 요구되며, 반드시 적시에 적절한 방법으로 이루어져야 한다.

③ 측정방법

    ㉠ 직접관찰

      • 장점

      - 무형의 업무운영상태에 대한 식견을 획득할 수 있다.

      - 개인적 접촉에 의한 친근감이 형성된다.

      - 질의응답을 통하여 의욕을 판별할 수 있다.

－간호실정을 이해할 수 있고 실제에 부응하는 지도가 가능하다.

－현장의 사기를 고무시킬 수 있다.

• 단점

－시간이 많이 소요된다.

－부분적인 관찰로 전반적인 판단을 할 우려가 있다.

－실무자에 대한 반감을 야기시킬 수 있다.

ⓒ 보고서 제출 : 정례적인 것과 이례적인 것이 있으며 보고내용은 통제점(표준)에 중점을 두고 이해하기 쉬운 형태로 제출한다.

ⓒ 구두보고 : 책임자가 보고하도록 하며, 타 업무관계자와 제 정보교환 및 조정점 발견에 역점을 둔다.

ⓔ 통계보고 : 생명력 있고 이해하기 쉽도록 그래프나 도표를 이용한다.

(3) 평가 및 개선활동

① 평가를 위해 객관적으로 수집된 자료는 간호표준과 비교되어야 하고, 목표가 성취되지 않았을 때 수정을 위한 활동이 일어나게 된다.

② 적절한 교정행동의 선택은 상황에 따라 달라지며, 의사결정과정의 결과여야 하고 설정된 기준에 도달하지 못하게 한 원인을 확인해서 그것을 제거하도록 노력해야 한다.

③ 계획안 변경의 경우에는 기획 · 집행 · 통제라는 새로운 관리과정의 순환이 이루어지게 되며, 방법상의 개선을 도모한다.

④ 통제과정 수행 시 주의점

ⓐ 경직된 관료적 행동 : 경직된 관료제에서는 모든 상황에 규칙을 만들고 이 규칙으로부터의 이탈을 교정하게 됨으로써 효과적인 업무수행에 지장을 주게 된다.

ⓑ 비효과적인 통제시스템 : 간호사들이 자신이 중요하다고 생각하는 것에 관심을 쏟고 노력함으로써 표준에 대한 선택적 주의집중을 할 수 있다.

❸ 통제기법

(1) 비용효과분석

① 비용효과분석은 관리에 투입되는 비용과 그 효과를 분석하는 것이다.

② 비용효과분석과 비용이익분석

ⓐ **비용효과분석** : 투입단위는 화폐단위, 산출부분은 비화폐단위로 분석하는 경우

ⓑ **비용이익분석** : 투입, 산출 모두 화폐단위로 분석하는 경우

(2) 예산평가

① 목표에 의한 관리(MBO : Management By Objectives)
  ㉠ 목적설정에 따라 예산을 배정한다.
  ㉡ 투입과 효과의 비교분석을 통해 계획대로 목적달성을 했는가를 평가한다.

② 영기점 예산(ZBB : Zero−Base budgeting)
  ㉠ 비용효과분석을 통해 우선순위가 높은 활동에 예산을 배정한다(기존의 예산안은 무시하고 새로운 예산 편성).
  ㉡ 예산규모가 큰 제도이므로 공공조직에만 적용되는 경향이 있다.

(3) 관리감사제도

관리감사제도는 전체 시스템과 하위 시스템을 검토함으로써 조직의 목적성취도, 능률성, 공익성을 평가하는 제도이다.

(4) 인적자원회계

① 조직구성원을 인적자원으로 보는 관점에서 직원들의 기술, 능력, 사기 등을 재산으로 고려하는 것이다.
  예 기술과 경험이 없는 직원이 있을 경우 훈련비용이 들 것이며, 기술과 경험이 있는 직원이 사직할 경우 대치비용과 신규직 원의 훈련비용이 요구될 것이다.

② 조직에서 인력확보, 개발, 보상, 유지하는 데 중점을 두는 접근법이다.

❹ 효과적인 통제시스템

(1) 간호행위와 간호성과에 대한 통제

① 간호행위와 간호성과에 대한 통제는 간호사의 간호행위를 관찰하고 간호대상자로부터 간호결과를 측정함으로써 간호목표의 달성 여부를 평가하는 것을 근거로 하는 것이다.

② 간호업무에서 간호행위와 결과가 인과관계가 있는 경우 과업의 불확실성이 클수록 성과통제의 비중은 커지게 된다.

③ 간호결과를 달성하기 위해 간호사에게 자유재량권이 주어지게 되므로 성과통제가 중요하다.

④ 적시에 또는 융통성 있게 경제적으로 목표달성을 했는가를 측정할 수 있는 기준에 의해서 불확실성이 감소되는 방향으로 행동통제와 성과통제를 할 수 있어야 한다.

(2) 통제의 범위

① 통제의 수와 통제범위가 클수록 관리비용이 증가되고 통제의 유효성은 감소될 수 있다.

② 간단한 직무에서는 기준이 적은 것이 좋고, 혁신이 필요한 직무에서는 다원적 기준이 필요하다.

(3) 단위의 규모

① 간호업무는 협동이 필요한 업무이므로 간호단위가 통제단위인 경우가 많다.

② 장점 … 협조적 분위기를 육성한다.

③ 단점 … 일하지 않으면서 보상받으려는 심리가 작용한다.

(4) 측정시간간격

① 측정간격이 커질수록 표준으로부터 벗어날 위험이 커지고, 측정간격이 적을수록 표준으로부터 벗어날 위험
   은 적으나 통제비용이 증가한다.

② 불확실성이 큰 작업, 비일상적인 업무일수록 자주 측정하는 것이 효과적이며, 일상적인 업무인 경우 측정
   빈도수를 줄여야 한다.

(5) 보상과 벌

① 보상과 벌은 가능한 한 행위가 끝난 즉시 주어져야 하고, 신뢰감과 존경심이 있는 사람에 의해 주어질 때
   효과적이다.

② 모든 상벌은 모든 간호사에게 일관되게 적용되어야 하며, 상벌과 함께 반드시 설명이 필요하다.

02 질 관리

❶ 의료의 질

(1) 의료의 질 개념

각 환자에 대해서 의료행위로 인한 합병증 없이 환자와 가족의 필요에 대한 관심을 가지고 비용효과적이고
증명된 방법으로 적정 수준의 성취 가능한 결과를 확보하는 것을 의미한다.

(2) 의료의 질 구성요소

① 효과성(effectiveness) … 건강수준의 향상에 기여한다고 인정된 의료서비스의 수행 정도이며, 업무가 인간
   에게 미치는 영향, 목표의 적절성, 장기적 결과 및 인간주의적이며 이상적인 가치 등 올바른 산출과 관련된
   개념이다.

② **효율성**(efficacy) … 의료서비스의 제공시 자원이 불필요하게 소모되지 않고 효율적으로 활용되었는지에 대한 정도이다.

③ **기술수준**(technical Quality) … 서비스의 기술적인 수준을 말한다.

④ **접근성**(accessibility) … 시간이나 거리 등의 요인에 의해 의료서비스의 비용에 제한을 받는 정도이다.

⑤ **가용성**(availability) … 필요한 서비스를 제공할 수 있는 여건의 구비 정도이다.

⑥ **적정성**(optimality) … 건강 개선과 그 건강 개선을 얻는 비용 간의 균형이다.

⑦ **합법성**(legitimacy) … 윤리 원칙, 가치, 규범, 풍속, 법과 규제에서 표현된 사회의 선호도에 대한 순응이다.

⑧ **지속성**(continuity) … 의료서비스의 시간적, 지리적 연결 정도와 상관성을 말한다.

⑨ **적합성**(adequacy) … 대상 인구집단의 요구에 부합하는 정도이다.

⑩ **형평성**(equity) … 보건의료의 분배와 주민에 대한 혜택에서의 공정성을 결정하는 원칙에 대한 순응이다.

⑪ **이용자 만족도**(consumer satisfaction) … 의료서비스에 대한 이용자의 판단이다.

┃ 기출예제

2022. 2. 26 제1회 서울특별시

〈보기〉에 해당하는 의료의 질 구성요소로 가장 옳은 것은?

〈보기〉
• 건강수준의 향상에 기여한다고 인정된 의료서비스의 수행 정도
• 업무가 인간에게 미치는 영향, 목표의 적절성, 장기적 결과 등으로 산출

① 효율성(Efficiency)　　　　　② 가용성(Availability)
③ 접근성(Accessibility)　　　　④ 효과성(Effectiveness)

✱
의료의 질 구성요소

구분	내용
효과성	• 건강수준향상에 기여한다고 인정되는 의료서비스의 수행정도 • 인간주의적이며 이상적인 가치 등 올바른 산출과 관련된 개념
효율성	의료서비스가 불필요하게 소모되지 않고 활용되었는가에 대한 개념
기술수준	서비스의 기술적인 수준
접근성	시간, 거리 등 의료서비스 비용에 제한받는 정도
가용성	필요한 서비스를 제공할 수 있는 여건의 구비정도
적정성	건강개선과 비용간의 균형
합법성	윤리적원칙과 가치, 규범 등 사회 선호도에 대한 순응
지속성	시간적, 지리적 연결정도와 상관
적합성	대상인구집단 요구에 부합하는 정도
형평성	분배와 공정성을 결정하는 원칙에 대한 개념
이용자만족도	의료서비스에 대한 이용자의 판단

답 ④

(3) 질 보장(QA), 질 향상(QI), 총체적 질 관리(TQM)

① 질 보장(QA)
  ㉠ 의료서비스가 일정 수준의 기준이나 표준에 맞는지 검토하고 표준에 맞는 의료서비스가 제공되도록 하는 과정이다.
  ㉡ 문제 발견과 해결에 초점을 두며 기존에 설정된 기준이나 표준에 부응하는 것을 목표로 한다.

② 질 향상(QI)
  ㉠ 질 보장(QA)보다 다양하고 광범위한 방법으로 핵심적인 진료과정 수준을 향상시키기 위해 노력한다.
  ㉡ 표준을 초월하여 질적 수준을 높이는 것으로 지속적인 질 향상을 추구한다.
  ㉢ 질 보장(QA)이 확인 중심의 사후적이라면 질 향상(QI)은 예방 중심의 사전적이다.

③ 총체적 질 관리(TQM)
  ㉠ 기존에 설정된 기준 이상으로 지속적인 질 향상을 추구한다.
  ㉡ 모든 서비스와 진료에 대한 지속적인 질 향상 관리과정으로, 문제가 확인되지 않아도 과정·결과·서비스 전반에 걸쳐 질 향상을 추구한다.
  ㉢ 조직혁신 기법으로서 고객 중심, 지속적인 개선, 전원 참여를 세 가지 원칙으로 한다.
  ㉣ 질 보장(QA)과 총체적 질 관리(TQM) 비교

구분	질 보장(QA)	총체적 질 관리(TQM)
목표	간호 질 향상	모든 서비스와 생산성의 질 향상
목적	문제 발견 및 해결	문제가 확인되지 않더라도 지속적인 질 향상 추구
범위	임상실무의 과정과 결과	조직 전반에 걸친 체계와 과정
중점	• 임상 진료과별 수직적인 검토 • 표준미달자 교육 및 감사 • 결과 중심	• 결과에 영향을 주는 모든 진행과정과 사람의 질적 향상을 위한 수평적인 검토 • 전체 인원 업무수행 개선 • 과정과 결과 모두 중시
방법	의무기록감사, 명목집단기법, 지표모니터링	명목집단기법, 브레인스토밍, 흐름도, 체크리스트, 히스토그램, 파레토차트, 런차트 등
요구사항	전문 의료인, 환자	전문 의료인, 환자, 대상 조직
참여자	제한된 참여	전체 직원의 참여
결과	언급된 소수 개인의 성과 향상	과정에 참여한 개개인의 성과 향상

(4) 식스시그마(6sigma)

① 식스시그마의 개념
   ㉠ 품질혁신과 고객만족을 달성하기 위해 전사적으로 실행하는 21세기형 기업경영 전략이다.
   ㉡ 문제해결과정과 전문가 양성 등의 효율적인 품질문화를 조성한다.

② 식스시그마의 목표
   ㉠ **통계적인 척도** : 모든 프로세스의 품질 수준의 식스시그마를 달성하여 불량률을 3.4PPM 이하 또는 3.4DPMO 이하로 낮추고자 하는 기업의 품질경영전략이다.
   ㉡ **효율적인 품질문화의 정착**
     • 기업의 경영철학으로서 종업원들의 일하는 자세, 생각하는 습관, 품질 등을 중요시하는 올바른 기업문화의 조성을 의미한다.
     • 올바른 품질문화는 끊임없는 품질개선 노력을 통해 고객의 요구에 맞는 품질의 제품을 경제적으로 설계, 생산, 서비스하기 위한 기업문화이다.
   ㉢ **품질경영을 위한 기업전략**
     • 식스시그마 운동을 효과적으로 추진하기 위해 고객만족의 관점에서 출발하여 프로세스의 문제를 찾아 통계적인 사고로 문제를 해결하는 품질개선 작업과정을 측정 – 분석 – 개선 – 관리의 4단계 과정으로 나누어 실시한다.
     • 측정과 분석을 통해 제품의 문제점을 찾아내고 그 문제점의 해결방법을 제시하여 실제로 개선작업을 실행한다.
     • 높은 품질수준을 확보하고 유지할 수 있는 혁신적이고 과학적인 기준을 제공하여 고객을 만족시키고 기업경영의 탁월성을 이루고자 한다.

(5) BSC(Balanced Score Card, 균형성과표)

① BSC의 개념
   ㉠ 과거의 성과에 대한 재무적인 측정지표에 추가하여 미래성과를 창출하는 동인에 대한 측정지표인 고객, 비즈니스 프로세스 관점, 학습과 성장관점에 대한 지표를 통해 미래가치를 창출하도록 하는 시스템이다.
   ㉡ 전략적인 접근방법인 동시에 성과관리 시스템이고 조직의 비전과 전략을 실행으로 전환할 수 있다.

② BSC의 의의
   ㉠ 조직의 비전과 전략으로부터 도출된 성과지표의 조합이다.
   ㉡ 조직이 나아갈 전략적인 방향을 알려주고 변화에 대한 동기를 부여한다.
   ㉢ 계획의 수립, 예산의 편성, 조직구조의 조정 및 결과 통제 등 의사결정의 기초를 형성한다.

③ BSC의 관점에 따른 효과

재무적인 관점	의업수입의 증가, 경영수지 개선, 고객이미지 제고로 인한 안정적 수입
고객의 관점	민원 감소, 신규환자 증가, 고객만족 증가와 재방문 환자율 증가로 인한 환자수의 증가
프로세스의 관점	효율성 개선, 시스템 구축, 업무 개선, 다양한 질 개선을 통한 효율적인 내부 프로세스
학습과 성장의 관점	교육참여, 논문발표, 훈련을 통한 새로운 시도와 만족도 증가

② 간호의 질 관리

(1) 간호의 질

특정 서비스나 절차, 진단 혹은 임상적 문제에 있어 일반적으로 인정된 좋은 실무에 대한 현행 표준과 예상되는 결과의 달성에 부합되는 정도를 의미한다.

(2) 간호의 질 관리 접근방법

① 구조적 접근방법

　㉠ 구조적 접근방법의 개념

　　• 간호서비스를 제공할 때 소요되는 인력, 물적, 재정적인 측면 등 의료서비스 제공자의 자원과 업무환경 측면에서 평가하는 접근방법이다.

　　• 구조적 접근방법의 대표적인 제도로는 의료기관인증제도와 면허제도가 있다.

　㉡ 구조적 접근방법의 특성

　　• 구조적 접근방법의 요소들은 비교적 안정적이어서 자주 측정할 필요는 없고 과정적, 결과적 측면과 함께 측정하는 것이 바람직하다.

　　• 정책절차, 직무기술서, 실무 교육계획, 재정, 컴퓨터시스템의 이용, 응급벨의 설치여부, 자격면허, 직원비, 소화기 설치 등의 요소들이 있다.

[구조적 접근방법의 장·단점]

장점	• 병원 경영진의 관심과 관리로 적정 이상의 물적 자원과 환경개선이 된다. • 적정 이상의 전문인력의 확보와 전문인력의 계속적인 교육과 연구가 된다. • 간호의 질에 간접적 영향을 끼치며 병원 경영을 효율적으로 하도록 유도한다.
단점	• 물적 자원과 인적 자원의 확보를 위한 비용이 많이 든다. • 간호가 제공될 수 있는 환경이나 시설 및 인적 자원 등의 간접적인 것을 평가한다. • 시설 및 장비 등은 설치 이후의 시설 변경이 어렵다.

② 과정적 접근방법

　㉠ 과정적 접근방법의 개념

　　• 간호의 질 평가에 있어서 주된 관심의 영역 중 하나인 간호사와 대상자의 상호작용 속에서 이루어지는 간호 활동 혹은 간호행위를 평가하는 방법이다.

　　• 간호사가 업무표준에 따라 간호서비스를 제공하고 있는지의 간호제공 행위를 주로 평가하는 방법이다.

　　• 환자에게 제공된 실제 간호활동의 적합성과 과학적, 기술적 수준을 평가하기 위해 반드시 필요한 접근방법이다.

　㉡ 과정적 접근방법의 특성

　　• 의료제공자와 환자 간에 혹은 이들 내부에서 일어나는 행위에 관한 것을 평가하거나 간호실무의 과정을 측정하거나 간호사의 활동에 대한 간호과정을 측정한다.

　　• 의사소통, 환자간호계획, 절차편람, 간호기록, 환자에 대한 태도, 환자교육 실시, 혈압과 태아심음 청취 등의 업무수행에 관한 모든 요소가 포함된다.

　　• 과정적 접근의 대표적인 방법에는 의무기록 검토가 있다. 또한 대상 환자와 간호사를 면담하거나 관찰법을 사용하여 평가할 수도 있다.

　　• 간호과정의 단계인 사정, 계획, 수행 및 평가단계의 간호업무 수행이나 특정수기 즉 투약간호 행위나 특수검사 절차 등을 표준 및 기준에 의해 평가한다.

[과정적 접근방법의 장·단점]

장점	과정적 접근방법을 통해 간호의 전문성이 평가될 수 있다.
단점	간호의 전문성에 대한 평가 이전에 간호의 과정적 측면을 객관적이고 신뢰할 수 있도록 평가할 수 있는 도구의 개발이 필요하다.

③ 결과적 접근방법

　㉠ 결과적 접근방법의 개념

　　• 환자의 건강상태가 간호서비스를 제공받은 이후에 간호중재에 의해 얼마나 변화되었는지에 따른 최종 결과를 평가하는 방법으로 간호의 질을 정확히 측정할 수 있다.

　　• 간호서비스를 제공받은 이후의 환자 또는 대상자에게 나타난 건강상태의 변화를 평가하는 방법이다.

　　• 건강을 구성하는 제반요소, 즉 신체적 요소 이외의 사회적 요소와 심리적 요소도 전부 고려된다.

ⓛ 결과적 접근방법의 평가기준 : 사망, 불편감의 정도, 문제해결, 증상조절 등을 포함하는 건강과 질병수준, 치료계획의 순응유무, 건강유지능력 정도, 생리적 · 사회적 · 심리적 기능을 포함하는 기능적 능력, 환자 만족도, 진료비용, 자가간호 지식 및 기술의 변화, 사고나 합병증, 감염과 같은 사건발생 등이 있다.

[도나베디언(Donabedian)의 간호의 질 관리방법]

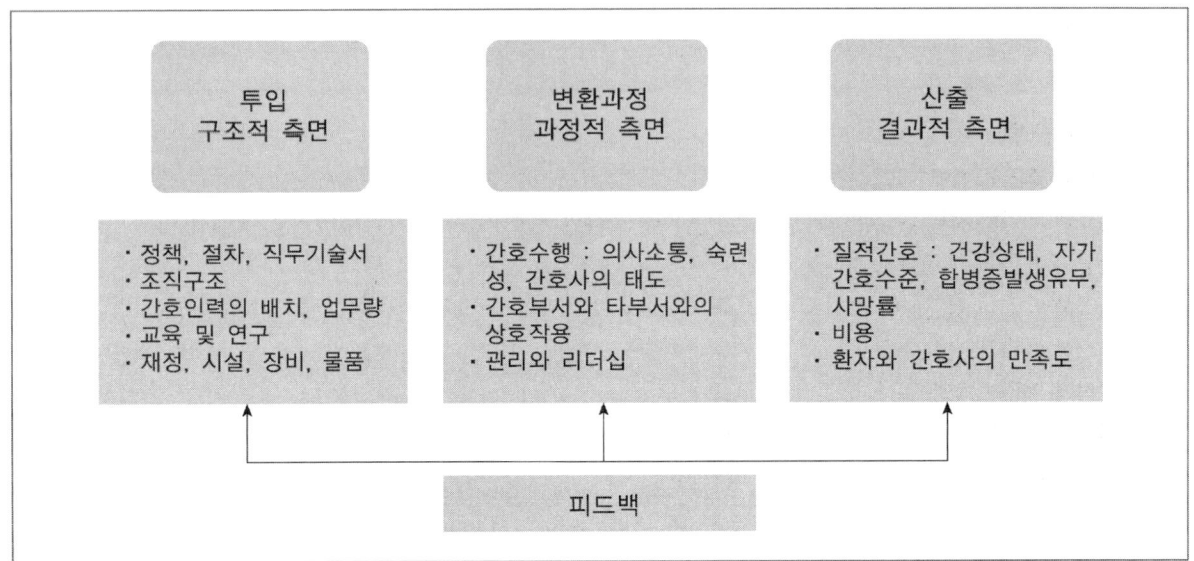

(3) 간호의 질 평가방법

① 개요

ⓐ 간호평가는 평가하는 시기에 따라 실제 간호행위가 끝난 이후에 하는 경우(소급평가)와 간호행위를 하는 중에 하는 경우(동시평가)가 있다.

ⓑ 모든 방법에서 기본이 되는 것은 정확한 기준을 작성해서 이를 적용 · 분석 · 수정 · 보완하는 일련의 순환 작용이 계속되어야 한다는 것이며, 두 가지 모두 종합적인 평가에 반영되어야 한다.

② 소급평가

ⓐ 수행된 간호에서 어떤 결점을 발견하여 발견된 결점을 다음 간호계획이나 교육, 행정의 변화를 통해 시정하게 함으로써 간호의 질을 높이려는 것이다.

ⓑ 방법

• 퇴원환자기록감사 : 퇴원환자의 병록을 검토함으로써 잘못된 점을 지적하는 방법이다.

• 환자면담 : 퇴원 후 환자를 면담해서 간호결과를 파악하는 방법이다.

• 간호직원 집담회 : 환자간호를 담당한 간호사 및 모든 보건의료팀이 참석한 가운데 환자기록과 간호계획을 고찰하는 방법이다.

• 환자설문지법 : 환자에게 퇴원 시 환자가 받은 간호에 관련된 내용을 질문을 통해서 알아보는 방법이다.

ⓒ 단점 : 환자가 간호를 받은 후에 평가하는 것이므로 해당 환자에게는 수정의 여지가 없다.

③ 동시평가
  ㉠ 환자가 입원하고 있는 동안 환자의 편의를 위해 환자간호를 분석하고 그 결과를 반영시킬 수 있으므로, 환자의 만족도를 높이고 간호의 질을 높일 수 있는 방법이다.
  ㉡ 방법
    • 입원환자기록감사 : 환자가 간호를 받고 있는 동안 환자기록을 검토해서 잘못된 점을 수정·보완하도록 하는 방법이다.
    • 환자면담 및 관찰(병상감사) : 입원해서 간호를 받고 있는 환자의 상태를 관찰함으로써 평가하는 방법이다.
    • 직원면담 및 관찰 : 이미 정해진 기준을 가지고 간호직원을 면담해서 간호과정을 사정하는 방법이다.
    • 집담회 : 환자와 환자가족을 함께 참여시키거나 혹은 직원들만이 참석하여 환자의 만족을 돕기 위해 여러 가지 간호내용을 검토하는 방법이다.

③ 간호질 관리의 분석도구

(1) 흐름도

① 흐름도 개념
  ㉠ 흐름도는 순서도 또는 플로차트(flow chart)라고도 부른다.
  ㉡ 특정한 업무과정에 필요한 모든 단계를 도표로 표시하거나 미리 정의된 기호와 그것들을 연결하는 선을 사용하여 표시한 것이다.

② 흐름도 특성
  ㉠ 프로그램의 흐름이나 어떤 목적을 달성하기 위한 처리과정을 표현하는 경우에 사용할 수 있다.
  ㉡ 질 관리 과정을 분석하고 개선하고자 할 때 유용한 도구이다.
  ㉢ 흐름도는 사람, 생산품, 장비, 정보의 흐름이나 움직임을 표시하는 경우에 사용한다.

(2) 원인결과도

① 원인결과도의 개념
  ㉠ 원인결과도(fish born diagram)는 물고기뼈 그림이라고도 부른다.
  ㉡ 일의 결과와 그것에 관련된 요인들을 계통적으로 나타낸 것이다.

② 원인결과도의 특성
  ㉠ 결과에 대해 어떤 요인이 어떤 관계로 영향을 미치고 있는지 연결하여 원인을 알 수 있다.
  ㉡ 원인들의 주요 범주화 형태는 4대를 이용하여 보여 주고 있어서 결과에 대해 어떤 요인이 어떤 관계로 영향을 미치고 있는지 명확히 하여 원인 추구를 할 수 있다.
  ㉢ 결과는 등뼈의 오른쪽에 기술하고 일차적인 원인 범주는 등뼈에서 가지치기를 하고 원인 범주별로 하위 원인을 다시 가지치기를 하면서 기술한다.

(3) 히스토그램

① 히스토그램의 개념 … 특성별 측정의 빈도와 비율 등을 막대그래프로 나타내는 것이다.

② 히스토그램의 특성
  ㉠ 도수분포표를 나타내는 그래프이다.
  ㉡ 관측한 데이터의 분포의 특징이 한눈에 보이도록 기둥모양으로 나타낸다.

(4) 파레토분석

① 파레토분석의 개념
  ㉠ 문제의 상대적 중요성을 간결하고 신속하게 해석할 수 있도록 초점을 맞춘 것이다.
  ㉡ 관리력이 일정한 경우에 가급적 효과가 높은 부분에 중점적으로 투입하기 위한 분석방법이다.
  ㉢ 파레토는 20%의 부자가 80%의 부를 소유하고 있는 현상을 발견하여 이를 80:20으로 설명한 사람이다.

② 파레토분석의 특성
  ㉠ 관리력의 대상을 A, B, C 존으로 나누어 분석하고 그 중에서 결과의 90%를 좌우할 것으로 생각되는 A 존에 중점적으로 관리하는 것이다.
  ㉡ 막대그래프의 특별한 형태로 왼쪽부터 가장 큰 요인의 순서로 막대그래프를 그린다.
  ㉢ 막대그래프 위에 각 요인의 누적량을 연결한 꺾은선 그래프를 동반한 그래프이다.

(5) 유사성 다이어그램

① 유사성 다이어그램의 개념
  ㉠ 아이디어를 유사그룹으로 묶기 위한 접근법이다.
  ㉡ 유사성 다이어그램은 그 목적이 작은 범주별로 아이디어를 논리적으로 그룹화하는 집중적 사고의 한 형태이다.

② 유사성 다이어그램의 특성
  ㉠ 팀원은 여러 주제에 관해 브레인스토밍이나 다른 접근법을 통해 많은 아이디어를 생각해내고 평가한다.
  ㉡ 참여자들은 조용히 항목을 재배열하고 항목은 테이블 위에 있는 카드에 기록되거나 벽차트에 떼었다 붙일 수 있는 형태로 기록된다.
  ㉢ 그룹의 아이디어가 만족스러운 수준에 도달할 때까지 누구나 개별적으로 참여하고 이동이 계속된다.

❹ 간호업무의 표준화

(1) 간호업무의 표준화

① 간호표준의 정의

　　㉠ 간호업무, 서비스 또는 교육의 질 등을 판단할 수 있는 전문가나 권위 있는 주장들에 의해 일반적으로 인정되고 동의받을 수 있는 간호의 수준을 말한다.

　　㉡ 기준을 규범에 통합시켜서 나오는 성과모델로서 간호목표, 간호처방, 간호방법 등의 질을 판단하기 위해 사용된다.

　　㉢ 간호업무의 표준화는 목표 또는 평가를 위한 수단이 될 수 있다. 목표로 이용될 때 표준화는 기획을 위한 도구가 되고, 성과를 평가하는 수단으로 이용될 때는 통제를 위한 방책이 된다.

② 간호표준을 설정하는 목적

　　㉠ 간호의 질 향상 : 간호표준은 간호사의 노력을 적절한 목표에 집중시키고 목표달성에 대한 그들의 동기부여를 높이게 되므로 간호의 질은 향상되기 마련이다. 따라서 특정 간호표준들과 실행기준은 각 임상분야에서 재개되는 복잡한 환자문제에 대한 안전한 해결책과 중재를 간호사들이 할 수 있도록 각 임상간호의 전문성에 맞게 전개되어야 한다.

    ⓒ 비용절감 : 간호표준은 비용절감을 위해 간호사들이 환자의 바람직한 결과를 위해 하지 않아도 좋을 것과 환자 회복과 재활에 꼭 필요한 것을 결정할 수 있도록 하기 위해 기획된다.

    ⓒ 간호태만의 확인 : 간호표준이 설정되어 있으면 간호사가 관계기준을 충족시키지 못했음을 입증하거나 그 기준을 충족시키지 못한 간호사의 실수가 환자에게 해를 끼쳤는가를 결정하는 일 등이 쉬워진다.

③ 간호업무표준의 유형

    ㉠ 규범적 표준 : 어떤 권위적인 집단에 의해 최상의 여건에서 '옳은 것(good)' 또는 '이상적인 것(ideal)'으로 생각되는 실무이다.

    ⓒ 경험적 표준 : 많은 수의 환자를 관리하는 기관에서 실제로 관찰될 수 있는 실무를 말하는 것으로 질 보장(QA)에서 훨씬 많이 이용된다.

    ⓒ 과정적 표준 : 특정 간호중재에 대한 바람직한 방법을 구체적으로 만들어 놓은 기준으로 간호사 지향적이다.

    ⓔ 구조적 표준 : 간호부서와 다른 부서들 간의 바람직한 관계에 관한 기준을 말하는 것으로 조직 또는 집단 지향적이다.

    ⓜ 결과적 표준 : 바람직한 환자관리의 결과에 대한 설명적인 진술로 환자지향적이다.

(2) 간호표준과 이론과의 관계

① 오렘(Orem)의 간호이론 … 간호의 목적을 개개인들이 건강을 도모하고 질병으로부터 회복을 촉진시키며, 편안한 죽음을 맞을 수 있기 위해 자기간호(self-care)를 성취할 수 있도록 도움을 주는 것이라고 말한다.

② 로저스(Rogers)의 간호이론

    ㉠ 인간을 그가 처해 있는 환경에서 다른 에너지 영역들과 직접적이고 지속적인 상호작용 속에 있는 생물학적인 에너지 영역으로 설명한다.

    ⓒ 간호의 합당한 목적을 개개인의 건강잠재력을 최대화하기 위한 인간에너지 영역과 환경에너지 영역 간의 상호작용을 도모하는 것이라고 주장한다.

③ 로이(Roy)의 간호이론

    ㉠ 인간이란 끊임없이 변화하는 환경과의 지속적인 상호작용 속에 있는 생물학적인 존재라는 점을 전제로 한다.

    ⓒ 간호의 목적은 건강과 질병의 상태에 적응할 수 있도록 인간의 선천성기전과 후천성기전을 발전시키는 것이라고 말한다.

④ 뉴먼(Beetty Newman)의 간호이론

    ㉠ 시스템 모드(systems mode)에 따르면 인간은 생을 가능케 하는 3단계의 가상적인 경계로 둘러싸인 기본적인 에너지의 핵심으로 구성되어 있다.

    • 저항라인(가장 안쪽 경계) : 신체의 항상성 유지시스템으로, 환경적 스트레스에 대한 인간의 궁극적 방어책이다.

    • 표준방어라인 : 후천적 능력(지성, 적극적 태도, 문제해결능력, 대처능력), 환경적 위험에 대한 방어, 불가피한 위험에 대한 저항을 말한다.

• 탄력방어라인 : 건강증진과 건강유지를 위한 구체적 행동(휴식, 운동, 식이요법, 레크리에이션)을 말한다.

ⓛ 간호의 목적은 탄력방어라인을 증가시키거나 환경적 스트레스를 감소시키려는 목적성 있는 중재를 통해 환자가 최대한의 건강을 달성할 수 있도록 도와주는 것이라 말한다.

⑤ 환자안전

(1) 환자안전 개념

① 사고로 인한 손상이 없도록 오류의 가능성을 최소화하고 오류가 발생했을 경우 차단 가능성을 최대화할 수 있도록 운영시스템과 프로세스를 설정하는 것이다.

② 의료와 관련된 불필요한 위해 위험을 최소한으로 낮추는 것이다.

(2) 환자안전 관련 용어

① 근접오류 ⋯ 오류가 있었음에도 대상자에게 위해를 가져오지 않은 사건이다.

② 위해사건 ⋯ 의료 대상자에게 장기적이고 심각한 위해를 가져온 위해사전으로 강제적 보고의 대상이 되는 환자안전 사건(적신호사건)을 일컫는다.

③ 환자안전사고 ⋯ 환자안전에 위해가 발생하였거나 발생할 우려가 있는 사고를 말한다.

④ 의료과오 ⋯ 표준진료를 수행하지 못하여 환자에게 손상을 유발하여 과실로 인정된 것을 말한다.

(3) 환자안전 원칙

① ZPE(Reason)의 스위스 치즈모형

ⓐ 스위스 치즈의 층은 사고예방을 위한 방어물에 해당하는데, 여기에 구멍이 생기고 구멍들이 일렬로 배열되는 경우, 사고가 발생한다.

ⓛ 하나의 사건이나 사고, 재난은 여러 위험요소가 동시에 존재해야 한다.

ⓒ 치즈의 구멍은 잠재적 오류로 간주하며, 여러 방어벽을 겹쳐 오류가 구멍을 통과할 가능성을 최소화하는 것에 초점을 둔다.

가시적 오류	잠재적 오류
사고가 발생된 지점에서의 오류	사고에 대한 근본적인 원인이 조직에 있는 경우의 오류

제임스 리즌(James Reason)의 스위스 치즈 모형(swiss cheese model)에 따르면 〈보기〉에 해당하는 오류로 가장 옳은 것은?

〈보기〉
환자 확인 절차 및 방법에 대한 프로토콜의 부재

① 가시적 오류   ② 잠재적 오류
③ 근접 오류   ④ 의료 오류

✱
프로토콜의 부재는 눈에 보이지 않지만 사고를 발생시킬 수 있는 근본적 오류에 해당한다.
① 가시적 오류 : 사고 발생 당시의 오류로 바로 확인 가능한 눈에 띄는 오류를 뜻한다.
③ 근접 오류 : 의료 오류로 환자에게 위해를 가할 수 있었지만, 예방 등에 의해 발생하지 않은 사건을 말한다.
④ 의료 오류 : 의학적으로 예방 가능한 근접 오류와 위해 사건을 말한다.

답 ②

② 하인리히 법칙

㉠ 대형의료사고 또는 산업재해와 같은 심각한 사고는 우연히 혹은 갑자기 발생하는 것이 아니라 수많은 경미한 사고와 징후들이 반드시 존재한다.

㉡ 300 : 29 : 1의 법칙 : 300명의 잠재적 부상자 → 29명의 경상자 → 1명의 중상자

최근 기출문제 분석

2025. 6. 21. 제1회 지방직

1 다음에서 설명하는 환자안전 접근방법은?

> 환자 안전사고의 가시적 오류와 잠재적 오류를 규명하기 위해 사고 발생 후 후향적으로 조사한다.

① 균형성과표(BSC)
② 6시그마(6sigma)
③ 근본원인분석(RCA)
④ 오류유형과 영향분석(FMEA)

TIP 근본원인분석(Root Cause Analysis) ··· 발생한 사건의 가장 근본적인 원인을 파악하여 재발 방지를 목표로 하는 분석
기법으로, 단순 원인 규명에 그치지 않고 지속적인 시스템 개선을 통해 안전한 진료환경 조성을 목표로 한다.
※ RCA와 FMEA의 차이

구분	RCA	FMEA
목적	발생한 문제의 원인 분석 및 해결	고장 발생을 미리 예방
시점	사고 발생 후 원인 분석	설계 및 개발 단계에서 사전 분석
접근 방식	왜 발생했는지를 분석	무엇이 잘못될 수 있었는가를 예상
분석 대상	발생한 문제의 근본 원인	예상되는 잠재적 결함 및 영향
비용 및 시간	신속한 분석	비교적 많은 비용과 시간이 소요

2025. 6. 21. 제1회 지방직

2 다음 중 환자 안전사고의 예방 및 감소 방안에 해당하는 것만을 모두 고르면?

> ⊙ 사건보고 및 의사소통체계를 마련한다.
> ⓒ 간호실무표준을 기초로 최선의 간호를 수행한다.
> ⓒ 기관의 정책, 규정, 지침 등을 정기적으로 숙지한다.

① ⊙, ⓒ
② ⊙, ⓒ
③ ⓒ, ⓒ
④ ⊙, ⓒ, ⓒ

TIP 보기 모두 환자 안전사고의 예방 및 감소 방안에 해당한다.

Answer 1.③ 2.④

3 다음에서 설명하는 데밍(Deming)의 PDCA 단계는?

> 문제를 규명하고 개선 가능 분야를 검토한 후 해결 방안을 모색하고 선택한다.

① Plan(계획)

② Do(실행)

③ Check(검증)

④ Act(개선)

> **TIP** 데밍(Deming)의 PDCA 단계 … 다음의 단계를 통해 지속적인 품질 향상을 목표로 하는 품질관리 방법론이다.
>
> | | |
> |---|---|
> | Plan(계획) | • 개선의 필요성 및 목표
• 개서 방법 및 절차
• 필요한 리소스
• 기대되는 효과 |
> | Do(실행) | • 계획의 충실한 이행
• 적절한 리소스의 활용
• 부작용의 발생 가능성에 대한 대비 |
> | Check(검증) | • 목표 달성 여부
• 개선의 효과
• 부작용의 발생 여부 |
> | Act(개선) | • 목표 달성 여부와 효과에 따른 개선 계획의 수정 및 보완
• 새로운 개선 기회의 발굴 |

4 간호의 질을 평가하는 과정적 측면의 지표는?

① 욕창 및 낙상 발생률

② 환자 대비 간호사 수

③ 간호사 직무기술서의 구비

④ 간호기록 수행 비율

> **TIP** 간호기록 수행 비율은 과정적 측면의 지표로, 간호사가 수행하는 활동이나 절차의 이행 정도를 평가한다. 간호 제공 과정의 일관성과 정확성 평가에 중요한 지표이다.
> ① 결과적 측면의 지표
> ②③ 구조적 측면의 지표

Answer 3.① 4.④

2024. 6. 22. 제1회 지방직

5 환자안전법령상 보건복지부장관에게 환자안전사고를 보고할 수 있는 사람만을 모두 고르면?

| ㉠ 보건의료기관의 장 | ㉡ 환자안전 전담인력 |
| ㉢ 보건의료인 | ㉣ 환자 보호자 |

---

① ㉠

② ㉡, ㉢

③ ㉠, ㉡, ㉢

④ ㉠, ㉡, ㉢, ㉣

> **TIP** 환자안전법 시행규칙 제12조(환자안전사고의 보고) 제1항에 따라 환자안전사고를 보고할 수 있는 사람은 보건의료인, 보건의료기관의 장, 전담인력, 환자, 환자 보호자에 해당한다.

2024. 6. 22. 제1회 지방직

6 리즌(Reason)의 '스위스 치즈 모형'에 대한 설명으로 옳지 않은 것은?

① 안전사고가 발생하지 않도록 여러 단계에 방어벽을 마련해야 한다.

② 안전사고는 개별적 요인이 아니라 복합적 요인으로 인해 발생한다.

③ 안전사고를 예방하려면 개인행동보다 조직 시스템을 바꾸어야 한다.

④ 안전사고를 유발하는 근본적인 원인을 '가시적 오류'라고 한다.

> **TIP** 안전사고를 유발하는 근본적인 원인은 잠재적 오류(latent errors)이다. 가시적 오류(active errors)는 실제 사고를 일으키는 표면적인 실수이다.

2024. 6. 22. 제1회 지방직

7 의료기관의 총체적 질 관리(TQM)에 대한 설명으로 옳지 않은 것은?

① 임상 부서뿐만 아니라 비임상 부서도 참여하여야 한다.

② 질이 낮은 의료서비스에 초점을 둔 문제해결 활동이다.

③ 통계 자료와 분석 도구를 이용하여 질 관리의 단서를 찾는다.

④ 직무 수행의 결과뿐만 아니라 그 과정을 향상시키고자 노력한다.

> **TIP** TQM은 단순히 질이 낮은 서비스에 초점을 맞추는 것이 아니라, 전반적인 서비스의 질을 향상시키기 위해 지속적으로 개선하는 것을 목표한다.
> ① TQM는 임상 부서, 비임상 부서 모두가 참여한다.
> ③ TQM은 데이터 기반의 접근 방식을 사용하여 문제를 식별하고 단서를 찾는다.
> ④ TQM은 결과뿐만 아니라 과정의 개선으로 지속적인 품질 향상을 추구한다.

Answer 5.④ 6.④ 7.②

8 의료기관평가인증원의 급성기병원 인증기준은 네 개 영역으로 구성된다. 아래 내용이 속한 영역은?

> • 정확한 환자 확인 • 의료진 간 정확한 의사소통
> • 수술 · 시술의 정확한 수행 • 낙상 예방활동
> • 손위생 수행

① 기본가치체계 ② 환자진료체계

③ 조직관리체계 ④ 성과관리체계

> **TIP** 기본가치체계는 환자안전 보장활동이다.
> ② 환자진료체계 : 진료전달체계와 평가, 환자진료, 의약품 관리, 수술 및 마취진정관리, 환자권리 존중 및 보호이다.
> ③ 조직관리체계 : 질 향상 및 환자안전 활동, 감염관리, 경영 및 조직운영, 인적자원관리, 시설 및 환경관리, 의료 정보 및 의무기록 관리이다.
> ④ 성과관리체계 : 성과관리이다.

9 〈보기〉에 해당하는 질 관리 자료 분석도구는?

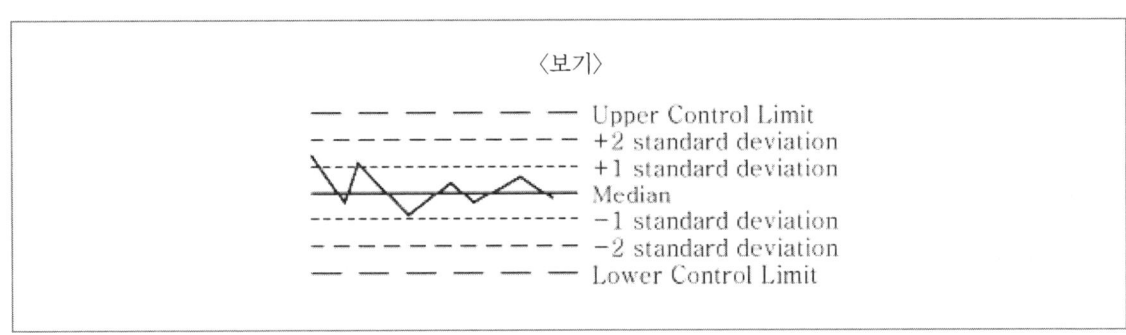

> 〈보기〉
>
> — — — — — — — Upper Control Limit
> — — — — — — — — — +2 standard deviation
> — — — — — — — — — +1 standard deviation
> Median
> — — — — — — — — — −1 standard deviation
> — — — — — — — — — −2 standard deviation
> — — — — — — — Lower Control Limit

① 관리도(control chart) ② 런차트(run chart)

③ 파레토차트(pareto chart) ④ 원인결과도(cause effect diagram)

> **TIP** 런차트 위에 관리한계선을 표시한 도표이다. 도표에 상한선, 하한선이 표시되어 있으므로 관리도이다.
> ② 관리도 : 일정 기간 동안 시간의 변화에 따른 업무 추이를 확인하기 위한 도표 분석 방법이다.
> ③ 파레토차트 : 관리력이 일정한 경우에 가급적 효과가 높은 부분에 중점적으로 투입하기 위한 분석 방법이다.
> ④ 원인결과도 : 일의 결과와 그것에 관련된 요인들을 계통적으로 나타낸 것이며, 물고기뼈 그림이라고도 부른다.

Answer 8.① 9.①

10 세계보건기구(WHO)에서 제시한 성공적인 환자안전 보고시스템의 특징에 대한 설명으로 가장 옳지 않은 것은?

① 비처벌성은 보고로 인하여 자신이나 다른 사람이 처벌을 받을지 모른다는 두려움이 없어야 한다는 것이다.

② 적시성은 보고서를 신속하게 분석하여 알아야 할 사람들에게 권고사항을 빠르게 알려야 한다는 것이다.

③ 독립성은 보고시스템이 보고자 또는 기관을 처벌할 권한을 가진 당국으로부터 독립되어야 한다는 것이다.

④ 시스템 지향성은 보고받는 기관이 권고사항을 확산 할 수 있어야 하며, 참여 기관들은 권고사항을 구축할 책임이 있어야 한다는 것이다.

> **TIP** 보고받는 기관이 권고사항을 확산 가능하며 권고사항을 구축할 책임이 있어야 하는 것은 반응성에 대한 설명이다.
> ① 비처벌성은 보고로 인해 처벌 받을 수 있다는 두려움이 없어야 한다는 것이다.
> ② 적시성은 빠른 보고서 분석으로 권고사항을 신속하게 알려야 한다는 것이다.
> ③ 독립성은 보고시스템이 처벌 당국과 분리되어 독립되어야 한다는 것이다.
> ※ 세계보건기구에서 제시한 성공적인 환자안전보고 시스템의 특징.
>   ㉠ 비처벌성
>   ㉡ 적시성
>   ㉢ 독립성
>   ㉣ 기밀성
>   ㉤ 시스템지향성
>   ㉥ 전문적 분석
>   ㉦ 반응성

Answer 10.④

11 의료법령상 의료관련감염 예방에 대한 설명으로 옳은 것은?

① 모든 병원급 의료기관은 감염관리위원회와 감염관리실을 설치·운영해야 한다.

② 종합병원의 감염관리실에 두는 인력 중 1명 이상은 감염관리실에서 전담 근무해야 한다.

③ 감염관리실에서 근무하는 사람은 매년 32시간 이상의 교육을 이수해야 한다.

④ 감염관리실에서 감염관리 업무를 수행하는 사람은 의사이어야 한다.

> **TIP** 의료관련감염은 병원감염을 말한다. 종합병원, 150개 이상의 병상을 갖춘 병원, 치과병원 또는 한방병원에 두는 인력 중 1명 이상은 감염관리실에 전담 근무해야 한다.〈의료법 시행규칙 제46조(감염관리실의 운영) 제2항〉
> ① 100개 이상의 병상을 갖춘 병원급 의료기관은 감연관리 위원회와 감염관리실을 설치·운영해야 한다〈의료법 제47조(의료관련 감염 예방) 제1항〉.
> ③ 감염관리실에서 근무하는 사람은 매년 16시간 이상의 교육을 이수해야 한다〈의료법 시행규칙 별표 8의3〉.
> ④ 감염관리실에서 감염관리 업무를 수행하는 사람은 감염관리에 관한 경험 및 지식이 있는 사람으로서 의사, 간호사, 해당 의료기관의 장이 인정하는 사람이어야 한다〈의료법 시행규칙 별표 8의2〉.

12 세계보건기구(WHO)에서 제시한 성공적인 환자안전사고 보고시스템의 특징이 아닌 것은?

① 사건 보고자와 해당 기관의 정보를 대중에게 공개해야 한다.

② 위해 사건을 보고받는 기관은 환자안전 권고안을 전파할 능력이 있어야 한다.

③ 환자안전 권고안은 개인 행위의 변화보다 시스템, 프로세스 또는 제품의 변화에 초점을 두어야 한다.

④ 보고시스템은 사건 보고자·기관을 처벌할 권한이 있는 기관으로부터 독립적으로 운영되어야 한다.

> **TIP** 세계보건기구에서 제시한 성공적인 환자안전사고 보고시스템의 특징
> ㉠ 비처벌성
> ㉡ 적시성
> ㉢ 독립성
> ㉣ 기밀성
> ㉤ 시스템지향성
> ㉥ 전문적 분석
> ㉦ 반응성

Answer 11.② 12.①

2023. 6. 10. 제1회 지방직

13 균형성과표(Balanced Score Card, BSC)를 이용하여 병원 경영 성과를 향상시키고자 할 때, '내부 업무프로세스 관점'을 직접적으로 평가하는 지표에 해당하는 것은?

① 재원일수 단축률
② 환자 만족도
③ 간호실무표준 개발 건수
④ 간호사의 직무역량 교육 참여도

> **TIP** ③ 간호실무표준 개발은 내부 프로세스 관점에 해당한다.
> ① 재원일수 단축은 재무 관점에 해당한다.
> ② 환자만족도는 고객 관점에 해당한다.
> ④ 간호사의 직무역량은 구성원의 학습 성장 관점에 해당한다.
> ※ 균형성가표(BSC) … 조직의 비전과 전략에서 도출된 성과지표의 조합으로 조직이 나아갈 전략적 방향을 알려주고 변화에 대한 동기를 부여하는 데에 의의가 있는 방법이다.
> ㉠ 재무적인 관점: 의업수입의 증가, 경영수지 개선, 고객 이미지 제고로 인한 안정적 수입
> ㉡ 고객 관점: 민원 감소, 신규환자 증가, 고객만족 증가와 재방문 환자율 증가로 인한 환자수의 증가
> ㉢ 내부 프로세스 관점: 효율성 개선, 시스템 구축, 업무 개선, 다양한 질 개선을 통한 효율적인 내부 프로세스 개발
> ㉣ 학습과 성장의 관점: 교육 참여, 논문 발표, 훈련을 통한 새로운 시도와 만족도 증가

2023. 6. 10. 제1회 지방직

14 6시그마 기법에 대한 설명으로 옳지 않은 것은?

① 1 : 29 : 300 법칙에 따른 오류 발생을 의미한다.
② 구성원들 간 직무 수행 결과의 편차를 줄인다.
③ 일명 3시그마 기법보다 더 우수한 수준의 품질을 추구한다.
④ DMAIC(정의-측정-분석-개선-관리)이 대표적인 수행절차이다.

> **TIP** 하인리히 법칙은 대형사고가 발생하기 전에 그와 관련된 수많은 경미한 사고와 징후들이 반드시 존재한다고 밝힌 것으로, 심각한 사고, 사소한 사고, 사고로는 이어지지 않았지만 사고 발생이 가능한 오류의 발생 비율이 1 : 29 : 300으로 나타난다는 법칙이다.
> ② 구성원들의 일하는 자세, 생각하는 습관, 품질 등을 중요시하는 기업문화의 조성과 지속적인 조직의 모든 활동의 개선으로 구성원들 간 직무 수행 결과의 편차를 줄이고 불량률을 낮춘다.
> ③ 3시그마 보다 더 우수한 품질을 추구한다.
> ④ 정의-측정-분석-개선-관리(DMAIC)의 5단계가 대표적 수행절차이다.

Answer 13.③ 14.①

2022. 6. 18. 제2회 서울특별시

15 간호의 질관리를 위한 접근방식에 대한 설명으로 가장 옳지 않은 것은?

① 과정적 접근방식의 평가기준으로 환자와의 관계에서 비롯되는 간호제공자의 행위, 태도, 치료적인 상호 작용 등이 있다.

② 결과적 접근방식은 환자 주변의 상황 및 환경적인 부분에 대한 정확한 측정이 가능하다.

③ 구조적 접근방식은 물적 자원과 인적자원 확보를 위한 비용이 많이 든다.

④ 과정적 접근방식은 정확한 간호표준이 없는 경우 평가가 어려운 단점이 있다.

> **TIP** 결과적 접근방식은 간호 수행 후 환자 만족도, 사망률, 유병률, 감염률 등 간호 결과를 측정한다. 측정에 시간이 많이 걸리고 적정한 측정 시기를 정하기 어렵다.
>
> ※ 구조적 접근법 및 과정적 접근법
>
> | 구조적 접근법 | 과정적 접근법 |
> |---|---|
> | • 간호 수행 환경이나 구조, 수단 등을 평가한다. | • 간호사가 환자와 상호작용하는 간호활동을 평가한다. |
> | • 의료 제공에 필요한 인적·물적·재정적 자원 측면에서 부합하는지 평가한다. | • 직무중심적 경향이 크다. |
> | • 과정적, 결과적 접근법과 함께 사용한다. | |

2022. 6. 18. 제2회 서울특별시

16 JCI(Joint Commission International)에서 요구하는 환자 안전 목표에 대한 설명으로 가장 옳지 않은 것은?

① 환자를 정확하게 확인하라.

② 정확한 위치, 정확한 시술, 정확한 수술을 제공하라.

③ 자살예방교육을 시행하라.

④ 의사소통의 효과를 향상시켜라.

> **TIP** JCI(Joint Commission International) … 국제의료기관평가위원회는 미국 의료기관의 의료수준을 평가하기 위한 국제기구이다. 전 세계를 대상으로, 환자의 치료 전 과정을 11개 분야로 평가한다. JCI가 권고하는 환자 안전 원칙은 ▲ 정확한 환자 확인 ▲ 정확한 위치, 정확한 시술, 정확한 수술 제공 ▲ 효과적인 의사소통 ▲ 고주의 약물의 안전 향상 ▲ 낙상 위험 감소 ▲ 병원감염 위험 감소 등이 있다.

Answer 15.② 16.③

17 도나베디안(Donabedian)에 의한 보건의료의 질(quality) 구성요소 중 적정성(optimality)에 대한 설명으로 가장 옳은 것은?

① 건강 개선과 그 건강 개선을 위한 비용 간의 균형. 즉, 비용에 대한 상대적인 보건의료서비스 효과 및 편익
② 보건의료서비스 제공 시 자원이 불필요하게 소모되지 않고 효율적으로 활용되었는지의 정도
③ 보건의료의 분배와 주민에 대한 혜택에서의 공정성을 결정하는 원칙에 대한 순응
④ 보건의료서비스가 기대되는 결과를 나타내는 능력으로 건강수준의 향상에 기여한다고 인정된 보건의료서비스 결과의 산출정도

> **TIP** ② 효율성에 대한 설명이다.
> ③ 형평성에 대한 설명이다.
> ④ 효과성에 대한 설명이다.
> ※ 보건의료의 질 구성요소
> ㉠ 효과성 : 기대되는 의료서비스 결과의 산출 정도로 건강수준의 향상을 의미한다.
> ㉡ 효율성 : 최소한의 자원을 투입하여 최대의 건강수준을 얻을 수 있는 정도로 자원의 불필요한 소모 정도이다.
> ㉢ 기술수준 : 의료서비스의 기술적인 수준이다.
> ㉣ 접근성 : 서비스 이용에 제한을 받는 정도이다.
> ㉤ 가용성 : 서비스 제공 여건의 구비 정도이다.
> ㉥ 적정성 : 건강 개선과 건강 개선을 얻는 비용 간의 균형 정도이다.
> ㉦ 합법성 : 의료서비스가 윤리적 원칙, 가치, 규범 등에 부합하는 정도이다.
> ㉧ 지속성 : 의료서비스 간 시간적·지리적으로 연결되는 정도이다.
> ㉨ 적합성 : 건강 요구에 부합하는 정도이다.
> ㉩ 형평성 : 보건의료의 분배와 주민에 대한 혜택에서의 공정성이다.
> ㉪ 이용자만족도 : 의료서비스에 대한 만족도이다.

Answer 17.①

18 의료의 질 향상을 위한 방법으로 조직성과에 대한 평가가 필요하다. 성과평가의 방법인 균형성과표 관점에 대한 설명으로 가장 옳은 것은?

① 고객 관점의 성과지표는 의료손익, 환자 1인당 수익, 투자 수익률, 직원 1인당 수익, 수익 증가율 등이다.

② 재무적 관점의 성과지표는 고객만족도 조사, 모니터링 접수, 초진율, 외부 의뢰환자 비율, 일평균 환자수 등이다.

③ 프로세스 관점의 성과지표는 재원일수, 병상가동률, 예약부도율, 외래 진료대기, 초진 예약대기, 검사 소요 시간 등이다.

④ 학습과 성장 관점의 성과목표는 연구실적, 의료의 질, 효율성, 시간관리 등이다.

> **TIP** 조직 내 투입요소를 산출요소로 변환시키며 프로세스 품질과 원가 등을 측정 지표로 삼는다.
> ① 고객을 기업가치 창출 원천으로 여기며 환자 비율, 시장점유율, 고객만족도 등을 측정 지표로 삼는다.
> ② 매출이나 수익성 측면에서 측정하며 투자수익률, 경제적 부가가치, 손익 등을 측정 지표로 삼는다.
> ④ 직원, 시스템, 조직 역량별로 미래 장기적인 성장 및 가치 창조를 위한 능력 개발을 목표로 한다.

19 다음에 해당하는 의료 질의 구성요소는?

> 병동에서 수술 후 제공된 간호서비스가 환자의 요구에 부합되는지를 평가한다.

① 적합성(adequacy)
② 효율성(efficiency)
③ 지속성(continuity)
④ 접근성(accessibility)

> **TIP** ② 효율성(efficiency) : 특정 건강수준을 획득하는 데 소모되는 자원이다.
> ③ 지속성(continuity) : 의료 서비스의 시간 · 지리적 연결 정도와의 상관성이다.
> ④ 접근성(accessibility) : 의료 서비스 비용에 제한을 받는 정도이다.

Answer 18.③ 19.①

20 「환자안전법」에 따른 중대한 환자안전 사건으로 의무보고의 대상에 해당하지 않는 것은?

① 성인 입원 환자가 낙상으로 손목 골절이 발생하여 입원 기간이 2일 연장되었다.

② 백혈병 치료를 받고 있는 환자에게 정맥주사제인 빈크리스틴을 척수강 내로 투여하였다.

③ 조현병을 진단받은 환자가 같은 병동에 입원해 있던 다른 환자에게 갑작스럽게 달려들어 얼굴 부위를 가격하였다.

④ 수술 시 지혈을 위해 복부 피하조직 및 자궁 부위에 두었던 거즈 패드 2개를 복부 안에 둔 채로 절개 부위를 봉합하였다.

> **TIP** 환자안전사고의 보고 등〈환자안전법 제14조〉
> ㉠ 환자안전사고를 발생시켰거나 발생한 사실을 알게 된 또는 발생할 것이 예상된다고 판단한 보건의료인이나 환자 등 보건복지부령으로 정하는 사람은 보건복지부장관에게 그 사실을 보고할 수 있다.
> ㉡ 보건복지부령으로 정하는 일정 규모 이상의 병원급 의료기관에서 다음의 어느 하나에 해당하는 환자안전사고가 발생한 경우 그 의료기관의 장은 보건복지부장관에게 그 사실을 지체 없이 보고하여야 한다.
> • 「의료법」 제24조의2 제1항에 따라 설명하고 동의를 받은 내용과 다른 내용의 수술, 수혈, 전신마취로 환자가 사망하거나 심각한 신체적·정신적 손상을 입은 환자안전사고가 발생한 경우
> • 진료기록과 다른 의약품이 투여되거나 용량 또는 경로가 진료기록과 다르게 투여되어 환자가 사망하거나 심각한 신체적·정신적 손상을 입은 환자안전사고가 발생한 경우
> • 다른 환자나 부위의 수술로 환자안전사고가 발생한 경우
> • 의료기관 내에서 신체적 폭력으로 인해 환자가 사망하거나 심각한 신체적·정신적 손상을 입은 경우
> ㉢ ㉠에 따른 보고(이하 "자율보고"라 한다)를 환자안전사고를 발생시킨 사람이 한 경우에는 「의료법」 등 보건의료 관계 법령에 따른 행정처분을 감경하거나 면제할 수 있다.
> ㉣ 자율보고 및 ㉡에 따른 보고(이하 "의무보고"라 한다)에 포함되어야 할 사항과 보고의 방법 및 절차 등은 보건복지부령으로 정한다.

21 우리나라 의료기관 인증제도에 대한 설명으로 가장 옳은 것은?

① 요양병원은 자율적으로 인증을 신청할 수 있다.

② 인증기준 충족 여부에 따른 상대평가의 성격을 가진다.

③ 병원급 이상의 의료기관을 대상으로 하며 인증유효기간은 3년이다.

④ 전문병원으로 지정을 받고자 하는 병원급 의료기관은 인증을 받아야 한다.

> **TIP** 의료기관인증제도 … 의료기관의 의료서비스 인증을 통하여 환자 안전 수준과 의료질 향상을 위해 자발적 및 지속적 노력을 유도하기 위해 만들어진 것으로 국민에게 양질의 의료서비스를 제공하기 위해 만들어졌다. 절대평가이며 4년간 유효한 인증마크를 수여한다. 모든 의료기관이 대상이며 병원급 이상 의료기관은 자율적으로 인증신청이 가능하다. 요양병원은 의무적으로 인증을 받아야 하며, 평가결과에 따라 인증등급을 받고 상급종합병원 및 전문병원 지정 등 행정적, 재정적 지원을 받을 수 있다.

Answer 20.① 21.④

22 〈보기〉에서 설명하는 환자안전 접근법으로 가장 옳은 것은?

> 〈보기〉
> • 가시적, 잠재적 오류의 원인을 후향적으로 조사하는 방법이다.
> • 수술 중 환자의 몸에 이물질이 들어간 경우에 적용될 수 있다.
> • 원인 – 결과도(Fishbone Diagram)나 PDCA 등이 활용되기도 한다.

① 스위스 치즈 모형
② 하인리히 법칙
③ 오류유형과 영향분석
④ 근본원인분석

> **TIP** 환자안전 접근법 중 근본원인 분석은 후향적 접근으로 오류가 발생할 수 있는 시스템의 잠재적인 취약점과 원인을 변화시키거나 수정하여 재발하지 않도록 하는 것이며, 팀을 구성하여 문제를 정의하고, 문제를 조사하여 근접원인을 규명한다. 프로세스를 분석하여 현재의 Flow와 이상적인 Flow를 비교하여 차이점을 개선한다.
> ① 스위스 치즈모형: 잠재적 오류를 최소화하여 인간의 행동보다는 시스템적인 변화를 추구하는 것이다.
> ② 하인리히 법칙: 대형사고가 발생하기 전 작은 사고들이 존재한다는 것이다.
> ③ 오류유형과 영향분석: 전향적 접근으로 오류발생 가능성을 예측하여 개선계획을 세우는 것이다.

23 전통적 질 관리(QA)와 비교하여 총체적 질 관리(TQM)의 특징으로 가장 옳은 것은?

① 특정범위를 벗어난 결과를 초래한 개인과 특별한 원인을 규명한다.
② 문제의 해결보다는 지속적인 질 향상에 목적을 둔다.
③ 활동범위의 참여자는 의료진으로 제한한다.
④ 환자 진료의 질 향상에 목표를 둔다.

> **TIP**
>
> | 구분 | 질 관리(QA) | 총체적 질 관리(TQM) |
> |---|---|---|
> | 목표 | 환자 진료의 질 향상 | 환자, 고객의 모든 서비스 및 진료 질 향상 |
> | 목적 | • 문제해결
• 특정한 범위를 벗어난 결과를 초래한 개인과 원인 규명 | • 지속적인 질 향상
• 일상적인 원인에 더욱 주목 |
> | 지속적 활동 | • 역치/표준 이탈 감시
• 특정 원인에 의한 이탈이 있을 경우 지속 | • 지속적인 표준 개선
• 특정되거나 공통된 이탈이 있을 경우 지속 |

Answer 22.④ 23.②

24 〈보기〉에 해당하는 의료의 질 구성요소로 가장 옳은 것은?

〈보기〉

- 건강수준의 향상에 기여한다고 인정된 의료서비스의 수행 정도
- 업무가 인간에게 미치는 영향, 목표의 적절성. 장기적 결과 등으로 산출

① 효율성(Efficiency) ② 가용성(Availability)
③ 접근성(Accessibility) ④ 효과성(Effectiveness)

TIP 의료의 질 구성요소

구분	내용
효과성	• 건강수준향상에 기여한다고 인정되는 의료서비스의 수행정도 • 인간주의적이며 이상적인 가치 등 올바른 산출과 관련된 개념
효율성	의료서비스가 불필요하게 소모되지 않고 활용되었는가에 대한 개념
기술수준	서비스의 기술적인 수준
접근성	시간, 거리 등 의료서비스 비용에 제한받는 정도
가용성	필요한 서비스를 제공할 수 있는 여건의 구비정도
적정성	건강개선과 비용간의 균형
합법성	윤리적원칙과 가치, 규범 등 사회 선호도에 대한 순응
지속성	시간적, 지리적 연결정도와 상관
적합성	대상인구집단 요구에 부합하는 정도
형평성	분배와 공정성을 결정하는 원칙에 대한 개념
이용자만족도	의료서비스에 대한 이용자의 판단

25 의료의 질(quality)을 구성하는 요소에 대한 설명으로 옳은 것은?

① 접근성(accessibility) – 6시간 걸리던 병원 방문시간을 원격진료를 통하여 단축하였다.
② 효율성(efficiency) – 의료자원의 분배는 공정성에 입각하여 지역별 균형을 맞추었다.
③ 지속성(continuity) – 입원환자 1인당 간호서비스 투입비용을 전년대비 10 % 감소시켰다.
④ 형평성(equity) – 환자를 전원하면서 의료정보를 공유하여 환자에게 제공되는 진료와 간호를 일관성 있게 하였다.

TIP ① 접근성 : 시간이나 거리 등의 요인에 의해 의료서비스의 비용에 제한을 받는 정도이다.
② 효율성 : 의료서비스의 제공시 자원이 불필요하게 소모되지 않고 효율적으로 활용되었는지에 대한 정도이다.
③ 지속성 : 의료서비스의 시간적, 지리적 연결 정도와 상관성을 말한다.
④ 형평성 : 보건의료의 분배와 주민에 대한 혜택에서의 공정성을 결정하는 원칙에 대한 순응을 의미한다.

Answer 24.④ 25.①

2020. 6. 13. 지방직

26 다음 글에서 설명하는 의료의 질 평가 방법은?

> • 환자의 입장에서 진료 및 치료경로를 따라 의료진 및 환자와의 대화, 기록검토, 관찰 등을 통합적으로 살펴보는 방법
> • 환자가 의료기관에 도착해서 퇴원할 때까지 환자에게 제공되는 실제 경로를 조사하는 방법
> • 개별 환자뿐만 아니라 조직 시스템을 대상으로 함

① 추적조사방법   ② 국가고객만족도조사

③ BSC(Balanced Score Card) 기법   ④ PDCA(Plan-Do-Check-Act) 방식

> **TIP** • BSC 기법 : 1990년대 초반 하버드 비즈니스 스쿨의 카플란과 노턴 교수에 의해 창안되었다. 기존의 성과지표들이 주로 재무적인 분야에 초점을 맞추고 있는 데 비해 BSC는 성과지표를 재무, 고객, 내부 프로세스, 학습 및 성장 관점의 4가지 관점으로 균형 있게 선정하고 그 지표들 간의 인과관계를 파악하여 strategy map으로 구성한다.
> • PDCA 방식 : 의료의 질 향상 방법으로 제시된다.
> P(Plan, 계획수립) – 질 향상 활동 계획수립
> D(Do, 실행) – 질 향상 활동, 자료수집 및 활동 효과분석
> C(Check, 점검) – 수집된 자료를 분석을 통해 도출된 결과를 점검
> A(Act, 조치) – 결과를 바탕으로 기존 CQI(continuous quality improvement) 활동에 어떤 조정 및 보완이 있어야 할지 결정

2020. 6. 13. 지방직

27 질 관리 정도를 평가하기 위해 각 영역별 실제 수행 정도와 기대되는 수행 정도를 점선, 실선 등으로 표시하여 그 차이까지도 볼 수 있는 도구는?

① 산점도(scatter gram)

② 레이더 차트(radar chart)

③ 파레토 차트(Pareto chart)

④ 원인 결과도(fishbone diagram)

> **TIP** 레이더 차트(Radar Chart)는 어떤 측정 목표에 대한 평가항목이 여러 개일 때 항목 수에 따라 원을 같은 간격으로 나누고, 중심으로부터 일정 간격으로 동심으로 척도를 재는 칸을 나누어 각 평가항목의 정량화된 점수에 따라 그 위치에 점을 찍고 평가항목간 점을 이어 선으로 만들어 항목 간 균형을 한눈에 볼 수 있도록 해주는 도표이다. 여러 측정 목표를 함께 겹쳐 놓아 비교하기에도 편리하다. 각 항목 간 비율뿐만 아니라 균형과 경향을 직관적으로 알 수 있어 편리하다.

Answer 26.① 27.②

2020. 6. 13. 서울특별시

28 간호조직에서 통제기능의 필요성으로 가장 옳지 않은 것은?

① 권한위임과 분권화의 확대

② 조직 구성원들의 실수 및 오류 발생 가능성

③ 간호인력의 업무수행 능력 개발

④ 외부 평가의 강화

> **TIP** 간호조직에서의 통제의 필요성
>
> ⊙ 조직의 목표와 개인의 목표가 일치하지 않는 경우가 많으므로 간호사들로 하여금 조직의 목표달성에 효과적으로 기여할 수 있도록 공식적인 통제시스템이 필요하다.
> ⓛ 간호사들로 하여금 효과적인 조직형태를 유지하게 하기 위함이다.
> ⓒ 의료수요의 증가, 양질의 의료요구의 증가, 의료비의 상승, 의료조직의 효과와 효율성에 대한 필요성 증대와 같은 다양한 사회적 요인으로 인해 비용효과적인 관리혁신이 요구되어 통제가 더욱 필요하다.

2020. 6. 13. 서울특별시

29 질관리 자료분석도구 중 작은 범주별로 아이디어를 논리적으로 그룹화하기 위한 방법으로, 만족스러운 수준에 도달할 때까지 아이디어를 생각해 내고 평가하는 방법은?

① 런차트   ② 파레토 차트

③ 우선순위 매트릭스   ④ 유사성 다이아그램

> **TIP** 유사성 다이아그램…유사한 아이디어들끼리 한 그룹으로 묶는 방법, 여러 주제에 관해 브레인스토밍이나 다양한 접근법을 통해 많은 아이디어를 내고 평가하는 방식이다.

Answer 28.③ 29.④

30 도나베디안(Donabedian)의 간호업무 질 관리 접근방법에서 고려될 수 있는 평가항목을 과정적 측면과 결과적 측면 순서대로 바르게 나열한 것은?

과정적 측면	결과적 측면
① 직무기술서 구비	경력개발프로그램 유무
② 경력개발프로그램 유무	낙상 위험요인 사정 여부
③ 낙상 위험요인 사정 여부	환자의 기능수준
④ 환자의 기능수준	직무기술서 구비

TIP 간호의 질 관리 접근방법(도나베디안, 1969)
　　ⓐ 구조적 접근
　　• 의료 제공자의 자원, 작업 여건이나 환경을 말하며 구조적 접근은 의료를 제공하는데 인적, 물적, 재정적 자원의 측면에서 각각의 항목이 표준에 부응하는지 여부를 평가한다.
　　• 구조적 접근 방법 요소
　　-정책, 절차, 직무기술서
　　-조직구조
　　-간호인력 배치, 간호업무량
　　-교육 및 연구
　　-의료제공자의 자원, 작업 여건, 환경
　　-인적, 물적, 재정적 지원
　　-인력, 시설, 장비, 면허 및 자격증 등
　　ⓑ 과정적 접근
　　• 의료제공자와 환자 간에, 또는 의료서비스 진행과정에 일어나는 행위에 관한 것으로 환자에 대한 태도까지 포함하여 의료의 질 향상을 위한 주제를 선정하고 진료표준을 설정하여 이를 충족하는 지를 조사한다.
　　• 과정적 접근방법 요소
　　-간호행위: 의사소통, 간호기술의 숙련성, 간호사의 태도
　　-간호부서와 타 부서와의 상호작용
　　-조직의 관리와 지도성
　　-의료서비스 진행과정에 일어나는 행위
　　-환자에 대한 태도
　　-간호기록, 환자 간호계획, 교육실시
　　-진단과정, 진료과정, 수술과정, 간호과정, 투약과정 등
　　ⓒ 결과적 접근
　　• 현재 및 과거에 의료서비스를 제공받은 개인, 집단의 실제 및 잠재적 건강상태에서 바람직하거나 그렇지 못한 상태로의 변화를 말하며, 결과는 보편적으로 보건의료체계 및 의료 제공자들의 책임과 연계된 건강수준으로 정의한다.
　　• 결과적 접근방법 요소
　　-의료서비스를 제공받은 환자의 건강 상태변화
　　-낙상률, 감염률, 욕창발생률, 재원기간
　　-건강수준
　　-환자기능 수준
　　-진료결과(이환율, 사망률, 재발률)
　　-간호결과
　　-고객만족도 등

Answer 30.③

2019. 2. 23. 서울특별시

31 효과적인 통제전략에 대한 설명으로 가장 옳은 것은?

① 통제는 활동의 특성이나 상황과 무관하게 원칙에 근거하도록 한다.

② 모니터링 체계는 업무수행을 완료한 후 확인되어야 한다.

③ 수행의 표준은 업무수행을 완료한 후 정한다.

④ 통제는 조직문화에 알맞아야 한다.

> **TIP** ① 통제는 원칙에 근거해야 하지만, 활동의 특성이나 상황에 따라 융통성을 가지고 해야 효과적이다.
> ② 모니터링 체계는 업무수행을 완료한 후뿐만 아니라 업무수행 중에도 확인되어야 한다.
> ③ 수행의 표준은 업무수행 전에 정한다.

2019. 2. 23. 서울특별시

32 요통환자가 많은 지역사회에서 요통전문병원을 개원하였다면, 의료의 질(quality) 구성요소 중 어느 것에 해당하는가?

① 가용성(availability)

② 적합성(adequacy)

③ 적정성(optimality)

④ 효율성(efficiency)

> **TIP** 요통환자가 많은 인구집단에 부합하는 요통전문병원을 개원하였으므로 의료의 질 구성요소 중 적합성과 관련 있다.
> ※ Meyer의 고전적 의료의 질의 구성요소
> ㉠ 효과성(Effectiveness) : 목적한 바의 기대나 편익의 달성
> ㉡ 효율성(Efficiency) : 자원이 불필요하게 소모되지 않은 정도
> ㉢ 기술 수준(Technical Quality) : 과학적 타당성과 적절성
> ㉣ 접근성(Accessibility) : 의료서비스 이용의 제한
> ㉤ 가용성(Availability) : 공간적, 시간적 여건
> ㉥ 이용자 만족도(Customer Satisfaction) : 이용자 기대수준의 충족
> ㉦ 지속성(Continuity) : 시간적, 지리적, 종류 간 연결정도와 상관성
> ㉧ 적합성(Adequacy) : 대상 인구집단에 부합하는 정도

Answer 31.④ 32.②

33 의료의 질 향상 방법으로 제시되는 FOCUS-PDCA에서 〈보기〉의 단계에 해당하는 것은?

────────────── 보기 ──────────────

개선하고, 자료수집 및 분석을 한다.

─────────────────────────────────

① 계획(Plan)   ② 시행(Do)
③ 점검(Check)   ④ 실행(Act)

> **TIP** FOCUS - PDCA
> ㉠ F(Find, 문제의 발견) : 개선이 필요한 문제를 선정
> ㉡ O(Organize, 팀 구성) : 업무과정을 잘 파악하고 있는 구성원으로 팀을 조직
> ㉢ C(Clarify, 명확화) : 문제와 관련한 현재 상황을 명확히 파악
> ㉣ U(Understand, 원인분석) : 과정의 변이의 원인을 이해하고 문제의 원인을 분석
> ㉤ S(Select, 전략선택) : 우선순위에 의한 개선 전략을 선택
> ㉥ P(Plan, 계획수립) : 질 향상 활동 계획수립
> ㉦ D(Do, 실행) : 질 향상 활동, 자료수집 및 활동 효과분석
> ㉧ C(Check, 점검) : 수집된 자료를 분석을 통해 도출된 결과를 점검
> ㉨ A(Act, 조치) : 결과를 바탕으로 기존 CQI 활동에 어떤 조정 및 보완이 있어야 할지 결정

34 의료시장 개방에 따른 의료시장 내 경쟁심화, 고객의 알 권리 및 소비자 보호의 강화 등으로 간호의 질 관리가 중요한 사안이 되고 있다. 간호의 질 관리와 관련된 용어 정의로 가장 옳은 것은?

① 결과표준은 의사소통, 환자간호계획, 절차편람, 환자교육실시와 관련된 기준과 표준들이다.
② 구조표준은 수행되는 간호활동과 관련된 기준과 표준들이다.
③ 과정표준은 환경, 기구의 사용, 직원의 자격과 관련된 기준과 표준들이다.
④ 간호표준은 간호의 구조, 과정 및 결과적 측면의 질을 평가 할 수 있는 간호에 대한 기대수준으로 달성 가능한 질의 정도, 목표를 말한다.

> **TIP** ① 결과표준은 간호활동의 결과와 관련된 표준이다.
> ②③ 구조표준은 간호활동이 행해지는 조직구조 간의 관계에 관련된 표준이다. 수행되는 간호활동과 관련된 기준과 표준은 과정표준이다.

Answer 33.② 34.④

35 〈보기〉와 같은 질 향상 활동 방법의 종류는?

보기

- 모든 서비스와 상품의 불량률이나 결함을 줄이고 고객만족을 높이기 위한 질 향상 활동 방법이다.
- 드매익(DMAIC)이라고 불리는 '정의 – 측정 – 분석 – 개선 – 관리'의 절차로 프로세스의 개선을 수행한다.

---

① PDCA 사이클   ② 린(lean)

③ 6시그마   ④ 균형성과표(BSC, Balanced Score Card)

TIP 6시그마

    ㉠ 모든 프로세스에 적용할 수 있는 전방위 경영혁신 운동으로, 1987년 미국의 마이클 해리가 창안한 품질경영혁신기법이다.

    ㉡ 모든 서비스와 상품의 불량률이나 결함을 줄이고 고객만족을 높이기 위한 질 향상 활동 방법이다.

    ㉢ 6시그마 품질수준이란 3.4PPM(parts per million)으로, 100만 개의 제품 중 발생하는 불량품이 평균 3.4개라는 것을 의미한다. 이는 실제 업무상 실현될 수 있는 가장 낮은 수준의 에러로 인정된다.

    ㉣ 6시그마의 해결기법 과정은 DMAIC로 대표된다. 즉, 정의(define), 측정(measure), 분석(analyze), 개선(improve), 관리(control)를 거쳐 최종적으로 6시그마 기준에 도달하게 된다.

36 통제 활동에 대한 설명으로 옳은 것은?

① 근본원인분석(root cause analysis) – 적신호 사건을 예방하기 위하여 근본 원인을 전향적으로 파악한다.

② 린(Lean) – 지속적인 질 향상을 위해 업무 성과의 변이를 최소화한다.

③ 6-시그마(6-sigma) – 업무 프로세스에서 낭비 요소를 제거하고 고객에게 가치 있는 요소를 강조한다.

④ 오류유형과 영향분석(failure mode and effect analysis) – 업무 프로세스에서 발생할 수 있는 사건 유형을 사전에 파악하고 체계적으로 분석한다.

TIP ① 근본원인분석은 과오의 재발을 예방하기 위한 체계적 변화에 중점을 두는 후향적 검토 방법이다.

    ② 린 생산방식은 작업 공정 혁신을 통해 비용은 줄이고 생산성은 높이는 것으로, 숙련된 기술자들의 편성과 자동화 기계의 사용으로 적정량의 제품을 생산하는 방식이다.

    ③ 6-시그마는 모든 서비스와 상품의 불량률이나 결함을 줄이고 고객만족을 높이기 위한 질 향상 활동 방법이다.

Answer 35.③ 36.④

37 의료법령상 의료기관 인증에 대한 설명으로 옳은 것은?

① 인증등급은 인증 또는 조건부인증으로 구분하고, '인증' 유효기간은 4년이다.

② 이의신청은 평가결과 또는 인증등급을 통보받은 날부터 60일 이내에 하여야 한다.

③ 조건부인증을 받은 의료기관의 장은 1년의 유효기간 내에 보건복지부령에 정하는 바에 따라 재인증을 받아야 한다.

④ 의료기관인증위원회의 위원은 인증전담기관의 장이 임명하거나 위촉한다.

> **TIP** ① 인증등급은 인증, 조건부인증 및 불인증으로 구분한다. 인증의 유효기간은 4년, 조건부인증의 경우에는 유효기간을 1년으로 한다.
> ② 이의신청은 평가결과 또는 인증등급을 통보받은 날부터 30일 이내에 하여야 한다. 다만, 책임질 수 없는 사유로 그 기간을 지킬 수 없었던 경우에는 그 사유가 없어진 날부터 기산한다.
> ④ 의료기관인증위원회의 위원장은 보건복지부차관으로 하고, 위원회의 위원은 보건복지부장관이 임명 또는 위촉한다.

38 의료서비스 수준의 평가를 통해 의료서비스 질 향상을 도모하고자 실시하는 우리나라의 의료기관인증제의 인증을 받기 위한 필수 기준으로 반드시 충족하여야 하는 기준이 아닌 것은?

① 환자안전

② 직원안전

③ 진료지침 관리체계

④ 질 향상 운영체계

> **TIP** 의료기관 인증기준〈의료법 제58조의3(의료기관의 인증기준 및 방법 등) 제1항〉
> ㉠ 환자의 권리와 안전
> ㉡ 의료기관의 의료서비스 질 향상 활동
> ㉢ 의료서비스의 제공과정 및 성과
> ㉣ 의료기관의 조직 · 인력관리 및 운영
> ㉤ 환자 만족도

Answer 37.③ 38.③

2019. 6. 15. 서울특별시
39 간호업무의 질을 평가하기 위한 접근방법 중 과정적 측면을 평가하는 항목으로 가장 옳은 것은?

① 간호기록

② 직무기술서

③ 정책과 절차

④ 환자 만족도

> **TIP** 간호기록이란 간호사의 책임하에 기재하는 공적인 환자개인의 기록이다. 간호활동과정에서 발생한 여러 가지 정
> 보로, 입원 시의 환자사정에서부터 간호진단, 간호수행, 간호에 대한 환자의 반응 등을 조직적이고 체계적으로 기
> 록한 문서라고 할 수 있다. 따라서 간호업무의 질을 평가하기 위한 접근방법 중 과정적 측면을 평가하는 항목으
> 로 적절하다.
> ※ 평가의 유형
> ⊙ 구조적 평가 : 간호가 제공되는 구조에 초점
> ⓒ 과정적 평가 : 건강제공자의 활동에 초점
> ⓒ 결과적 평가 : 대상자의 건강상태와 간호결과에 대한 대상자의 만족에 초점

2017. 12. 16. 지방직 추가선발
40 의료기관 내 환자안전 관리를 위한 접근법으로 옳지 않은 것은?

① 업무 수행 과정을 단순화하고 표준화한다.

② 근접오류에 대해 강제적 보고 체계를 원칙으로 한다.

③ 표준화된 공통 언어를 사용하고 개방적인 의사소통을 함으로써 팀워크를 향상시킨다.

④ 의료인 개인에 초점을 두기보다는 오류를 발견·예방할 수 있는 시스템을 구축하기 위해 노력한다.

> **TIP** ② 근접오류에 대해 자율적 보고 체계를 원칙으로 한다.

2017. 6. 17. 제1회 지방직
41 질 보장(quality assurance)과 총체적 질관리(total quality management)에 대한 설명으로 옳지 않은 것은?

① 질 보장의 목적은 특정범위를 벗어난 결과를 초래한 개인과 특별한 원인을 규명하는 것이다.

② 질 보장은 예방과 계획보다는 감사를 중요하게 여기고 결과 중심적이다.

③ 총체적 질관리의 목적은 문제가 확인되지 않더라도 지속적인 질 향상을 추구하는 것이다.

④ 총체적 질관리의 영역은 임상의료의 과정 및 결과, 환자에게 취해진 활동에 국한된다.

> **TIP** ④ 임상의료의 과정 및 결과, 환자에게 취해진 활동에 국한된 것은 QA이다. TQM의 영역은 모든 체계와 과정, 취
> 해진 모든 활동을 대상으로 한다.

Answer 39.① 40.② 41.④

02. 통제기능의 실제 **481**

42 간호의 질 관리 접근방법에서 과정적 요소는?

① 의사소통

② 병원감염발생률

③ 퇴원환자만족도

④ 직무기술서

> **TIP** 간호의 질 관리 접근방법(도나베디안, 1969)
> ㉠ 구조적 접근
> • 의료 제공자의 자원, 작업 여건이나 환경을 말하며 구조적 접근은 의료를 제공하는데 인적, 물적, 재정적 자원의 측면에서 각각의 항목이 표준에 부응하는지 여부를 평가한다.
> • 구조적 접근 방법 요소
> - 정책, 절차, 직무기술서
> - 조직구조
> - 간호인력 배치, 간호업무량
> - 교육 및 연구
> - 의료제공자의 자원, 작업 여건, 환경
> - 인적, 물적, 재정적 지원
> - 인력, 시설, 장비, 면허 및 자격증 등
> ㉡ 과정적 접근
> • 의료제공자와 환자 간에, 또는 의료서비스 진행과정에 일어나는 행위에 관한 것으로 환자에 대한 태도까지 포함하여 의료의 질 향상을 위한 주제를 선정하고 진료표준을 설정하여 이를 충족하는 지를 조사한다.
> • 과정적 접근방법 요소
> - 간호행위 : 의사소통, 간호기술의 숙련성, 간호사의 태도
> - 간호부서와 타 부서와의 상호작용
> - 조직의 관리와 지도성
> - 의료서비스 진행과정에 일어나는 행위
> - 환자에 대한 태도
> - 간호기록, 환자 간호계획, 교육실시
> - 진단과정, 진료과정, 수술과정, 간호과정, 투약과정 등
> ㉢ 결과적 접근
> • 현재 및 과거에 의료서비스를 제공받은 개인, 집단의 실제 및 잠재적 건강상태에서 바람직하거나 그렇지 못한 상태로의 변화를 말하며, 결과는 보편적으로 보건의료체계 및 의료 제공자들의 책임과 연계된 건강수준으로 정의한다.
> • 결과적 접근방법 요소
> - 의료서비스를 제공받은 환자의 건강 상태변화
> - 낙상률, 감염률, 욕창발생률, 재원기간
> - 건강수준
> - 환자기능 수준
> - 진료결과(이환율, 사망률, 재발률)
> - 간호결과
> - 고객만족도 등

Answer 42.①

2016. 6. 25. 서울특별시

43 A 병원 간호부에서는 간호수준을 향상시키기 위해 질 향상 활동을 계획했다. 우선 간호의 질을 평가하기 위한 '평가 활동'을 시행하였고, 이제부터 '개선활동'을 할 예정이다. 일반적인 질 관리과정을 적용할 때 다음 중 가장 먼저 이루어져야 할 활동은?

① 질 개선 계획을 수립한다.

② 개선활동의 표준을 설정한다.

③ 조직의 개선과제를 명확히 규명한다.

④ 질 개선활동에 필요한 인력, 시설, 예산 등을 확보한다.

> **TIP** ③ 가장 먼저 조직의 개선과제를 명확히 규정해야 한다.

2016. 6. 25. 서울특별시

44 의료기관인증제도에 대한 설명으로 옳지 않은 것은?

① 등급판정은 인증, 조건부인증, 불인증으로 구분된다.

② 인증을 받은 기관은 5년 동안 인증마크를 사용할 수 있다.

③ 요양병원과 정신병원은 의무적으로 인증을 신청해야 한다.

④ 조사기준은 기본가치체계, 환자진료체계, 지원체계, 성과 관리체계이다.

> **TIP** 의료기관인증제도는 의료기관이 환자의 안전과 의료서비스의 질 향상을 위해 자발적이고 지속적으로 노력하도록 하여 국민에게 양질의 의료서비스를 제공하도록 하는 제도이다.
> ② 인증마크의 유효기간은 4년이다.

2016. 6. 18. 제1회 지방직

45 간호 서비스의 질 평가 방법 중 과정적 접근 방법은?

① 간호 실무 수행 방법의 표준과 규칙 마련 여부

② 근거중심 간호연구센터 설치 및 전담 인력 배치 여부

③ 환자안전 문제 발생 시 12시간 이내 적정진료관리실에 보고 여부

④ 관상동맥우회술 환자의 퇴원 후 약물 복용 순응도의 향상 여부

> **TIP** 도나베디안의 의료 질 향상을 위한 접근방법
> ㉠ 구조적 접근 : 진료의 수단과 여건 측면(물적·인적자원, 조직구조 등)
> ㉡ 과정적 접근 : 의료진의 의사결정과정 및 치료과정에 대한 평가
> ㉢ 결과적 접근 : 사망률, 감염률, 합병증률 등 결과지표

Answer 43.② 44.② 45.③

46 의료기관의 환자안전 관리에 대한 설명으로 옳지 않은 것은?

① 위해사건(adverse event)의 기초적인 원인을 밝혀내기 위해 근본원인분석(root cause analysis)을 실시한다.

② 환자에게 심각한 위해(harm)가 발생한 사건의 보고 여부는 보고자의 자발성을 우선적으로 존중한다.

③ 개인의 수행보다는 시스템과 프로세스에 초점을 맞추어 환자안전 개선안을 마련한다.

④ 반복적으로 발생하는 환자안전 문제를 개선하기 위해서는 외부 고객과 내부 고객 모두에게 초점을 맞춘다.

TIP ② 환자에게 심각한 위해가 발생한 사건은 반드시 보고해야 한다.

47 환자안전사고에 대한 설명으로 옳지 않은 것은?

① 환자에게 위해(harm)를 발생시키지 않은 의료오류를 근접오류(near miss)라고 한다.

② 환자의 질병으로 인해 예측불가능하게 위해(harm)가 발생한 사건을 위해사건(adverse event)이라고 한다.

③ 현재의 의학적 지식수준에서 예방 가능한 위해(harm)가 의료오류로 인해 발생했다면 의료 과오의 가능성이 있다.

④ 사망 혹은 심각한 신체적 · 정신적 손상을 동반하거나 그러한 위험을 초래할 수 있는 기대하지 않은 사건을 적신호사건(sentinel event)이라고 한다.

TIP 환자안전사고 분류기준
ⓐ 근접오류 : 사고가 발생했으나 환자에게 도달하지 않음
　　ⓔ 투약오류 직전 발견, 낙상 직전 발견 등
ⓑ 위해사건 : 치료 중재가 필요하나 해결가능한 사건
　　ⓔ 투약오류, 도주 성공(소재 확인), 낙상, 욕창 등
ⓒ 적신호사건 : 영구적인 손상, 사망을 초래한 사건
　　ⓔ 도주(소재 확인 불가), 뇌손상, 사망 등

Answer 46.② 47.②

48 다음 글에 해당하는 도나베디안(Donabedian)의 질 평가 접근법은?

> 의료기간 인증평가 중 평가단원이 환자와 보호자에게 '입원 시 환자 권리와 책임에 대해 설명을 들으셨습니까?', '어떤 방법으로 설명을 들었습니까?', '직원에게 직접 들으셨습니까? 아니면 안내문을 받으셨습니까?' 라고 질문하였다.

① 구조적 접근법   ② 과정적 접근법

③ 결과적 접근법   ④ 임의적 접근법

> **TIP** 도나베디안(Donabedian)의 질 평가 접근법
> ㉠ 구조 : 진료의 수단과 여건을 평가한다. 시설, 장비, 의료 종사자의 수와 자질 등을 평가한다.
> ㉡ 과정 : 의료진의 진료 활동을 대상으로 치료과정이나 수술결정의 의사결정과정을 평가한다. 진료과정 중 의사소통이 제대로 되는지, 표준화된 진료서비스가 제공되고 있는지 등을 평가한다.
> ㉢ 결과(성과) : 사망률, 합병증률, 감염률 등의 성과지표 선정하고 결과에 따라 관리한다.

49 질보장(QA)과 비교하여 총체적 질관리(TQM)의 특징으로 옳은 것은?

① 결과에 영향을 주는 모든 진행과정과 사람들의 질적 향상에 중점을 둔다.

② 특정범위를 벗어난 결과를 초래한 개인과 특별한 원인을 규명한다.

③ 의료서비스 평가위원회 위원들이 TQM에 참여한다.

④ 환자 진료의 질 향상에 목표를 둔다.

⑤ 임상 각 과별로 수직적인 검토를 거쳐 서비스를 평가한다.

> **TIP** ②③④⑤은 모두 QA와 관련된 내용이다.
> ②에서 TQM은 의료서비스 평가위원회 위원들뿐만 아니라 과정에 관련된 모든 사람들이 참여한다.

50 간호서비스의 질 평가지표 중 과정적 접근방법에 속하는 것은?

① 간호사와 보조 인력의 수

② 환자 도착 후 30분 내 문제 사정과 기록 수행 여부

③ 퇴원 환자의 건강 상태 및 자가간호 능력

④ 간호사의 직무기술서 여부

> **TIP** ①번은 구조적 접근방법(투입)이며, ③번과 ④번은 구조적 접근방법(산출)에 대한 것이다.

Answer   48.② 49.① 50.②

출제 예상 문제

1 다음 중 통제의 필요성으로 옳게 짝지어진 것은?

> ㉠ 조직 목표와 구성원 목표의 차이를 줄이기 위함이다.
> ㉡ 비용효과적인 관리혁신이 요구된다.
> ㉢ 자발적·참여효과적인 조직형태를 유지하기 위함이다.
> ㉣ 간호조직의 복잡화로 인한 권한위임의 관계를 확립하기 위함이다.

① ㉠㉡
② ㉠㉡㉢
③ ㉡㉢
④ ㉡㉢㉣

TIP ㉣ 조직화의 원리 중 계층제의 원리이다.
※ 간호조직에서의 통제의 필요성
　㉠ 조직의 목표와 개인의 목표가 일치하지 않는 경우가 많으므로 간호사들로 하여금 조직의 목표달성에 효과적으로 기여할 수 있도록 공식적인 통제시스템이 필요하다.
　㉡ 간호사들로 하여금 효과적인 조직형태를 유지하게 하기 위함이다.
　㉢ 의료수요의 증가, 양질의 의료요구의 증가, 의료비의 상승, 의료조직의 효과와 효율성에 대한 필요성 증대와 같은 다양한 사회적 요인으로 인해 비용효과적인 관리혁신이 요구되어 통제가 더욱 필요하다.

2 조직의 활동이 계획과 일치하도록 하기 위해 성과를 측정하고, 편차가 발생하는 곳을 발견하고 수정하기 위해 행동하는 것은?

① 지휘
② 인사
③ 통제
④ 계획

TIP 통제 … 기준을 설정하여 수행을 측정하며 결과를 보고, 교정행동을 착수하는 과정으로 계획이 제대로 이루어지고 있는지 여부를 확인하고 그 차이를 최소화하기 위한 관리활동이다.

Answer 1.② 2.③

3 다음 중 로이의 간호이론으로 알맞은 내용은?

① 인간을 그가 처한 환경에서 다른 에너지 영역들과 직접적이고 지속적인 상호작용 속에 있는 생물학적인 에너지 영역으로 설명한다.

② 간호의 목적을 건강과 질병의 상태에 적응할 수 있도록 인간의 선천성기전과 후천성기전을 발전시키는 것이라고 정의한다.

③ 인간은 생을 가능케 하는 저항라인, 표준방어라인, 탄력방어라인의 3개의 가상적 경계로 둘러싸인 기본적인 에너지의 핵심으로 구성되어 있다.

④ 간호의 목적은 개개인의 건강잠재력을 최대화하기 위해 인간에너지 영역과 환경에너지영역간의 상호작용을 도모하는 것이라고 주장한다.

TIP ①④ 로저스의 간호이론 ③ 뉴먼의 간호이론

4 질적인 간호평가를 위해 퇴원환자의 기록감사, 퇴원환자와의 면담을 통해 평가하는 방법은?

① 동시평가　　　　　　　　　② 구조적 평가
③ 동료평가　　　　　　　　　④ 소급평가

TIP 간호평가방법
　　⊙ 동시평가 : 입원 중에 있는 입원환자기록감사, 환자면담 및 관찰, 직원면담 및 관찰, 집담회 등을 통하여 평가한다.
　　ⓛ 구조적 평가 : 간호업무상 물리적 시설, 행정과정, 의사소통 등의 과정을 평가한다.
　　ⓒ 동료평가 : 조직 내에서 간호사들끼리 서로의 업무능력을 평가한다.
　　ⓔ 소급평가 : 환자가 간호를 모두 받은 이후에 평가를 한다.

5 다음 중 통제기능의 과정에 속하지 않는 것은?

① 표준의 설정　　　　　　　　② 교정
③ 간호요원 모집　　　　　　　④ 측정 및 평가

TIP 통제과정은 표준의 설정→ 측정 및 평가→ 교정의 단계로 이루어진다.

Answer　3.②　4.④　5.③

6 다음 중 도나베디안(Donabedian)이 통제의 목적으로 개발한 접근방법 중 결과적 접근법에 사용되는 평가기준은?

> ㉠ 사망률   ㉡ 간호제공자의 행위
> ㉢ 환자만족도   ㉣ 교육 및 연구

① ㉠㉡   ② ㉠㉢
③ ㉠㉡㉢   ④ ㉡㉢

TIP ㉡ 과정적 평가기준 ㉣ 구조적 평가기준
※ 결과적 접근 … 간호를 받은 결과로서 나타나는 환자의 건강상태의 변화 결과를 평가하는 방법을 말하며 평가기준으로는 사망률, 불편감의 정도, 문제해결, 증상조절들을 포함하는 건강과 질병수준, 환자의 건강지식 유무, 합병증 발생 유무, 비용, 환자만족도 등이 있다.

7 다음 중 간호조직에서 통제기능이 필요한 이유는?

① 개인과 조직목표의 일치   ② 정보기능
③ 간호철학 설립   ④ 인간관계 회복

TIP 간호조직에서 통제기능이 필요한 이유
㉠ 개인목표와 조직목표의 불일치에 있다.
㉡ 간호사들로 하여금 효과적인 조직형태를 유지하게 하기 위함이다.

8 다음 중 직접관찰에 관한 설명으로 옳지 않은 것은?

① 개인적인 접촉에 의해 친근감을 줄 수 있다.
② 시간을 많이 소요한다.
③ 전반적인 조직관찰이 가능하다.
④ 실무자에게 반감을 야기시킬 수 있다.

TIP ③ 부분적 관찰로 전체적 판단의 우려점을 갖는다.

Answer 6.② 7.① 8.③

9 다음 중 비용효과분석에 관한 설명으로 옳은 것은?

① 목적달성을 일정한 자원 내에서 얼마나 성취했는가를 평가하는 것은 효과성으로 나타낸다.

② 투입되는 단위는 화폐단위이고, 산출부분은 비화폐단위인 경우를 비용이익분석이라 한다.

③ 투입, 산출 모두 화폐단위로 분석하는 경우를 비용효과분석이라 한다.

④ 관리에 투입되는 비용과 그 효과를 분석하는 것이다.

> **TIP** ① 목적달성을 일정한 자원 내에서 얼마나 성취했는가를 평가하는 것은 효율성으로 나타내며, 관리과정을 시스템으로 설명하고
> 투입과 산출을 비교·분석하는 데 있어서 관리과정이 유효하였는가를 평가하는 것은 효과성으로 나타난다.
> ②③ 투입, 산출 모두를 화폐단위로 분석하는 경우를 비용이익분석이라 한다.
> ※ 비용효과분석
> ㉠ 비용효과분석은 관리에 투입되는 비용과 그 효과를 분석하는 것이다.
> ㉡ 투입단위는 화폐단위, 산출부분은 비화폐단위로 분석하는 경우이다.

10 다음 중 효과적인 통제시스템에 대한 설명으로 옳지 않은 것은?

① 과업 불확실성이 클수록 성과통제의 비중은 커진다.

② 보상과 벌은 가능한 한 행위가 끝난 즉시, 일관되게 적용되어야 한다.

③ 측정간격이 적을수록 통제비용이 증가하므로 일상적인 업무인 경우 측정빈도수를 줄여야 한다.

④ 혁신이 필요한 업무에서는 기준이 적은 것이 좋다.

> **TIP** ④ 간단한 직무에서는 기준이 적은 것이 좋고, 혁신이 필요한 직무에서는 다원적 기준이 필요하다.

11 통제기능과 가장 관련있는 항목은?

① 책임과 권한계통의 명확화　　　　② 정책수립

③ 운영의 계획과 수행차이 확인　　　④ 집권화

> **TIP** 통제는 계획의 올바른 수행 여부를 확인하고 계획과 수행에 차이가 있다면 이를 최소화하기 위한 관리활동이다.

12 다음 중 통제시스템 설계시 주의사항이 아닌 것은?

① 기획과 실행 간의 차이에 대해 즉각적으로 통제성이 필요하다.

② 통제상 활용되는 모든 숫자나 보고가 요망되는 수행기준과 비교될 수 있는 것이어야 한다.

③ 계획과 실행 간의 차이에 대하여 감정적으로 모색되어야 한다.

④ 통제대상이 되는 업무의 성질과 상황을 고려하여 거기에 알맞은 통제수단 및 방법을 만들어야
한다.

TIP ③ 계획과 실행상의 차이에 대하여 그 원인이나 시정수단을 강구할 때 객관적 시각으로 대한다.

13 다음 중 통제범위에 대한 설명으로 옳은 것은?

① 통제의 수와 범위가 클수록 관리비용이 감소한다.

② 통제의 수와 범위가 클수록 통제의 유효성이 감소한다.

③ 통제는 결정 가능하여야 하나 입증할 수 있어야 하는 것은 아니다.

④ 간단한 직무에서는 다원적 기준이 필요하다.

TIP ① 통제의 수와 범위가 클수록 관리비용은 증가된다.
③ 통제는 결정 가능하며 입증할 수 있어야 한다.
④ 간단한 직무에서는 기준이 적은 것이 좋고 혁신이 필요한 직무에서는 다원적 기준이 필요하다.

14 통제관리시스템의 관리행위에서 주의해야 할 점으로 옳지 않은 것은?

① 특수한 상황에 대해 설계되어야 하고, 활동상태를 반영하며 계획한다.

② 모니터링 체계는 초기와 중요한 시점에서 이루어져야 한다.

③ 융통성 있는 대안적 계획으로 유연성을 갖도록 해야한다.

④ 통제는 현실지향적이어야 한다.

TIP ④ 통제는 미래지향적이어야 한다.

Answer 12.③ 13.② 14.④

15 통제에 대한 설명으로 옳지 않은 것은?

① 관리과정의 중간단계이다.

② 기준의 설정, 기준에 대한 수행의 측정, 결과의 보고, 교정행동의 착수 등을 포함한다.

③ 통제는 결정 가능하며 입증할 수 있어야 한다.

④ 통제는 이해 가능하며 경제적이고 교정행동으로 규착되어야 한다.

TIP ① 통제는 관리과정의 마지막 단계이다.

16 간호평가의 종류와 그 내용을 설명한 것으로 옳지 않은 것은?

① 구조적 평가 – 물리적 시설, 행정과정, 직원의 자격

② 결과적 평가 – 지식정도, 자가간호기술

③ 구조적 평가 – 직원배치유형, 인격개발과정에 대한 기준

④ 과정적 평가 – 환자의 임상현상, 운동성 정도

TIP ④ 결과적 평가에 대한 설명이다.

17 간호업무평가 중 구조적 측면에 속하는 것은?

① 간호업무   ② 건강상태

③ 간호행위   ④ 물리적 시설

TIP 간호업무평가

ⓐ 구조적 평가 : 간호가 제공된 상황을 평가하는 것으로 물리적 설비, 직원배치유형, 직원의 자질, 감독방법 등을 파악해서 평가한다.

ⓑ 과정적 평가 : 간호사와 환자 간에 혹은 이들 내부에서 일어나는 행위에 관한 것을 평가한다.

ⓒ 결과적 평가 : 간호를 받은 결과로서 나타내는 현상, 즉 간호행위에 따라 현재 혹은 미래의 건강상태 결과를 평가한다.

18 간호평가방법 중 간호활동의 대상자인 환자를 가장 중요한 인물로 고려해서 퇴원 후 환자를 면담해서 간호결과를 평가하는 방법은?

① 결과적 평가　　　　　　　　　　② 소급평가

③ 구조적 평가　　　　　　　　　　④ 동시평가

TIP 소급평가의 방법
　　　㉠ 퇴원환자기록감사 : 퇴원환자의 기록을 검토함으로써 잘못된 점을 지적하는 방법이다.
　　　㉡ 환자면담 : 퇴원 후 환자를 면담해서 간호결과를 파악하는 방법이다.
　　　㉢ 간호직원 집담회 : 환자간호를 담당한 간호사 및 모든 보건의료팀이 참석한 가운데 환자의 기록과 간호계획을 고찰하는 방법
　　　　이다.
　　　㉣ 환자설문지 방법 : 퇴원시 환자에게 환자가 받은 간호에 관련된 내용을 질문을 통해서 알아보는 방법이다.

19 다음 중 간호평가 기준설정지침으로 옳지 않은 것은?

① 기대하는 행위를 추정 가능한 용어로 표현한다.

② 기대하는 행위를 포괄적으로 열거한다.

③ 한 가지 기준에 한 가지 행위를 기술한다.

④ 기준은 긍정적인 형태로 기술한다.

TIP ② 기대행위는 구체적으로 열거한다.

20 간호업무에 있어 행동통제와 성과통제에 대한 설명으로 옳지 않은 것은?

① 간호목표의 달성 여부를 간호사에게서 측정함으로써 평가한다.

② 간호행위와 결과가 인과관계에 있는 경우 한 가지만 통제해도 된다.

③ 과업 불확실성이 클수록 성과통제의 비중은 커진다.

④ 통제의 기준이 되는 것은 양, 질, 비용, 시간적 요소이다.

TIP ① 통제는 간호결과를 간호대상자로부터 측정하여 간호목표의 달성 여부를 확인한다.

Answer　18.②　19.②　20.①

21 다음 중 동시평가에 속하지 않는 것은?

① 입원환자기록감사
② 직원면담 및 관찰
③ 병상검사
④ 환자면담

TIP 동시평가
㉠ 환자가 입원하고 있는 동안 환자의 편의를 위해 환자간호를 분석하고 그 결과를 반영시킬 수 있으므로, 환자의 만족도를 높이고 간호의 질을 높일 수 있는 방법이다.
㉡ 방법
• 입원환자기록감사
• 병상감사
• 직원면담 및 관찰
• 집담회

22 환자가 간호를 받은 후에 하는 평가의 방법으로 바르지 않은 것은?

① 퇴원환자기록감사
② 퇴원시 환자설문지
③ 환자면담
④ 입원환자기록감사

TIP ④ 동시평가의 방법이다.

23 다음 중 간호평가 기준설정의 지침으로 옳지 않은 것은?

㉠ 기대하는 행위를 측정가능한 용어로 표현한다.
㉡ 기준설정은 관련내용을 간략하게 서술한다.
㉢ 한 가지 기준에 짧게, 여러 가지 행위를 기술한다.
㉣ 기대하는 내용을 추상적으로 열거한다.

① ㉠㉡
② ㉡㉢
③ ㉢㉣
④ ㉠㉡㉢㉣

TIP ㉢ 한 가지 기준에는 한 가지 행위만을 기술하여야 한다.
㉣ 기대하는 내용을 구체적으로 열거한다.

24 다음 중 간호생산성을 향상시키기 위하여 하부성과 측정에 이용할 수 있는 평가지표들로서 통제를 위한 분석자료로 적합한 것은?

> ㉠ 간호직원 이직률
> ㉡ 환자 분류군별 제공된 직접 간호시간
> ㉢ 환자의 만족도
> ㉣ 진단명기준환자군(DRGs)에 따른 재원일수

① ㉠㉡㉢   ② ㉠㉢㉣
③ ㉡㉢㉣   ④ ㉠㉡㉢㉣

TIP 통제를 위한 자료는 업무수행의 실제결과를 표준과 비교해 볼 수 있도록 구체적인 내용이어야 한다.

25 다음 중 간호의 질(Quality)에 대한 설명으로 옳지 않은 것은?

① 간호의 질 평가를 위해서는 측정도구가 필요하다.
② 표준과 기준은 간호의 질을 조작화하는 데 필요한 핵심적 개념이다.
③ 간호표준은 어느 조직에서나 공통적으로 적용된다.
④ 질은 간호서비스에 대한 표준에 근거를 둔다.

TIP ③ 간호표준은 어느 조직에서나 공통되는 것이 아니므로 각 의료기관에 따라 안전하고 효과적인 업무를 이끌 수 있는 개별적인 표준을 설정하여야 한다.

26 간호는 개개인들이 건강을 도모하고 질병으로부터 회복을 촉진시키고 편안한 죽음을 맞을 수 있기 위해 자기간호를 성취할 수 있도록 도움을 주는 것이라고 정의하는 간호이론은?

① 오렘의 간호이론   ② 뉴먼의 간호이론
③ 로이의 간호이론   ④ 로저스의 간호이론

TIP 오렘은 자기간호의 수행은 환자 본인이라고 생각하고 있다.

Answer   24.④ 25.③ 26.①

27 다음 중 임상 각 과의 질 관리 평가자료로 적당한 것은?

> ㉠ 혈액 반납 및 폐기율
> ㉡ 중환자실 재입실률
> ㉢ 외래 각 과의 신환 증가율
> ㉣ 수술 후 창상 감염률

① ㉠㉡
② ㉠㉢
③ ㉡㉢㉣
④ ㉠㉡㉢㉣

TIP 질 관리 평가자료
 ㉠ 진료지원 부분의 혈액관리
 ㉡ 진료부문의 중환자실서비스
 ㉢ 진료부문의 외래서비스
 ㉣ 진료부문의 수술서비스

28 다음 중 간호실무, 서비스 또는 교육의 질 등을 판단할 수 있는 전문가나 권위있는 주장들에 의해 일반적으로 인정되고 동의받을 수 있는 간호의 수준은?

① 간호규범
② 간호기준
③ 간호업무표준
④ 간호지침

TIP 간호업무의 표준화
 ㉠ 간호업무, 서비스 또는 교육의 질 등을 판단할 수 있는 전문가나 권위 있는 주장들에 의해 일반적으로 인정되고 동의받을 수 있는 간호의 수준을 말한다.
 ㉡ 기준을 규범에 통합시켜서 나오는 성과모델로서 간호목표, 간호처방, 간호방법 등의 질을 판단하기 위해 사용된다.
 ㉢ 간호업무의 표준화는 목표 또는 평가를 위한 수단이 될 수 있다. 목표로 이용될 때 표준화는 기획을 위한 도구가 되고, 성과를 평가하는 수단으로 이용될 때는 통제를 위한 방책이 된다.

Answer 27.④ 28.③

29 다음 중 간호표준에 대한 설명으로 알맞은 것은?

① 동일 병원 내에서 간호표준은 모두 같아야 한다.

② 통제를 위한 방어책은 되나 기획을 위한 도구는 될 수 없다.

③ 간호목표, 간호처방, 간호방법 등의 질을 판단하기 위해 사용된다.

④ 간호실무의 수준을 이상적인 것으로 정한 경우 이를 경험적 표준이라 한다.

TIP ① 간호의 질 향상을 위해 각 임상간호의 전문성에 맞게 전개되어야 한다.
② 목표로 이용될 때에는 기획을 위한 도구가 되고, 성과를 평가하는 수단일 때에는 통제를 위한 방책이 된다.
③ 기준을 규범에 통합시켜서 나오는 성과모델로서의 간호목표, 간호처방, 간호방법 등의 질을 판단하기 위해 사용된다.
④ 간호실무의 수준을 이상적인 것으로 정한 경우 이를 규범적 표준이라 한다.

30 다음 중 간호업무의 표준에 대한 설명으로 옳지 않은 것은?

① 권위적인 집단에 의해 이상적인 것으로 받아들여지는 실무를 규범적 표준이라 한다.

② 경험적 표준은 환자를 관리하는 많은 기관에서 실제로 관찰될 수 있는 실무를 말한다.

③ 경험적인 표준이 규범적인 표준보다 높은 실무 수준을 갖는다.

④ 전문적인 조직체에서는 규범적인 표준을 공표한다.

TIP ③ 규범적인 표준이 경험적인 표준보다 실무의 수준이 높게 정해진다.

Answer 29.③ 30.③

496 PART 05. 지휘와 통제기능의 실제

31 다음 간호표준용어 중 기준에 대해 설명하고 있는 것은?

① 일정한 행동방법을 통하여 전문적인 행동에 도움을 주는 것이다.

② 뜻하는 바에 대한 구체적인 진술이며 노력을 기울여야 된다.

③ 환자간호의 질을 말하는 변수로서 조직의 가치가 포함되지 않는다.

④ 표적 모집단에 대한 서술적 연구로 결정된 것으로 현대의 실행수준을 말한다.

TIP ① 지침 ② 목표 ④ 규범

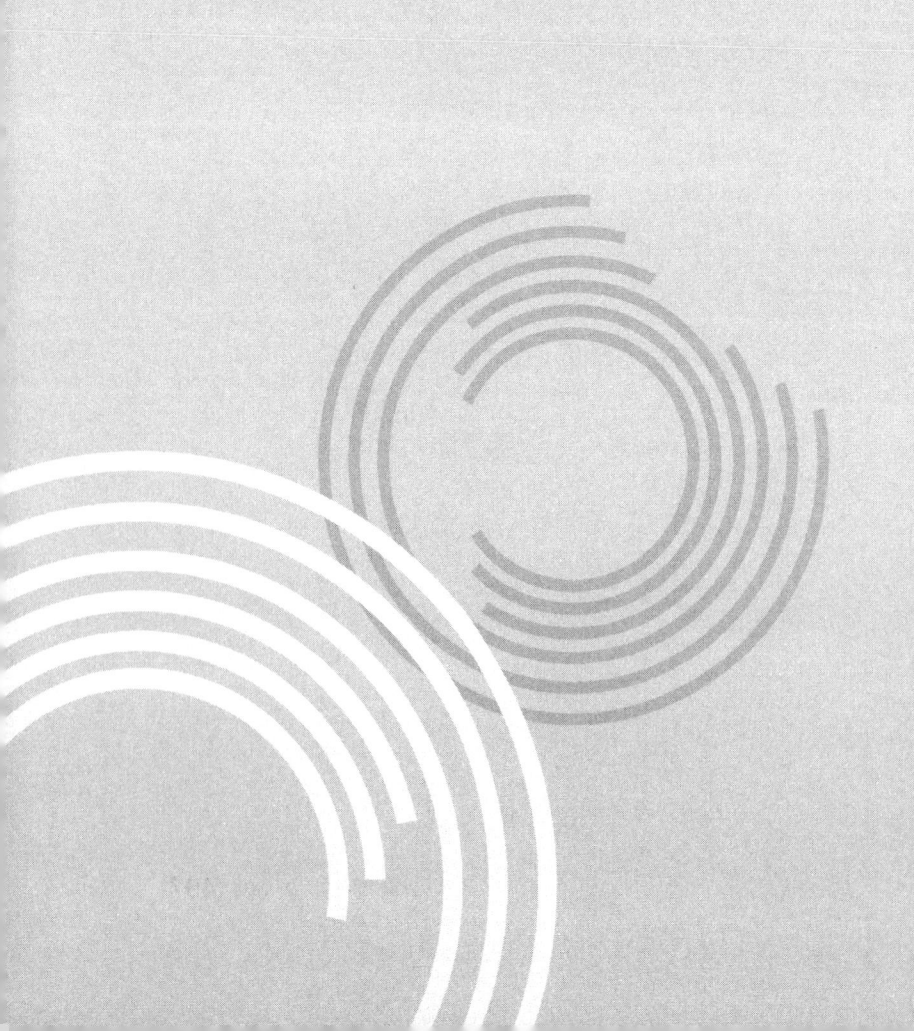

PART

06

간호단위
관리의 실제

01 간호단위관리기능의 실제

01 간호단위관리의 이해

❶ 간호단위와 간호단위관리

(1) 간호단위

① **간호단위의 개념** … 관리자(수간호사)의 관리 책임 아래 일정 수의 간호사와 기타 직원의 참여로 환자에게 최적의 간호를 수행해 나갈 수 있는 적당한 환자의 수와 이에 따른 적절한 시설의 범위를 말한다.

② **간호단위의 구분**
  ㉠ 입원실 간호단위 : 내과환자 간호단위, 외과환자 간호단위 등
  ㉡ 특수간호단위 : 수술실, 분만실, 외래진료실, 중환자실 등

③ **간호단위의 기능** … 간호대상자에게 직접간호를 제공하는 기능, 간호제공에 필요한 지원기능, 보건의료팀 내에서의 커뮤니케이션과 인간관계 유지기능을 한다.

④ **간호단위의 구조** … 간호단위는 일반적으로 관리의 책임에 따라 조직구조와 관리체계를 갖추어서 수간호사, 책임간호사, 일반간호사 등의 수직적 구조를 가진다.

(2) 간호단위관리

① **간호단위관리의 개념** … 환자간호의 수준을 극대화하기 위해 한 사람의 간호단위 관리자와 몇 사람의 간호사, 기타 직원의 참여로 치료와 간호를 위한 쾌적하고 안전한 환경을 조성하고, 양질의 간호를 제공하여 가능한 한 신속하게 대상자의 건강을 회복시키기 위한 과정이다.

② **간호단위관리의 목표**
  ㉠ 입원자에게 쾌적하고 안전한 환경을 조성한다.
  ㉡ 간호에 필요한 인력, 시설, 물품의 적정수와 상태를 확보한다.
  ㉢ 수립된 간호실무표준과 환자의 개별적 간호요구에 부합되도록 간호를 계획하고 수행한다.

ⓔ 환자의 건강회복을 위해서 필요한 의사의 진단과 치료활동을 적극적으로 돕는다.

ⓜ 의사의 처방에 의한 투약과 처치를 정확하게 실시한다.

ⓗ 환자의 가족이 자기간호기술과 지식을 갖도록 건강교육을 실시한다.

ⓢ 환자의 가족, 친구와 유쾌하고 좋은 인간관계를 실시한다.

ⓞ 병원 내의 다른 부서 직원들과의 긴밀한 의사소통과 협조체계를 수립한다.

ⓩ 간호단위에서 일하는 직원들의 건강, 복지, 만족을 도모한다.

ⓒ 간호직원과 학생의 교육적 욕구를 충족시킨다.

ⓚ 간호실무의 향상을 도모하기 위하여 계속적인 간호연구를 시행한다.

ⓔ 최소의 비용으로서 최대의 효과와 생산성을 얻을 수 있도록 간호단위를 운영한다.

| 기출예제 2014. 6. 28 서울시

간호단위의 관리목표로 옳지 않은 것은?

① 지역사회와의 관계를 육성하여 발전을 도모하도록 한다.
② 의사의 진단과 치료를 위한 보조적 업무를 수행한다.
③ 환자의 안위를 위한 물리적 환경조성과 안전관리를 수행한다.
④ 환자를 위해 개별적 간호요구에 따른 과학적인 간호계획을 수행한다.
⑤ 효율적인 물품관리를 통하여 최소의 소비와 최대의 효과를 얻을 수 있도록 한다.

＊ ··
① 지역사회와는 관련없다.

답 ①

---

② 간호단위 관리자의 위치와 책임

(1) 간호단위 관리자의 위치

① 일선 간호관리자는 간호단위의 관리책임자로서, 병원간호업무의 중요한 업무를 담당하고 있으며 병원서비스의 중심이 되는 위치에 있다.

  ㉠ 상위직 : 감독이나 간호(부)장, 병원장
  ㉡ 하위직 : 책임간호사, 일반간호사, 간호조무사 기타 간호부 직원

② 간호단위 관리자가 환자들에게 만족스러운 간호를 제공하고 간호단위의 관리업무를 얼마나 성공적으로 잘 수행하느냐 하는 점은 병원의 목적성취의 성패를 좌우하는 중요 요인이 된다.

(2) 간호단위 관리자의 역할 및 기능

① 환자관리
　　㉠ 직접적인 환자간호와 관련된 역할 : 입·퇴원관리, 환자방문, 간호업무의 평가 및 감독, 간호계획 및 분
　　　배, 퇴원환자 교육, 응급상황 해결 및 업무수행
　　㉡ 간접적인 환자간호와 관련된 역할 : 간호업무에 필요한 자료수집, 환자분류 및 조정, 상담 및 설명, 새로
　　　운 지식에 대한 정보제공, 간호문제 토의, 관련부서와 상의, 간호업무수행에 필요한 물품지원 및 보충,
　　　간호의 질 평가, 간호기록 점검

② **병동관리** … 물품, 환경 및 안전 등을 관리한다.

③ **사무관리** … 업무수행에 필요한 정보를 획득하고 처리하는 일을 수행한다.

④ **행정관리** … 병동 전체의 행정적 책임을 지므로 간호부서에서 정한 정책과 방침을 병동 내에서 실행하며, 병
　　동의 간호인력에게 업무를 지시하고 업무의 방향을 설정하며 간호활동을 조정한다.

⑤ **인사관리** … 간호요원(간호사, 간호조무사) 및 기타 직원의 업무능력평가, 직장의 분위기 조성 및 직원 간의
　　불화 조정 등을 한다.

⑥ **감독** … 간호인력들이 질적인 간호제공과 간호인력의 잠재적인 능력을 최대한 개발하기 위해 병동에서 행해
　　지는 전반적인 감독을 한다.

⑦ **교육 및 연구** … 병동 내 직원교육 및 신규간호사 교육, 환자 및 보호자의 교육 및 상담, 학생지도 및 교육,
　　임상에 대한 연구 등을 한다.

02 간호단위관리활동

❶ 환자관리

(1) 입원 시의 간호관리

① 환자를 따뜻하고 친절하게 맞이하여 환자가 안심하고 간호를 받을 수 있도록 해야 한다.

② 입원실을 깨끗하게 청소하고 침대, 침구, 환의, 필요한 준비물품 등과 병실의 기구류와 블라인드, 커텐 등
　을 점검하여 입원수속이 끝난 환자가 병실에 도착하기 전에 병실준비를 마친다.

③ 환자가 병실에 도착하면 담당간호사는 입원 생활안내서를 주고 중요한 것은 설명해주며 화장실, 세면기 등
　병동의 구조와 식사시간과 회진시간, 면회시간 등 일과를 알려준다.

④ 간호사는 환자의 입원이 곧 담당의사에게 알려졌는지 확인해야 한다.

(2) 퇴원 시의 간호관리

① 불안이나 공포심을 완화시켜 확신과 희망을 가지고 퇴원하도록 돕고, 환자·보호자의 퇴원교육을 통해 가정에서 치료가 지속되도록 하여야 하며 지역사회에 재적응할 수 있도록 돕는다.

② 퇴원 후 계속 약을 복용할 시에는 그 약의 목적과 효과, 정확한 용량, 복용기간, 복용방법, 보관방법, 장기 복용시에 나타날 수 있는 부작용이나 특이한 증상 등을 알려준다.

③ 산모나 신생아의 경우 회음부의 청결과 유방관리, 젖 먹이는 법, 목욕시키는 법 등을 교육한다.

④ 환자들에게 자가간호에 필요한 지식과 기술을 가르치고 환자와 유사한 건강문제를 가진 모임을 소개해준다.

⑤ 퇴원 후 지속적인 치료가 필요한 경우 외래진료소 방문절차와 날짜를 알려주며, 그 지역사회에서 이용할 수 있는 보건·의료기관이 있으면 소개해준다.

⑥ 퇴원 후 환자의 연락처를 알아두는 것이 좋으며, 환자가 무사히 집까지 갈 준비를 돕는다.

⑦ 퇴원 후 환자의 차트를 기록실에 보내기 전에 모든 기록이 빠짐없이 기록이 되었는지를 확인하고 순서대로 철한다.

❷ 운영관리

(1) 환경관리

① 안전관리(특별히 관심을 기울여야 할 간호대상자)
　㉠ 시력·청각장애가 있는 경우
　㉡ 연령, 질병 또는 약물로 인해 무기력한 상태
　㉢ 졸도, 경련, 심장마비, 뇌출혈 등 충격적인 급한 상황을 예측할 경우
　㉣ 정신적·감정적인 변화로 인하여 판단력이 결핍된 경우
　㉤ 부주의, 무관심, 건망증, 협조를 거부하는 경우

② 화재방지 … 산소통의 보관위치, 운반 및 사용법의 통제와 점검, 소방훈련, 비상구 확인, 환자 및 보호자 대피계획과 절차를 훈련한다.

③ 감염관리
　㉠ **업무수행 및 물품관리** : 무균법 적용, 손 씻는 습관을 갖는다.
　㉡ 청소담당인력의 청소방법, 청소도구 등을 관찰·감독한다.
　㉢ 물품의 정리정돈, 위생적 관리, 매개동물로 인한 감염가능성 등을 파악한다.

④ 소음관리
　㉠ 소음은 신경계통을 자극시키므로 환자를 불쾌하게 만들고 안정을 방해하여 수면을 방해할 뿐만 아니라 피로를 과중시키고 간호사의 업무능률을 저하시킨다.

© 방음벽, 방음천장, 소리안나는 바닥제, 도어체크를 설치하고, 이동의료 장비나 운반 기구에 고무바퀴 사용을 권장, 운반통로 및 배선통로와 병동과의 거리를 유지한다.

© 병실은 30dB 이하, 중환자실은 30 ~ 35dB, 처치실 · 간호사실 · 준비실은 40dB 이하를 유지한다.

⑤ **환기가 안되는 경우** … 공기 중 산소량 부족, 탄소가스량 과다, 발한 · 체취로 인한 냄새, 습도의 상승, 실내 온도의 상승현상 등이 원인이다.

⑥ **채광** … 커튼이나 스크린을 이용하여 강렬한 직선광선을 차단한다.

⑦ **온도와 습도조절** … 일반적으로 인체에 쾌적한 습도는 40 ~ 70%이고, 온도는 18 ~ 20℃이나 병원환경에서는 습도는 35 ~ 75%, 온도는 18 ~ 23℃를 추천하고 있다.

⑧ **조도**

㉠ 일반 병실의 조도는 100Lux를 유지하며, 처치등을 켰을 때는 200Lux가 적절하다.

㉡ 처치실 및 중환자실은 400Lux가 기준이나, 처치가 끝난 후엔 안정을 취할 수 있도록 낮게 유지한다.

⑨ **청결관리**

㉠ 간호단위의 청결관리는 간호사나 수간호사가 청소방법의 지도 · 감독을 통하여 간호단위의 청결을 유지하도록 한다.

㉡ 간호단위로 공급되는 식사배선, 관리과정에서 식기의 청결을 유지하도록 지도 · 감독한다.

㉢ 비누나 타올로 인한 교차감염에 주의한다.

㉣ 비품 중 오염된 소독물품의 구분사용, 싱크대나 바닥에 오염되지 않도록 처치 후 뒷마무리까지 관리한다.

| 기출예제   2020. 6. 13 지방직

간호단위 환경관리에 대한 설명으로 옳은 것은?

① 적절한 냉·난방 시설이 필요하며 습도는 20 ~ 25 %가 적절하다.

② 중환자실이나 수술실, 결핵 병동은 자주 창문을 열어 환기시킨다.

③ 환자병실의 소음은 대화가 가능한 60데시벨(decibel) 이상으로 유지한다.

④ 조명은 자연채광이 되도록 노력해야 하지만 강한 햇빛을 가릴 수 있는 커튼이나 블라인드를 설치한다.

✱
① 병원환경에서 습도는 35~74%가 적절하다고 판단되고 있다.
② 중환자실이나 수술실, 결핵 병동의 환기를 자주시킬 경우 병원감염을 일으킬 위험이 있다.
③ 소음은 신경계통을 자극시키므로 환자를 불쾌하게 만들고 안정을 방해한다.

답 ④

---

(2) 병원감염의 관리

① **병원감염의 정의**

㉠ 병원감염은 입원 당시에 없었던 혹은 잠복하고 있지 않던 감염이 입원기간 동안 혹은 퇴원 이후에 발생하는 것이다.

    ⓛ 병원감염은 환자 자신의 내인성, 의료인에 대한 직접적인 전달, 환경적인 요인, 의료기구 등에 의해 발생할 수 있는 감염을 의미한다.

    ⓒ 병원감염은 환자에게 신체적, 정신적 고통과 경제적 부담, 인명의 손상을 초래할 수 있다.

② 병원감염의 증가요인

    ㉠ 노령인구의 증가

    ⓛ 만성질환자 및 퇴행성 질환자의 증가

    ⓒ 항암제, 면역 억제제의 사용으로 인한 면역부전 환자의 증가

    ⓔ 장기간의 항생제 사용으로 인한 항생제 내성균의 증가

    ⓜ 각종 인체 내 삽입기구 시술의 증가

③ 병원감염의 종류

    ㉠ 내인성 감염 : 병원감염의 2/3 정도에 해당하고 환자 자신의 면역능력 저하로 인해 자신의 구강, 장기 등에 가지고 있던 세균에 의해 발생한다.

    ⓛ 외인성 감염 : 병원감염의 1/3 정도에 해당하고 외부에 있는 균이 진료과정 중의 처치에 의해 발생한다. 감염관리를 통해 예방할 수 있는 감염이다.

④ 병원감염의 관리활동

    ㉠ 병원감염 발생의 감시

    • 병원감염의 발생과 분포, 발생위험이 증감되는 요건이나 상황을 체계적으로 계속관찰하는 것을 말한다.

    • 수집된 자료를 정기적으로 분석하여 병원감염 발생의 문제를 해결할 적절한 행동을 취할 수 있는 사람에게 보고하는 과정을 모두 포함한다.

    ⓛ 유행 발생의 조사 : 일정지역 내에서 일정 기간 동안의 질병 발생이 기대수준 이상으로 증가하거나 존재하지 않았던 새로운 질병이 발생하는 것에 대한 조사를 말한다.

    ⓒ 감염관리 프로그램의 운영

⑤ 병원감염의 예방활동

    ㉠ 병원감염의 예방법

소독법	소독은 오염되어 있는 병원성 미생물을 제거하거나 파괴하여 감염을 방지할 목적으로 원인균을 죽여 질병의 전명을 막는 방법을 말한다. 예 피부소독, 기구소독
멸균법	• 멸균은 병원성 미생물은 물론이고 비병원성 미생물과 아포까지를 전부 사멸시키는 방법을 말한다. • 멸균법은 특수부서에서 관리한다. 예 열 멸균과 화학적 멸균

    ⓛ 병원감염의 효과적인 예방법 : 간호사나 그 외 의료인이 병원감염을 예방하기 위해 손 씻기, 환자의 청결관리, 각 단위에서 보관하고 있는 사용하는 기구 소독 등이다.

피부소독	환경소독	기구소독
• 면역기전이 저하된 환자들이 증가함에 따라 손 씻기는 더욱 중요한 감염예방법이 되었다. • 손 씻기는 일시적인 집락균을 제거하여 교차감염을 줄인다.	• 환경의 표면에 먼지, 오물, 미생물의 축적은 불쾌감과 병원감염의 잠재적인 근원이 된다. • 오염이 적은 영역에서 많은 영역으로 위치가 높은 곳에서 낮은 곳으로 진행한다.	• 기구관리에 주의하며 절차와 규정대로 기구를 소독하고 관리해야 하며 의료행위를 하는 과정에서 병원감염의 원인이 될 수 있다. • 소독제는 표면 파손 및 점막손상이 없으면서 소독 효과가 있어야 한다.

⑥ 병원감염의 관리지침

  ㉠ 병원감염의 관리가 효과적으로 운영되기 위해서는 우선적으로 감염관리체계가 확립되어 있어야 한다.

  ㉡ 병원감염의 관리를 위한 정책을 수립하고 우선순위를 결정한다.

  ㉢ 병원감염에 대한 조사를 실시하여 병원감염의 실상을 파악한 후에 우선순위를 결정한다.

  ㉣ 병원감염의 관리에 대한 사업 및 교육을 진행하는 등의 병원감염의 발생감시체계를 구축한다.

  ㉤ 병원감염의 관리를 위한 세부적인 규칙 및 지침을 수립하고 병원 직원들에게 지속적인 교육을 실시한다.

  ㉥ 전담하는 감염관리 전문간호사를 배치하는 것이 필수적이다.

⑦ 병원감염 관리점담부서의 설치

  ㉠ 병원감염 관리전담부서는 의료법에 명시된 의료기관 내 감염관리의 핵심을 이루는 감염관리 담당기구이다.

  ㉡ 병원감염 관리전담부서는 실제적인 업무를 수행하는 감염관리 전문간호사와 감염관리 담당의사로 구성된다.

⑧ 병원감염 환자의 관리

  ㉠ 모든 환자는 병원감염관리지침의 표준격리방법에 준하여 관리해야 한다.

특별한 격리가 필요하다고 판단되는 환자	감염관리실에 보고한 후에 표준격리방법에 따라 관리한다.
감염질환이 의심되는 환자	감염질환에 준하여 환자의 증상에 따른 격리방법을 적용한다.
감염질환이 확인된 환자	감염질환의 특성 및 환자의 증상에 따른 격리방법을 적용한다.

  ㉡ 감염환자의 담당의료인은 환자 병실의 출입 시 주의사항을 직원, 환자, 보호자, 방문객 모두에게 교육해야 한다.

  ㉢ 감염환자의 차트와 침상카드에 감염질환을 표시하는 스티커 등을 부착하여 의료인이 파악할 수 있도록 한다.

  ㉣ 전염성 질병으로 확인된 환자의 관리를 위한 의료인들이 의사소통방법을 구축해야 한다.

⑨ 병원 직원의 병원감염 예방관리

  ㉠ 병원에 내원하는 환자 중에는 병원의 특성에 따라 다르지만 3차 의료기관의 경우는 15 ~ 20%의 감염환자가 있다.

  ㉡ 병원에서 병원 직원에게 빈번하게 문제가 되는 혈액을 통한 감염증에는 HIV 감염, B형 간염, C형 간염, 매독 등이 있다.

ⓒ 임신 3개월 미만일 때 감염되면 선천성 기형아의 발생이 높은 풍진은 임신 중인 여성직원에게 큰 위험이 되기 때문에 병원차원에서의 예방접종이 필요하다.

⑩ 병원 직원의 병원감염 예방 지침
　ㄱ 병원 직원을 채용할 때 신체검사를 통해 감염질환의 유무와 예방접종의 접종 여부를 확인한다.
　ㄴ 병원 직원들은 질병의 종류와 전파의 위험도에 따라 예방접종을 시행한다.
　ㄷ 병원 직원들은 병원의 규정에 따라 매년 1회 정기 신체검사를 받아야 한다. 특히 중환자실, 수술실, 응급실 등과 같이 감염노출이 많은 부서의 직원들은 매년 2회 신체검사를 받아야 한다.
　ㄹ 병원 직원이 전염성 질환에 감염된 경우는 근무를 제한시키고 근무부서를 이동할 때 의료인과 환자에게 노출될 수 있는 위험인자를 고려하여 결정한다.
　ㅁ 주사침, 수술칼날, IV cannular 등의 날카로운 기구는 주사침용 쓰레기통에 폐기한다.
　ㅅ 사용한 주사바늘은 뚜껑을 씌우지 않은 채로 바늘 끝이 사용자의 몸 쪽으로 향하지 않도록 하며 바늘을 부러뜨리거나 구부리지 않는다.
　ㅇ C형 바이러스간염 환자의 혈액이나 체액에 오염된 주사침에 찔리거나 점막이 노출된 경우는 감염관리실을 통해 면역글로불린 주사를 맞는다.
　ㅈ B형 간염 항원의 양성 가능성이 있는 환자의 혈액이나 체액에 오염된 주사침에 찔리거나 점막이 노출된 경우는 직원의 예방접종 여부에 따라 예방접종을 하거나 면역글로불린 주사를 맞는다.

⑪ 병원감염환자의 격리
　ㄱ 병원감염환자의 격리확인
　　• 모든 환자는 표준격리방법에 준하여 관리한다.
　　• 특별한 격리가 필요한 환자의 경우는 감염관리실에 보고한 후에 병원감염 관리 지침 격리방법에 따른다.
　　• 의료인은 감염환자 병실의 출입 시의 주의사항에 대해 환자, 직원, 보호자, 방문객 모두에게 교육한다.
　　• 감염환자의 차트와 침상카드에 스티커 등을 표시하여 모든 의료인이 파악하도록 한다.
　　• 전산시스템에 전산 주의경고 표시를 등록한다.
　ㄴ 병원감염환자의 질병확인 : 혈액, 접촉, 호흡기 등의 주의해야 할 질병의 항목을 확인하고 분류한다.
　ㄷ 병원감염환자의 격리방법
　　• 격리병실의 이용 : 우선 1인실 이용, 출입문 반드시 닫는다.
　　• 표준전파의 주의 : 처치 전후에 항상 손 씻기, 장갑ㆍ마스크ㆍ가운 착용, 감염환자의 처치 기구를 소독한다.
　　• 접촉격리 : 처치 전후에 항상 손 씻고, MRSA, VRE 등은 장갑, 세탁 가운, 비닐 앞치마 착용하고 처치한다.
　　• 감염환자의 병실을 떠나기 전에 가운을 벗고 나온다.
　ㄹ 공기전파의 주의
　　• Measles, varicella, Tb 등 질환이 있는 모든 환자는 격리실을 사용하고 출입문을 닫는다.
　　• 감염질환에 감수성이 있는 직원, 방문객은 병실의 출입을 금지하고 감염환자의 이동은 최소화한다.
　ㅁ 비말전파의 주의
　　• 비말에 의해 전파되는 세균성, 바이러스성 호흡기계 감염환자는 다른 환자와 적어도 1m 정도 거리를 둔다.

- 감염환자가 사용한 청진기, 혈압기, 직장 체온계 등은 다른 환자에게 사용하지 않는다.
- ⊛ **격리표시**
  - 감염환자의 침상과 차트에 스티커를 부착하여 표시한다.
  - 감염환자 관리를 위한 의사소통의 수단이 될 수 있도록 효율적인 정보관리를 한다.
- ◎ **격리해제 이후의 청소방법**
  - 감염환자가 사용한 격리병실의 모든 물품은 오염된 것으로 간주하고 소독제로 닦거나 교체한다.
  - 격리병실의 커튼도 교체하는 것을 원칙으로 한다.

│ 기출예제   2022. 2. 26 제1회 서울특별시

마약관리에 대한 설명으로 가장 옳은 것은?

① 향정신성의약품은 팀별로 일반 투약 차에 보관한다.
② 마약장의 열쇠는 수간호사가 보관하고 사용할 때 꺼내준다.
③ 마약처방전에는 정보보호차원에서 대상자의 인적사항만 간단히 기술한다.
④ 투약 중지된 마약 및 잔량도 마약대장에 기록하고 약국에 반납한다.

＊
마약관리는 다른 약과 별도로 반드시 마약대장과 함께 이중 잠금 장치가 되어 있는 철제 마약장에 보관하며 항상 잠겨있어야 한다. 사용하고 남은 마약은 주사기에 뽑아서 또는 남은 앰플이나 바이알, 경구약 그대로 반납처리 해야 한다.

답 ④

---

(3) 물품관리

① 물품관리가 잘못되었을 경우 환자간호에 미치는 영향
  - ㉠ 물품수량이 부족한 경우
    - 간호의 제공 중단 및 물품 공급 시까지 간호가 지연된다.
    - 간호의 질, 간호사의 의욕이 저하된다.
  - ㉡ 기구가 고장 났을 경우 : 간호의 지연 및 사고발생의 위험이 있다.
  - ㉢ 물품공급과 순환이 원활하지 못한 경우 : 수간호사가 물품보관장을 잠그고 사용하기도 하는데, 수간호사가 간호단위에 없는 경우 물품을 사용할 수 없으므로 효과적인 물품관리방법으로 볼 수 없다.

② 물품관리지침의 마련
  - ㉠ **물품의 점검수칙** : 유용성, 청결성, 안정성, 편리성 등을 고려한다.
  - ㉡ 물품사용방법에 대한 지침서 게시 · 지휘 · 감독한다.
  - ㉢ 물품목록을 비치한다.
  - ㉣ 물품을 인계하고, 인수장부를 비치한다.
  - ㉤ 물품관리의 문제점을 해결하고, 개선방안모색을 위한 간호단위 내의 집담회를 운영한다.

③ **물품관리방법**

㉠ **적정 재고 유지** : 재고를 적정하게 유지함으로써 자본과 인력의 낭비를 줄일 수 있다. 기본적으로 기준량 설정, 물품청구와 교환, 물품의 보관, 물품의 목록작성 및 정기점검 등의 관리방법이 요구된다.

㉡ **물품의 표준화** : 기능·특성·규격·모양이 다양한 물품은 위원회 등을 통하여 품목을 표준화시켜 두면, 보관 및 입·출고 등의 물품관리와 구매가 용이하며 재고량이 감소되는 효과를 기대할 수 있다.

㉢ **물품의 재생** : 물품을 재생하기 위해서는 수집, 세척, 소독에 따른 비용이 들고, 이에 따른 인건비 등이 소모되므로 반드시 경제성을 검토하여 재생품을 결정해야 한다.

㉣ **비저장 재고의 처리** : 물품은 유효기간 내에 사용하도록 한다. 유효기간이 경과한 것은 빠른 시간 내에 폐기처분하는 것이 좋으나 아직 유효기간이 경과하지 않은 것은 구매처에 반납하거나 타 부서에서 활용하거나 처분할 수 있도록 한다.

㉤ **가치분석기법의 활용** : 물품의 용도와 기능을 분명히 파악하고, 물품의 구입가격이나 원가를 조사·분석하여 같은 성능을 발휘하면서 더 싼 물품은 없는지, 이를 규격화 또는 표준화시킬 수는 없는가 등을 분석한다.

㉥ **물품관리에 대한 직원교육** : 의료장비 및 비품에 대한 사용법이 지침서로 작성되어 있어야 하며, 새로운 기기가 구입되었을 때 수간호사는 모든 간호사에게 물품의 사용법 및 관리에 대하여 교육하고 훈련해야 할 책임이 있다.

④ **간호단위 물품 종류**

㉠ **의료장비** : 환자의 진단·치료 목적의 장비로 내용연수가 1년 이상인 물품이다. 심실제세동기, 인공호흡기, 심전도 모니터, 자동 수액주입기 등이 있다.

㉡ **의료소모품** : 환자에게 사용하는 일회성 물품으로 주사기, 수액세트, 반창고, 마스크, 글러브 등이 있다.

㉢ **의료비품** : 환자의 진단·치료 목적의 의료용 비품으로, 내용연수가 1년 이상인 물품이다. 혈압기, 드레싱카트, 흡인기, 산소유량계, 휠체어, 보행기 등이 있다.

㉣ **수액·외약비품** : 약제부에서 관리하는 약품으로 수액, 소독제, 응급 약물 등이 있다.

㉤ **린넨비품** : 중앙공급실에서 공급하는 소독·멸균·비멸균 물품으로 입원물품세트, 수술포·방수포, 환의·시트 등이 있다.

㉥ **일반비품** : 환자의 직접적인 진료용 장비나 기구를 제외한 고정자산성 물품으로 내용연수 1년 이상인 물품이다. 의료비품을 제외한 비진료용 물품으로 물품장, 냉장고, 의자, 사무용 책상, 전화기, TV 등이 있다.

㉦ **일반소모품** : 소모성 물품과 사무용품으로 볼펜, 연필, 클립, 복사지, 기록지·간호일지·진단서, 청소용품 등이 있다.

(4) 약품관리

① **약품처방체계**

㉠ **정규처방** : 의사가 그 처방을 취소하고 다른 처방을 낼 때까지 유지되거나 처방된 날짜가 만료될 때까지 지속된다.

㉡ **임시처방** : 의사의 처방명령 변경 또는 응급상황에 발행되는 처방으로 투약은 1일분 이내로 제한한다.

㉢ **퇴원처방** : 입원환자가 퇴원할 때 처방되는 것으로 투약일수는 의료보험기준과 외래처방에 준하여 제공된다.

ⓔ **공휴처방** : 일요일이나 공휴일에 발행되는 처방이다. 모든 입원환자에 대해서는 병동별로 정해진 요일에 일요일이나 공휴일 투약분까지 처방되는 것이 원칙이나 환자의 상황변화, 처방의 누락, 새로 입원한 환자 등에 대해서는 공휴처방을 할 수 있다.

② **투약관리 지침**

ⓐ 약품준비 및 투약 전에 반드시 손을 씻고 무균술을 지킨다.

ⓑ 약물투여 시 5 right(정확한 양, 정확한 환자, 정확한 용량, 정확한 경로, 정확한 시간)를 정확히 지킨다.

ⓒ 의사의 처방을 완전하게 받고 이해한 후 투약준비를 한다(정확한 약어, 정확한 도량형 단위 알기).

ⓓ 약은 투약을 준비한 간호사가 즉시 투약하며 환자가 먹는 것을 확인한다.

ⓔ 설하, 질내, 직장 내, L-tube 등으로 투여되는 약은 보호자나 환자에게 맡기지 말고 간호사가 직접 투약한다.

ⓕ 물약, 침전이 생기는 약은 반드시 흔들어서 투약한다.

ⓖ 정신과 환자 및 환자가 알아서는 안되는 경우를 제외하고는 약의 작용, 투여방법, 기대효과를 환자에게 설명한다.

ⓗ 항생제 주사 시 시작 전 반드시 skin test를 시행하고 이상반응 시 즉시 담당의사에게 알리고 수간호사에게 보고하며, 환자기록지에 기록한다.

ⓘ 투약시간과 간격을 준수한다.

ⓙ 주사부위나 주사방법을 철저히 지키고 마비가 있는 부위에는 주사하지 않는다.

ⓚ 선 자세에서 채혈이나 정맥주사를 시작하지 않는다(혈관수축으로 현기증 유발).

ⓛ 정맥주사 부위와 정맥주사 line은 72시간마다 교환한다.

ⓜ 정맥류, 하지부종, 순환상태가 좋지 않은 환자에게는 하지에 정맥주사하는 것을 금한다.

ⓝ 투약에 실수가 있으면 즉시 담당의사와 수간호사에게 보고한다.

③ **약품관리 방법**

ⓐ 환자약은 경구약, 주사약을 개인별로 관리한다.

ⓑ 사용이 중단된 주사약은 즉시 반납하도록 한다.

ⓒ 응급약, 비상약은 반드시 인수인계하도록 한다.

ⓓ 유효일이 지난 약은 즉시 교환하도록 한다.

ⓔ **마약 관리 방법**

• 마약은 반드시 마약대장과 함께 마약장에 보관하며, 마약장은 항상 잠겨 있어야 한다.

• 근무교대 시 마약, 마약장 열쇠를 인계하며, 마약대장은 사용할 때마다 개인별로 기록한다.

• 남은 마약은 즉시 약국에 반납한다.

• 마약류 주사제 파손 시, 파손 상태 그대로 깨진 조각까지 보존하며 '사고마약류 발생보고서'를 작성하여 약과 함께 약국으로 보낸다.

(5) 기록과 보고

① **기록**

ⓐ 어느 한 기간에 걸쳐 생긴 일들의 중요한 사실을 글로써 의사소통하는 것으로, 주·객관적인 자료를 요

약하는 전문직 간호사의 고유한 책임이자 기술이다.
ⓒ 기록은 법적 문제가 발생했을 때 증빙서류와 참고서류로 사용될 경우가 있으므로 기록의 정확성을 유지해야 한다.
ⓒ 환자기록, 간호업무 분담기록, 근무시간표, 마약기록부, 환자일보, 각종 물품대장 등을 기록한다.
ⓔ 기록에 대한 관리책임
  • 환자의 기록에 분실되거나 파손되지 않도록 보호하는 일
  • 환자기록의 내용을 보호하여 치료와 간호기록상 드러난 환자의 비밀을 유지하는 일
  • 병원 당국이나 간호부 차원에서 필요한 기록을 유지하고, 기록에 대한 개발과 개선 등을 제안하는 일
ⓜ 기록의 중요성 : 의사소통, 법적 증거, 통계 및 연구, 교육, 질 향상, 감사, 진료비 산정 근거
ⓗ 기록체계
  • 정보중심기록체계 : 건강요원들이 자신의 영역별로 구분하고 특정한 시간 내 정보를 순서대로 기록하는 것
  • 문제중심기록체계 : 미리 확인된 문제에 따라 기록하는 것
ⓢ 기록 형식
  • 서술기록 : 시간의 경과에 따라 정보를 서술하는 방법
  • SOAP 기록 : 문제 중심의 기록
  • PIE 기록 : 대상자의 간호사정 위주 기록
ⓞ 기록 원칙
  • 정확성 : 기록의 표기가 올바르고 정확해야 한다.
  • 적합성 : 건강문제와 간호와 관련 있는 정보만을 기록해야 한다.
  • 완전성 : 기록된 정보는 완전하여 다른 건강요원이 참고할 수 있어야 한다.
  • 간결성 : 의사소통 시간을 절약하기 위해 간결해야 하며, 환자 이름이나 '환자'는 생략하고 존칭은 쓰지 않는다.
  • 적시성 : 간호를 수행한 직후에 기록한다.

② 보고
ⓐ 보고의 목적은 사실에 대한 정보제공, 문제에 대한 결론이나 의견, 추천 등을 포함한다.
ⓑ 간단한 보고는 구두보고, 중요한 보고는 서면보고를 하는 것이 좋다.
ⓒ 서면보고는 그 취지와 내용이 명확하고 기록이 간결해야 한다.
ⓓ 보고서에 포함시켜야 할 내용은 보고의 제목, 보고를 받는 사람, 보고일자, 보고자의 직위·성명·날인 등이 있다.
ⓜ 간호단위 관리자가 책임지는 보고
  • 일일업무보고, 물품에 관한 보고
  • 중환자보고, 입퇴원 및 전과환자보고
  • 각종 간호업무의 사고보고
  • 직원의 건강상태와 신상변화, 근무의욕, 업적과 과실
  • 실무교육 실시결과의 보고
  • 상급 간호관리자의 지시사항의 결과보고
  • 근무교대 시의 보고

≡ 최근 기출문제 분석 ≡

1 간호기록 작성에 대한 설명으로 옳은 것은?

① 간호처치를 수행하기 전에 기록한다.

② 공인되시 않은 약어를 사용히여 기록한다.

③ 다른 간호사가 수행한 것을 대신 기록하지 않는다.

④ 환자의 주관적 호소를 제외하고 객관적 사실만 기록한다.

> **TIP** ① 간호처치를 수행한 후에 기록한다.
> ② 공인된 약어를 사용하여 기록한다.
> ④ 환자의 주관적 호소가 사실로 느껴지지 않더라도 기록을 남겨둘 필요가 있으므로 무조건 제외하지 않는다.

2 간호단위 환경관리에 대한 설명으로 옳은 것은?

① 입원실은 300럭스(lux) 이상의 조도를 유지한다.

② 다인실에는 사생활 보호를 위해 커튼이나 칸막이를 설치한다.

③ 격리실은 전실을 두어 이중문을 설치하고 항상 양압을 유지한다.

④ 간호사실은 원활한 업무를 위해 70데시벨(decibel) 정도가 적절하다.

> **TIP** ① 입원실은 100럭스(lux) 이상의 조도를 유지한다.
> ③ 격리실은 전실을 두어 이중문을 설치하고 항상 음압을 유지한다.
> ④ 간호사실은 원활한 업무를 위해 40데시벨 이하로 유지되어야 하고 병실은 30데시벨 정도가 적절하다.

3 간호단위 물품관리에 대한 설명으로 옳은 것은?

① 멸균물품은 선입선출이 가능하도록 정리한다.

② 재고관리 시 품목별 수량 확인을 생략한다.

③ 리넨의 1일 정수량은 사용량의 3배 이상으로 한다.

④ 유효기간이 경과하지 않았어도 사용하지 않는 물품은 폐기한다.

Answer 1.③ 2.② 3.①

TIP ② 재고관리 시 품목별 수량 확인을 반드시 해야 한다.
③ 리넨의 1일 정수량은 사용량의 1.5배 이상으로 한다.
④ 유효기간이 경과한 물품은 폐기한다.

2024. 6. 22. 제1회 지방직

4 투약 전 두 가지 지표를 이용해 환자 확인을 할 때 사용할 수 있는 것만을 모두 고르면?

㉠ 병실 호수	㉡ 환자 이름
㉢ 등록 번호	㉣ 병상 번호

① ㉠, ㉡

② ㉠, ㉣

③ ㉡, ㉢

④ ㉢, ㉣

TIP ㉡㉢ 투약 전 환자 확인 시에는 환자 이름과 등록 번호와 같이 개인을 명확하게 식별할 수 있는 지표를 사용한다.
㉠ 같은 병실에 여러 환자가 있을 수 있으므로 환자 확인 지표로 적합하지 않다.
㉣ 병실 내에서도 혼동이 발생할 수 있으므로 적합하지 않다.

2022. 6. 18. 제2회 서울특별시

5 FOCUS 간호기록에 대한 설명으로 가장 옳은 것은?

① 주관적 자료 객관적 자료, 사정, 계획에 대한 사항으로 문제중심기록이다.

② 환자중심의 기록으로 환자의 현재 상태, 앞으로의 목표, 중재결과 등에 초점을 맞추고 있다.

③ 간호과정의 문제, 중재, 평가에 초점을 맞추는 것으로 상례기록과 경과기록으로 구성된다.

④ 시간의 경과에 따라 정보를 서술하는 방법으로 정보 중심 기록과 관계가 있다.

TIP FOCUS 간호기록은 Data, Action, Response로 구성되며 환자의 현재 상태, 목표, 간호중재 결과 등에 초점을 맞춘 환자중심 기록이다.
① SOAP 기록에 대한 설명이다.
③ PIE 기록에 대한 설명이다.
④ 서술 기록에 대한 설명이다.

Answer 4.③ 5.②

2022. 6. 18. 제2회 서울특별시

6 간호사고는 간호행위 과정에서 환자에게 예상외의 원치 않은 인신상의 불상사가 야기된 경우를 총칭하는 것이다. 조직적 대응 방안에 대한 설명으로 가장 옳지 않은 것은?

① 간호과오는 피할 수 있다는 인식을 가지며, 간호사는 간호과오에 대해서 책임을 지고 간호과오 사례를 공유하여 다시 발생하지 않도록 개선하여야 한다.

② 문제의 원인을 발견하기 위해서 적극적으로 자료를 수집하고 원인을 분석한다.

③ 관리자는 간호사가 병원을 위하여 잘못한 사실을 감추어야 할 책임이 있다는 가정을 주어서는 안된다.

④ 간호사고 시 누가 환자와 보호자에게 사실을 말하고, 추후 치료와 비용부담 등을 결정할 것인지에 대한 규정을 만든다.

> **TIP** 조직적 대응 시 간호실무의 표준과 지침을 마련하고 관련 법적 의무에 대한 교육을 강화한다. 효과적인 사건보고 및 의사소통 체계를 마련한다.

2022. 4. 30. 지방직 8급 간호직

7 일반 병동에서 비품 청구 시 수량의 기준이 되는 것은?

① 간호사 수
② 보조 인력 수
③ 입원 환자 수
④ 병동 침상 수

> **TIP** 물품 관리 시 비품의 기준량은 침상 수에 따르며 소모품은 환자 수에 따라 정한다.

2022. 4. 30. 지방직 8급 간호직

8 행위별 수가제가 적용되는 간호행위는?

① 냉찜질
② 흡입배농 및 배액처치
③ 활력징후 측정
④ 수술환자 심호흡 교육

> **TIP** 경구투약, 주사, 흡인, 산소 공급, 단순 드레싱, 비위관 영양, 관장, 유치도뇨관 기능 유지, 침상목욕, 좌욕, 회음부 간호 등이 해당된다.
> ※ 행위별수가제… 각 의료행위별 상대가치 점수에 기본 가격을 곱하여 수가를 산출하는 방식이다. 현재 우리나라 건강보험제도의 기본 지불제도로 이용되고 있다.

Answer 6.① 7.④ 8.②

2022. 4. 30. 지방직 8급 간호직
9 간호기록의 원칙으로만 묶인 것은?

① 정확성, 완전성, 적시성　　　　　② 적합성, 추상성, 고유성
③ 완전성, 간결성, 주관성　　　　　④ 간결성, 투명성, 추상성

> **TIP** 간호기록의 원칙은 다음과 같다.
>
> | 구분 | 내용 |
> |---|---|
> | 정확성 | 정확하고 올바른 표기 |
> | 적합성 | 객관적인 기록 |
> | 완전성 | 환자의 상태변화, 징후, 증상, 간호 등 필수 기록 |
> | 적시성 | 간호행위 직후에 기록 |
> | 간결성 | 간결한 기록 |

2020. 6. 13. 지방직
10 마약류 약품 관리 활동에 대한 설명으로 옳은 것은?

① 마약 처방전은 1년 보관 후 폐기하였다.
② 마약은 이중 잠금장치가 된 철제 금고에 별도 저장하였다.
③ 마약 파손 시 깨어진 조각은 정리 후 분리 수거하여 폐기하였다.
④ 냉장 · 냉동 보관이 필요한 마약류는 잠금장치 없이 보관하였다.

> **TIP** 마약류 관리에 관한 법률 제15조 … 마약류취급자, 마약류취급승인자 또는 제4조제2항제3호부터 제5호까지 및 제5조의2제6항 각 호에 따라 마약류나 예고임시마약류 또는 임시마약류를 취급하는 자는 그 보관 · 소지 또는 관리하는 마약류나 예고임시마약류 또는 임시마약류를 총리령으로 정하는 바에 따라 다른 의약품과 구별하여 저장하여야 한다. 이 경우 마약은 잠금장치가 되어 있는 견고한 장소에 저장하여야 한다.

2020. 6. 13. 지방직
11 간호사가 수행하는 간접간호활동은?

① 투약　　　　　　　　　　　② 산소투여
③ 인수인계　　　　　　　　　④ 섭취량 및 배설량 측정

> **TIP** ㉠ 직접적인 환자간호와 관련된 역할 : 입 · 퇴원관리, 환자방문, 간호업무의 평가 및 감독, 간호계획 및 분배, 퇴원환자 교육, 응급상황 해결 및 업무수행
> ㉡ 간접적인 환자간호와 관련된 역할 : 간호업무에 필요한 자료수집, 환자분류 및 조정, 상담 및 설명, 새로운 지식에 대한 정보제공, 간호문제 토의, 관련부서와 상의, 간호업무수행에 필요한 물품지원 및 보충, 간호의 질 평가, 간호기록 점검

Answer 9.① 10.② 11.③

2019. 6. 15. 지방직

12 의료인이 감염 예방을 위해 N95 마스크를 착용해야 하는 질병만을 모두 고르면?

ㄱ 홍역   ㄴ 수두
ㄷ 풍진   ㄹ 성홍열
ㅁ 디프테리아(diphtheria)

---

① ㄱ, ㄴ   ② ㄱ, ㅁ

③ ㄷ, ㄹ   ④ ㄱ, ㄴ, ㅁ

> **TIP** N95 마스크는 식품의약품안전처 기준 KF94에 해당하는 헤비필터 마스크이다. 숫자 '95'는 공기 중 미세과립의
> 95% 이상을 걸러준다는 뜻이다. N95 마스크는 공기전파주의 감염병인 홍역, 수두, 활동성 결핵, SARS 등의 예
> 방을 위해 착용해야 한다.
> ㄷㄹㅁ 비말전파주의 질병이다.

2019. 6. 15. 지방직

13 병원 감염관리 방법으로 옳은 것은?

① 격리된 세균성 이질 환자에게 사용한 수액세트를 일반의료폐기물 박스에 버린다.

② 방문객을 제한하되 응급실 소아 환자의 보호자 수는 제한하지 않는다.

③ 코호트 격리 중인 VRE(vancomycin-resistant enterococci) 감염 환자들의 활력징후 측정 시
매 환자마다 장갑을 교체한다.

④ 격리된 콜레라 환자에게 사용한 가운을 병실 앞 복도에 비치된 전용 폐기물 박스에 버린다.

> **TIP** ①④ 법정 전염병중 격리병실 사용 중인 환자에서 발생한 폐기물은 격리의료폐기물에 해당한다.
> ② 방문객을 제한하고 응급실 소아 환자의 보호자 수 역시 제한한다.

Answer 12.① 13.③

14 병동 물품관리에 대한 설명으로 옳은 것은?

① 물품의 기준량은 침상 수, 환자 수, 간호요구도 등을 고려하여 결정한다.

② 최근 공급된 멸균제품을 기존 멸균제품보다 선반 앞쪽에 배치한다.

③ 부피가 작고 사용량이 많은 진료재료의 공급은 정수보충방식을 원칙으로 한다.

④ 매주 공급되는 소모품은 주간 평균 사용량과 동일한 개수를 청구하여 재고가 없게 한다.

> **TIP** ② 최근 공급된 멸균제품은 기존 멸균제품보다 선반 뒤쪽에 배치한다.
> ③ 정수보충방식은 사용빈도가 높은 물품 중 부피가 큰 진료재료의 공급에 적용한다.
> ④ 매주 공급되는 소모품이라도 재고를 보유하고 있어야 한다.

15 공기 중에 먼지와 함께 떠다니다가 흡입에 의해 감염이 발생하는 질환으로 공기전파 주의 조치를 취해야 하는 홍역, 활동성 결핵의 감염관리 방법으로 가장 옳은 것은?

① 대상자는 음압 격리실에 격리한다.

② 간호수행 시 병실 문은 열어 놓아도 된다.

③ 격리실에 다제내성균 환자와 같이 격리하였다.

④ 간호수행 시 보호장구로 가운과 장갑을 착용한다.

> **TIP** 공기전파(airborne transmission)는 미생물을 포함한 5μ m 이하 작은 입자들이 공기 중에 떠다니다가 감수성이 있는 환자가 이를 흡입함으로 인해 전파되는 경우이다. 이러한 경로로 전파되는 미생물은 기류를 타고 먼 거리까지 전파가 가능하다. 공기로 전파되는 미생물은 결핵균, 홍역 바이러스, 수두 바이러스 등이 있다. 공기주의 환자 격리실은 기존 건물인 경우 시간당 적어도 6회, 새 건물이나 리노베이션 건물인 경우 시간당 12회 이상 공기를 교환할 수 있어야 하고 격리실의 공기는 직접 건물 외부로 배출되거나 헤파필터를 거친 후 인접 공간으로 유입되어야 한다. 음압을 유지하기 위하여 격리실 문은 출입을 제외하고 닫아두어야 하며 환자가 입원한 격리실이 음압을 잘 유지하고 있는지 매일 육안으로 확인하여야 한다. 개인보호장구로는 N-95마스크나 고수준 호흡보호구를 착용한다.

Answer 14.① 15.①

출제 예상 문제

1 다음 중 병동의 심미적 환경조성 배색으로 적당한 것은?

① 높은 채도, 중간정도의 명도
② 높은 채도, 높은 명도
③ 낮은 채도, 높은 명도
④ 낮은 채도, 낮은 명도

TIP 채도는 낮을수록 환자에게 안정감을 줄 수 있고, 명도가 높을수록 병동이 쉽게 더러워지는 것을 방지할 수 있다.

2 수간호사는 일반간호사와 의사 및 타직원들과의 관계를 원활하게 하여 조직을 관리해야 한다. 이와 같은 수간호사의 기능은?

① 지휘
② 조정
③ 통제
④ 지도

TIP ① 목표달성을 위하여 필요한 행동을 동기부여하고 지도하는 기능이다.
③ 조직목표 달성을 위해 구성원들의 행동을 확인하는 기능이다.
④ 공동목표의 달성을 위하여 영향력을 행사하는 기능이다.

3 다음 중 간호단위에 관한 설명으로 옳지 않은 것은?

① 간호조직의 하부조직으로서 간호사들이 간호지원기능, 인간관계 및 커뮤니케이션 기능을 제공하는 장소이다.
② 간호직원이 공동으로 간호에 참여하는 조직체로서 운영한다.
③ 최적의 간호를 수행하기 위해 간호목표를 성취하는 간호관리의 기본단위이다.
④ 수평적 구조를 갖는다.

TIP ④ 간호단위는 수직적 구조를 갖는다.

Answer 1.③ 2.② 3.④

4 간호단위의 관리목표로서 옳지 않은 것은?

① 의사의 처방에 의한 투약과 처치를 정확하게 수행한다.

② 간호직원과 학생의 생산적 욕구를 충족시킨다.

③ 생산성을 높일 수 있도록 간호단위를 운영한다.

④ 간호실무표준과 환자의 간호요구가 잘 맞도록 간호를 계획하고 수행한다.

TIP ② 간호직원과 학생의 교육적 욕구를 충족시킨다.

5 다음 중 이상적인 간호단위의 구조는?

① 원형 ② Y자형

③ S자형 ④ 삼각형

TIP 간호단위의 구조는 정사각형, 원형이 이상적이다.

6 다음 중 병실의 넓이와 배치에 대한 설명으로 옳지 않은 것은?

① 다인실은 내부에 칸막이를 한다.

② 병상 사이의 공간은 1m 이상 되어야 감염을 어느 정도 막을 수 있다.

③ 병상의 방향은 따뜻한 직사광선이 바로 닿는 곳이 좋다.

④ 의료법 시행규칙에서 1인실의 면적은 6.3㎡ 이상이어야 한다.

TIP ③ 병상의 방향은 환자의 직사광선이 닿지 않고 병실 외부와 내부를 잘 볼 수 있도록 배치한다.

Answer 4.② 5.① 6.③

7 다음 중 침대의 규격이 가장 적당한 것은?

	(폭)	(길이)	(높이)
①	80cm	1.5m	75cm
②	85cm	1m	60cm
③	90cm	2m	70cm
④	100cm	2m	85cm

　TIP 침대크기의 규격은 길이 2m, 폭 90cm, 높이 70cm 정도가 적당하다.

8 다음 중 수간호사의 역할에 해당하지 않는 것은?

① 환자간호 관리역할　　　　② 교육 및 연구역할

③ 직접 환자진료역할　　　　④ 운용관리역할

　TIP 수간호사의 역할
　　㉠ 직접 환자간호역할
　　㉡ 간호요원 관리역할
　　㉢ 환자간호 관리역할
　　㉣ 운용관리역할
　　㉤ 교육 및 연구역할

9 병동의 심미적 환경을 조성하기 위하여 다음과 같이 계획하였다. 잘못된 계획은?

① 산실 같은 입원기간이 짧은 병실은 안정감을 주는 어두운 색을 사용한다.

② 소아과 병실은 동물그림이나 벽화를 이용하여 장식한다.

③ 만성질환 병실은 청색이나 자색을 사용한다.

④ 천정은 상아색, 벽면은 크림색, 바닥은 암록색으로 배색한다.

　TIP ① 입원기간이 짧은 병실은 안정감을 주는 크림색, 상아색, 연두색을 사용한다.
　　③ 만성질환 병실은 안정감을 주는 청색이나 자색이 적당하다.
　　④ 색채 조화를 고려하여 안정감 있는 색상을 선택한다.

Answer 7.③　8.③　9.①

10 다음 중 직원 간의 인화를 위한 수간호사의 역할로 옳지 않은 것은?

① 상대방의 단점을 비판하지 않는다.

② 말씨를 정중하게 한다.

③ 직원을 견책할 때 흥분하지 않는다.

④ 상대방에게 긴장감을 유도한다.

TIP ④ 수간호사는 상대방에게 긴장감을 주지 않도록 유도한다.

11 간호단위의 효율성을 위한 설명으로 옳지 않은 것은?

① 소아병동이나 특수간호단위의 병상수는 일반병동보다 적어야 한다.

② 만성질환 환자들이 있는 병동은 보통 60개의 병상수를 갖는다.

③ 작은 규모의 간호단위는 비효율적이다.

④ 간호단위의 구조는 T자형인 경우가 이상적이다.

TIP ④ 동선은 짧을수록 능률적이므로 간호단위의 구조는 정사각형, 원형이 이상적이다.

12 수간호사의 물품관리책임에 대한 설명으로 옳지 않은 것은?

① 재고목록과 정기점검   ② 물품 청구와 교환

③ 간호사들의 물품사용 제한   ④ 물품의 기준량 설정

TIP ③ 수간호사는 올바른 사용을 위한 물품사용의 지도를 해야 한다.

13 다음 중 병동환경관리에 있어 중요하게 고려되는 요소가 아닌 것은?

① 소음관리   ② 온도와 환기

③ 공간의 유용성   ④ 기술성

TIP 병원환경관리에 있어서 중요한 요소는 안정성, 위생성, 프라이버시 유지, 채광, 온도와 환기, 공간의 유용성과 적용 가능성, 소음관리 등이다.

Answer 10.④ 11.④ 12.③ 13.④

14 기록방법 중 옳은 것은?

> ㉠ 허위 작성시 6개월 자격정지   ㉡ 기록 후 서명하지 않으면 15일 자격정지
> ㉢ 검은색으로 Error라고 하면 인정   ㉣ 간호기록부 5년간 보존

① ㉠㉡㉢   ② ㉠㉡㉢㉣
③ ㉠㉢   ④ ㉡㉣

> **TIP** ㉠ 간호기록부를 거짓으로 작성하거나 고의로 사실과 다르게 추가 기재·수정한 때에는 1년의 범위에서 자격을 성시시킬 수 있다〈의료법 제66조 제3항〉.
> ㉢ 기록이 잘못되었을 경우 붉은색 사선으로 두 줄 긋고 Error라고 다시 쓴다.

15 표준량을 결정할 때 참고사항이 아닌 것은?

① 연령·성별   ② 서비스의 유형
③ 퇴원날짜   ④ 물품가격

> **TIP** 표준량 결정시 참고사항 … 대상자의 연령·성별, 간호요구도, 환자수, 서비스의 유형, 물품가격, 견인성, 물품청구기간의 간격, 질병상태

16 다음 중 환경관리가 중요한 이유로 옳지 않은 것은?

> ㉠ 최적의 환경이 조성될 때 환자에게 필요한 진료와 간호를 해줄 수 있다.
> ㉡ 바람직한 병동구조는 동선을 줄여주므로 직접간호 시간이 감소되어 병원운영이 경제적이다.
> ㉢ 최적의 환경이 조성될 때 직원의 업무능률을 향상시킬 수 있다.
> ㉣ 안정된 분위기와 최적의 환경을 조성함으로써 환자의 기본욕구가 충족될 수 있다.

① ㉠㉡   ② ㉡㉢
③ ㉢㉣   ④ ㉠㉢㉣

> **TIP** 환경관리의 중요성
> ㉠ 최적의 환경이 조성될 때 직원의 업무능률을 향상시킬 수 있다.
> ㉡ 안정된 분위기와 최적의 환경을 조성함으로써 환자의 기본욕구가 충족될 수 있다.

Answer   14.④   15.③   16.①

17 다음 중 특별히 안전관리에 더 관심을 기울여야 할 간호대상자가 아닌 것은?

① 골절로 석고붕대한 환자

② 정신착란으로 인하여 판단력이 결핍이 된 경우

③ 졸도, 심장마비 등 충격적인 급한 상황이 예측될 경우

④ 시력 · 청각장애가 있는 경우

TIP 안전관리에 특히 관심을 기울여야 할 간호대상자
　ⓐ 시력 · 청각장애가 있는 경우
　ⓑ 졸도, 심장마비 등 충격적인 급한 상황을 예측할 경우
　ⓒ 정신적 · 감정적인 변화로 인하여 판단력이 결핍이 된 경우
　ⓓ 질병, 약물로 인한 무기력한 상태
　ⓔ 부주의, 건망증이 있는 경우

18 다음은 병원감염을 예방하기 위한 방법들이다. 이 중 가장 효과가 적은 것은?

① 효과적인 감염발생 감시체계를 확립한다.

② 교차감염을 막기 위해 격리시설을 구비한다.

③ 간호사는 환자접촉 전 · 후 반드시 손을 씻는다.

④ 면회 온 어린이에게 덧가운을 착용하여 면회시킨다.

TIP ④ 감수성이 있는 사람(특히, 어린이의 경우 감염위험성이 높으므로)은 가능한 감염환자와 접촉이 없도록 지도한다.

19 소음조절은 병실에서 환자의 안위를 도모하기 위한 방법이 된다. 다음 중 소음조절 방법으로 옳지 않은 것은?

① 쓰레기통에는 고무를 댄다.

② 간호사실 전화벨 소리는 진동에 가까운 가장 작은 소리로 울리도록 조절해 둔다.

③ 모든 운반기구에는 고무바퀴를 부착한다.

④ 비금속 차트걸이를 사용하여 소음을 줄인다.

TIP ② 간호사실 전화벨 소리가 진동에 가까운 가장 작은 소리를 내면 바쁜 업무 중에는 감지하지 못할 수 있다.

Answer 17.① 18.④ 19.②

20 병원의 물리적 환경조성으로 옳지 않은 것은?

① 출입 여부를 알 수 있도록 문소리가 나게 한다.

② 산소를 이용하는 인접환경에는 화재위험을 알리는 표지판을 단다.

③ 벽의 색깔은 반사작용을 하기 때문에 흰색이나 형광은 좋지 않다.

④ 물품관리시 무균법을 적용하도록 한다.

> **TIP** ① 병원의 출입문은 문소리가 안 나도록 도어체크를 단다.

21 다음 중 물품청구시 고려해야 할 사항으로 옳지 않은 것은?

① 부패성   ② 환자의 요구
③ 운반비용   ④ 소유수량

> **TIP** 물품청구시 고려할 사항
> ㉠ 청구의 접수처리
> ㉡ 부패성
> ㉢ 운반비용
> ㉣ 청구양식
> ㉤ 소유수량
> ㉥ 특수 지정일자

22 물품관리가 잘못되었을 경우 환자간호에 미치는 영향으로 옳지 않은 것은?

① 물품의 수량이 부족한 경우 간호의 질이 낮아진다.

② 물품의 순환과 공급의 원활성을 위해 수간호사는 물품보관장소를 잠그지 않는다.

③ 물품이 없어 대용품을 사용할 경우 효과성이 커진다.

④ 물품의 보관이나 배치가 잘못된 경우 사용하기 편리하고 변질되지 않는 곳에 배치한다.

> **TIP** ③ 물품의 부족시에 다른 대용품을 사용할 경우 그 효과성이 떨어질 수 있다.

Answer 20.① 21.② 22.③

23 다음 중 물품의 재고조사에 대한 설명이 옳지 않은 것은?

① 재고는 비생산적 자산으로서 이전의 재정적 자원들을 묶어 놓으며 물품의 낭비를 유발시킬 수 있다.

② 재고조사는 단지 물품의 수량을 적절히 파악해서 물품 이용에 차질이 없도록 하는 것이다.

③ 재고조사는 재고목록과 물품명세에 따라 물품에 대한 양과 상태를 파악하는 것이다.

④ 재고를 최소화하면서 적시에 적당한 공급을 유지하기 위한 것이다.

TIP ② 재고조사는 수량뿐만 아니라 물품의 상태를 조사해서 수선을 요청한다든지 불필요한 것을 반환하여 없어진 물건을 찾아내는 기회가 되기도 한다.

24 다음 중 물품관리의 중요성에 대한 설명으로 옳지 않은 것은?

① 간호업무와 간호의 결과에 우선하여 물품의 경제적 효율적인 사용을 우선적으로 관리할 책임이 간호관리자에게 있기 때문이다.

② 병원은 환자의 진료비, 지역사회 세금 등으로 운영되어 공익성을 추구하므로 낭비없이 관리할 필요가 있기 때문이다.

③ 병원운영비 중 물품에 소요되는 예산적 비중이 인력에 소모되는 비용 다음으로 많이 차지하기 때문이다.

④ 물품관리의 소홀은 간호대상자에게 위험한 상황을 초래할 수 있는 요인이 될 수 있기 때문이다.

TIP ① 물품관리는 경제적인 면과 간호의 질적인 면을 동시에 고려해야 한다.

25 약품관리의 중요성을 설명한 것으로 옳지 않은 것은?

① 간호사는 환자에게 직접 투약하는 행위자로 약품관리의 최일선에 있다.

② 약품관리는 병원 전체에서 투약과 관련된 모든 약품의 구입, 분배, 통제 및 투약까지 의미한다.

③ 약품의 처방권은 의사에게 있으므로 약품관리의 최종책임은 의사에게 주어진다.

④ 약품관리의 질은 정확한 약품정보와 평가, 최신의 정보까지 포함된다.

TIP ③ 약품관리의 책임은 처방내용은 의사에게, 처방된 약의 조제는 약사, 환자에게 제공되는 과정에는 간호사의 책임이 크다고 할 것이다.

Answer   23.② 24.① 25.③

26 다음 중 약품의 반납과 관련된 내용으로 옳지 않은 것은?

① 투약중지, 사망, 가퇴원 등은 반납의 이유가 된다.
② 반납처방은 의사가 쓰지 않도록 하여 신속히 처리되게 한다.
③ 반납수령확인은 처방수량과 투약된 양으로 확인하게 된다.
④ 반납처방과 원처방이 같이 약제부로 보내져야 한다.

TIP ② 반납처방은 의사가 써야 하며 빨간색으로 기재, 날인하게 한다.

27 약품처방체계에 대한 설명으로 옳지 않은 것은?

① 비용효과적이며 효율적 약의 이용을 위해 미리 승인된 약의 처방방법을 말한다.
② 환자에게 높은 약값을 부담시키게 된다.
③ 의사들이 병원에 있지 않은 약을 처방할 수 있으므로 계속적 정보제공이 중요하다.
④ 병원에 없는 약의 처방은 때로는 논쟁거리와 법적 위험소재가 될 수 있다.

TIP ② 환자가 낮은 약값을 부담하게 되는 장점이 있다.

28 다음 중 입원 시 간호사가 제일 먼저 취해야 하는 행위로 가장 적합한 것은?

① 환자가 병실에 도착하면 담당 간호사는 자기를 소개하고, 입원생활의 안내서를 주고 설명해 준다.
② 환자가 병실에 도착하면 일선 간호관리자는 자기소개를 통해 단위를 관리하는 담당자임을 알리고 환자를 안심시킨다.
③ 환자가 병실에 도착하면 담당간호사는 당직의사에게 환자입원을 알리고 검사물 채취 등을 환자에게 설명해준다.
④ 환자가 병실에 도착하면 담당간호사는 먼저 환자의 소지품을 보호자에게 돌려준 후 기록한다.

TIP 환자가 병실에 도착하면 우선 담당 간호사의 자기소개를 시작으로 하여 입원생활 전반에 대한 설명이 주어져야 한다.

Answer 26.② 27.② 28.①

29 퇴원관리의 목적으로 옳지 않은 것은?

① 병원의 수입을 늘이기 위함이 주목적이다.

② 일상 생활의 복귀준비를 도와주기 위함이다.

③ 환자를 격려하고 신체적 훈련을 준비하기 위함이다.

④ 퇴원 후 속히 정상적인 생활을 할 수 있게 하기 위함이다.

TIP ① 퇴원을 신속히 시킴으로써 부가적으로 병실가동률이 높아질 수 있으나 그것이 주목적이기는 어렵다.

30 다음 중 퇴원절차에 대한 내용으로 옳은 것은?

> ㉠ 퇴원지시를 확인하고 간호단위업무계획서에 기록한다.
> ㉡ 입퇴원결정서를 점검하여 각 처치전표, 퇴원약, 예약일 등을 정리 · 기록한다.
> ㉢ 퇴원고지서가 올라오면 환자에게 이를 정산하도록 안내한다.
> ㉣ 영수증을 확인한 뒤 정산이 확인되면, 퇴원약을 주며 투약교육과 외래방문일을 확인시켜 준다.

① ㉠㉡

② ㉠㉢

③ ㉠㉢㉣

④ ㉠㉡㉢㉣

TIP 퇴원결정이 내려지면 이를 확인한 후 그 환자와 관계있는 약, 차트 등을 모두 정리하고 퇴원고지서를 환자에게 주어 정산하도록 한다. 정산이 확인되면 퇴원약을 주고 외래방문날짜를 확인시켜 준다.

31 다음은 적절한 퇴원교육과 관련된 내용이다. 이 중에서 옳지 않은 것은?

① 자가간호에 필요한 지식과 기술을 가르친다.

② 잊지 않도록 퇴원당일에 교육시키는 것이 효과적이다.

③ 퇴원 후 약을 복용할 경우, 약의 목적, 효과, 용량, 방법 등에 관해 교육한다.

④ 퇴원 후 계속치료가 필요한 경우, 외래진료소 방문절차와 날짜를 알려준다.

TIP 퇴원 당일에는 환자가 대개 흥분하고 분주해서 교육의 효과가 떨어지므로 퇴원 전날에 교육시키는 것이 좋으며, 퇴원교육내용에는 약물복용시 약의 목적 · 효과 · 용량 · 방법, 자가간호지식과 기술, 계속 치료필요시 외래진료를 받을 절차와 날짜, 합병증 유무와 대책 등을 교육한다.

Answer 29.① 30.④ 31.②

32 다음은 환자기록의 중요성에 대한 설명이다. 옳지 않은 것은?

① 환자기록은 진단 및 치료와 간호에 도움이 된다.

② 환자기록은 교육과 연구에 중요한 자원이 된다.

③ 환자기록은 법적으로 중요한 자료가 되기 때문에 직원들을 보호하는 근거가 된다.

④ 환자기록은 병원수입에 직접적인 영향이 있기 때문에 도움이 된다.

> **TIP** 환자기록은 진단 · 치료 · 간호에 도움이 되며, 교육과 연구에 중요한 자원이며, 법적 자료로 직원보호의 근거를 제공한다.

33 다음은 인간관계의 기본적 측면에 대한 설명이다. 옳지 않은 것은?

① 상대방에 대한 지식을 갖는 인간적 측면

② 상대방에 대해 느끼는 감정적 측면

③ 상대방에 대한 자기의 행동이나 태도를 결정하는 의지적 측면

④ 상대방을 분석하는 분석적 측면

> **TIP** 인간관계의 기본적 측면은 상대방에 대한 지식을 갖는 인간적 측면, 상대방에 대해 느끼는 감정적 측면, 상대방에 대한 자기의 행동이나 태도를 결정하는 의지적 측면으로 구분하여 볼 수 있다.

Answer 32.④ 33.④

34 직원들 간의 인화를 유지하기 위해 서로 간에 지켜야 할 사항으로 옳은 것은?

> ㉠ 직원의 잘못을 견책하고 시정할 때 상대방에게 굴욕감을 주지 않도록 한다.
> ㉡ 상대방의 단점이 보일 때 단점을 분석·비판함으로써 교정할 수 있도록 해야 한다.
> ㉢ 직원이 어려움을 당할 때 성심껏 도와주고 관심을 표시한다.
> ㉣ 업무에 대한 제의가 있을 때에는 일단 겸손하게 사양한다.

① ㉠㉡

② ㉠㉢

③ ㉡㉣

④ ㉢㉣

TIP 직원들 간의 인화를 유지하기 위해 직원의 잘못을 견책하고 시정할 때 상대방에게 굴욕감을 주지 않도록 하고, 직원이 어려움을 당할 때 성심껏 도와주고 관심을 표시한다.

Answer 34.②

02 간호업무의 법적 책임

01 간호사의 법적 지위와 의무

1 간호행위의 범위

(1) 보건의료법규

「간호법」 제12조 제1항에서는 '환자의 간호요구에 대한 관찰, 수료수집, 간호판단 및 요양을 위한 간호', '「의료법」에 따른 의사, 치과의사, 한의사의 지도하에 시행하는 진료의 보조', '간호 요구자에 대한 교육·상담 및 건강증진을 위한 활동의 기획과 수행, 그 밖에 대통령령으로 정하는 보건활동', '간호조무사가 수행하는 업무보조에 대한 지도'를 간호사의 임무로 하고 있다. 간호사의 간호전문지식을 기초로 한 범위 내에서 독자적 판단으로서의 요양과 방법에 대한 지도가 가능하며(독자적 업무영역), 의사의 지시와 감독하에 이루어지는 것으로 독자적인 판단과 진료행위가 허용되지 않는 것을 의미한다.

(2) 대법원 판례

대법원은 의료행위를 '의료인이 의학의 전문적 지식을 기초로 하여 경험과 기능으로써 진찰, 검안, 처방, 투약 또는 외과수술 등 질병의 예방이나 치료행위를 하는 것(대판 1987. 11. 24, 87도1942)'이라고 정의하였다. 최근의 판례에서는 의료행위의 범위를 보다 넓게 인정하고 '의료행위라 함은 질병의 예방과 치료행위뿐만 아니라 의료인이 행하지 아니하면 보건위생상 위해가 생길 우려가 있는 행위(대판 1992. 5. 22, 91도3219)'를 의미하는 것으로 판시하고 있다. 즉, 의료행위를 국민의 보건위생상 위해의 우려가 있는 행위를 포함하는 것으로 해석하고 있다.

(3) 보건복지부의 유권해석

보건복지부의 질의회신내용은 법적 강제력이나 구속력은 약하나 법 규정이 모호하거나 관련된 선행판례가 없는 경우 실무 의료인에게는 중요한 지침이 된다.

① 간호사의 혈맥주사는 의사의 지도하에 시행되어야 한다(의제 01254-67779, 85. 8. 29).

② 조산소에서의 약품구매행위 및 주사·투약행위는 적법하다(의정 01254-479, 92. 8. 11).

❷ 간호사의 법적 의무

(1) 주의의무

① 나쁜 결과가 발생하지 않도록 의식을 집중할 의무다.

② 특정 행위를 함에 있어서 해당 시점의 지식과 기술에 도달해야 할 의무가 있다.

③ 업무를 태만히 하여 타인의 생명 또는 건강에 위해를 초래할 경우 민·형사상 책임을 지게 된다.

④ 결과예견의무
   ⊙ 특정 영역의 통상인이라면 행위 시 결과 발생을 예견할 수 있다.
   ⓒ 발생 가능성이 낮은 경우라도 객관적으로 일반 간호사에게 알려진 상태의 것이라면 예견의무가 있다.
   ⓒ 일반 간호사에게는 알려지지 않은 단계라도 간호사가 이를 알 수 있는 위치에 있는 경우라면 예견의무가 있다.
   ② 해야 할 행위를 하지 않는 것도 주의의무의 위반이다.

⑤ 결과회피의무
   ⊙ 예견 가능한 위험이 발생할 경우 이를 피할 수단을 강구해야 한다.
   ⓒ 위험이 발생했어도 이를 회피시켜 환자에게 손해를 입히지 않았다면 예견의무를 다하지 못하였더라도 문제가 되지 않는다.
   ⓒ 최선을 다해 위험을 회피하려 했으나, 현대의학의 지식과 기술로 회피 불가능한 경우 주의의무가 성립되지 않는다.

(2) 설명 및 동의의무

① 환자는 간호사로부터 간호행위를 제공받기 전 충분한 설명을 들을 권리가 있다.

② 간호사는 일반인 상식 수준에서 이해할 수 있는 언어로 설명해야 하며, 설명을 들은 환자는 간호행위의 여부를 스스로 결정할 수 있다.

③ 위험이 내포된 의료행위는 반드시 환자나 그의 대리인 동의를 얻어야 하며 동의를 얻지 않은 의료행위는 불법행위다.

④ 환자에게 필요한 정보를 제공하지 않고 일방적인 설명으로 동의를 구할 경우 동의는 무효가 된다.

(3) 비밀유지의 의무

① 의료인은 직무상 알게 된 환자에 관한 정보에 대해 비밀유지의 의무를 지게 된다(업무상 비밀 누설, 비밀 누설의 금지, 기록열람 등).

② 비밀유지 의무는 절대적인 것이 아니며, 환자 개인의 이익보다 공익을 우선시한다.

③ 비밀유지의무 예외
  ㉠ 환자 본인의 동의가 있는 경우
  ㉡ 감염병 환자 신고나 아동학대 신고 등 법령에 의해 요구되는 경우
  ㉢ 정당한 업무행위 : 직장 건강검진 결과 보고 등

(4) 확인의 의무

① 간호의 내용 및 행위가 정확하게 이루어지는가를 확인해야 하는 의무로 동료의료인, 간호보조인력, 의료장비 및 의료용 재료·익약품의 사용과정을 확인해야 한다.

② 의약품 및 기자재 확인 사항
  ㉠ 피투여자, 투여 또는 사용의 필요성, 시기 확인
  ㉡ 의약품, 재료의 변질 여부 및 수혈용 보존혈액 오염 여부 확인
  ㉢ 의료기구 및 장비의 사용 전 확인, 의약품 용량, 부위, 방법 확인

│ 기출예제   2020. 6. 13 서울특별시

환자의 권리 중 자기결정권과 관련하여 간호사가 상대적으로 가지게 되는 법적의무사항으로 가장 옳은 것은?

① 주의의무   ② 확인의무

③ 결과예견의무   ④ 설명 및 동의의무

✱ ....

설명 및 동의의무
㉠ 의료행위가 위험이 내포된 것이라면 반드시 환자나 그의 대리인의 동의를 얻어야 한다(의료행위를 정당화시키는 적극적 요소). 동의를 얻지 않으면 전단적 의료행위가 되어 불법행위가 된다.
㉡ 설명 및 동의의무를 위반한 의료행위는 민사책임 발생의 결정적 원인이 된다.

답 ④

---

02   간호사고

❶ 간호사고의 개요

(1) 간호사고의 개념

① **간호과오** … 간호사가 간호행위를 행함에 있어서 평균수준의 간호사에게 요구되는 업무상의 주의의무를 게을리하여 환자에게 인신상의 손해를 발생하게 한 것이다.

② 간호과실

  ㉠ 간호과오가 객관적으로 입증되거나 인정되었을 때, 즉 법적 판단을 받은 경우(과실의 손해와 인과관계 성립) 성립된다. 간호사고에 기인되나 모든 간호사고가 과실이 되는 것은 아니다.

  ㉡ 간호사가 간호행위를 행함에 있어 업무상 요구되는 주의의무를 게을리하여 환자에게 손해를 끼치는 것을 말한다.

  ㉢ 책임에 응하는 간호행위를 이해하지 않은 결과로 상대방이 상해를 받게 되는 경우도 해당된다.

(2) 간호업무상 과실

① **기계와 스펀지 계산사고** … 기계나 바늘, 스펀지 등의 계산이 제대로 되지 않아 복강 내에 기계, 바늘, 스펀지가 그대로 남아 재수술이 필요하게 되는 사고이다.

② **화상** … 더운 물 주머니, 관장, 세척·좌욕, 목욕 시 물 온도를 잘 조절하지 못한 경우의 사고이다.

③ **낙상** … 허약한 환자나 혼수상태의 환자가 침대에서 떨어지는 사고와 병실이나 복도에서 걷다가 넘어지는 사고이다.

④ **투약사고** … 약명, 용량, 환자의 확인, 농도, 투여시간, 투약방법 등의 잘못과 부작용 등에 의해 발생한다.

⑤ **환자소유물의 분실 또는 파손** … 관리규정대로 환자가 귀중품을 맡겼는데, 분실·파손했을 경우 책임을 지게 된다.

⑥ 수혈을 할 때 환자를 확인하지 않는 경우 또는 혈액을 바꾸어 수혈하여 환자가 사망하는 경우

⑦ 방치 또는 물품 및 기구 불량에 의한 부상, 감염이나 환자의 병원이탈과 자살, 사망 등

(3) 간호사고의 요인과 원인

구분	세부요인	발생원인
인적 요인	간호사	• 부주의, 업무미숙과 사전교육 부족 • 간호학 지식과 기술부족 및 법적 책임에 대한 지식부족 • 업무과중과 정신적, 육체적 피로 • 새로운 장비 조작방법 미숙지 • 대상자에 대한 부적절한 의사소통 • 간호사의 비윤리적 행동
	환자	• 의료인에게 협조(지시와 교육)하지 않고 자의적으로 행동 • 본인의 정보를 의료인에게 왜곡되게 전달 • 의료인의 설명에 대한 이해부족 및 확인 미실시
물리적 요인	환경	• 병동 구조상의 결함, 병원환경 비계획적 설계·복잡성 • 안전관리시설 및 장비 미흡, 부족한 간호인력에 대한 미보충
과정적 요인	의료팀	• 간호부 조직과 명령체계의 비효율성 • 신뢰하지 못하는 의료팀원 관계 • 부서 간 부적절한 의사소통 • 처방이 불명확하여 오인 유발 또는 약사, 약 조제 오류
	불가항력	• 환자의 특이체질, 의약품의 불가항력적 부작용 • 현대의학상의 한계

❷ 간호사고와 법적 책임

(1) 민사책임

① 공동불법행위책임

  ⑦ 의의 : 의료행위는 일련의 과정을 거치므로 각 과정에서 여러 사람이 관련되어 의료사고가 발생하는 경우가 있다. 복수의 사람이 손해발생의 원인에 공동으로 관여된 경우에는 공동불법행위책임을 부담하여야 한다.

  ⓛ 성립조건 : 각자가 독립하여 불법행위의 요건을 갖추어야 하며 불법행위자 간의 행위의 관련성이 필요하다. 관련성은 행위자 간의 공모나 공동인식이 반드시 필요한 것은 아니고 그 행위가 객관적으로 관련하고 있으면 된다.

② 채무불이행과 불법행위책임

구분	채무불이행책임	불법행위책임
법적 근거	민법 제390조	민법 제750조
발생요건	간호사의 고의·과실, 불완전한 이행, 손해발생, 불완전이행과 손해의 인과관계	간호사의 고의·과실, 위법한 간호행위, 손해발생, 행위와 손해 사이의 인과관계
귀책사유	고의, 과실(주의의무 위반)	고의, 과실(주의의무 위반)
입증책임	간호사(채무자)	환자(피해자)
손해배상 책임주체	• 의료기관의 간호사 : 이행보조자의 고의·과실은 채무자(개설자)의 고의·과실과 전적으로 동일시됨 • 간호사가 독립적 요양원 개설 : 계약상의 채무자이므로 배상책임	• 의료기관의 간호사 : 피고용인의 불법행위에 대한 사용자 책임 • 의사의 진료협조에 응한 경우 : 의사가 간호사와 감독·확인관계에 있으면, 의사단독 또는 간호사와 공동불법행위책임 • 간호사의 고유업무인 경우 : 간호사 단독 책임지나, 대개 기관개설자와 공동불법행위책임
배상범위	통상손해(현실로 발생한 손해)	통상손해, 위자료
소멸시효	10년	3년

(2) 형사책임

① 범죄구성요건

    ⊙ **구성요건 해당성** : 죄형법정주의 원칙에 입각하여 아무리 반사회적·반도덕적 행위라 할지라도 구성요건에 해당하지 않으면 범죄가 아니다.

    ⓒ **위법성** : 구성요건에 해당하는 행위가 법률상 허용되지 않는 성질을 말한다. 그러나 형법상 위법성이 없는 것으로 되는 경우로 정당행위, 정당방위, 긴급피난, 피해자의 승낙, 자구행위 등이 있다(위법성조각사유).

    ⓒ **책임성** : 당해 행위자에 대한 비난가능성으로 행위자가 형사미성년자나 심실상실자의 행위 또는 강요된 행위는 책임이 없어 범죄가 성립되지 않는다.

② **주의의무제한원리** … 기술적 위험이 상존하는 현대사회는 예견가능성과 회피가능성에 기초를 둔 일반적인 주의의무(위험금지의무)를 무제한적으로 적용할 수 없는 한계가 있어 허용된 위험과 신뢰의 원칙이 적용된다.

③ **업무상 과실치사죄** … 업무상의 과실로 인하여 사람을 사상에 이르게 함으로써 성립하는 범죄이다. 이 죄는 생명이나 신체를 보호하기 위하여 이와 관련된 업무자에 대하여 법이 무겁게 벌한다.

≣ 최근 기출문제 분석 ≣

2023. 6. 10. 제1회 서울특별시

1 〈보기〉에서 간호사의 법적 의무와 책임에 대한 설명 중 옳은 것을 모두 고른 것은?

〈보기〉

㉠ 간호사는 환자에게 유해한 결과가 발생하지 않도록 예견하고, 예견 가능한 위험을 회피할 수 있는 수단을 강구하여야 할 의무가 있다.

㉡ 간호사가 간호기록을 거짓으로 작성하거나 고의로 사실과 다르게 수정한 경우는 간호사 면허취소 사유에 해당한다.

㉢ 간호사는 면허를 발급받은 해를 기준으로 3년마다 그 실태와 취업상황 등을 신고해야 하며, 신고 하지 않는 경우 면허의 효력은 신고할 때까지 정지당할 수 있다.

㉣ 간호학생의 임상실습 수련을 목적으로 예정된 분만 과정에 참관하는 경우에는 설명과 동의 의무가 면제 된다.

① ㉠, ㉢

② ㉡, ㉣

③ ㉠, ㉡, ㉢

④ ㉠, ㉢, ㉣

> **TIP** ㉠ 간호사의 주의 의무에 대한 설명이며 결과 예견 의무와 결과 회피 의무로 구성된다.
> ㉡ 간호기록을 거짓으로 작성하거나 수정하는 것은 면허 취소 사유에 해당하지 않는다.
> ㉢ 「간호법」 제17조(실태 및 취업상황 등의 신고) 제1항에 따라 간호사는 대통령령으로 정하는 바에 따라 최초로 면허를 받은 후부터 3년마다 그 실태와 취업상황 등을 보건복지부장관에게 신고하여야 한다. 제40조(면허 또는 자격의 효력정지) 보건복지부장관은 간호사등이 제17조 제1항 또는 같은 조 제4항에 따른 신고를 하지 아니한 때에는 신고할 때까지 면허 또는 자격의 효력을 정지할 수 있다.
> ㉣ 간호학생의 분만 참관은 설명과 동의 의무가 면제되는 경우가 아니다.
> ※ 면허 취소와 재교부…보건복지부장관은 의료인이 다음 각 호의 어느 하나에 해당할 경우에는 그 면허를 취소할 수 있다. 다만, ㉠·㉤의 경우에는 면허를 취소하여야 한다〈의료법 제65조 제1항〉.
> ㉠ 제8조 각 호의 어느 하나에 해당하게 된 경우. 다만, 의료행위 중 「형법」 제268조의 죄를 범하여 제8조 제4호부터 제6호까지의 어느 하나에 해당하게 된 경우에는 그러하지 아니하다.
> ㉡ 제66조에 따른 자격 정지 처분 기간 중에 의료행위를 하거나 3회 이상 자격 정지 처분을 받은 경우
> ㉢ 면허를 재교부 받은 사람이 제66조 제1항 각 호의 어느 하나에 해당하는 경우
> ㉣ 제11조 제1항에 따른 면허 조건을 이행하지 아니한 경우
> ㉤ 제4조의3 제1항을 위반하여 면허를 대여한 경우
> ㉥ 제4조 제6항을 위반하여 사람의 생명 또는 신체에 중대한 위해를 발생하게 한 경우
> ㉦ 제27조 제5항을 위반하여 사람의 생명 또는 신체에 중대한 위해를 발생하게 할 우려가 있는 수술, 수혈, 전신마취를 의료인 아닌 자에게 하게 하거나 의료인에게 면허 사항 외로 하게 한 경우

Answer 1.①

◎ 거짓이나 그 밖의 부정한 방법으로 제5조부터 제7조까지에 따른 의료인 면허 발급 요건을 취득하거나 제9조에 따른 국가시험에 합격한 경우

※ 설명 의무가 면제되는 경우
ㄱ 환자가 거부할 경우
ㄴ 환자에게 부정적 영향을 미칠 수 있는 경우
ㄷ 환자가 이미 위험 가능성을 알고 있거나 설명했을 때 환자가 동의할 것임을 입증 가능한 경우
ㄹ 응급처치가 필요하거나 위험이 중대할 경우

2023. 6. 10. 제1회 지방직

2 「의료법 시행규칙」상 간호 · 간병통합서비스의 제공 환자에 해당하지 않는 것은?

① 환자에 대한 진료 성격이나 질병 특성상 보호자 등의 간병을 제한할 필요가 있는 입원 환자
② 환자 상태의 중증도와 질병군 특성을 고려하여 종합병원급 진료가 필요하다고 인정되는 입원 환자
③ 환자의 생활 여건이나 경제 상황 등에 비추어 보호자 등의 간병이 현저히 곤란하다고 인정되는 입원 환자
④ 환자에 대한 의료관리상 의사 · 치과의사 또는 한의사가 간호 · 간병통합서비스가 필요하다고 인정하는 입원 환자

> **TIP** 간호 · 간병통합서비스의 제공 환자 및 제공 기관 ··· 법 제4조의2 제1항(간호 · 간병통합서비스 제공 등)에서 "보건복지부령으로 정하는 입원 환자"란 다음 각 호의 어느 하나에 해당하는 입원 환자를 말한다〈의료법 시행규칙 제1조의4 제1항〉.
> ㄱ 환자에 대한 진료 성격이나 질병 특성상 보호자 등의 간병을 제한할 필요가 있는 입원 환자
> ㄴ 환자의 생활 여건이나 경제 상황 등에 비추어 보호자 등의 간병이 현저히 곤란하다고 인정되는 입원 환자
> ㄷ 그 밖에 환자에 대한 의료관리상 의사 · 치과의사 또는 한의사가 간호 · 간병통합서비스가 필요하다고 인정하는 입원 환자

Answer 2.②

3 「의료법」상 사람의 생명 또는 신체에 중대한 위해를 발생하게 할 우려가 있는 수술을 하는 경우 환자에게 설명하고 동의를 받아야 하는 사항만을 모두 고르면?

> ㉠ 환자에게 발생하거나 발생 가능한 증상의 진단명
>
> ㉡ 수술의 필요성, 방법 및 내용
>
> ㉢ 수술에 따라 전형적으로 발생이 예상되는 후유증 또는 부작용
>
> ㉣ 수술 전후 환자가 준수하여야 할 사항

① ㉠, ㉣   ② ㉠, ㉡, ㉢

③ ㉡, ㉢, ㉣   ④ ㉠, ㉡, ㉢, ㉣

> **TIP** 의료행위에 관한 설명 … 제1항에 따라 환자에게 설명하고 동의를 받아야 하는 사항은 다음 각 호와 같다〈의료법 제24조의2 제2항〉.
> ㉠ 환자에게 발생하거나 발생 가능한 증상의 진단명
> ㉡ 수술 등의 필요성, 방법 및 내용
> ㉢ 환자에게 설명을 하는 의사, 치과의사 또는 한의사 및 수술 등에 참여하는 주된 의사, 치과의사 또는 한의사의 성명
> ㉣ 수술 등에 따라 전형적으로 발생이 예상되는 후유증 또는 부작용
> ㉤ 수술 등 전후 환자가 준수하여야 할 사항

4 개인적 차원과 비교하여, 조직적 차원의 간호사고 예방을 위한 방안으로 가장 옳은 것은?

① 간호실무 표준과 지침을 마련한다.

② 사고의 근본원인보다는 사고발생자에게 집중한다.

③ 간호실무표준을 기초로 최선의 간호를 수행한다.

④ 사소한 내용이라도 환자 및 보호자의 호소를 가볍게 넘기지 않는다.

> **TIP** ② 사고의 원인이 될 만한 것들을 고치거나 제거한다.
> ③ 간호실무의 표준과 지침을 마련하여 간호사는 물론, 모든 병원 직원들이 안전에 대한 관심을 항상 가지고 이에 대한 지식과 기술을 훈련, 습득하는 것이 중요하다.
> ④ 계속적인 관찰과 감독, 교육을 통해 사고 예방에 만전을 기울인다.

Answer 3.④ 4.①

5 다음 글에서 설명하는 환자의 권리는?

> • 의료진은 환자에게 특정 의료행위를 하기 전에 설명과 동의를 구해야 한다.
> • 환자는 의료진에게 질병상태, 치료방법, 예상결과 및 진료비용 등에 관하여 질문할 수 있다.

① 진료받을 권리 ② 비밀을 보호받을 권리
③ 알 권리 및 자기결정권 ④ 상담 · 조정을 신청할 권리

> **TIP** 알 권리 및 자기결정권 존중: 간호사는 간호대상자를 간호의 전 과정에 참여시키며, 충분한 정보 제공과 설명으로 간호대상자가 스스로 의사결정을 하도록 돕는다.

6 「의료법」상 의료인의 면허취소 사유는?

① 의료인의 품위를 심하게 손상시키는 행위를 한 때
② 의료기관 개설자가 될 수 없는 자에게 고용되어 의료행위를 한 때
③ 진료기록부를 거짓으로 작성하거나 고의로 사실과 다르게 추가기재·수정한 때
④ 의료관련 법령을 위반하여 금고 이상의 형을 선고받고 그 형의 집행이 종료되지 아니하였을 때

> **TIP** 의료법 제8조제4호(결격사유) … 대통령령으로 정하는 의료 관련 법령을 위반하여 금고 이상의 형을 선고받고 그 형의 집행이 종료되지 아니하였거나 집행을 받지 아니하기로 확정되지 아니한 자

7 간호사고를 예방하기 위한 조직적 예방 방안은?

① 근본적 원인 해결을 위하여 필요하다면 병원의 구조적 변화를 요청한다.
② 사건보고와 인사고과를 연결하여 효율적으로 사고 예방 체계를 마련한다.
③ '왜 문제가 발생되었는가' 보다 '누가 과오를 범하였는가'에 대한 책임 소재를 명확히 규명한다.
④ 사고예방을 위하여 사례 중심의 문제해결 교육보다는 지침서 위주의 교육으로 전환하는 것이 더 효과적이다.

> **TIP** 안전대책의 수립 … 사고예방을 위한 안전대책이 제정되어 간호단위마다 비치되어야 한다.

Answer 5.③ 6.④ 7.①

8 「의료법」에 따라 의료기관 인증의 기준에 포함하여야 할 사항으로 가장 옳지 않은 것은?

① 의료서비스의 제공과정 및 성과　　　　② 의료인과 고객의 만족도

③ 환자의 권리와 안전　　　　　　　　　　④ 의료기관의 의료서비스 질 향상 활동

> **TIP** 인증기준(「의료법」제58조3 제1항)
> ① 환자의 권리와 안전
> ② 의료기관의 의료서비스 질 향상 활동
> ③ 의료서비스의 제공과정 및 성과
> ④ 의료기관의 조직 인력관리 및 운영
> ⑤ 환자만족도

9 간호사는 간호조무사에게 욕창 발생의 위험이 있는 환자를 2시간마다 체위변경을 하도록 지시하였다. 간호조무사는 간호사의 지시를 잘못 듣고 4시간마다 체위변경을 시행하였고 이로 인하여 1단계 욕창이 발생하였다. 간호사의 행위에 해당하는 것은?

① 설명의무 태만　　　　　　　　　　　　② 확인의무 태만

③ 동의의무 태만　　　　　　　　　　　　④ 요양방법 지도의무 태만

> **TIP** 간호사는 간호의 내용 및 그 행위가 정확하게 이루어지는가를 확인할 의무가 있다. 간호보조행위에 대한 확인 의무 및 의약품과 기자재 사용에 대한 확인 의무가 이에 해당한다. 문제에 제시된 상황은 간호사가 간호조무사에게 지시한 간호행위가 정확하게 이루어지는가를 확인하지 않았으므로, 확인의무 태만에 해당한다.

10 용어에 대한 설명으로 옳지 않은 것은?

① 의료오류(medical error) – 현재의 의학적 지식수준에서 예방가능한 위해사건 혹은 근접오류

② 과오(malpractice) – 상식을 가진 일반인의 표준적 수준을 충족하지 못하는 행위

③ 과실(negligence) – 유해한 결과가 발생하지 않도록 정신을 집중할 주의의무를 태만히 한 행위

④ 전단적 의료(unauthorized medical care) – 위험성이 있는 의료를 행하기에 앞서 환자로부터 동의를 얻지 않고 의료행위를 하는 것

> **TIP** ② 의료과오는 의료인이 의료행위를 수행함에 있어서 당시의 의학지식 또는 의료기술의 원칙에 준하는 업무상 필요로 하는 주의의무를 게을리하여 환자에게 적절치 못한 결과를 초래한 것이다.
> ※ 의료과오는 의료인에게 법적 책임을 지울 수 있는 의료행위상의 잘못을 모두 포함하는 반면에 의료과실은 의료행위상의 잘못에 대하여 법적으로 비난할 수 있는 특정 요소로써, 사법상으로는 '일정한 사실을 인식할 수 있었음에도 불구하고 부주의로 인식하지 못한 것'을 의미하고, 형법상으로는 '정상의 주의를 태만함으로 인하여 죄의 성립요소인 사실을 인식하지 못한 것'을 뜻한다.

Answer　8.② 9.② 10.②

2019. 6. 15. 서울특별시

11 의료행위는 사전설명과 그 설명에 기초한 동의에 의해서 적법화된다. 대상자에게 설명을 제공할 때 고려할 사항은?

① 의료행위를 하기 직전에 설명을 하고 동의를 받는다.

② 대상자에게 정확한 내용을 전달하기 위하여 전문용어를 사용하여 설명한다.

③ 의료인의 판단에 근거하여 설명의 내용과 범위를 결정한 뒤 대상자에게 설명한다.

④ 대상자가 자기결정권을 행사하는데 필요한 이해력과 판단능력을 갖추고 있는지 확인하여야 한다.

> **TIP** 의료행위에 대한 사전설명과 동의는 의료행위에 대한 대상자의 자기결정권을 보장하기 위함이다. 따라서 대상자
> 가 자기결정권을 행사함에 있어 필요한 이해력과 판단능력을 갖추고 있는지 확인해야 한다.

2015. 6. 13. 서울특별시

12 간호사의 법적 의무 중 주의의무에 대한 설명으로 옳은 것은?

① 주의의무는 유해한 결과가 발생되지 않도록 의식을 집중할 의무를 말한다.

② 주의의무 이행여부의 판단은 통상적인 간호사의 전문적 지식을 기준으로 한다.

③ 간호사의 주의의무 불이행에 대한 민사책임은 간호사 본인에게만 있다.

④ 주의의무는 결과발생을 예견하여 주의하는 것으로 간호 행위 전에 이행되어야 한다.

> **TIP** ② 주의의무 이행여부의 판단은 통상적인 간호사의 일반적 지식을 기준으로 한다.
> ③ 간호사의 주의의무 불이행에 대한 민사책임은 간호사, 의사 또는 병원에게 책임을 물릴 수 있다.
> ④ 주의의무는 간호 행위 과정에 이행되어야 한다.

2014. 6. 21. 제1회 지방직

13 간호사의 법적 의무에 대한 내용으로 옳지 않은 것은?

① 환자에게 위험한 결과가 발생하지 않도록 최선의 조치를 취하였다고 인정되더라도 실제 해(harm)가 발생했다면 주의의무 위반에 해당된다.

② 응급 의료가 지체되어 환자의 생명이 위험해질 경우, 설명의무는 생략될 수 있다.

③ 의사의 지시가 불명확하거나 불충분할 경우, 이를 확인해야 할 의무가 있다.

④ 비밀유지 의무에도 불구하고 환자 본인의 동의가 있다면 치료 정보를 제3자에게 공개할 수 있다.

> **TIP** ① 주의의무 위반이란 어떤 문제가 나타나지 않도록 관심을 가지고 지켜보는 것으로 소홀한 경우 문제가 되나,
> 위의 경우 최선의 조치를 취한 상태라 주의의무 위반에 해당되지 않는다.
> ④ 환자 본인의 동의가 있는 경우, 전염질환이 확인되었을 경우, 제3자에게 이를 공개할 수 있다.

Answer 11.④ 12.① 13.①

2013. 4. 20. 서울특별시

14 의료행위 과정에서 환자에게 예상 밖의 원치 않은 불상사가 발생했을 경우를 총칭하는 것은?

① 의료사고

② 의료과오

③ 의료과실

④ 과실치사

⑤ 비교과실

> **TIP** ① 의료사고란 의료행위가 개시되어 그 종료에 이르기까지의 과정에서 예기치 않은 결과가 발생한 경우로, 의료사고 가운데 의료행위에 대한 의사의 과실이 있는 경우 또는 의료행위에 필요한 주의의무를 다하지 못하여 발생한 의료사고를 가리켜 의료과오라고 한다. 의료과실은 의료과오가 있다는 것이 객관적으로 입증되었을 때를 일컫는 용어이다.
>
> ※ 의료사고 피해구제 및 의료분쟁 조정 등에 관한 법률 제2조 제1호 … 의료사고란 보건의료인(의료법 또는 약사법에 따라 그 행위가 허용되는 자를 포함)이 환자에 대하여 실시하는 진단·검사·치료·의약품의 처방 및 조제 등의 행위로 인하여 사람의 생명·신체 및 재산에 대하여 피해가 발생한 경우를 말한다.

2009. 5. 23. 제1회 지방직

15 다음에 제시된 사례에서 김 간호사와 관련된 사항으로 적절하지 않은 것은?

> 환자는 수술을 받은 후 마취회복 담당의사로부터 마취회복처치를 받고 회복실로 이송되었고, 의사는 환자의 의식회복을 확인하지 않은 상태에서 그 장소를 떠났다. 그런데 간호조무사가 환자에게 부착된 심전도기를 떼어버렸고, 이후 환자에게 심실부정맥이 발생하였다. 회복실 내에 있던 김 간호사는 이를 미처 발견하지 못하고 방치하여 환자는 사망하였다.

① 나쁜 결과가 발생하지 않도록 의식을 집중할 의무이다.

② 민사상의 책임과 별도로 형사상의 책임을 진다.

③ 결과 예견의무와 결과 회피의무의 이중적 구조로 구성된다.

④ 과실의 유무 판단은 일반인의 주의정도를 의미한다.

> **TIP** ④ 의료사고에 있어 과실의 유무를 판단하기 위해서는 같은 업무와 직무에 종사하는 일반적 보통인의 주의정도를 표준으로 하고 사고 당시의 일반적인 의학의 수준과 의료 환경 및 조건, 의료행위의 특수성 등이 고려되어야 한다.

Answer 14.① 15.④

출제 예상 문제

1 의약품 사용 전 그 변질 여부를 반드시 살펴보아야 하는 간호사의 의무는 무엇인가?

① 확인의무
② 설명 및 동의의무
③ 주의의무
④ 결과예견의무

> **TIP** 확인의무 … 간호사가 간호의 내용 및 그 행위가 정확하게 이루어지는가를 확인해야 하는 의무로, 동료의료인과 간호보조인력 그리고 의료장비 및 의료용 재료 · 의약품의 사용과정에 있어서 확인의무가 있다.

2 전단적 의료가 가능한 경우는?

> ⊙ 응급처치시 환자가 의사표현을 못할 때
> ⓒ 환자나 보호자의 판단이 소극적일 때
> ⓒ 응급처치시 환자의 법정대리인이 없을 때
> ⓒ 종교적 이유로 환자가 거부할 때

① ⊙
② ⊙ⓒⓒ
③ ⊙ⓒ
④ ⓒⓒ

> **TIP** 전단적 의료 … 어떤 위험성이 있는 의료행위를 실시하기 전에 환자로부터 동의를 얻지 않고 의료행위를 실시하는 것을 말하며, 동의를 얻을 수 없는 상황이란 환자가 스스로 의사표시를 할 수 없거나 주위에 결정을 대신해 줄 법정대리인이 없는 경우이다.

3 주의의무에 대한 설명으로 옳은 것은?

> ㉠ 주의의무에 예견의무도 있다.
> ㉡ 해야 할 일을 하지 않는 것도 주의의무 태만에 속한다.
> ㉢ 위반시 민·형사상의 처벌(책임)을 받는다.
> ㉣ 보통 간호사가 지켜야 할 것이다.

① ㉠㉡㉢㉣　　　　　　　　　　② ㉠㉢
③ ㉠㉢㉣　　　　　　　　　　　④ ㉡㉣

TIP 주의의무
　㉠ 타인에게 유해한 결과가 발생되지 않도록 집중할 의무이다.
　㉡ 주의의무 태만은 업무능력이 있는 사람이 주의의무를 다하지 않는 경우를 말한다.
　㉢ 결과예견의무와 결과회피의무로 구성된다.

4 간호업무 수행 중 발생되는 모든 사고를 무엇이라 하는가?

① 업무태만　　　　　　　　　　② 간호사고
③ 간호과실　　　　　　　　　　④ 부정행위

TIP 간호사고 ··· 환자가 간호사로부터 간호서비스를 제공받음에 있어서 간호행위가 개시되어 종료되기 전까지의 과정이나 그 종료 후 간호행위로 인하여 발생한 예상하지 못하고 원하지 않았던 일신상의 불상사고를 의미한다.

5 주의의무 태만 중 고도화된 전문직업인의 주의의무 태만은?

① 간호사고　　　　　　　　　　② 불법행위
③ 전단적 의료　　　　　　　　　④ 부정행위

TIP 주의의무 태만 ··· 업무능력이 있는 사람이 주의해야 할 의무를 다하지 않음으로써 남에게 손해를 입게 한 것을 의미하며, 이러한 주의의무 태만을 부정행위라 한다.

Answer 3.① 4.② 5.④

6 다음 중 병원간호상황에서 발생할 수 있는 투약사고가 아닌 것은?

① 약용량을 잘못 계산한 경우
② 구두지시를 잘못 이해한 경우
③ 혈액을 바꾸어 수혈한 경우
④ 약표지를 잘못 읽거나 읽지 않았을 경우

> **TIP** 병원간호과실 중 투약사고
> ㉠ 처방이 잘못된 경우
> ㉡ 구두지시를 잘못 이해한 경우
> ㉢ 약국에서 약을 잘못 주는 경우
> ㉣ 약표지를 잘못 읽거나 읽지 않았을 경우
> ㉤ 약용량을 잘못 계산한 경우

7 다음은 간호사의 주의의무에 대한 설명이다. 옳지 않은 것은?

① 주의의무는 결과예견의무와 결과회피의무의 이중적 구조로 구성된다.
② 주의의무의 판단기준은 고도의 전문적 능력을 가진 간호사가 가져야 할 주의의무를 말한다.
③ 주의의무를 위반한 경우 민·형법상의 법적 책임이 추궁된다.
④ 주의의무란 유해한 결과가 발생하지 않도록 의식을 집중할 의무이다.

> **TIP** 주의의 능력은 사람마다 동일하지 않으므로 의료행위에 있어서 주의의무의 구체적인 내용을 결정하는 것은 보통의 의료인에게 요구되는 주의능력을 표준으로 삼는다. 의료과오에 있어서는 추상적 과실을 의미하며, 이는 '선량한 관리자의 주의'를 결한 과실로서 간호사가 간호행위시 부담하는 주의의무는 보통의 간호사 또는 평균적 간호사로서 가져야 할 간호학상의 지식과 기술에 기한 주의이다.

8 다음 중 수술실에서 주로 발생될 수 있는 사고는 무엇인가?

① 골절
② 화상
③ 스펀지 계산사고
④ 낙상

> **TIP** ③ 기계나 바늘, 스펀지 등의 계산이 제대로 되지 않아 복강 내에 기계, 바늘, 스펀지가 그대로 남아 재수술이 필요하게 되는 사고를 말한다.

Answer 6.③ 7.② 8.③

9 다음 중 전단적 의료를 설명한 것으로 옳은 것은?

① 업무능력이 있는 사람이 주의해야 할 의무를 다하지 않음으로써 남에게 손해를 입히는 행위

② 의료인이 어떤 위험성이 있는 의료행위를 실시하기 전에 환자로부터 동의를 얻지 않고 의료행위를 시행하는 행위

③ 타인에게 위해한 결과가 발생되지 않도록 정신을 집중할 의무를 태만히 하는 행위

④ 고의 또는 과실에 의한 위법한 행위로 남에게 손해를 끼치는 행위

TIP 전단적 의료 … 의료인이 어떤 위험성이 있는 의료행위를 실시하기 전에 환자로부터 동의를 얻지 않고 의료행위를 시행한 것을 말하며, 형사 및 민사상의 모든 책임을 지게 된다.
①③ 주의의무 태만 ④ 불법행위

10 병실에서 일어날 수 있는 사고에 대한 일반적인 사고방지대책으로 옳지 않은 것은?

① 약명, 용량, 농도, 투약시간 등의 잘못으로 인해 발생될 수 있다.

② 환자의 부상이 기구의 보이지 않는 불완전에 의한 것이라도 간호사의 책임이 있다.

③ 환자가 혼자 있다가 부상당한 업무상 과실은 문책당하게 된다.

④ 낙상사고로 인하여 뇌손상, 골절, 염좌 등이 발생될 수 있다.

TIP ② 보이지 않는 불완전에 의한 간호사고는 간호사의 책임이 없다.

11 병실에서 일어날 수 있는 사고에 대한 일반적인 사고방지대책으로 옳지 않는 것은?

① 환자에게 화상을 입힐 수 있으므로 음식은 너무 뜨거운 것을 주지 않도록 한다.

② 의식이 없는 환자나 아동, 노인 등의 침상은 낙상을 방지하기 위해 침대난간을 올려 놓는다.

③ 의식이 없거나 판단력이 없는 환자에게 체온계를 꽂고 환자방을 떠나지 않도록 한다.

④ 환자가 목욕할 때는 반드시 문을 잠그도록 한다.

TIP ④ 환자가 목욕할 때는 문을 잠그지 말도록 하고, 목욕실 문 밖에 '사용 중'이라는 팻말을 달아 놓는다.

12 간호사가 범하는 부정행위에 속하지 않는 것은?

① 기계수 확인상의 실수

② 인수인계시 정보누락으로 인한 긴급상태

③ 수술 전 위험성에 대한 동의를 구하지 않음

④ 투약사고

> **TIP** ③ 의료인이 의료행위를 실시하기 전에 환자로부터 동의를 얻지 않고 의료행위를 시행한 경우는 불법행위이고 민사상, 형사상 모든 책임을 지게 된다.

13 다음 중 동의의무에 관련된 설명으로 옳지 않은 것은?

① 동의는 자발적으로 진의가 이루어져야 한다.

② 동의를 얻으면 모든 책임은 의료인에게는 제외된다.

③ 동의서에는 해당 의료행위는 환자가 충분히 납득한 후에 동의되어야 한다.

④ 의료행위 중 발생 가능한 환자의 생명 및 신체의 침해 상황에 대한 동의가 필요하다.

> **TIP** ② 합법적으로 동의를 얻었다고 하여도 의료인측의 과오 또는 부주의로 인한 의료과실 성립시 책임을 갖는다.

14 다음 중 법적인 요건의 구비가 꼭 필요한 의료행위는?

① 신체절단술   ② 예방접종

③ 임신중절수술   ④ 응급처치

> **TIP** 동의서와 법적 요건의 구비를 필요로 하는 것은 임신중절수술과 안락사 문제가 있다.

Answer 12.③ 13.② 14.③

15 다음 중 주의의무의 설명으로 옳지 않은 것은?

① 주의의무는 타인에게 유해한 결과가 발생하지 않도록 정신이 집중되어야 한다.

② 간호사의 업무상 과실은 주로 주의의무 태만으로 이루어진다.

③ 예견의무와 결과회피의무가 포함된다.

④ 구체적인 내용이 사전에 설정되어 있어 결과를 이에 비교하여 위반을 결정한다.

TIP ④ 주의의무는 구체적인 내용이 사고가 발생한 후에 결정되어 이의 위반 여부가 평가된다.

16 의료인은 환자에 관한 기록을 의료법 또는 다른 법령에서 규정한 경우를 제외하고는 타인에게 기록을 열람시키거나, 내용탐지에 응해서는 아니된다. 이러한 기록열람과 관련된 규정은 환자의 무엇을 보호하기 위함인가?

① 비밀유지의무　　　　　　　　　② 사생활 보호의무

③ 환자의 자기결정권 보호의무　　　④ 통신의 비밀유지의무

TIP 간호사는 환자가 국민으로서 헌법에 규정된 권리와 의료법 규정 및 한국소비자단체에서 발표한 환자의 권리장전에서 구현한 환자의 권리인 사생활 보호에 대해 인식하고, 간호상황에서 환자의 권리가 침해되지 않도록 해야 한다.

17 다음 중 간호사고 발생시 해야 할 조치들로 옳지 않은 것은?

① 사고에 대해 정확하고 간략하게 서면화한다.

② 병원절차에 따라 병원 당국에 즉시 통보한다.

③ 사고 발견시 즉시 수간호사에게 보고한다.

④ 간호사의 잘못이라고 환자에게 추궁당할 때 겸손한 태도로 일관한다.

TIP ① 사고에 대한 기록은 정확하면서도 자세하게 기록되어야 한다.

Answer 15.④ 16.② 17.①

18 다음 중 간호사의 기록작성 및 부관의 의무에 대한 설명 중 알맞은 것으로 짝지어진 것은?

> ㉠ 간호사가 기록의 일부를 변조하여 그 변조이유에 대한 합리적 이유를 대지 못하는 경우 법원은 이를 하나의 자료로 하여 간호사에게 불리한 평가를 할 수 있다.
> ㉡ 간호기록부에 기록하지 않거나 서명하지 않은 경우 면허자격정지 1개월의 사유에 해당된다.
> ㉢ 간호행위에 관한 사항과 소견은 간호행위의 적정 여부를 판단하기에 충분할 정도로 반드시 상세하게 기록하고 서명하여야 한다.
> ㉣ 간호기록부의 보존기간은 10년이다.

① ㉠, ㉡

② ㉠, ㉢

③ ㉡, ㉣

④ ㉢, ㉣

TIP ㉠ 의사측이 진료기록을 변조한 행위는 그 변조이유에 대하여 상당하고도 합리적인 이유를 제시하지 못하는 한 당사자 간의 공평의 원칙 또는 신의칙에 어긋나는 입증방해행위에 해당한다 할 것이고 법원으로서는 이를 하나의 자료로 하여 자유로운 심증에 따라 의사측에 불리한 평가를 할 수 있다고 할 것이다(대판 1995. 3. 10, 94다39567).

㉡ 1년의 범위 내에서 면허자격을 정지시킬 수 있다<의료법 제22조, 제66조>.

㉢ 의사에게 진료기록부를 작성하도록 하는 취지는 진료를 담당하는 의사 자신으로 하여금 환자의 상태와 치료의 경과에 관한 정보를 빠트리지 않고 정확하게 기록하여 이를 이후에 계속되는 환자치료에 이용하도록 함과 아울러 다른 관련의료 종사자에게도 그 정보를 제공하여 환자로 하여금 적정한 의료를 제공받을 수 있도록 하고, 의료행위가 종료된 이후에는 그 의료행위의 적정성을 판단하는 자료로 사용할 수 있도록 하고자 함에 있다(대판 1997. 1. 23, 97도2124).

㉣ 의료기관의 개설자 또는 관리자는 간호기록부는 5년간 보존한다<의료법 시행규칙 제15조>.

Answer 18.②

19 간호사의 형사상의 책임에 대한 설명으로 옳은 것을 모두 고르면?

> ㉠ 위법행위자에 대한 사회적인 책임을 추궁하는 것이다.
> ㉡ 형사책임은 손해배상책임을 말한다.
> ㉢ 형사상의 책임은 재산형, 자유형의 제재를 포함한다.
> ㉣ 피해자에 대해 사후 생긴 손해를 사후에 전보하고자 하는 취지이다.

① ㉠㉡
② ㉠㉢
③ ㉠㉢㉣
④ ㉠㉡㉢㉣

TIP 민사책임은 가해자에 대해 사적인 책임을 추궁하는 것을 말하며 사회적 책임은 형사책임에 해당한다. 민사상의 책임은 금전적 보상을 원칙으로 하고 벌금과 같은 재산형, 징역, 금고와 같은 자유형은 형사상의 책임에 포함된다. 이는 위법한 행위로 인해 발생한 손해의 전보를 목적으로 하기 때문에 위법한 행위자의 징계 및 방지목적은 형사책임이다.

20 다음에 발생한 사고 중에서 간호사가 책임져야 할 민사소송문제에 해당되지 않는 것은?

① 보호자의 동의하에 환자의 안락사에 동참한 경우
② 간조직검사를 보호자 동의 없이 실시한 후 출혈이 심한 경우
③ 간호조무사가 더운 물 주머니를 만들어 준 후 환자가 화상을 입은 경우
④ 간호사가 다른 환자를 돌보는 동안 환자가 눕는 차에서 떨어져 골절된 경우

TIP 민사소송문제는 주로 근무태만이나 배임행위 등과 같이 세심한 주의의무를 다하지 못한 경우가 속한다.
① 살인에 해당하는 형사소송문제이다.

Answer 19.② 20.①

21 다음 중 의료법상의 행정형벌이 처해지는 위법행위로 옳지 않은 것은?

① 보수교육 이수 의무위반
② 무면허 의료행위
③ 무자격자 진단서 교부
④ 비밀누설행위

> **TIP** ② 무면허 의료행위 금지〈법 제27조 제1항, 제87조의2〉: 5년 이하의 징역이나 5천만 원 이하의 벌금
> ③ 무자격자 진단서 교부 금지〈법 제17조 제1항, 제89조〉: 1년 이하의 징역이나 1천만 원 이하의 벌금
> ④ 비밀 누설 금지〈법 제19조, 제88조〉: 3년 이하의 징역이나 3천만 원 이하의 벌금

22 다음 중 간호사의 면허취소사유에 해당하지 않는 것은?

① 면허증을 대여한 경우
② 의료관련 법령위반으로 금고 이상의 선고를 받고 집행받지 아니하기로 확정되지 않은 자
③ 무면허 의료행위를 한 경우
④ 향정신성 의약품 중독자

> **TIP** ③ 무면허 의료행위의 경우 면허자격정지사유이다〈의료법 제66 조 제1 항 제5 호〉.

Answer 21.① 22.③

03 간호윤리의 이해

01 간호윤리

❶ 간호윤리의 의의

(1) 간호윤리의 개념

① 간호사로서 마땅히 지켜야할 도리나 의무를 실천하는 행위이다.

② 윤리적 의사결정 기준 ··· 양심, 법, 관습, 전문직 의무, 윤리이론과 윤리원칙, 병원의 정책과 기준

(2) 간호윤리의 기능

① 간호행위를 안내하고 평가할 수 있는 일반적인 원칙을 제공한다.

② 윤리적 의사결정 시 또는 대상자와 다른 건강요원들에게 전문적 간호의 책임을 수행할 수 있는 틀을 제공한다.

❷ 철학적 기반

(1) 의무론(형식주의)

① 의무나 책임에 초점을 맞추고 행동의 특징 그 자체로서 옳고 그름을 결정한다.

② 본질적으로 옳거나 정당한 보편적 원칙 또는 규칙이 존재한다고 가정하며 형식주의, 법칙주의에 해당한다.

③ 의무론 분류
  ㉠ '판단의 기본인 원리의 수효'
  • 일원론적 의무론 : 옳고 그름에 관한 모든 판단을 위해 한 개의 유일한 원리를 적용
  • 다원론적 의무론 : 판단 시 하나 이상의 기본 규칙이나 원리 적용

ⓒ '규칙을 어떻게 적용하는가'

- 행위 의무론 : 직관에 의해 개별 행위 판단
- 규칙 의무론 : 도덕적으로 선택이나 판단 또는 추론하는 데 있어서 절대적인 규칙이나 원칙에 의거

(2) 목적론(공리주의)

① 목적이나 결과에 의해 행동의 옳고 그름을 결정한다. 도덕성의 목적은 최대 다수를 위해 최소의 이익과 최소한의 손해를 만드는 것이라고 주장한다.

② 딜레마나 도덕적 갈등에 대한 합리적인 방향을 제시하나, 소수의 권리는 다수의 이익을 위해 무시될 수 있다.

④ 공리주의 분류

ⓐ '무엇을 효율성으로 보는가'
- 쾌락적 공리주의 : 쾌락 최대화, 고통 최소화
- 선호 공리주의 : 주어진 상황에서 다수의 사람들이 선호하는 것을 최대한 만족시키는 것을 선택
- 다원적 공리주의 : 행복, 우정, 쾌락 등 다양한 내재적 가치 수용

ⓑ '효용의 원리를 어떻게 적용 하는가'
- 행위 공리주의 : 공리 원리를 개별 행위에 적용
- 규칙 공리주의 : 주어진 상황에서 최대의 효용을 가져오는 규칙 적용

❸ 도덕발달이론

(1) 길리건의 도덕발달이론

① 도덕발달은 여성중심성향(책임감의 윤리)이며, 도덕성은 인간관계를 통해 실현되는 것이다.

② 도덕성을 정의와 보살핌의 측면으로 구성한다.

③ 제1수준
ⓐ 실용주의적이고 자기중심적으로, 생존과 자기이익에 집착
ⓑ 제1과도기로 자신의 이기적인 부분을 비판하고 책임감으로 이행

④ 제2수준
ⓐ 다른 사람을 기쁘게 해주는 욕구와 자기희생 발달
ⓑ 제2과도기로 동조에서 내면적 성찰로 가는 시기

⑤ 제3수준
ⓐ 자기와 타인의 역동성 인식
ⓑ 인간관계의 상호부분에 대해 새로운 깨달음을 얻음
ⓒ 타인과 자신을 보살피며 이기심과 책임감의 대립을 해소

(2) 콜버그의 도덕발달이론

① 도덕발달은 남성중심성향(정의의 윤리)이며, 도덕성을 도덕적으로 옳은 행위원칙이다.

② 도덕적 판단의 합리성을 중시하며 도덕은 단계의 순서대로 발달하므로 단계의 도약이나 퇴행을 고려하지 않는다.

③ 도덕발달단계

구분		내용
관습이전수준	1단계	• 처벌과 복종 지향 단계 • 5 ~ 8세 아동에 해당하며 처벌은 피하고 권위에 복종하는 것을 가치 있는 것으로 산주
	2단계	• 도구적 목적과 상대주의 지향 단계 • 자신이나 타인의 욕구를 충족시키는 행위가 옳은 행위라고 간주
관습수준	3단계	• 개인 간의 기대와 관계 지향 단계 • 착하다고 인정받는 것이 도덕적 행동의 동기가 됨
	4단계	• 법과 사회질서 지향 단계로 청소년 중기부터 발달 • 옳은 행위란 권위를 존중하고 사회질서를 유지하기 위해 자신의 임무를 수행해야 한다고 여김
관습이후수준	5단계	• 권리와 사회계약 지향 단계 • 기본적 권리나 가치, 사회의 합법적 계약을 지지 • 생명이나 자유와 같은 절대적 가치는 어느 사회에서도 다수의 의견과는 무관하게 지지되어야 한다고 여김
	6단계	• 보편적인 윤리적 원리 지향 단계 • 법을 초월하는 어떠한 추상적이고 보편적인 우너리에 대해 보다 명확한 개념 형성

❹ 윤리의 원리

(1) 자율성의 원리

① 자율의 의의

  ㉠ 자율성은 스스로 계획하고 수행할 수 있는 스스로의 역량을 말한다.

  ㉡ 자신들의 안녕에 영향을 주는 사건이 있을 때 결정에 참여시키도록 해야 한다는 원리이다.

② 타인에 대한 존중의 원리는 자율성 원리와 관련이 있다.

  ㉠ 환자들은 그 자신의 삶을 관리할 권리를 가진 자율적인 행위자이다.

  ㉡ 환자 자신이 결정을 내리기 위해서는 정확한 정보가 필요하다.

  ㉢ 환자에게 정보를 제공하거나 그들을 위해 정보를 구하거나 그들에게 정보를 얻을 권리, 치료를 거부할 권리가 있음을 알린다.

③ 자율성 존중의 정신은 사람들이 자신에게 영향을 미칠 수 있는 결정을 자신의 능력만큼 관여할 수 있도록 도와주는 것이다.

  ㉠ **환자가 무능력하거나 비상시** : 의료전문가가 그 사람의 '최선의 이익'의 입장에서 행동한다.

  ㉡ **능력 있는 환자** : 스스로가 결정할 권리를 가진다(치료거부로 죽을 수도 있다).

  ㉢ 환자가 결정을 무시할 수 있기 위해서는 그 사람이 정말로 무능력하다는 '강력한' 증거가 필요하다.

④ 프라이버시(Privacy)와 비밀에 관한 권리도 자율성의 원리에서 나온다.

(2) 무해의 원리

① 무해의 원리란 "해를 끼치지 말라."는 것을 요구하는 원칙으로, 건강전문가들에 대한 가장 엄중한 의무로 간주되고 있다.

② 무해의 원칙에 따라 행동하기 위해서는 분별있고 유능하게 행동해야 하며, 적절한 지식과 기술을 가지고 있어야 한다.

③ 해(harm)의 개념은 고통, 죽음 또는 불구와 마찬가지로 정서적·재정적 비용의 손실 등도 해당되며, 이에 대한 인식이 서로 다를 때 갈등이 생길 수 있다.

(3) 선행의 원리

① 선행의 원리는 개인의 관심·기술·능력을 증진시킴으로써 위험을 최소한으로 하고, 가능한 선을 많이 행하도록 인도하며 해를 방지하고, 해가 되는 조건을 제거해야 하는 원리이다.

② 유효한 서비스를 제공하지 않은 것은 전문적 의무와 선행원칙의 위반을 의미한다.

(4) 정의의 원리

① 정의(공평)의 원리는 인간이 근본적으로 평등하다는 것에 그 기본이 있다.

  ㉠ 정의란 공평함을 의미하는 것으로, 각 개인에게 그 자신의 당연한 권리를 부여하는 것과 동일시된다.

  ㉡ 사람들은 자기들의 가치관이나 주어진 상황에 따라 타인을 취급하므로, 그 개인의 내면적인 가치관에 대한 동등한 대우를 하기 위해 문화적인 요소를 중요하게 고려해야 한다.

② 간호관리자는 환자별 간호요원의 비율을 결정할 때, 날마다 배당이 이루어질 때 정의(공정함)의 문제를 제기한다.

③ 간호관리자는 최대한 가능한 정도로 차별대우와 불공정함을 막기 위하여 그들 자신의 가치와 선입관을 알고 있어야 할 필요가 있다.

기출예제

2018. 5. 19 제1회 지방직

다음 사례에서 간호사의 위약(placebo) 사용에 대한 정당성을 부여할 수 있는 윤리 원칙은?

> 환자가 수술 후 통증조절을 위해 데메롤(Demerol)과 부스펜(Busphen)을 투약받고 있다. 수술 후 1주일이 넘었는데도 환자는 매 시간마다 호출기를 누르며 진통제를 요구하고 있다. 담당 간호사는 의사와 상의하여 부스펜과 위약을 처방받아 하루 3회 투약하기로 하였다.

① 신의의 원칙　　　　　　　　　　　　　　② 정의의 원칙

③ 서행의 원칙　　　　　　　　　　　　　　④ 자율성 존중의 원칙

✱

윤리 원칙과 윤리 규칙

㉠ 윤리 원칙
- 자율성 존중의 원칙 : 치료 과정과 방법, 그리고 필요한 약품의 효능과 부작용 등을 거짓 없이 상세히 설명하고, 환자는 자신의 자발적 선택과 충분한 설명에 의거하여 치료에 동의해야 한다.
- 악행 금지의 원칙 : 타인에게 의도적으로 해를 입히거나 타인에게 해를 입히는 위험을 초래하는 것을 금지한다.
- 선행의 원칙 : 악행 금지의 원칙을 넘어서 해악의 예방과 제거와 적극적인 선의 실행을 요구한다.
- 정의의 원칙 : 공평한 분배에 대한 윤리적 원칙이다.

㉡ 윤리 규칙
- 정직의 규칙 : 선을 위해서 진실을 말해야 하는 의무이다.
- 신의의 규칙 : 환자의 의료기밀을 보장하기 위해 최선을 다해야 한다는 규칙이다.
- 성실의 규칙 : 끝까지 최선을 다하려는 노력, 약속이행의 의지를 말한다.

답 ③

02 간호사의 역할 및 윤리적 갈등

❶ 한국간호사 윤리강령

(1) 한국간호사 윤리강령 제정 목적

① 간호의 근본이념은 인간 생명을 존중하고 인권을 지키는 것이다.

② 간호사의 책무는 인간 생명의 시작부터 삶과 죽음의 전 과정에서 간호 대상자의 건강을 증진하고, 질병을 예방하며, 건강을 회복하고, 고통이 경감되도록 돌보는 것이다.

③ 간호사는 간호 대상자의 자기결정권을 존중하고, 간호 대상자 스스로 건강을 증진하는 데 필요한 지식과 정보를 획득하여 최선의 결정을 할 수 있도록 돕는다.

④ 이에 대한간호협회는 국민의 건강과 안녕에 이바지하는 전문직종사자로서 간호사의 위상과 긍지를 높이고, 윤리 의식의 제고와 사회적 책무를 다하기 위하여 이 윤리 강령을 제정한다.

(2) 한국간호사 윤리강령

① 간호사와 간호 대상자

    ㉠ 평등한 간호 제공 : 간호사는 간호 대상자의 국적, 인종, 종교, 사상, 연령, 성별, 정치적·사회적·경제적 지위, 성적 지향, 질병, 장애, 문화 등의 차이에 관계없이 평등하게 간호한다.

    ㉡ 개별적 요구 존중 : 간호사는 간호 대상자의 관습, 신념 및 가치관에 근거한 개인적 요구를 존중하여 간호하는 데 최선을 다한다.

    ㉢ 사생활 보호 및 비밀유지 : 간호사는 간호 대상자의 개인 건강 정보를 포함한 사생활을 보호하고, 비밀을 유지하며, 간호에 필요한 최소한의 정보 공유를 원칙으로 한다.

    ㉣ 알 권리 및 자기결정권 존중 : 간호사는 간호의 전 과정에 간호 대상자를 참여시키며, 충분한 정보 제공과 설명으로 간호 대상자가 스스로 의사 결정을 하도록 돕는다.

    ㉤ 취약한 간호 대상자 보호 : 간호사는 취약한 환경에 처해 있는 간호 대상자를 보호하고 돌본다.

    ㉥ 건강 환경 구현 : 간호사는 건강을 위협하는 사회적 유해 환경, 재해, 생태계의 오염으로부터 간호 대상자를 보호하고, 건강한 환경을 보전·유지하는 데 적극적으로 참여한다.

    ㉦ 인간의 존엄성 보호 : 간호사는 첨단 의과학 기술을 포함한 생명 과학 기술의 적용을 받는 간호 대상자를 돌볼 때 인간 생명의 존엄과 가치를 인식하고 간호 대상자를 보호한다.

② 전문인으로서 간호사의 의무

    ㉠ 간호 표준 준수 : 간호사는 모든 업무를 대한간호협회 간호 표준에 따라 수행하고 간호에 대한 자신의 판단과 행위에 책임을 진다.

    ㉡ 교육과 연구 : 간호사는 간호 수준의 향상과 근거 기반 실무를 위한 교육과 훈련에 참여하고, 간호 표준 개발 및 연구에 기여한다.

    ㉢ 정책 참여 : 간호사는 간호 전문직의 발전과 국민 건강 증진을 위해 간호 정책 및 관련 제도의 개선 활동에 적극적으로 참여한다.

    ㉣ 정의와 신뢰의 증진 : 간호사는 의료자원의 분배와 간호 활동에 형평성과 공정성을 유지함으로써 사회의 공동선과 신뢰를 증진하는 데에 기여한다.

    ㉤ 안전을 위한 간호 : 간호사는 간호의 전 과정에서 간호 대상자의 안전을 우선시 하며, 위험을 최소화하기 위한 조치를 취해야 한다.

    ㉥ 건강 및 품위 유지 : 간호사는 자신의 건강을 보호하고 전문인으로서의 긍지와 품위를 유지한다.

③ 간호사와 협력자

    ㉠ 관계 윤리 준수 : 간호사는 동료 의료인이나 간호 관련 종사자와 협력하는 경우 상대를 존중과 신의로서 대하며, 간호 대상자 및 사회에 대한 윤리적 책임을 다한다.

    ㉡ 간호 대상자 보호 : 간호사는 동료 의료인이나 간호 관련 종사자에 의해 간호 대상자의 건강과 안전이 위협받는 경우, 간호 대상자를 보호하기 위한 적절한 조치를 취한다.

    ㉢ 첨단 생명 과학 기술 협력과 경계 : 간호사는 첨단 생명 과학 기술을 적용한 보건 의료 연구에 협력함과 동시에, 관련 윤리적 문제에 대해 경계하고 대처한다.

「한국간호사 윤리강령」의 항목에 대한 설명으로 옳은 것은?

① 건강 환경 구현 – 간호사는 건강을 위협하는 사회적 유해환경, 재해, 생태계의 오염으로부터 간호대상자를 보호하고, 건강한 환경을 보전·유지하는 데에 참여한다.

② 전문적 활동 – 간호사는 간호 수준의 향상과 근거기반 실무를 위한 교육과 훈련에 참여하고, 간호 표준 개발 및 연구에 기여한다.

③ 대상자 보호 – 간호사는 간호의 전 과정에서 인간의 존엄과 가치, 개인의 안전을 우선하여야 하며, 위험을 최소화하기 위한 조치를 취한다.

④ 취약한 대상자 보호 – 간호사는 인간 생명의 존엄성과 안전에 위배되는 생명과학기술을 이용한 시술로부터 간호대상자를 보호한다.

★ ─────────────────────

한국간호사 윤리강령 … 간호의 근본이념은 인간 생명의 존엄성과 기본권을 존중하고 옹호하는 것이다. 간호사의 책무는 인간 생명의 시작으로부터 끝에 이르기까지 건강을 증진하고, 질병을 예방 하며, 건강을 회복하고, 고통을 경감하도록 돕는 것이다. 간호사는 간호대상자의 자기결정권을 존중하고, 간호대상자 스스로 건강을 증진하는 데 필 요한 지식과 정보를 획득하여 최선의 선택을 할 수 있도록 돕는다. 이에 대한 간호협회는 국민의 건강과 안녕에 이바지하는 전문인으로서 간호사의 위상과 긍지를 높이고, 윤리의식의 제고와 사회적 책무를 다하기 위하여 이 윤리강령을 제정한다.

㉠ 간호사와 대상자
• 평등한 간호 제공 : 간호사는 간호대상자의 국적, 인종, 종교, 사상, 연령, 성별, 정치적 사회적 경제적 지위, 성적 지향, 질병과 장애의 종류와 정도, 문화적 차이를 불문하고 차별 없는 간호를 제공한다.
• 개별적 요구 존중 : 간호사는 간호대상자의 관습, 신념 및 가치관에 근거한 개인적 요구를 존중하여 간호를 제공한다.
• 사생활 보호 및 비밀유지 : 간호사는 간호대상자의 사생활을 보호하고, 비밀을 유지하며 간호에 필요한 정보 공유만을 원칙으로 한다.
• 알 권리 및 자기결정권 존중 : 간호사는 간호대상자를 간호의 전 과정에 참여시키며, 충분한 정보 제공과 설명으로 간호대상자가 스스로의 사결정을 하도록 돕는다.
• 취약한 대상자 보호 : 간호사는 취약한 환경에 처해 있는 간호대상자를 보호하고 돌본다.
• 건강 환경 구현 : 간호사는 건강을 위협하는 사회적 유해환경, 재해, 생태계의 오염으로부터 간호대상자를 보호하고, 건강한 환경을 보전 유지하는 데에 참여한다.
㉡ 전문가로서의 간호사 의무
• 간호표준 준수 : 간호사는 모든 업무를 대한간호협회 업무 표준에 따라 수행하고 간호에 대한 판단과 행위에 책임을 진다.
• 교육과 연구 : 간호사는 간호 수준의 향상과 근거기반 실무를 위한 교육과 훈련에 참여하고, 간호 표준개발 및 연구에 기여한다.
• 전문적 활동 : 간호사는 전문가로서의 활동을 통해 간호정책 및 관련제도의 개선과 발전에 참여한다.
• 정의와 신뢰의 증진
  간호사는 의료자원의 분배와 간호활동에 형평성과 공정성을 유지하여 사회의 공동선과 신뢰를 증진하는 데에 참여한다.
• 안전한 간호 제공 : 간호사는 간호의 전 과정에서 인간의 존엄과 가치, 개인의 안전을 우선하여야 하며, 위험을 최소화하기 위한 조치를 취한다.
• 건강 및 품위 유지 : 간호사는 자신의 건강을 보호하고 전문가로서의 긍지와 품위를 유지한다.
㉢ 간호사와 협력자
• 관계윤리 준수 : 간호사는 의료와 관련된 전문직 · 산업체 종사자와 협력할 때, 간호대상자 및 사회에 대한 윤리적 의무를 준수한다.
• 대상자 보호 : 간호사는 간호대상자의 건강과 안전이 위협받는 상황에서 적절한 조치를 취한다.
• 생명과학기술과 존엄성 보호 : 간호사는 인간생명의 존엄성과 안전에 위배되는 생명과학기술을 이용한 시술로부터 간호대상자를 보호한다.

답 ①

❷ 간호사의 갈등

(1) 간호의 윤리적 쟁점

① 간호사가 겪는 윤리적 갈등내용
  - ㉠ 간호사들이 환자들과의 개인적인 관계를 통한 인간적인 건강관리의 강한 전통을 가진 반면, 새로운 과학기술은 간호사에게 보다 세련된 의학적 기술을 습득하고 기본적인 병상간호에 적은 시간을 할애하는 것이 대단한 일인 것으로 유도한다.
  - ㉡ 일반간호사는 노동자 대 관리자의 계보(系譜)에 따라 행정적 간호사와의 갈등을 갖고 있다.
  - ㉢ 계속적인 투쟁 속에서 간호사는 직업적으로 더 많이 인정받으려고 하고 보다 많은 자율성을 획득하려 한다. 그러나 이러한 것은 관리자, 행정가, 투자가들의 이익과 건강관리의 지도와 전달에서 얻는 권한 획득이 잘 맞아떨어질 때 가능한 일이다.

② **활발한 간호참여와 영향력** … 간호윤리가 하나의 영역으로 계속 성장하고 많은 윤리적 갈등에 대한 해결책을 찾기 위해서는 활발한 간호참여와 영향력이 필요하다.

(2) 간호사와 의사와의 갈등

① 역사적인 유산
  - ㉠ 오늘날까지도 의사와 병원행정가가 병원간호사의 의사결정을 심각하게 제한하고 있다.
  - ㉡ 의사들은 의사결정과정의 중심에 있고 간호사는 그 결정을 수행해야 하는 종속적인 관계가 형성됨으로써 두 직종 간의 협동이 제한을 받아 왔다.

② 간호실무영역의 확장
  - ㉠ 20세기 후반 급속한 기술적·사회적 변화와 확대된 지식은 간호업무영역의 재정을 필요로 하게 되었고, 간호사 − 의사관계에 긴장감을 초래하는 요인이 되었다.
  - ㉡ 사회적·기술적 변화와 재교육, 대학원 과정의 교육, 독립적인 요구와 경험을 통하여 간호사들은 어떤 기계나 설비, 치료방법에 대하여는 의사들보다 폭넓게 알게 되었다.
  - ㉢ 간호사에게는 자신의 지식에 근거하여 행위하는 것이 법률적으로 허용되지 않고 있으며, 그와 동시에 의사와 간호사 간의 의료영역의 업무경계가 불분명하여 이를 구별해 내기가 쉽지 않은 경우가 많다.
  - ㉣ 간호사가 간호실무법령이나 관련 법규 및 규정을 잘 알고 있어도 간호사의 정당한 기능에 관해 의사와 일치하지 않을 경우 갈등이 생기게 된다.

③ **간호의 전문적 이념** … 최근 간호사들은 보다 높은 전문성을 갖기 위한 노력을 강화하고 있으나, 간호사의 전문성과 판단을 계속적으로 통제하려는 의사로 인하여 두 직종 간의 긴장이 유발되고 있다.

(3) 간호사 갈등해소방안

① **문제해결** … 갈등 당사자들이 공동의 노력으로 갈등의 원인이 되는 문제를 해결해야 한다.

② 회피
- ㉠ 갈등을 야기할 수 있는 의사결정을 보류하거나 회피하고, 갈등상황이나 갈등 당사자의 접촉을 피하는 것을 말한다.
- ㉡ 갈등의 원인이 되는 문제는 계속 남아 있으므로 갈등의 소지는 계속 남아 있다.

③ 완화
- ㉠ 갈등 당사자들의 의견 차이를 얼버무려 의견차이가 없는 것 같이 느끼도록 하고, 사소한 의견의 일치와 공동이익을 강조함으로써 갈등을 완화시키는 방법이다.
- ㉡ 갈등의 원인을 제거하지 못하는 단기적 해소방법이다.

④ **강압** … 강력한 힘을 가진 경쟁자, 상관 등 권위를 가진 사람, 중재인이나 조정자를 이용한다.

⑤ **협상** … 갈등 당사자들이 그들의 대립되는 입장을 부분적으로 양보하여 해결하는 것이다.

⑥ **자원의 증대** … 희소자원으로 인한 갈등을 해소하기 위해 자원을 늘리는 것이다.

⑦ **상위목표의 제시** … 갈등 당사자들이 공동으로 추구해야 할 상위목표를 제시함으로써 갈등을 완화시킨다.

❸ 간호사의 역할

(1) 간호사의 역할

① 최근까지 간호사는 의사의 명령과 감독하에서 활동하는 종속적인 기능자로 간주되었다.

② 대부분의 간호사와 간호전문직의 복지에 관심이 있는 사람들은 환자옹호자로서의 간호모델을 선호하고, 전통적인 대리모나 의사의 종속자로서의 모델을 부적절하고 부당하게 여긴다.
- ㉠ 간호사의 **책임영역 확장**: 여성의 역할에 대한 고정관념의 붕괴, 경제적 상황의 변화(맞벌이 부부), 환자관리의 기술적인 진보, 고령인구의 증가 등으로 간호사의 책임영역이 확장되었다.
- ㉡ **주도적 간호(돌봄)의 역할 증대**: 만성적 질병으로 고통받는 고령층, 불치병환자 등이 증가하면서 주도적 간호의 역할이 증대되었다.

④ 간호사가 건강관리를 하는 데 있어서 가장 중요시해야 할 것은 인간적인 차원이다. 그리하여 간호사의 역할이 차갑고 비정하고 비인간적인 치료가 될 수 있는 것에 인간적인 요소를 불어넣을 수 있는 것이 되어야 한다.

⑤ 간호사의 역할은 근본적으로 도덕적인 것이며, 곤경에 처한 환자의 존엄성과 자율성을 지켜주는 것이다.

(2) 간호에서의 자율성

① 자율성의 정의
- ㉠ 자기의 업무영역 안에서 판단하고 선택할 수 있는 자유이다.
- ㉡ 환자에 대한 전체적인 간호를 계획하고 다른 의료진들과 독자적인 수준에서 교류할 수 있는 자유를 의미한다.
- ㉢ 스스로 계획하고 결정할 수 있는 의미있는 독자성이다.
- ㉣ 자기절제(Self Governance) : 간호사의 자율성은 올바른 의지, 지식, 행위로 제한되어져야 한다는 것을 말한다.

② 환자의 자율성에 대한 지지자로서의 간호사
- ㉠ 간호의 주요 관심은 환자의 육체적·정신적 안녕을 증진시키는 데 있다. 따라서 간호업무에는 항상 도의적인 문제가 따르게 마련이며, 간호사가 환자에 대한 의사결정에 참여할 때 도덕적 판단를 요하게 된다.
- ㉡ 간호상황에서 환자의 자율성을 제한해야 할 때가 있을 수 있으며, 이러한 경우 간호사는 언제 그 환자의 자율성을 제한하고, 언제 그 환자를 위해 다른 사람이 결정권을 가질 수 있으며, 그것은 과연 윤리적으로 정당화될 수 있는지 냉철히 생각해 볼 필요가 있다.
- ㉢ 치료에 대한 결정이 환자의 적극적인 참여 없이 이루어질 때 환자가 가진 문제 중 임상이 아닌 다른 영역은 전혀 알 수 없게 되며, 이것이 바로 전문적 지식이라는 명목하에 환자의 자율성을 위반하게 되는 것이다.
- ㉣ 환자가 의료진에 갖는 의존성으로 인해 의료진이 인간의 자율성 존중에 대한 윤리적 중요성을 인식할 때조차도 환자의 자율성은 위협될 수 있다.

③ 환자의 옹호자로서의 간호사
- ㉠ 옹호자의 개념은 전문적 환자간호의 근본철학으로, 옹호자는 환자를 돌보면서 그 환자들의 실제적인 의존과 자율성 존중의 의무를 인식한다.
- ㉡ 간호사는 환자가 스스로 자신의 건강요구에 대처할 수 있도록 돕는 역할을 맡고 있다.
- ㉢ 간호사는 환자가 자신의 존엄성과 인간성을 상실하지 않고서도 자율성을 발휘함으로써 스스로 건강관리를 할 수 있도록 해준다.
- ㉣ 간호는 무엇보다도 환자의 자유로운 의사결정을 방해하는 요인들(고통, 불안, 예후와 선택 및 권리에 대한 지식부족 등)을 감소시키는 데 기여하며, 환자가 결정할 수 있도록 도와준다.
- ㉤ 환자의 옹호자가 된다는 것은 환자의 소원이나 자율성을 무시하면서 일하는 다른 건강전문인들과 맞서는 것을 필요로 한다.
- ㉥ 간호사가 유능한 환자옹호자로서 행동한다면 윤리적 책임이 더 확대될 수도 있고 대다수의 불유쾌한 충돌도 없어질 수 있다.
- ㉦ 간호사는 의사보다 덜 권위적이어서 간호사와 환자는 더 가깝게 접촉할 수 있으며, 간호사로 하여금 환자의 희망·목표·공포 등을 알 수 있게 하는 독특한 위치가 되게 할 수 있다.

ⓞ 옹호자로서의 간호사는 자율성을 존중하는 것을 넘어서 자율성을 격려하고 개발하도록 도울 수 있다.

④ **간호사의 자율성**

㉠ 한 개인이 면허간호사가 되었다는 것은 대상자에게 안전하고 효과적이며 도덕적으로 책임있는 간호를 제공할 책임을 전제한 것이다.

㉡ 어떠한 의학적 지시에 의문이 있다면 수행하지 않는 것이 간호실무법과 병원과의 계약으로 정의되는 법률적 책임을 완수하는 것이다.

• 응급상황인 경우 : 간호사가 생각하기에 다른 방법이 더 적합하더라도 의사의 지시가 수용 될 만한 범위에 속한다면 그 지시에 따르고 나중에 그 문제에 관해 의사와 의논해야 한다.

• 긴박성의 수준이 낮은 경우 : 의사의 지시에 의문이 있으면 간호사는 차분하고 합리적으로 의사와 토론을 해야 한다.

㉢ 환자의 권리나 간호사 자신의 도덕 정체감을 지키기 위하여 발행하는 곤경의 횟수나 그 심각성을 완화시킬 수 있는 간호사와 의사관계, 즉 협동과 타협이 필요하다.

⑤ **간호사의 자율성과 윤리적 의사결정**

㉠ 전문적 간호사들은 환자와 진정한 치료적 관계를 형성하고, 환자에 대한 도덕적 의무를 수행하기 위하여 행동의 자유와 융통성을 필요로 한다.

㉡ 역사적으로 볼 때 간호는 항상 건강관리체계 안에서 중요한 역할을 해 왔지만 자율적인 위치를 가지지 못했다. 이러한 자율성의 결여는 전문적 간호수행의 첫 번째 장애요인이 된다.

㉢ 전문직은 긴 기간의 전문화된 교육, 직무훈련 그리고 자율성을 요구한다. 따라서 전문직은 자율성을 소유한 덕으로 자신감과 자존심을 가지며, 권력 내지 권위를 누리고 사회에서 존경받는 위치를 차지하게 된다.

㉣ 자율성을 수행하는 데 가장 큰 장애요인은 병원의 관료주의적 체제이다.

㉤ 간호사가 부딪치는 자율성의 결여는 간호사의 윤리적 간호행위를 저해하고 있다.

㉥ 간호사는 의사의 전통적인 권위, 환자의 부상하는 권리, 점점 커지는 병원행정의 권력 틈에서 일하고 있는데, 이는 현실적인 면에서 볼 때 도덕적 행위를 이상적으로 실천하기 어렵다는 것을 암시한다.

㉦ 자율성에는 언제나 윤리와 책임이 수반되기 때문에 간호사의 자율성도 어떤 확실한 경계에 의해 제한되어야 한다. 즉, 간호사들의 자유는 올바른 의지, 올바른 지식, 올바른 재능, 올바른 행위로 제한되어야 한다.

㉧ 실제적으로 임상에서의 윤리적 결정은 환자, 가족, 간호사, 병원행정가와의 상호협조적인 노력에 의해 이루어지는 것이 원칙이다(절대적 자율성의 배제).

㉨ 자율성이 의미하는 두 가지 차원

• 구조적 자율성 : 환경 자체가 자율성에 관여할 때 존재하는 것이다(존재적).

• 태도적 자율성 : 전문인 스스로 의사결정에 자유롭지 못하다고 느끼는 것이다(주관적).

⑥ **간호사의 자율성과 성숙도** … 윤리적 판단능력은 간호사의 성숙도와 직결되는데, 이 윤리적 판단능력은 단계적으로 변하는 인지발달과정으로 정의될 수 있으며 높은 수준의 도덕적 사고를 필요로 한다.

≡ 최근 기출문제 분석 ≡

2025. 6. 21. 제1회 지방직

1 생명의료윤리 원칙에 대한 개념 설명으로 옳지 않은 것은?

① 자율성 존중의 원칙 – 환자가 자신의 생각에 따라 선택하고 행동할 권리를 존중한다.

② 악행금지의 원칙 – 의도적으로 해를 입히는 것과 해를 입히는 위험을 초래하는 것을 금한다.

③ 선행의 원칙 – 해악을 제거하고 적극적으로 선을 실행한다.

④ 정의의 원칙 – 환자에게 성실하게 간호를 제공하겠다는 약속을 이행한다.

> **TIP** ④ '환자에게 성실하게 간호를 제공하겠다는 약속을 이행한다.'는 성실의 원칙이다. 정의의 원칙은 '제한된 의료 자원을 공정하게 분배한다.'는 원칙으로 우선순위 결정이나 자원 배분에서 공평성을 고려해야 한다.

2024. 6. 22. 제1회 지방직

2 「한국간호사 윤리강령」의 '전문인으로서 간호사의 의무' 영역에 속하는 항목만을 모두 고르면?

㉠ 인간의 존엄성 보호	㉡ 안전을 위한 간호
㉢ 정의와 신뢰의 증진	㉣ 간호 대상자 보호

① ㉠, ㉡

② ㉡, ㉢

③ ㉢, ㉣

④ ㉠, ㉢, ㉣

> **TIP** ㉡㉢ 「한국간호사 윤리강령」에서 전문인으로서 간호사의 의무에는 간호 표준 준수, 교육과 연구, 정책 참여, 정의와 신뢰의 증진, 안전을 위한 간호, 건강 및 품위 유지가 있다.
> ㉠ 「한국간호사 윤리강령」 간호사와 간호 대상자
> ㉣ 「한국간호사 윤리강령」 간호사와 협력자

Answer 1.④ 2.②

3 다음 중 간호사가 겪고 있는 윤리원칙 충돌 중 '선행의 원칙'과 '정직의 원칙'이 충돌한 사례로 가장 옳은 것은?

① 박씨는 말기 암환자로 자살을 시도하였으나 실패 후 상처 치유를 위해 입원하였다. 상처 소독과 환자 관찰을 위해 간호사는 매일 병실에 들어갔다.

② 백혈병으로 진단받은 40세 이씨는 검사 결과 당장 수혈을 받아야하나, 종교적인 이유로 수혈을 거부하고 있다. 간호사는 수혈을 권유하였으나 환자는 들으려 하지 않는다.

③ 6개월 전 위암으로 진단받은 김씨는 본인의 질병을 위궤양으로 알고 있으나, 비슷한 색의 주사를 맞는 옆 병상 환자를 보고 자신도 암환자인지를 간호사에게 묻고 있다. 보호자의 강력한 주장으로 의료진은 김씨에게 진단명을 언급하지 못하는 상황이다.

④ 말기 암환자 최씨는 통증 호소가 심해 여러 종류의 진통제를 투약받았으나, 효과를 보지 못해 간호사는 처방된 위약(Placebo)을 투약하였고 그 후 최씨의 통증 호소는 감소하였다. 최근 위약(Placebo) 투약 후에도 최씨는 다른 진통제 처방을 가끔씩 요구하기도 한다.

> **TIP** ④ 여러 종류의 진통제를 투약 받았으나 효과를 보지 못한 말기 암환자의 통증 호소를 감소시키는 것(선행의 원칙)과 위약을 투여하는 것(정직의 원칙)이 충돌하고 있는 사례이다.

4 다음 상황에 적용되는 의료진의 윤리적 원칙과 거리가 먼 것은?

> 말기 암 환자인 A씨는 이제 진통제도 잘 듣지 않는다. 심각한 통증으로 마치 짐승처럼 계속 울부짖으며 몸부림치고 고통으로 잠도 잘 수 없다. 환자는 빨리 죽기를 간절히 소망하여 오늘 점심부터 음식을 거부하고 있다.

① 정의의 원칙   ② 선행의 원칙
③ 악행 금지의 원칙   ④ 자율성 존중의 원칙

> **TIP** ① 환자의 권리를 존중하고, 신분이나 부에 상관없이 공정하게 치료를 받도록 해야 한다.
> ② 과학과 의학 등 생명과 관련된 일들은 선을 목적으로 적극적으로 시행되어야 한다.
> ③ 환자에게 해를 끼치는 행위를 해서는 안 된다.
> ④ 개인의 자율성을 최우선으로 존중해야 한다.

Answer 3.④ 4.①

5 2013년에 개정된 '한국 간호사 윤리강령'에서 제시하고 있는 '전문가로서 간호사의 의무'에 해당하는 것은?

① 건강 환경 구현　　　　　　　　　② 관계윤리 준수
③ 건강 및 품위 유지　　　　　　　　④ 생명과학기술과 존엄성 보호

　　TIP　2013년 7월 개정된 한국 간호사 윤리강령 중 전문가로서의 간호사 의무는 간호표준 준수, 교육과 연구, 전문적 활동, 정의와 신뢰의 증진, 안전한 간호제공, 건강 및 품위 유지이다.

6 한국간호사 윤리강령 3차 개정 시 수정된 내용으로 옳은 것은?

① 실제적으로 가능한 최고수준의 간호를 제공하며 간호에 대한 개별적인 판단이나 행위에 책임을 진다.
② 대상자의 안전과 건강을 유지하고 증진하는데 필요한 생태학적, 사회경제적 환경을 향상시킨다.
③ 간호와 관련된 모든 협동자의 고유한 역할을 존중하며 협조한다.
④ 대상자를 간호의 동반자로 인정하고 간호의 전 과정에 참여시킨다.

　　TIP　한국간호사 윤리강령은 1972년 5월 12일 제정되어 1983년, 1995년, 2006년, 2013년까지 총 4회 개정되었다.
　　　　④ 알 권리와 자기결정권 존중에 관한 내용인 '간호사는 간호대상자를 간호의 전 과정에 참여시키며, 충분한 정보 제공과 설명으로 간호대상자가 스스로 의사결정을 하도록 돕는다.'는 3차 개정 시 수정된 내용이다.

7 다음 중 한국 간호사의 3차 개정 간호윤리 항목으로 옳지 않은 것은?

① 취약계층 보호　　　　　　　　　② 건강과 품위 유지
③ 건강환경 구현　　　　　　　　　④ 생명과학기술과 인간의 존엄성 보호
⑤ 가족의 참여 존중

　　TIP　⑤ 가족의 참여 존중이 아니라 대상자 참여 존중이다.

Answer　5.③　6.④　7.⑤

출제 예상 문제

1 한국 간호사 윤리강령에 관한 설명으로 옳게 짝지어진 것은?

> ㉠ 1972년 제정, 1983·1995년 개정
> ㉡ 인간의 존엄과 생명의 기본권 존중
> ㉢ 도덕문제 해결을 위한 최소한의 지침
> ㉣ 건강증진·질병예방·건강회복·고통경감

① ㉠㉡
② ㉠㉡㉢
③ ㉠㉡㉣
④ ㉠㉡㉢㉣

TIP ㉠ 한국 간호사 윤리강령은 1972년에 제정되었으며, 간호사의 역할 확대에 따른 새로운 역할과 책임을 수용하여 변화하는 사회에 부응하는 내용을 포함시키고 대상자들의 주체적인 참여와 자율성이 강조되고 있어 이를 반영할 필요성이 커짐에 따라 1983년과 1995년 두차례 개정되었다.
　㉡ 간호의 근본이념은 인간의 존엄과 생명의 기본권 존중이다.
　㉢ 윤리강령은 도덕문제를 해결하기 위해 답을 주는 것은 아니며 최소한의 지침을 주는 것이다.
　㉣ 출생으로부터 죽음에 이르는 인간의 삶에서 건강을 증진하고, 질병을 예방하며, 건강을 회복하고, 고통을 경감하는 데 간호사의 기본적인 임무가 있다.

2 대상자의 자율성을 보장하기 위한 장치로 강조되는 윤리원칙은?

① 정의의 원칙
② 무해의 원칙
③ 사전동의의 원칙
④ 선행의 원칙

TIP 사전동의 기본요소
　㉠ 동의할 사람의 동의할 능력이 있어야 한다.
　㉡ 자유로운 행사권을 위해 강요나 간섭은 없어야 한다.
　㉢ 결정을 위한 지식을 충분히 전해 듣고 이해할 수 있어야 한다.

Answer 1.④ 2.③

3 다음 중 윤리적 문제의 분출이 될 수 있는 건강관리체계의 변화내용으로 옳지 않은 것은?

① 건강전문직은 매우 다양해졌고 그 숫자 또한 극적으로 늘어났다.

② 여성주의는 간호사에 대한 압박을 여성에 대한 차별로 연결시켰다.

③ 건강관리기술공학의 신속한 발전으로 인해 치료에 대한 판단과 전문직 자격에 대한 논란이 증가하게 되었다.

④ 질병양상과 노령인구에 대한 인구통계학적 변화로 인해 건강관리에 있어 급성질환 및 조기치료에 잘 대처해야 하는 시점에 있다.

> **TIP** ④ 최근 건강관리는 예방의 문제, 만성적인 질병, 핸디캡 등에 잘 대처해야 하는 시점에 있다.

4 생의학적 윤리문제를 제기하기 위한 이론적 접근방식 중 목적론에 대한 설명은?

① 공리주의라고도 불리며 그 목적이나 결과에 의해 행동의 옳고 그름을 판단한다.

② 행동의 특징 그 자체로서 옳고 그름을 판단한다.

③ 정당한 보편적인 원칙이나 규칙이 존재한다는 것을 가정한다.

④ 의무나 책임에 초점을 맞춘다.

> **TIP** ②③④ 의무론에 대한 설명이다.

5 다음 중 의무론에 관한 설명으로 옳지 않은 것은?

① 행동의 특징 그 자체로서 옳은지 그른지를 결정한다.

② 본질적으로 옳거나 정당한 보편적 원칙이나 규칙이 존재한다고 가정한다.

③ "약속은 지켜라."는 의무론에 속한다.

④ 공리주의라고도 불린다.

> **TIP** 목적론 … 공리주의라고도 불리며 그 목적이나 결과에 의해 옳고 그름을 판단한다. 그리고 유용성으로 도덕성의 목적을 최대 다수를 위해 최소의 이익과 최소한의 손해를 만든 것이라고 주장하였다.

Answer　3.④　4.①　5.④

6 윤리의 원리 중 건강전문가들에 대한 가장 엄중한 의무로 간주되고 있는 것은?

① 선행의 원리 ② 자율성의 원리

③ 무해의 원리 ④ 정의의 원리

> **TIP** 무해의 원리
> ㉠ 무해의 원리란 해를 끼치지 말라는 것을 요구하는 원칙으로, 건강전문가들에 대한 가장 엄중한 의무로 간주되고 있다.
> ㉡ 무해의 원칙에 따라 행동하기 위해서는 분별있고 유능하게 행동해야 하며, 적절한 지식과 기술을 가지고 있어야 한다.
> ㉢ 해(harm)의 개념은 고통, 죽음 또는 불구와 마찬가지로 정서적·재정적 비용의 손실 등도 해당되며, 이에 대한 인식이 서로 다를 때 갈등이 생길 수 있다.

7 윤리의 원리 중 자율성의 원리를 설명한 것으로 옳은 것은?

① 자신들의 안녕에 영향을 주는 사건이 있을 때 결정에 스스로 참여시키도록 해야 한다.

② "해를 끼치지 말라."는 것을 요구한다.

③ 해를 방지하고 해가 되는 조건을 제거해야 한다.

④ 인간은 근본적으로 평등하다는 것에 기초한다.

> **TIP** ② 무해의 원리 ③ 선행의 원리 ④ 정의의 원리
> ※ 자율성의 원리
> ㉠ 자율성은 스스로 계획하고 수행할 수 있는 스스로의 역량이다.
> ㉡ 자율성 원리는 자신들의 안녕에 영향을 주는 사건이 있을 때 결정에 참여시키도록 해야 한다는 원리이다.

8 다음 중 간호가 전문직으로서 면모를 갖추기 위해 가져야 할 특징이 아닌 것은?

① 조직 ② 희생

③ 교육 ④ 책임감

> **TIP** 간호전문직의 특징 … 조직, 교육, 책임감, 헌신

Answer 6.③ 7.① 8.②

9 다음 중 간호전문직 윤리강령의 기능으로 볼 수 없는 것은?

① 새로 입문하는 간호사의 교육안내 지침기능

② 간호직이 허용하는 최소한의 행동표준의 제공기능

③ 모든 간호상황에 대한 구체적 지시기능

④ 간호직의 윤리적 조건에 대한 암시기능

> **TIP** ③ 윤리강령이 모든 상황에 대한 구체적인 지시를 하는 데는 한계가 있다. 즉, 뛰어난 간호실천을 위해서는 윤리강령을 넘어서서 주관적인 판단을 해야 하는 경우가 있기 마련이다.

10 다음 윤리의 원리 중 정의의 원리에 대한 설명으로 옳지 않은 것은?

① 간호관리자는 환자별 간호요원의 비율을 정할 때, 날마다 배당이 이루어질 때 정의(공정함)의 문제를 제기한다.

② 간호관리자는 최대한 가능한 정도로 차별대우와 불공정함을 막기 위하여 그들 자신의 가치와 선입관을 알고 있어야 할 필요가 있다.

③ 유효한 서비스를 제공하지 않는 것은 전문적 의무와 선행원칙의 위반을 의미한다.

④ 인간이 근본적으로 평등하다는 것에 그 기본이 있다.

> **TIP** ③ 선행의 원리에 대한 설명이다.
> ※ 정의의 원리
> ⓒ 정의(공평)의 원리는 인간이 근본적으로 평등하다는 것에 그 기본이 있다.
> • 정의란 공평함을 의미하는 것으로, 각 개인에게 그 자신의 당연한 권리를 부여하는 것과 동일시된다.
> • 사람들은 자기들의 가치관이나 주어진 상황에 따라 타인을 취급하므로, 그 개인의 내면적인 가치관에 대한 동등한 대우를 하기 위해 문화적인 요소를 중요하게 고려해야 한다.
> ⓛ 간호관리자는 환자별 간호요원의 비율을 정할 때, 날마다 배당이 이루어질 때 정의(공정함)의 문제를 제기한다.
> ⓒ 간호관리자는 최대한 가능한 정도로 차별대우와 불공정함을 막기 위하여 그들 자신의 가치와 선입관을 알고 있어야 할 필요가 있다.

Answer 9.③ 10.③

11 다음은 무엇에 대한 설명인가?

> 윤리나 도덕의 문제가 내포된 상황에서 만족스런 해결이 불가능해 보이는 어려운 문제 또는 어떤 선택
> 이나 상황 등이 동등하게 만족스런 두 가지 중에서 결정을 해야 하는 경우를 의미한다.

① 윤리적 딜레마　　　　　　　　② 윤리적 탐색
③ 윤리적 고민　　　　　　　　　④ 윤리적 영역

TIP 윤리적 딜레마 … 윤리나 도덕의 문제가 내포된 상황에서 만족스런 해결이 불가능해 보이는 어려운 문제 또는 어떤 선택이나 상황 등이 동등하게 만족스런 두 가지 중에서 결정을 해야 하는 경우를 의미하는 것이다.

12 간호사가 겪는 윤리적 갈등내용으로 옳지 않은 것은?

① 3년제 졸업생들이 바람직한 병상간호에 대한 강한 이상을 주장하는 반면, 4년제 졸업생들은 전문직 개념이 강한 주장을 하여 간호전문직 내에 갈등이 존재한다.
② 일반간호사는 노동자 대 관리자의 계보에 따라 행정적 간호사와의 갈등을 갖고 있다.
③ 간호사들이 환자들과의 업무관계를 통한 기술적 건강관리에 강한 전통을 가진 반면, 새로운 과학기술은 기본적인 병상간호에 많은 시간을 할애할 것을 유도한다.
④ 지위와 자율성에 있어서 의사와의 동등성을 바라지만, 의사의 역할은 대부분의 임상전문가들이 바라는 것보다 더 많은 힘과 명성을 얻고 있다.

TIP ③ 간호사들이 환자들과의 개인적인 관계를 통한 인간적인 건강관리에 강한 전통을 가진 반면, 새로운 과학기술은 간호사에게 보다 세련된 의학적 기술을 습득하고 기본적인 병상간호에 적은 시간을 할애하도록 유도한다.

13 다음 중 간호사의 책임영역이 확장된 이유에 해당하지 않는 것은?

① 여성역할에 대한 고정관념의 붕괴　　　② 출산율 감소
③ 환자관리의 기술적인 진보　　　　　　④ 경제적 상황의 변화

TIP ② 출산율 감소가 아닌 고령인구의 증가로 간호사의 책임영역이 확장되었다.

Answer　11.①　12.③　13.②

14 다음 중 간호사와 의사의 갈등요인으로 적절하지 않은 것은?

① 간호에서의 전문적 이념
② 간호사와 의사 간의 도덕적 성숙의 차이
③ 간호실무영역의 확장
④ 간호사와 의사 간의 관계적 역사유산

> **TIP** 간호사와 의사의 갈등요인
> ㉠ 간호사와 의사 간의 관계에 대한 역사적 유산
> ㉡ 간호에서의 전문적 이념
> ㉢ 간호사와 의사 간의 사회경제적 · 교육적 거리감
> ㉣ 간호실무영역의 확장

15 다음 중 자율성의 정의로 옳지 않은 것은?

① 다른 의료진들과의 교류를 배제하고 환자에 대한 전체적인 간호를 계획하는 자유
② 자기절제
③ 스스로 계획하고 결정할 수 있는 것을 의미하는 독자성
④ 자기의 업무영역 내에서 판단하고 선택할 수 있는 자유

> **TIP** 자율성 … 환자에 대한 전체적인 간호를 계획하고 다른 의료진들과 독자적인 수준에서 교류할 수 있는 자유를 말한다.

16 다음 중 옹호자로서의 관점에서 간호사의 역할은?

① 생산성을 높이도록 이끌어 준다.
② 환자에게 가장 유익한 것을 제공한다.
③ 환자가 스스로 자신의 건강요구에 대처할 수 있도록 도와주고 대변해준다.
④ 환자의 도덕적 성숙을 돕는다.

> **TIP** 옹호자로서의 관점에서 간호사는 환자가 스스로 자신의 건강요구에 대처할 수 있도록 돕는 역할을 한다.

Answer 14.② 15.① 16.③

17 응급상황에서 간호사가 의사의 지시가 최선이 아니라고 판단하였을 경우의 행동으로 적절하지 않은 것은?

① 의사의 지시가 넓은 의미에서 수용될 만한 범위에 속할 경우 그 지시를 거부하지 않고 따르며 신속하게 수행하고 효과적으로 돕는 것이 좋다.

② 행동에 대한 지시가 수용될 만한 의학적 실무에 속하는 것이 아님이 명확하다면 지시에 복종하지 말고 대상자에게 안전한 간호를 찾는다.

③ 다른 방법이 더 간호사의 마음에 들지라도 가능하면 의사의 지시에 따르고 위기가 지나고 잠잠해진 후 그 문제에 관하여 의사와 의논한다.

④ 가능한 최선의 간호를 제공하기 위하여 차분하고 합리적으로 의사와 토론해야 한다.

TIP ④ 응급상황이 아닌 긴박성의 수준이 낮은 경우의 대처방법이다.

18 다음 중 간호관리자에 관한 설명으로 옳지 않은 것은?

① 간호관리자의 일차적인 윤리의무는 안전한 간호를 제공하는 것이다.

② 간호관리자는 합당한 간호표준에 의해 불안하거나 해를 끼치는 현장을 다루어야 한다.

③ 간호관리자는 환자의 옹호자로서의 역할이 우선시되어야 하므로 동료직원들의 가치기준과 목표는 이해할 필요가 없다.

④ 윤리적 문제를 다루기 위한 자원배당으로는 교육, 자문, 지지를 제공해줄 수 있다.

TIP ③ 간호관리자는 직원들의 가치기준과 목표를 듣고 이해해야만 한다.

19 다음 중 윤리규칙을 설명한 것으로 옳지 않은 것은?

① 성실 – 개인 인격의 독자성으로부터 기인되는 도덕법으로, 규정보다도 강한 것

② 신의 – 사생활 유지와 환자의 비밀을 지킬 의무

③ 선의의 간섭 – 온정주의의 다른 표현으로 선을 빙자한 간섭을 의미하는 것

④ 정직 – 진실을 말해야 하는 의무

TIP 선의의 간섭 … 선행의 원리 내에서 다뤄지는 원리이다.

Answer 17.④ 18.③ 19.③

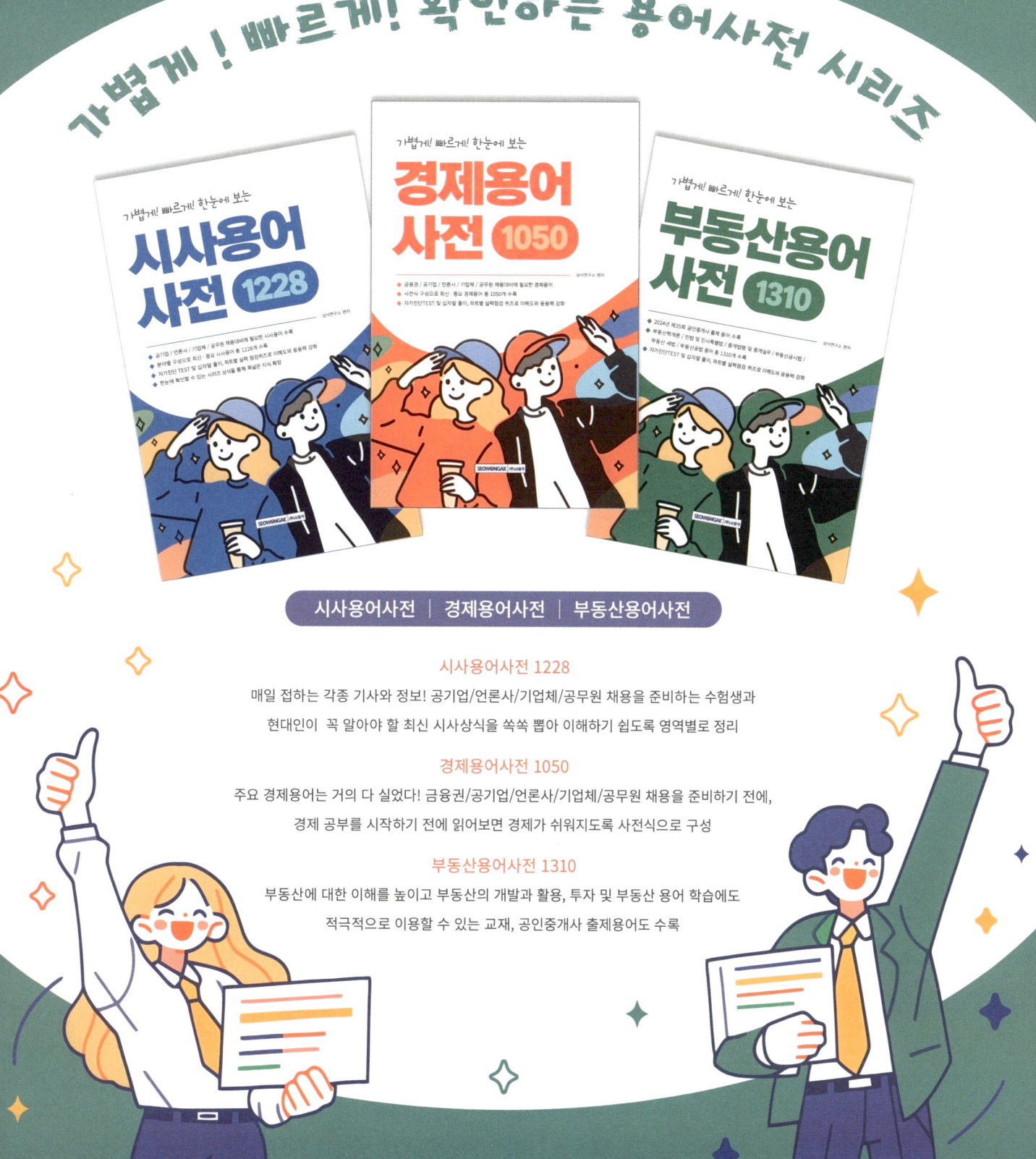

가볍게! 빠르게! 확인하는 용어사전 시리즈

시사용어사전 | 경제용어사전 | 부동산용어사전

시사용어사전 1228

매일 접하는 각종 기사와 정보! 공기업/언론사/기업체/공무원 채용을 준비하는 수험생과
현대인이 꼭 알아야 할 최신 시사상식을 쏙쏙 뽑아 이해하기 쉽도록 영역별로 정리

경제용어사전 1050

주요 경제용어는 거의 다 실었다! 금융권/공기업/언론사/기업체/공무원 채용을 준비하기 전에,
경제 공부를 시작하기 전에 읽어보면 경제가 쉬워지도록 사전식으로 구성

부동산용어사전 1310

부동산에 대한 이해를 높이고 부동산의 개발과 활용, 투자 및 부동산 용어 학습에도
적극적으로 이용할 수 있는 교재, 공인중개사 출제용어도 수록

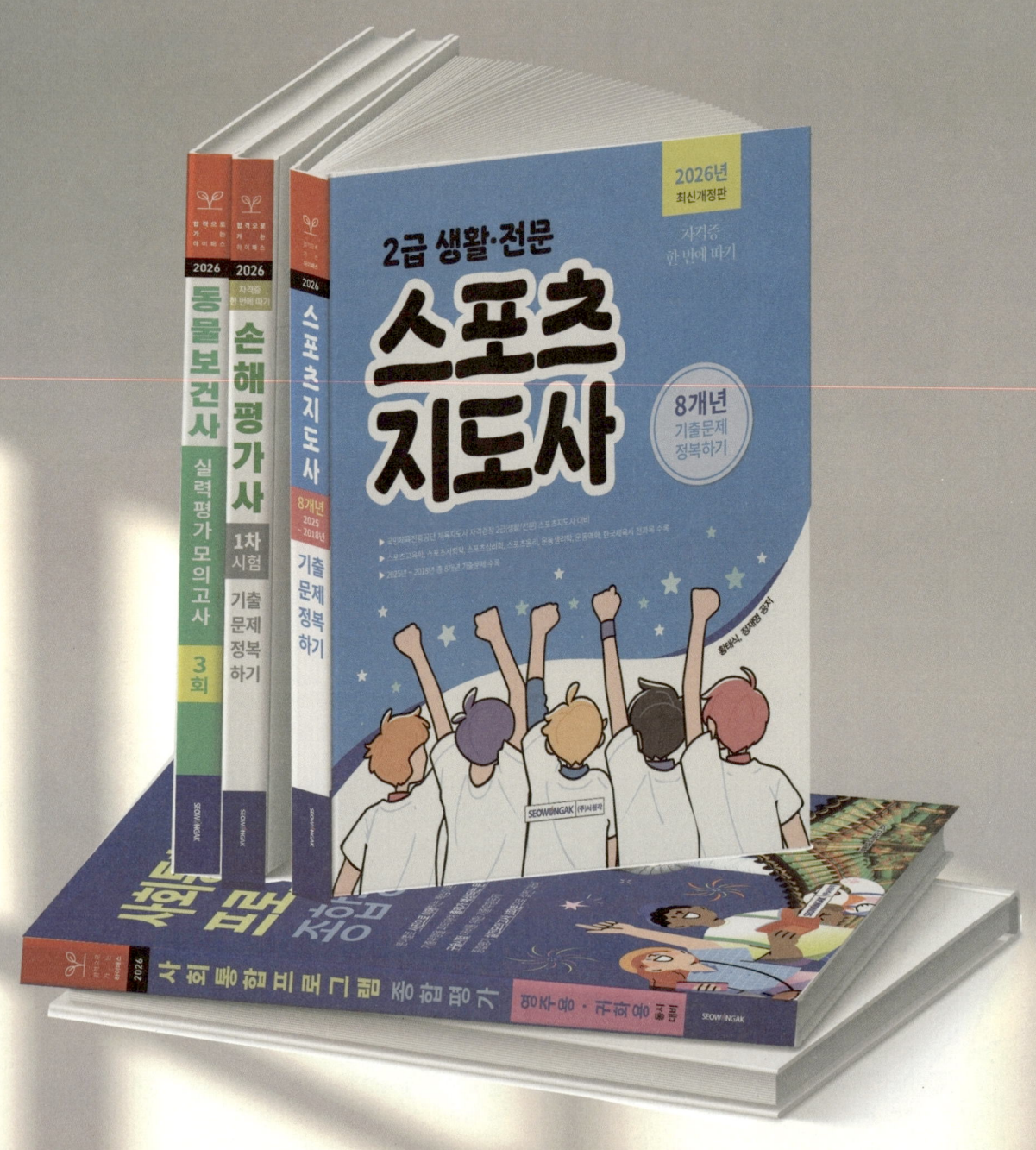

자격증

한번에 따기 위한 서원각 교재

한 권에 준비하기 시리즈 / 기출문제 정복하기 시리즈를 통해 자격증 준비하자!